W0253868

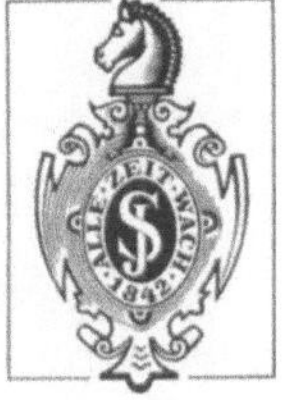
ALLE ZEIT WACH
1842

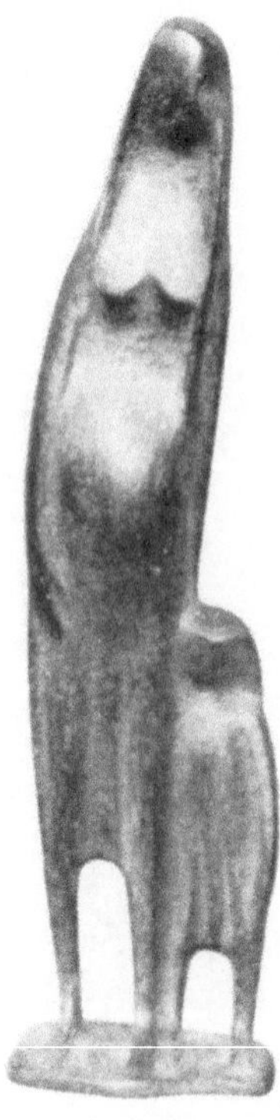

Gießener Gynäkologische Fortbildung 1991

17. Fortbildungskurs für Ärzte der Frauenheilkunde und Geburtshilfe

Herausgegeben von
Wolfgang Künzel und Michael Kirschbaum

Mit 151 Abbildungen und 119 Tabellen

Springer-Verlag Berlin Heidelberg New York
London Paris Tokyo Hong Kong
Barcelona Budapest

Professor Dr. med. WOLFGANG KÜNZEL
Gf. Direktor der Frauenklinik und Hebammenschule
der Justus-Liebig-Universität
Klinikstraße 32, 6300 Gießen
Bundesrepublik Deutschland

Dr. Dr. med. MICHAEL KIRSCHBAUM
Frauenklinik der Justus-Liebig-Universität
Klinikstraße 32, 6300 Gießen
Bundesrepublik Deutschland

ISBN 978-3-540-54835-5 ISBN 978-3-642-52128-7 (eBook)
DOI 10.1007/978-3-642-52128-7

Die Deutsche Bibliothek – CIP-Einheitsaufnahme

Giessener Gynäkologische Fortbildung ⟨17, 1991⟩:
Giessener Gynäkologische Fortbildung 1991 / 17. Fortbildungskurs für Ärzte der Frauenheilkunde und Geburtshilfe. Hrsg. von Wolfgang Künzel und Michael Kirschbaum. – Berlin ; Heidelberg ; New York ; London ; Paris ; Tokyo ; Hong Kong ; Barcelona ; Budapest : Springer, 1991

NE: Künzel, Wolfgang [Hrsg.]; HST

Satz: Cicero Lasersatz, Augsburg

2123/3140-543210 Gedruckt auf säurefreiem Papier

Grußwort

Als Dekan des Fachbereichs Humanmedizin der JLU Gießen habe ich die Freude und Ehre, Sie heute – für manche unter Ihnen wieder – hier in Gießen zu begrüßen und herzlich willkommen zu heißen.

Ich danke Ihnen für Ihr Kommen, bringen Sie doch damit besser als mit wortreichen Versicherungen Ihre Fähigkeit und Ihre Bereitschaft zum Ausdruck, die Verpflichtung zur jeweils bestmöglichen Fortbildung im eigenen Fach ernstzunehmen, sich dieser Aufgabe zu stellen.

Ich danke den Referenten dieses so attraktiven Fortbildungskurses für Ihre Mitwirkung. Ohne deren Bereitschaft, ihr besonderes Wissen, ihre besonderen Kenntnisse und Fertigkeiten anderen zur Verfügung zu stellen, wären solche Fortbildungsveranstaltungen nicht möglich.

Und ich danke auch Ihnen, lieber Herr Künzel, und Ihren Mitarbeiterinnen und Mitarbeitern für die große, erfolgreiche Anstrengung, die nötig ist, um einen solchen Kurs zu planen, vorzubereiten und durchzuführen.

Zwar hilft Ihnen und Ihren Mitarbeitern beim 17. Mal dabei der Faktor „Erfahrung", aber es bleibt ein Rest Abenteuer und Ungewißheit, und es ist allemal viel zusätzliche Arbeit, die Sie als Gruppe auf sich nehmen, um auf diese Weise Ihren Anteil an der gemeinsam getragenen Verantwortung für Ihre Fächer wahrzunehmen, vorbildlich und ausgezeichnet wahrzunehmen.

Wir haben heute die besondere Freude, auch Kolleginnen und Kollegen aus den neuen Bundesländern hier begrüßen zu dürfen, die jetzt ganz einfach, ohne Sonderantrag und Ausreisegenehmigung, ohne Grenzübertrittskontrollen und Devisenprobleme bei uns in Gießen sein können. Das bereits Selbstverständliche daran ist das eigentlich Besondere. Auch dies ist sehr gut so.

Schön – richtiger gut – wäre, wenn jene langen, düsteren Schatten aus der Golfregion nicht auf diese Fortbildungstage fallen würden. Auch nicht jene Schatten aus den baltischen Staaten. Und doch genau dies ist so. Und so drängt sich unvermeidlich die Frage nach dem Sinn unseres Tuns auf, angesichts solch einschneidender, vielleicht sogar globaler Bedrohungen.

In einer Diskussion mit Studierenden, denen ich erläuterte, warum ich heute morgen nicht zu einer Friedensdemonstration mitkommen könne, sondern hier dieses Grußwort an Sie zu richten die Pflicht und

Ehre habe, wurde mir fast mit Verachtung entgegnet, dies sei doch sinnlos und nur eine aus Trägheit und Bequemlichkeit geborene, unverantwortliche, ja verbrecherische Unterstützung des Establishments; gegen den Krieg zu demonstrieren, für den Frieden zu kämpfen, das sei jetzt die einzige noch zulässige Pflicht.

Dies gerade würde ich dort tun, versuchte ich zu erklären. Denn aufs letzte betrachtet stehe eine solche Fortbildungsveranstaltung – gewiß in einer sehr spezifischen nicht unmittelbar offen zutage tretenden Form – aber unstreitig doch für ein bestimmtes Wertsystem, für ein bestimmtes Bild von den Pflichten und Rechten eines sich selbst verantwortlichen und sich selbst und sein Tun verantwortenden Menschen.

Diesen in vielen Jahrhunderten im christlichen Abendland unter großen Opfern entwickelten Ansatz zur Wert- und Sinngebung wolle ich auf meine Weise verteidigen und vertreten hier, so wie sie, die Studierenden, ihre Vorstellungen von einer Welt ohne Gewalt dort vertreten dürften.

Es gab eine sehr hitzige mit hohem Ernst und mit großer Betroffenheit geführte Diskussion, weil ich meine Auffassung nicht aufzugeben bereit war, auch eine solche Fortbildungsveranstaltung wie diese stehe für das Prinzip, die Welt mit friedlichen Mitteln zu verändern, zu verbessern und sei ein guter, glaubwürdiger Beitrag gegen den Krieg.

Als einer der Studierenden nach sichtbarem Ringen mit divergierenden Auffassungen in seinem Herzen am Ende meinte: „Ja doch – das könne, ja das müsse man wohl so sehen", wollte ich aufatmen, als der Zusatz kam: „dies sei bei meinen völlig fehlentwickelten dialektischen Ansätzen ja auch kein Wunder."

Wir trennten uns unversöhnt, aber in Frieden.

Und diese kleine Episode vom Montag dieser Woche hat mir noch einmal deutlich gemacht, wie wichtig und wie schwierig es ist, in solchen Zeiten der Erschütterungen und Verunsicherungen an den Beispielen des Alltags jene Fundamente, jene Grundsätze aufzuzeigen, auf der die Welt unserer Werte steht und um deretwillen wir heute hier sind.

Ich möchte Sie um etwas bitten: Geben Sie, wo immer sich Ihnen eine Gelegenheit auftut, gerade auch durch Ihr Vorbild unserer akademischen Jugend die Möglichkeit, ja helfen Sie ihr, auch diese Zusammenhänge zu entdecken.

Eingebunden in diese historischen Entwicklungen und im Wissen um die Fundamente der uns tragenden Werte wünsche ich dem 17. Fortbildungskurs für Ärzte der Frauenheilkunde und Geburtshilfe einen guten Verlauf und Ihnen allen anregende, interessante Stunden und Tage hier in Gießen und den Verantwortlichen in der Welt der großen Politik die Fähigkeit, den Weg zum Frieden zu finden.

Prof. Dr. K. Knorpp
Dekan des Fachbereichs Humanmedizin der
Justus-Liebig-Universität Gießen

Inhaltsverzeichnis

Mammakarzinom

Endoskopie

Die weibliche Inkontinenz

IVF-GIFT. Sterilität – was dann?

Nützliches für den Gynäkologen – Besonderes in der Gynäkologie und Geburtshilfe

Seminare

Verzeichnis der Referenten

Anton, H. W., Dr.
Abt. f. Gynäkologische Radiologie, Universitäts-Frauenklinik, Voßstraße 9, 6900 Heidelberg

Bastert, G., Prof. Dr.
Geschäftsf. Direktor der Universitäts-Frauenklinik, Voßstraße 2, 6900 Heidelberg

Baumann, P., Dr.
Universitäts-Frauenklinik, Klinikstraße 32, 6300 Gießen

Bender, H. G., Prof. Dr.
Leiter der Abteilung Gynäkologie, Universitäts-Frauenklinik, Theodor-Stern-Kai 7, 6000 Frankfurt 70

Caffier, H., Prof. Dr.
Universitäts-Frauenklinik, Josef-Schneider-Straße 4, 8700 Würzburg

Dhom, G. J., Dr. med. dent.
Praxiserfolg, Management Institut Medizin und Zahnmedizin GmbH, Bismarckstraße 54, 6700 Ludwigshafen

Diedrich, K., Prof. Dr.
Oberarzt der Universitäts-Frauenklinik, Sigmund-Freud-Straße 25, 5300 Bonn 1

Engel, K., Dr.
Abt. f. Allg. Frauenheilkunde und Geburtshilfe, Universitäts-Frauenklinik, Voßstraße 9, 6900 Heidelberg

Flick, Kerstin, Dr.
Universitäts-Frauenklinik, Klinikstraße 32, 6300 Gießen

Foerster, W., Dr.
Institut für Humangenetik, Schlangenzahl 14, 6300 Gießen

Fournier, D. von, Prof. Dr.
Abt. f. Gynäkologische Radiologie, Universitäts-Frauenklinik, Voßstraße 9, 6900 Heidelberg

Fuhrmann, W., Prof. Dr.
Institut für Humangenetik, Schlangenzahl 14, 6300 Gießen

Gips, H., Priv.-Doz. Dr.
Louisenstraße 53–57, 6380 Bad Homburg

Grab, D., Dr.
Universitäts-Frauenklinik, Prittwitzstraße 43, 7900 Ulm

Günther, T., Prof. Dr.
Inst. f. Molekularbiologie und Biochemie, FU Berlin, Arnimstraße 22, 1000 Berlin 33

Hackenberg, R., Dr.
Medizinisches Zentrum für Frauenheilkunde und Geburtshilfe, Pilgrimstein 3, 3550 Marburg/Lahn

Hempel, K., Dr.
Präsident des Berufsverbandes der Deutschen Chirurgen, Wendemuthstraße 5, 2000 Hamburg 70

Hilgarth, M., Prof. Dr.
Universitäts-Frauenklinik, Hugstetter Straße 55, 7800 Freiburg

Hirsch, H. A., Prof. Dr.
Universitäts-Frauenklinik, Klinikum der Universität, Schleichstraße 4, 7400 Tübingen

Hohmann, M., Priv.-Doz. Dr.
Universitäts-Frauenklinik, Klinikstraße 32, 6300 Gießen

Holst, T. von, Prof. Dr.
Universitäts-Frauenklinik, Abt. Gynäkologische Endokrinologie, Voßstraße 9, 6900 Heidelberg

Jensen, A., Prof. Dr.
Universitäts-Frauenklinik, Klinikstraße 32, 6300 Gießen

Jovanovic, Vesna, Dr.
Universitäts-Frauenklinik, Klinikstraße 32, 6300 Gießen

Kindermann, G., Prof. Dr.
Direktor der I. Universitäts-Frauenklinik, Maistraße 11, 8000 München 2

Kirschbaum, M., Dr. Dr.
Universitäts-Frauenklinik, Klinikstraße 32, 6300 Gießen

Kleinstein, J., Priv.-Doz. Dr.
Universitäts-Frauenklinik, Klinikstraße 32, 6300 Gießen

Krebs, D., Prof. Dr.
Direktor der Universitäts-Frauenklinik, Sigmund-Freud-Straße 25, 5300 Bonn 1

Kübler, W., Prof. Dr.
Institut für Ernährungs- und Haushaltswissenschaften,
Goethestraße 55, 6300 Gießen

Kühnert, Maritta, Dr.
Universitäts-Frauenklinik,
Theodor-Stern-Kai 7, 6000 Frankfurt 70

Künzel, W., Prof. Dr.
gf. Direktor der Universitäts-Frauenklinik,
Klinikstraße 32, 6300 Gießen

Lang, U., Dr.
Universitäts-Frauenklinik, Klinikstraße 32, 6300 Gießen

Link, G., Dr.
Universitäts-Frauenklinik, Klinikstraße 32, 6300 Gießen

Loch, E. G., Prof. Dr.
Deutsche Klinik für Diagnostik,
Aukammallee 33, 6200 Wiesbaden

Maass, H., Prof. Dr.
Direktor der Universitäts-Frauenklinik, Martinistraße 52,
2000 Hamburg 20

Martius, J., Priv.-Doz. Dr.
Universitäts-Frauenklinik, Josef-Schneider-Straße 4,
8700 Würzburg

Mothes, K. G., Dr.
Lendersbergstraße 16, 5200 Siegburg

Münstedt, K., Dr.
Universitäts-Frauenklinik, Klinikstraße 32, 6300 Gießen

Mull, G.
Institut für Dermatoglyphik, Zum Fürstenmoor 11,
2100 Hamburg 90

Mußmann, J., Dr.
Universitäts-Frauenklinik, Klinikstraße 32, 6300 Gießen

Neeser, Eva, Priv.-Doz. Dr.
Universitäts-Frauenklinik, Klinikum der Universität,
Schleichstraße 4, 7400 Tübingen

Petri, E., Prof. Dr.
Chefarzt der Gyn. Geburtshilf. Abt., Städt. Krankenanstalten,
Dr.-Ottmar-Kohler-Straße 2, 6580 Idar-Oberstein

Prinz, H., Dr.
Institut für medizinisch-biologische Statistik und Dokumentation,
Bunsenstraße 3, 3550 Marburg/Lahn

Rauskolb, R., Prof. Dr.
Chefarzt des Albert-Schweitzer-Krankenhauses, Sturmbäume, 3410 Northeim

Runnebaum, B., Prof. Dr.
Universitäts-Frauenklinik, Abt. Gynäkologische Endokrinologie, Voßstraße 9, 6900 Heidelberg

Schmidt-Rohde, P., Priv.-Doz. Dr.
Medizinisches Zentrum für Frauenheilkunde und Geburtshilfe, Pilgrimstein 3, 3550 Maburg/Lahn

Schulz, K. D., Prof. Dr.
gf. Direktor, Medizinisches Zentrum für Frauenheilkunde und Geburtshilfe, Pilgrimstein 3, 3550 Marburg/Lahn

Schwenzer, T., Priv.-Doz. Dr.
Universitäts-Frauenklinik, Moorenstraße 5, 4000 Düsseldorf 1

Sohn, C., Dr.
Universitäts-Frauenklinik, Voßstraße 9, 6900 Heidelberg

Stauber, M., Prof. Dr.
I. Universitäts-Frauenklinik, Maistraße 11, 8000 München

Stolz, W., Dr.
Universitäts-Frauenklinik, Voßstraße 9, 6900 Heidelberg

Terinde, R., Prof. Dr.
Leiter der Sektion Pränataldiagnostik und gyn. Sonographie, Universitäts-Frauenklinik, Prittwitzstraße 43, 7900 Ulm

Terruhn, V., Prof. Dr.
lt. Arzt der Frauenklinik I, Stadt Nürnberg, Flurstraße 7, 8500 Nürnberg 90

Vahrson, H., Prof. Dr.
Universitäts-Frauenklinik, Abt. Gynäkologische Onkologie und Strahlentherapie, Klinikstraße 32, 6300 Gießen

Valet, A., Dr.
Medizinisches Zentrum für Frauenheilkunde und Geburtshilfe, Pilgrimstein 3, 3550 Marburg/Lahn

Weber, Ursula F., Betriebswirt
Praxiserfolg, Management Institut Medizin und Zahnmedizin GmbH, Bismarckstraße 54, 6700 Ludwigshafen

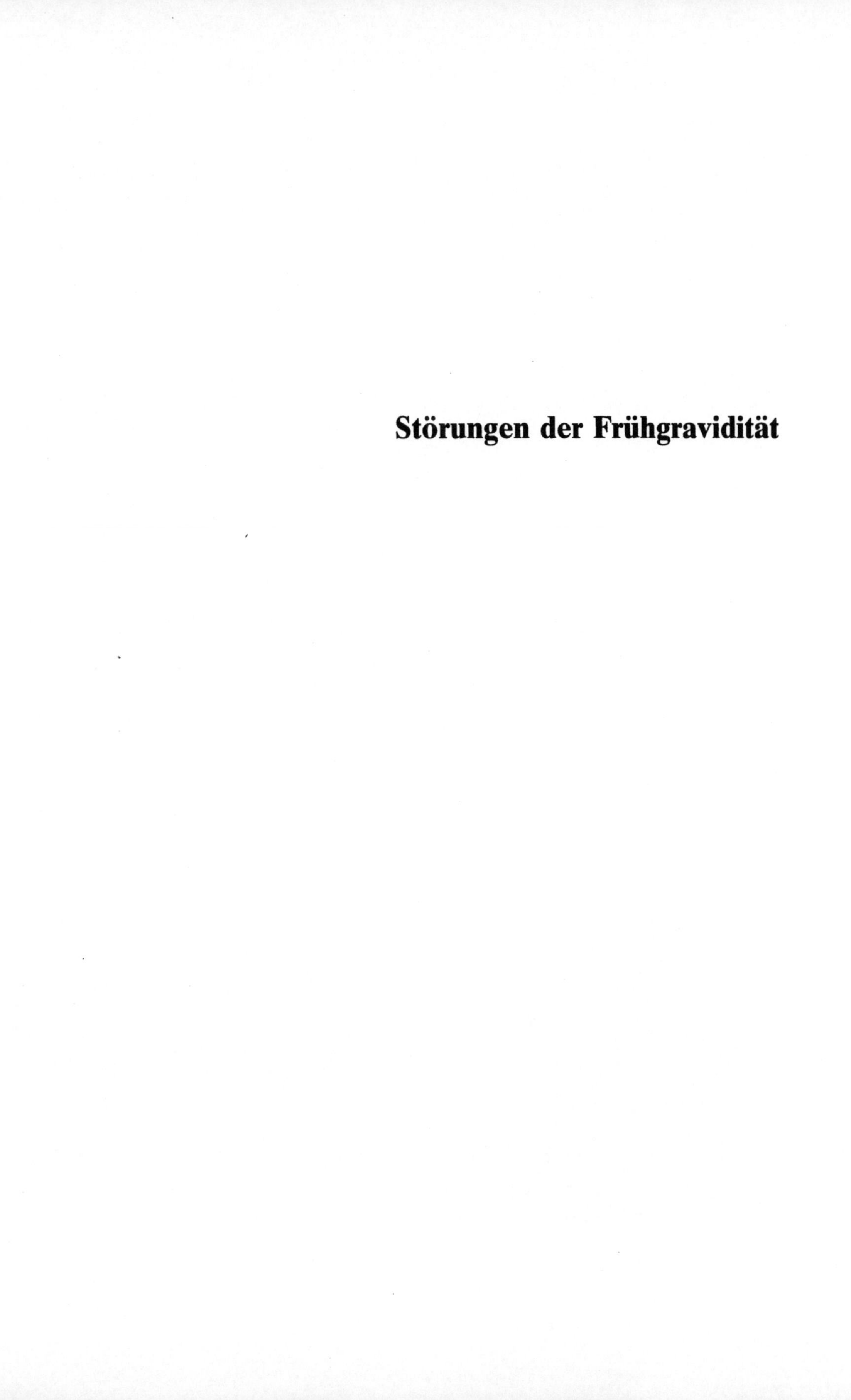

Störungen der Frühgravidität

Humangenetische Beratung bei wiederholten Aborten

W. Fuhrmann und W. Foerster

Definitionen

Die *WHO* definiert als Abort den Verlust eines Embryos oder Feten mit einem Gewicht von 500 g oder weniger, entsprechend der 20. bis 22. Schwangerschaftswoche, andere Statistiken ziehen die Grenze bei 1000 g oder vor der 28. Schwangerschaftswoche. Vergleichende Statistiken werden dadurch sehr erschwert, da häufig keine genauen Angaben vorliegen. Auch in unserem eigenen Material hatten wir in der Regel keine exakten Angaben über das Alter der abortierten Schwangerschaft und das Gewicht des Feten.

Auch der Begriff der *wiederholten* oder *„habituellen"* Aborte wird in der Literatur unterschiedlich definiert. Vielfach wird dafür plädiert, erst bei drei oder mehr Aborten in unmittelbarer Folge von habituellen Aborten zu sprechen. Bereits der zweite Abort wird aber in der Regel dazu führen, daß die Frau beunruhigt ist und der Gynäkologe sich zu weiteren Untersuchungen veranlaßt sieht. Es erscheint deshalb sinnvoll, alle Paare mit zwei oder mehr Aborten zusammenzufassen.

Man unterscheidet auch primäre und sekundäre habituelle Aborte danach, ob schon ein lebendes Kind geboren wurde oder nicht. Dies mag für manche Fragestellungen sinnvoll sein, sagt aber sicher hinsichtlich der genetischen Ursachen wenig aus. Auch trägt das Auftreten von gesunden oder fehlgebildeten Kindern zusätzlich zu den Aborten wenig zur Klärung der Frage einer möglichen genetischen Grundlage bei.

Epidemiologie und Hinweise auf genetische Ursachen von Aborten

Um die Bedeutung genetischer Faktoren für *wiederholte* Aborte richtig beurteilen zu können, muß man sich zunächst ein Bild davon machen, welche genetischen Faktoren überhaupt Einfluß auf das Abortgeschehen haben.

12–15% aller erkannten Schwangerschaften enden noch mit einer Fehlgeburt (Stirrat 1990a). Nach anderen Statistiken 10–20%. Der Zygotenverlust vor und um den Zeitpunkt der Implantation ist weit höher. Mehr als die Hälfte aller spontanen Aborte haben Fehlbildungen, und mehr als die Hälfte aller spontanen Aborte im ersten Trimenon weisen Chromosomenanomalien auf (Abb. 1).

Im Gegensatz zu früheren Annahmen fand sich in einer neueren großen Studie aus Göttingen mit zytogenetischer Aufarbeitung der Chorionzotten

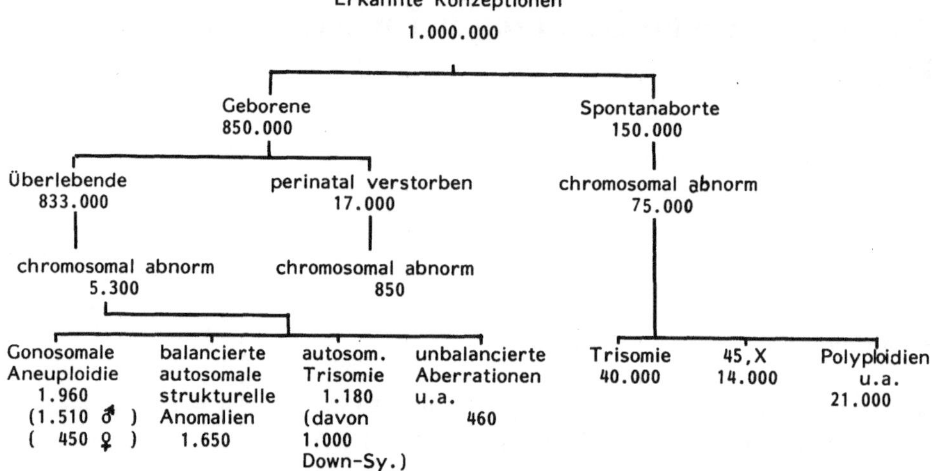

Abb. 1. Häufigkeit von Aborten und Chromosomenaberrationen (nach UNSCEAR-Report 1982, zit nach Vogel 1985, gekürzt und gerundet)

unter den chromosomal normalen abortierten Feten ein Überschuß an weiblichen Feten. Dieser Befund war anscheinend auf Aborte in der frühen Schwangerschaft beschränkt, er steht im Gegensatz zu der bekannten höheren Sterblichkeit des männlichen Geschlechts in der peri- und postnatalen Periode. Für diese Befunde vermuten die Autoren einen noch nicht näher verstandenen genetischen Mechanismus (Bartels et al. 1990; Eiben et al. 1990). Die gleiche Gruppe fand auch unter Feten mit normalem Chromosomensatz von Frauen mit vermindertem maternalen Serum-AFP ein ungeklärtes Überwiegen des weiblichen Geschlechts.

Ursachen wiederholter Aborte

Allein auf Grund der Häufigkeit von 15% für klinisch erkannte Aborte ergibt sich für aufeinanderfolgende Schwangerschaften eine Wahrscheinlichkeit für ein rein zufälliges Zusammentreffen von zwei, drei oder mehr Fehlgeburten von 2,3, 0,34 und 0,05%.

Betrachtet man die Gesamtverluste, einschließlich der ganz frühen Abgänge, die nach der Cambridge Early Pregnancy Study 52% betragen, so sind die entsprechenden Zahlen 26%, 12,5% und 6,25%. Aber: Mit jeder aufeinanderfolgenden Fehlgeburt steigt für die einzelne Frau das Risiko für einen weiteren Abort in der nächsten Schwangerschaft. Die Zahlen variieren weit.

Zu den möglichen allgemeinen Ursachen von wiederholten Aborten gehört auch das erhöhte Risiko für ein zufälliges Zusammentreffen allein als Folge des zunehmenden Alters. Das Alter der Schwangeren hat Einfluß auf die Häufigkeit der Aborte wie auch auf die Häufigkeit der Chromosomenanomalien beim

Feten. Mit steigendem Alter der Schwangeren steigt insbesondere die Häufigkeit der Trisomien. Deshalb ist auch das zufällige Zusammentreffen die häufigste Ursache zweier Trisomien in einer Geschwisterschaft.

Weiterbestehende mütterliche Faktoren sind zu beachten: so z. B. anatomische und funktionelle Faktoren oder hormonale Störungen. Exogene Ursachen müssen ausgeschlossen werden, wie auch chronische Infektionen oder besondere Belastungen. Berufliche Belastungen können in Betracht kommen. Hier haben aber z. B. kontrollierte Studien bei jungen Ärztinnen in anstrengendem Dienst keinen Anhalt für vermehrte Aborte, wohl aber für die bekannte erhöhte Frühgeborenenhäufigkeit erbracht (Klebanoff et al. 1990).

Genetische Faktoren wiederholter Aborte

Es ist umstritten, ob nach einem Abort eines trisomen Feten das Risiko für eine Trisomie in einer nachfolgenden Schwangerschaft erhöht ist. Nach einem lebend geborenen Kind mit einer Trisomie 21 oder 18 scheint das der Fall zu sein. Die Frage ist im Hinblick auf die Indikation zur pränatalen zytogenetischen Diagnostik von Bedeutung, zumal bei Spontanaborten Trisomien häufig sind, meist aber kein zytogenetischer Befund vorliegt.

Auf einen möglichen Zusammenhang zwischen einer Chromosomenanomalie eines Elternteils und wiederholten Aborten wies erstmals Schmid (1962) hin. Eine der frühen Studien hierzu stammt aus unserem Institut (Bhasin et al. 1973). Bei zwei von 43 Paaren mit zwei oder mehr Aborten fand sich eine Chromosomenanomalie. Wir empfahlen konsequent eine Chromosomenanalyse bei beiden Partnern für alle Paare mit zwei oder mehr Aborten. Stirrat (1990 a) empfiehlt, spezielle Untersuchungen erst nach drei Aborten einzuleiten, da nach zwei Aborten noch mit 80%iger Wahrscheinlichkeit ein normaler Ausgang der nächsten Schwangerschaft zu erwarten sei. Dabei wird aber nicht beachtet, daß bereits zwei Aborte auf eine Chromosomenanomalie bei einem Elternteil und damit das erhöhte Risiko für ein fehlgebildetes Kind mit einer Chromosomenanomalie hinweisen können.

Die Häufigkeit von pathologischen Chromosomenbefunden bei Partnerschaften mit zwei oder mehr Aborten in Serien mit mehr als 300 untersuchten Paaren aus der Literatur zeigt die Tabelle 1. Zwischen den meisten Serien findet sich eine gute Übereinstimmung. Nur die Serie von Sachs et al. (1985) zeigt wesentlich höhere Zahlen, die durch die abweichende Bewertung von gonosomalen Mosaiken bedingt sind. Das Ergebnis aus Untersuchungen in unserem Institut in den letzten 20 Jahren zeigt Tabelle 2. Es zeigt sich hier wiederum eindeutig, daß die Häufigkeit von relevanten Chromosomenanomalien bei einem Partner bei den Paaren mit zwei Aborten gleich häufig ist wie bei Paaren nach drei Aborten.

Der Vergleich wird generell dadurch erschwert, daß nicht jede Chromosomenanomalie auch zu einer erhöhten Abortrate führt und daß nicht in allen Serien die gleichen Bewertungen vorgenommen wurden. Um nicht zu falschen Schlüssen und Maßnahmen zu gelangen, müssen harmlose Varianten erkannt und ausgeschieden werden. So sind in der Bevölkerung häufige Varianten,

Tabelle 1. Häufigkeit pathologischer Chromosomenbefunde bei Partnerschaften mit 2 oder mehr Aborten in Serien aus der Literatur mit mehr als 300 untersuchten Paaren (Daten aus Haas 1986)

Verfasser	Anzahl der untersuchten Paare + Individuen	= Gesamt	Häufigkeit der Chromosomenaberrationen bezogen auf Paare
Fritz Simmons et al. (1983a)	335 + 30	700	2,86%
Fryns et al. (1984)	1068	2136	5,50%
Osztovics et al. (1982)	418	836	4,78%
Pantzar et al. (1984)	318	636	2,20%
Sachs et al. (1985)	500	1000	10,00%
Tsenghi et al. (1981)	300	600	5,33%
Turleau et al. (1979)	315	630	5,08%

Tabelle 2. Häufigkeit von pathologischen Chromosomenbefunden in Partnerschaften mit zwei oder mehr Aborten; Patienten des Instituts für Humangenetik der Universität Gießen (1970–1990)

Aborte n	Untersuchte Paare n	Chromosomenaberrationen n	
2	394	22	5,6%
3	208	11	5,3%
4	43	2	4,7%
≥5	23	3	13,0%
Gesamt	668	38	5,7%

Tabelle 3. Typ der gefundenen Chromosomenanomalien (Patienten wie in Tabelle 2)

Relevante Chromosomenaberrationen bei wiederholten Aborten 668 Paare	Frauen (n)	Männer (n)
Robertsonsche Translokation	9	1
balancierte Translokation	11	4
Chromosomenmosaik	4	1
Inversion	3	1
zusätzliches Chromosomenfragment	1	0
Ringchromosom	1	0
Gonosomen	1	0
Gesamt	30	7

z. B. die perizentrische Inversion im Heterochromatin des Chromosoms 9, generell ohne Bedeutung. Tabelle 3 zeigt den Typ der relevanten Chromosomenanomalien, die in unserer Serie gefunden wurden. Es wird dabei auch deutlich, daß weit häufiger die Mutter Trägerin der Anomalie ist als der Vater.

Die wichtigste Konsequenz aus der Entdeckung einer relevanten Chromosomenanomalie bei einem Partner ist die Gefahr, daß neben gesunden Kindern und Aborten nicht nur Träger der gleichen balancierten Translokation auftreten können, sondern auch Feten mit schweren Fehlbildungen und Entwicklungsstörungen aufgrund einer unbalancierten Translokation, die aber überleben können. Deshalb ist eine pränatale Diagnostik angezeigt.

Die Wahrscheinlichkeit für das Auftreten solcher fehlgebildeter Kinder ist nicht einfach theoretisch ableitbar. Mitunter gibt der Stammbaum weiteren Aufschluß.

Einige Beispiele sollen die speziellen Probleme veranschaulichen. Wenn z. B. ein Partner Träger einer Translokation 21/21 ist, so können aus dieser Verbindung nur Kinder mit einer nicht lebensfähigen Monosomie 21 oder Kinder mit dem Down-Syndrom hervorgehen. Dies ist aber eine extreme und sehr seltene Situation.

Im Falle einer balancierten Translokation zwischen einem Chromosom 21 und einem Chromosom der D-Gruppe bei einem Partner ergibt sich neben den Möglichkeiten für ein gesundes Kind mit oder ohne balancierte Translokation oder der Möglichkeit für ein nicht lebensfähiges monosomes Kind die Wahrscheinlichkeit für ein Kind mit Down-Syndrom von 10–12%, wenn die Mutter die balancierte Translokation trägt oder 3–4%, wenn der Vater diese hat.

Eine günstigere Situation finden wir bei einer als großer Umbau imponierenden Störung, der Translokation 13/14. Auch hier sollte man neben fehlgebildeten trisomen und nicht lebensfähigen monosomen Nachkommen normale Karyotypen und Träger der balancierten Translokation erwarten. Tatsächlich werden aber praktisch nur Gesunde mit normalem Karyotyp oder mit der balancierten Translokation geboren, während die anderen möglichen Karyotypen meist früh abortiert werden (Abb. 2).

Weitere mögliche genetische Ursachen von wiederholten Aborten, an die oft nicht gedacht wird, sind monogene, u. U. auch multifaktorielle Letalfaktoren. Auch in dieser Gruppe finden sich bei rein monogener Ursache (und natürlich normalem Karyotyp) neben wiederholten Aborten auch gesunde und/oder kranke Kinder. Ein klassisches Beispiel ist die Incontinentia pigmenti Bloch-Sulzberger. Pigmentanomalien sind nur ein Merkmal des Syndroms. Schon in utero oder in den ersten Lebensmonaten treten an den seitlichen Partien des Stammes, an Oberarmen und Oberschenkeln entzündliche erythematovesikuläre Effloreszenzen auf, die später unter Hinterlassen von schmutzig-grauen, fleckig-streifigen Pigmentierungen abheilen. Diese können abblassen und atrophische Hautbezirke hinterlassen. Häufige Restsymptome im Erwachsenenalter sind Alopezie, Nageldystrophie und regelmäßig Gebißanomalien oder Fehlen von Zähnen. Die Vererbung ist X-chromosomal dominant. Kranke männliche Früchte (Hemizygote) werden frühzeitig abortiert (Abb. 3).

Ganz ähnlich ist die Situation bei dem ebenfalls x-chromosomal dominant vererbten oro-digito-fazialen Syndrom. Es ist gekennzeichnet durch eine medi-

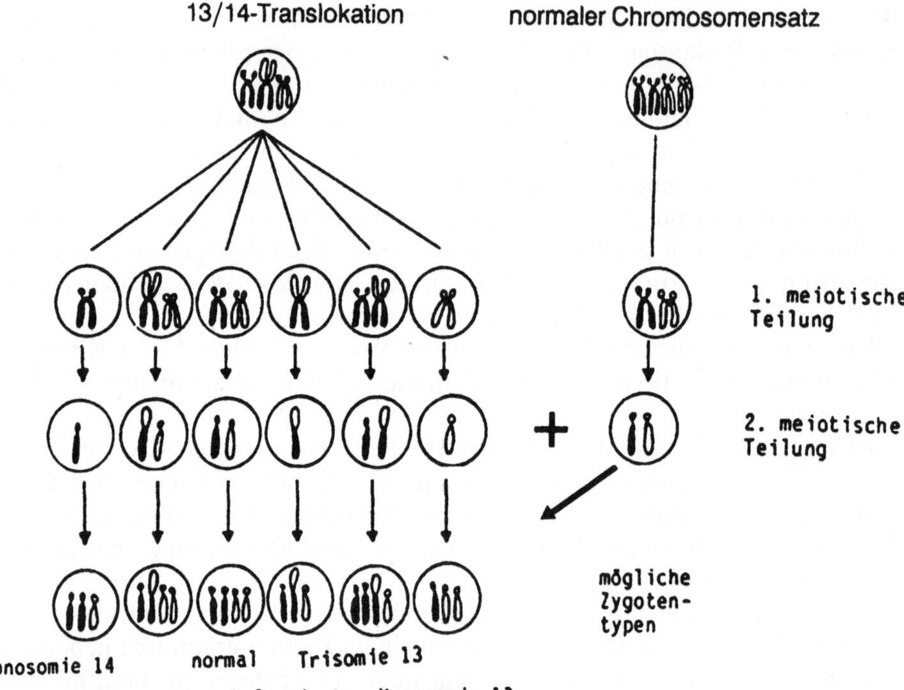

Abb. 2. Erwartete und beobachtete Karyotypen bei Nachkommen eines Trägers einer balancierten Robertsonschen Translokation 13/14

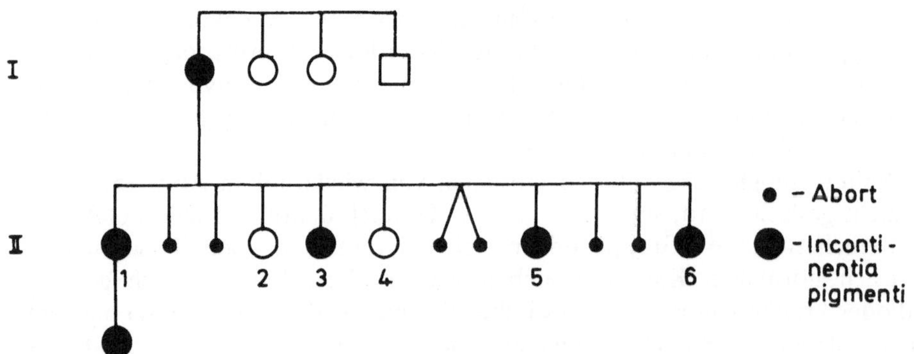

Abb. 3. Gehäufte Aborte in einer Familie mit Incontinentia pigmenti Bloch Sulzberger. (Aus Lenz 1979)

ane Lippenspalte, unregelmäßige Kerben oder Spalten des Alveolarkammes, intraorale Bänderbildung, Lappung der Zunge und später eine Mittelgesichtshypoplasie. Die Extremitäten zeigen Syndaktylie und Klinodaktylie. Auch hier werden betroffene männliche Früchte abortiert (Abb. 4). In den genannten Beispielen x-chromosomaler Anomalien hat das veränderte Geschlechtsver-

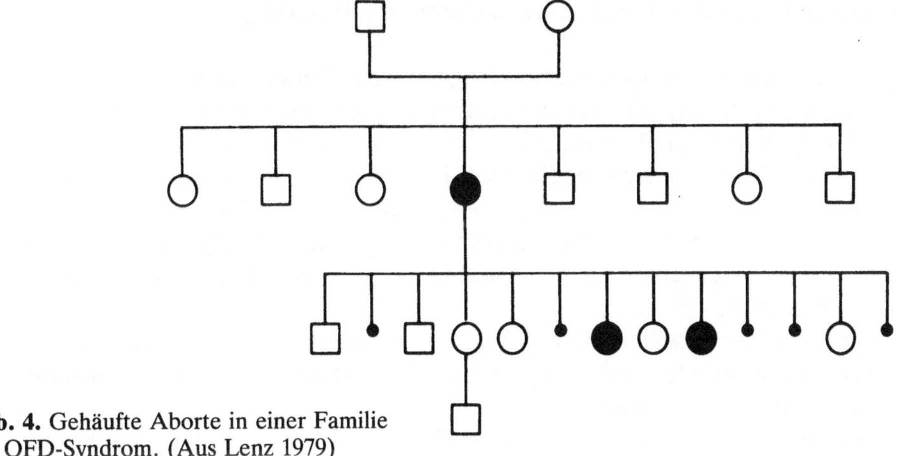

Abb. 4. Gehäufte Aborte in einer Familie mit OFD-Syndrom. (Aus Lenz 1979)

hältnis bei den Geborenen die richtige Deutung ermöglicht. Bei autosomalen Letalfaktoren ist das a priori nicht zu erwarten.

Noch nicht ausreichend geklärt ist die Bedeutung immunologischer Faktoren, insbesondere einer über die Zufallserwartung hinausgehenden Übereinstimmung im HLA-System.

Ratschläge zur Vorgehensweise bei wiederholten Aborten

Die Stichworte für das praktische Vorgehen bei der Untersuchung und Beratung gibt das Schema der Tabelle 4. Vor der humangenetischen Untersuchung sollte die gynäkologische Ursachenklärung abgeschlossen sein.

Tabelle 4. Hinweise auf das Vorgehen bei Untersuchung und Beratung von Paaren mit wiederholten Aborten

Gynäkologische Ursachenklärung:
Anamnese
Eigenanamnese, Familienanamnese, Schwangerschaftsanamnese
Anatomische Gründe
Stoffwechselkrankheiten
Hormonelle Gründe
Spezielle humangenetische Untersuchung:
Abortmaterial/Zytogenetische Untersuchung
Stammbauminformation
rezid. Aborte in der Familie
Erbleiden
Zytogenetik bei beiden Partnern
Immunologische Faktoren?

Spezielle humangenetische Untersuchung und Beratung

Wünschenswert wäre sicher eine zytogenetische Untersuchung des Abortmaterials. Chorionzotten sind hierfür besonders geeignet. Leider reicht die Kapazität der vorhandenen Laboratorien nicht aus, das auch durchzuführen. Es ist auch fraglich, ob die sich ergebenden Konsequenzen wirklich diesen Aufwand rechtfertigen. Die Histologie der Chorionzotten bzw. Plazentavilli hat sich zur Voraussage einer Chromosomenanomalie des Feten als ungeeignet, zumindest aber als unsicher erwiesen (Minguillon et al. 1989; Warburton et al. 1990; Rockelein et al. 1990).

Die Analyse des Stammbaums kann, wie schon erwähnt, wichtige Hinweise geben. Bei zwei oder mehr Aborten ist eine zytogenetische Untersuchung bei *beiden* Partnern angezeigt.

Die mögliche Konsequenz eines pathologischen Chromosomenbefundes ist, von seltensten Ausnahmen abgesehen, nicht der Verzicht auf Kinder, sondern, im Falle eines Nachweises einer Chromosomenanomalie, die als Ursache in Betracht kommt, ggf. der Rat zur pränatalen Diagnostik in allen weiteren Schwangerschaften. Gleichzeitig kann man der Patientin und auch deren Partner weitere Diagnostik und sinnlose Therapieversuche ersparen. Mit der wichtigste Faktor der Untersuchung und Beratung durch Humangenetiker und Gynäkologen dürfte aber die meist beruhigende Information sein. In einer vergleichenden norwegischen Studie konnte die schon früher bekannte Wirksamkeit der Psychotherapie auf die Häufigkeit nachfolgender erfolgreicher Schwangerschaften auch statistisch bestätigt werden (Stray-Pedersen 1988; zit. bei Stirrat).

Immunologische Untersuchungen und Therapieversuche sollten erst nach Ausschluß von anderen Ursachen in Erwägung gezogen werden. Sie werden auch in der neuesten Literatur sehr widersprüchlich beurteilt (Adinolfi 1986; Ho et al. 1990; Stirrat 1990b). Aus eigenen Daten kann ich hierzu nicht Stellung nehmen.

Literatur

Adinolfi M (1986) Recurrent habitual abortion, HLA sharing and deliberate immunization with partner's cells: a controversial topic. Hum Reprod 1:45–48

Bartels I, Hansmann I, Eiben B (1990) Excess of females in chromosomally normal spontaneous abortuses. Am J Med Genet 35:297–298

Bhasin MK, Foerster W, Fuhrmann W (1973) A cytogenetic study of recurrent abortion. Humangenetik 18:139–148

Boue A, Boue J, Gropp A (1985) Cytogenetics of pregnancy wastage. In: Harris H, Hirschhorn K (eds) Advances in human genetics, vol 14. Plenum Press, New York, pp 1–57

Bourrouillo G, Colombies P, Dastugue N (1986) Chromosome studies in 2136 couples with spontaneous abortions. Hum Genet 74:399–401

Castle D, Bernstein R (1988) Cytogenetic analysis of 688 couples experiencing multiple spontaneous abortions. Am J Med Genet 29:549–556

Eiben B, Bartels I, Bahrporsch S et al (1990) Cytogenetic analysis of 750 spontaneous abortions with the direct-preparation method of chorionic villi and its implications for studying genetic causes of pregnancy wastage. Am J Hum Genet 47:656–663

Haas G (1986) Chromosomenaberrationen bei Paaren mit wiederholten Aborten. Med Dissertation, Universität Gießen

Hassold T, Chiu D (1985) Maternal age-specific rates of numerical chromosome abnormalities with special reference to trisomy. Hum Genet 70:11–17

Ho HN, Gill TJ, Nsich RP (1990) Sharing of human leukocyte antigens in primary and secondary recurrent spontaneous abortions. Am J Obstet Gynecol 163:178-188

Klebanoff MA, Shiono PH, Rhoads GG (1990) Outcome of pregnancy in a national sample of resident physicians. N Engl J Med 323:1040–1045

Lenz W (1979) Medizinische Genetik, 4. Aufl. Thieme, Stuttgart

Minguillon C, Eiben B, Bahrporsch S, Vogel M, Hansmann I (1989) The predictive value of chorionic villus histology for identifying chromosomally normal and abnormal spontaneous abortions. Hum Genet 82:373–376

Rockelein G, Ulmer R, Schroder J (1990) Karyotype and placental structure of first-trimester spontaneous abortions: a morphometrical study. Eur J Obstet Gynecol Reprod Biol 38:25–32

Sachs ES, Jahoda MGJ, Van Hemel JO, Hoogeboom AJM, Sandkuyl LA (1985) Chromosome studies of 500 couples with two or more abortions. Obstet Gynecol 65:375–379

Schmid W (1962) A familial chromosome abnormality associated with repeated abortions. Cytogenetics 1:199

Stirrat GM (1990a) Recurrent miscarriage I: definition and epidemiology. Lancet 336:673–675

Stirrat GM (1990b) Recurrent miscarriage II: clinical associations, causes, and management. Lancet 336:728–733

Stray-Pedersen B, Stray-Pedersen S (1988) Recurrent abortion: the role of psychotherapy. In: Beard RW, Sharp F (eds) Early pregnancy loss: mechanisms and treatment. Royal College of Obstetricians and Gynaecologists, London, pp 433–440

United Nations Sources and Biological Effects of Ionizing Radiation. United Nations Scientific Committe on the Effects of Atomic Radiation (1982) Report to the General Assembly, with Annexes. United Nations Publication No. E82.IX.8, New York

Vogel F (1985) Gesichertes und Hypothetisches im Bereich der Strahlengenetik. In: Leppin W, Meissner J, Boerner W, Messerschmidt O (Hrsg) Die Hypothesen im Strahlenschutz. Thieme, Stuttgart (Strahlenschutz in Forschung und Praxis, Bd XXV, S 144–168)

Warburton D, Kline J, Stein Z, Hutzler M, Chin A, Hassold T (1987) Does the karyotype of a spontaneous abortion predict the karyotype of a subsequent abortion? – Evidence from 273 women with two karyotyped spontaneous abortions. Am J Hum Genet 41:465–483

Warburton D, Byrne J, Kline J (1990) Prenatal development in spontaneous abortions with chromosome anomalies. Am J Hum Genet 47/3 (abstracts)

Ultraschalldiagnostik der gestörten Frühgravidität

R. Terinde und D. Grab

In den letzten 10 Jahren hat die gynäkologisch-geburtshilfliche Sonographie in der Bundesrepublik Deutschland eine erhebliche Verbreitung erfahren, seitdem im Jahre 1980 zwei Ultraschalluntersuchungen nach den Mutterschaftsrichtlinien eingeführt wurden. Höherfrequente Schallköpfe zur intravaginalen Applikation haben die diagnostischen Möglichkeiten der Sonographie in der Frühschwangerschaft wesentlich bereichert. Nach den Mutterschaftsrichtlinien gibt es vier Indikationen zu einer Ultraschalluntersuchung in der Frühschwangerschaft.

1. Verdacht auf gestörte intrauterine Frühschwangerschaft (z. B. bei liegendem IUP, Uterus myomatosus, Adenxtumor, uterine Blutung),
2. Nachweis einer intrauterinen Schwangerschaft bei zwingendem Verdacht auf extrauterine Schwangerschaft,
3. Diskrepanz zwischen Uterusgröße und Gestationsalter,
4. schwangerschaftsgefährdende Unfälle und Intoxikationen.

Wenn man berücksichtigt, daß in 15–20% aller Graviditäten das Gestationsalter als nicht gesichert angesehen werden muß und 10–15% aller klinisch festgestellten Schwangerschaften in einem Abort enden, so erscheint eine zusätzliche routinemäßige Ultraschalluntersuchung am Ende des 1. Trimenons angezeigt. Unserer Meinung nach wäre es sinnvoll, zwischen der 9. und 12. Schwangerschaftswoche eine zusätzliche Routineuntersuchung vorzunehmen und die zweite Routineuntersuchung in den Bereich der 20.–22. SSW zu verlegen, eventuell mit den höheren Ansprüchen der Ultraschalldiagnostik der Stufe II (DEGUM).

In der Frühschwangerschaft sind Sectorscanner den Linearschallköpfen eindeutig überlegen. Die starke Auffüllung der Harnblase wird von vielen Frauen als lästig und schmerzhaft empfunden. Sie ist bis zur 10. SSW unumgänglich, so daß bis zur 10. SSW allein schon aus diesem Grunde eine transvaginale Untersuchung sinnvoll erscheint. Vaginalsonden arbeiten mit Frequenzen von 5–7,5 MHz, ihr Vorteil liegt in einem hohen Auflösungsvermögen im Nahbereich entgegen ihrer begrenzten Eindringtiefe. Jenseits der 14. SSW ist die transabdominale Darstellung des Feten vorzuziehen, da der Fet häufig nicht mehr insgesamt dargestellt werden kann.

Vitalitätsnachweis und Ultraschallbiometrie in der Frühschwangerschaft

Die Entwicklung der Schwangerschaft läßt sich anhand der Chorionhöhle, des Embryos und des Dottersacks sowie – als zusätzlicher Parameter – der Amnionhöhle verfolgen. Dank des höheren Auflösungsvermögens mit einer Vaginalsonde können heute zunehmend Einzelheiten der Embryoanatomie dargestellt werden. Bis etwa zur 6. SSW ist der Embryo vom Amnion eng umhüllt. Zwischen Amnion und Chorion befindet sich das extraembyronale Zölom. Bei Benutzung gut auflösender Ultraschallgeräte läßt sich in der zweiten Hälfte des 1. Trimenons bisweilen eine höhere Echogenität des extraembryonalen Zöloms, verglichen mit der Flüssigkeit innerhalb der Amnionhöhle nachweisen (Funk u. Fendel 1988). Zum Ende des ersten Schwangerschaftsdrittels nähert sich das Amnion dem Chorion zunehmend an, so daß die getrennte Darstellbarkeit beider Höhlen oft nicht mehr möglich ist.

Ein Fruchtsack von 2–3 mm Größe kann intrauterin meist in asymmetrischer fundusnaher Lage als ringförmige Struktur nachgewiesen werden (Abb. 1). Bei transvaginalem Vorgehen läßt sich die Chorionhöhle häufig vor der zu erwartenden Regelblutung, d. h. in der 4. SSW, darstellen. Hansmann et al. (1985) geben den sicheren Nachweis eines Gestationssackes ab der Mitte der 7. SSW an. Nach eigener Erfahrung sollte in der 6. SSW bei vaginaler Darstellung immer eine Chorionhöhle nachweisbar sein. Damit ist die Vitalität einer Schwangerschaft jedoch noch nicht nachgewiesen, dies ist erst zu einem späteren Zeitpunkt möglich.

Der Dottersack ist embryonaler Herkunft und schließt das Vorhandensein einer Abortivfrucht aus. Mittels Vaginalsonographie läßt sich ein Dottersack ab der 6. SSW oftmals und ab der 8. SSW sicher darstellen (Abb. 2). Zwischen der 6. und 10. SSW zeigt sich nur ein geringes Größenwachstum. Die sich

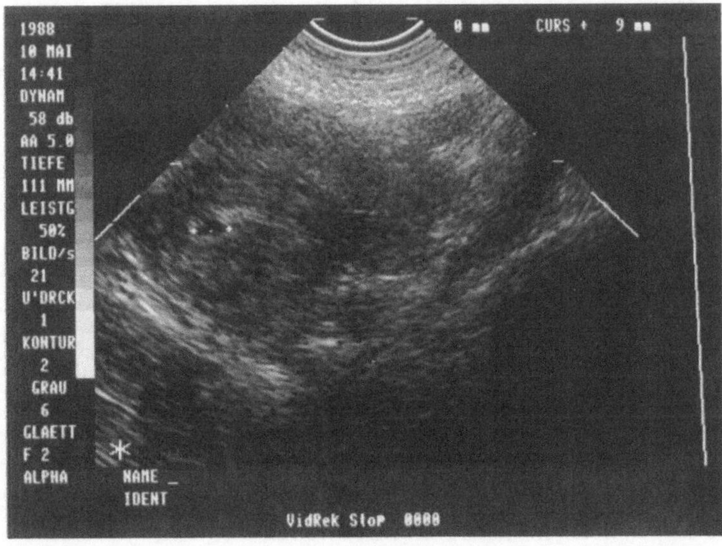

Abb. 1. Exzentrisch gelegener Fruchtsack von 9 mm Längsdurchmesser in der 5. SSW

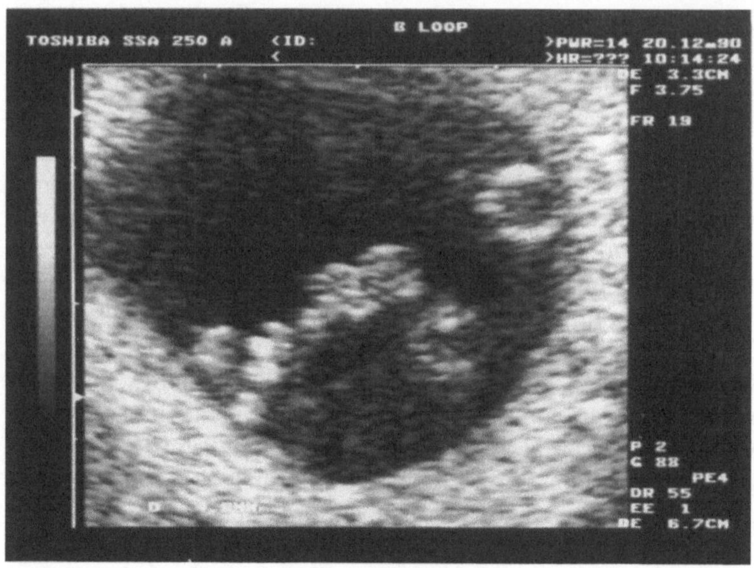

Abb. 2. Dottersack von 4,8 mm Durchmesser in der 11. SSW

vergrößernde Amnionhöhle drängt den Dottersack an den Rand der Chorionhöhle, deformiert ihn und obliteriert ihn im weiteren Schwangerschaftsverlauf. In jüngster Zeit wurden mehrfach auffällige sonographische Befunde des Dottersackes in gestörten Frühschwangerschaften publiziert. Ferazzi et al. (1988) berichten über größere Dottersackdurchmesser sowohl in gestörten als auch in gleichaltrigen intakten Graviditäten. In 82 % der Fälle von „missed abortion", in denen zunächst eine Herzaktion nachweisbar war, konnte ein Dottersack dargestellt werden, dagegen nur in 55 % der Fälle, in denen zu keinem Zeitpunkt die embryonale Vitalität gesichert werden konnte. Bernard u. Cooperberg (1985) und Hurwitz (1986) hatten bereits darauf hingewiesen, daß ein isolierter Dottersack in einer Chorionhöhle von mehr als 25 mm Durchmesser den dringenden Verdacht auf eine „missed abortion" begründet. Nach Reece et al. (1987) können Diskrepanzen zwischen Dottersack und Embryo die normale embryonale Entwicklung stören.

Ein Embryo von 2–3 mm Länge in der 7. SSW wird in der Amnionhöhle meist in der Nähe des Dottersackes darstellbar. Robinson (1973) demonstrierte 1973 mit einem Compound-Scanner den Nachweis eines Embryos in der 7. SSW und die Messung der Scheitel-Steiß-Länge mit einer Schätzgenauigkeit des Gestationsalters von ±2 Tagen. Auch Hackelöer u. Hansmann (1976) geben für die Abdominalsonographie die 7. SSW als frühesten Zeitpunkt für die Darstellung eines Embryos an. In der 9. SSW war der Nachweis stets möglich. Nach embryologischen Untersuchungen setzen am 22. Tag nach der Konzeption rhythmische Kontraktionen des embryonalen Herzmuskelschlauches ein. Bei einem regelmäßigen 28tägigen Zyklus läßt sich also der Nachweis embryonalen Lebens nicht vor dem 36. Tag post menstruationem führen. Wir

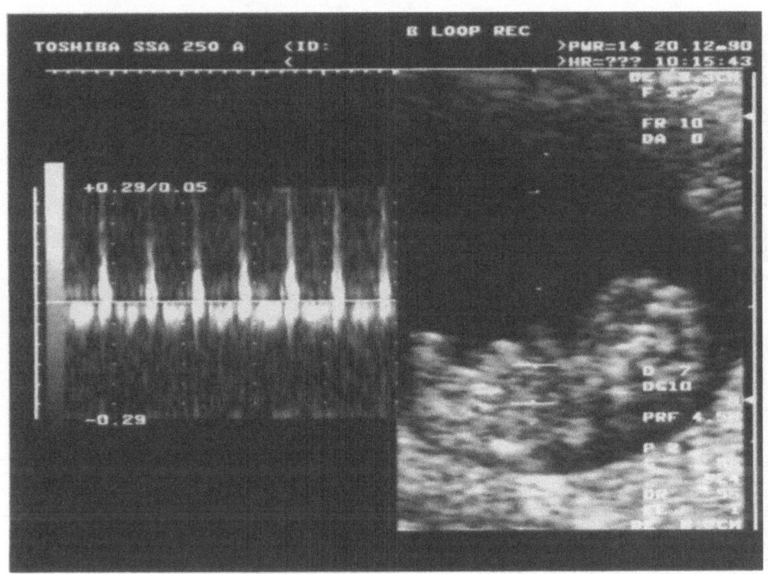

Abb. 3. Dopplersonographische Darstellung der embryonalen Herzaktion in der 11. SSW

haben in einigen Einzelfällen nach Embryotransfer am 11. Zyklustag am 33. Tag p.m. eine Herzaktion nachweisen können. Die embryonale Herzfrequenz liegt in der 6. SSW bei 120 Schlägen pro Minute, steigert sich in der 9. Woche bis auf 180 Schläge pro Minute und sinkt dann langsam in den Normbereich zwischen 120 und 150 Schläge pro Minute ab. Unter günstigen Untersuchungsbedingungen ist zum Zeitpunkt des Sichtbarwerdends eines Embryos auch der Nachweis der Herzaktion möglich. Es ist dabei zu beachten, daß in der 6. und 7. SSW embryonale und mütterliche Herzaktionen sehr nahe beieinanderliegen können. Eine Dokumentation ist dann über Doppler-Sonographie bzw. „time motion display" möglich (Abb. 3).

Bei günstigen Untersuchungsbedingungen kommt das Amnion innerhalb der Chorionhöhle als schmales Reflexband zur Darstellung. Die Chorionhöhle paßt sich rasch der Form des Cavum uteri mit keulen- oder birnenförmiger Kontur an, während die Amnionhöhle kugelig bleibt. Mit gut auflösenden Geräten ist das Amnion oft zwischen der 6. und 10. SSW darstellbar (Abb. 4). Funk u. Fendel (1988) führten mit einer Vaginalsonde Messungen der Amnion- und Chorionhöhle sowie des Dottersackes bei intakten und gestörten Frühschwangerschaften durch. Durch das Wachstum der Amnionhöhle und die Aneinanderlagerung von Amnion und Chorion bewegt sich der Quotient aus Durchmessern von Chorion- und Amnionhöhle nach der 10. SSW gegen 1. Bei gestörten Frühschwangerschaften wurde eine Differenz im Wachstum ermittelt: das Amnion ist – wie der Dottersack – an die Entwicklung des Embryos gebunden. Das Chorion hingegen kann sich trotz des Absterbens der embryonalen Anlage noch weiterentwickeln, so daß die Größe der Chorionhöhle keinen Rückschluß auf den Zeitpunkt des Absterbens der Fruchtanlage zuläßt.

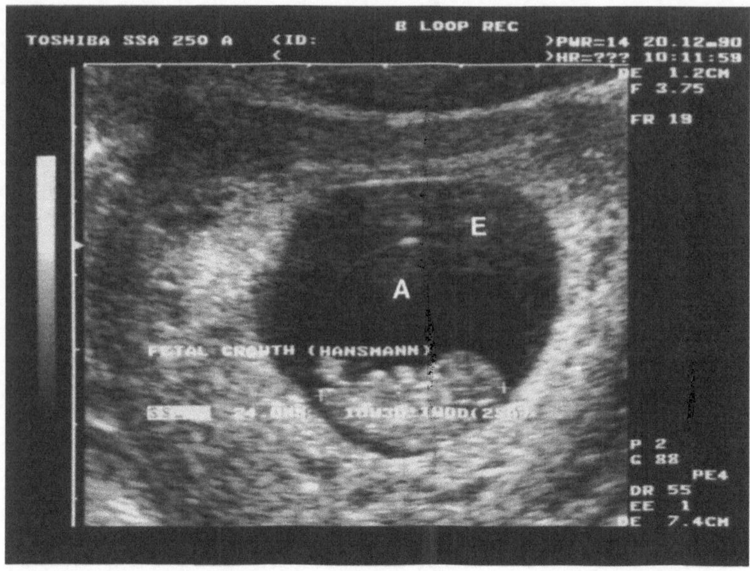

Abb. 4. Embryo entsprechend der 11. SSW in der Amnionhöhle *(A)*, das extraembryonale Zölom *(E)* stellt sich deutlich schalldichter dar

Die Zeitpunkte der frühesten und der sicheren Nachweisbarkeit der verschiedenen Parameter der Frühgravidität sind in Tabelle 1 dargestellt.

Eine exakte Biometrie und die Korrelation der gewonnenen Ultraschalldaten mit dem Gestationsalter bilden die Grundlage der sonographischen Abortdiagnostik. Dabei können zusätzliche Parameter, wie die Ventrikeldarstellung, die Darstellbarkeit der Falx cerebri sowie der physiologische Nabelbruch im Mitteldarm hilfreich sein, da sie nach Warren et al. (1989) zu bestimmten Schwangerschaftswochen auftauchen bzw. verschwinden. In 15–20 % aller Schwangerschaften kann das tatsächliche Gestationsalter als nicht gesichert gelten. In der Frühgravidität meßbare Daten zeigen jedoch in intakten Schwangerschaften ein rasches Größenwachstum, so daß eine in 4–5 Tagen aufeinanderfolgende Messung für die Differenzierung intakter und gestörter Graviditäten eine hohe Aussagekraft besitzt.

Sonographische Beurteilung der gestörten Frühschwangerschaft

Vaginale Blutungen in der Frühschwangerschaft zeigen eine Störung an, die zur Fehlgeburt führen kann. In Klinik und Praxis muß der drohende Abort oder Abortus imminens als häufigste Komplikation des 1. Trimenons klinisch und sonographisch abgeklärt werden. Mit rein klinischen Mitteln kann eine die Vitalität betreffende Diagnose in einer Einzeluntersuchung nicht getroffen werden, auch das Uteruswachstum läßt nur indirekte Hinweise auf eine intakte

Tabelle 1. Nachweisbarkeit intrauteriner Parameter in der Frühgravidität mittels Abdominal- und Vaginalsonographie. (Modifiziert nach Rempen 1987; Funk u. Fendel 1988; Hackelöer u. Hansmann 1976; eigene Daten 1988)

		Tag SSW	35 5	42 6	49 7	56 8	63 9	70 10	77 11	84 12
Chorionhöhle	abd.		○	○	◯	●●	vag.		◯	●
Dottersack	abd.				○	◯	●		◯	○
	vag.			◯	◯	●			◯	○
Embryo	abd.				○	◯	●			
	vag.			○	◯	●				
Herzaktion	abd.			○		◯	●			
	vag.			○	◯	●				
Amnionhöhle	abd.				○	○	◯	◯		
	vag.			○	◯				○	○
Bewegungen	abd.						○	◯	●	
	vag.						◯	●		

○ = Darstellung unter günstigen Bedingungen möglich; ◯ = Darstellung in der Mehrzahl der Fälle möglich; ● = Darstellung obligat, wenn Gestationsalter korrekt

Schwangerschaft zu. Unter Einsatz der oben beschriebenen sonographischen Kriterien der Embryonalentwicklung läßt sich ein Vitalitätsnachweis oder -ausschluß in über 90% der gestörten Frühschwangerschaften als Blickdiagnose mit einer einzigen Untersuchung führen. Bei abdominalem Vorgehen sollte die Harnblase der Patientin ausreichend gefüllt sein. Dies geschieht durch Trinken einer beliebigen Flüssigkeit (3/4–1 l) ca. 1 h vor der Untersuchung. Eine überfüllte Harnblase kann den Fruchtsack deformieren und eine Störung der Entwicklung vortäuschen. Wegen der erheblichen Schmerzhaftigkeit einer übervollen Blase ziehen fast alle Frauen eine vaginale Untersuchung der abdominalen Untersuchung vor. Entsprechend der Tabelle 2 sollte die Untersuchung ohne zeitlichen Druck und mit der bestmöglichen Ausrüstung erfolgen. Modifiziert nach Hackelöer (1985) lassen sich die Befunde in folgende Kategorien einteilen:

1. Intakte intrauterine Gravidität (etwa 50% der Befunde),
2. Abortivfrucht (20–25%),
3. „missed abortion" (25–30%),
4. Abortus incompletus (2–5%),
5. Extrauteringravidität (3–5%),
6. Blasenmole (<1%), da gestörte Frühschwangerschaften unmittelbar durch Ultraschall abgeklärt werden).

Tabelle 2. Untersuchungsgang bei Blutungen in der Frühschwangerschaft

1. Erfassen der topographischen Lage von Uterus und Adnexen bzw. Adnextumoren. Freie Flüssigkeit hinter dem Uterus?
2. Darstellen und Messen einer intrauterinen Ringstruktur (zentrale Struktur deutet auf EU, dezentrale Lage auf intrauterine Gravidität hin)
3. Darstellen und Messen des Dottersackes (prognostisch ungünstig bei Fehlen zwischen 6. u. 11. SSW und größer als 6 mm)
4. Darstellen und Messen des Embryos bzw. Feten (bei Abdominalsonographie späteren Zeitpunkt des Nachweises und „Eckenhocker" beachten)
5. Vitalitätsnachweis durch Herzaktion und/oder Bewegung (Herzaktion vaginal 1 bis 1 1/2 Wochen früher nachweisbar)

Bei positivem Vitalitätsnachweis tritt später nur noch in 10% der Fälle ein Abort ein (Hackelöer u. Hansmann 1976). Damit kann die Störung (Blutung) der Frühschwangerschaft prognostisch als günstig eingestuft werden. Die Ursachen einer vaginalen Blutung bei nachgewiesener intakter Schwangerschaft sind nur z.T. erkennbar, sehr häufig können jedoch die sonomorphologischen Substrate dargestellt werden. Die choriale Blutung erscheint als zweiter Hohlraum neben dem Amnion innerhalb des Uterus. Eine zweite Fruchthöhle bei gestörter Zwillingsgravidität läßt sich nicht immer differentialdiagnostisch abgrenzen. Die choriale Blutung hat eine relativ gute Prognose, nach Goldstein et al. (1983) und Jouppila (1985) bleiben 80% der Schwangerschaften intakt, nur in diesen Fällen erscheint uns eine Ruhigstellung der Patientin heute noch indiziert. Blutungen ohne sonographische Pathologie stellen unserer Meinung nach keinen Grund zur Bettruhe dar. Myome (Abb. 5) verursachen selten

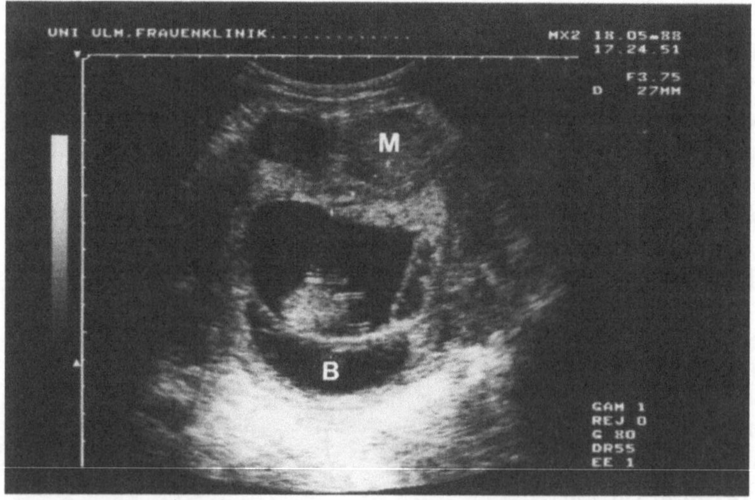

Abb. 5. Choriale Blutung *(B)* in der 9. SSW, Vorderwandmyom *(M)*

vaginale Blutungen, außer bei intramuralem oder submukösem Sitz. Lokale Kontraktionen der Uterusmuskulatur können ein Myom vortäuschen (Abb. 6). Stellt man dieselbe Stelle wenig später dar, läßt sich die Kontraktion nicht mehr nachweisen. Intraplazentare Blutungen müssen Anschluß an den retroamnialen Raum gewinnen, um als vaginale Blutung imponieren zu können. Eine Placenta praevia totalis verursacht nur im Ausnahmefall eine vaginale Blutung in der Frühschwangerschaft, im Gegensatz zur marginal oder tiefsitzenden Plazenta. Bei der auch klinisch meist erfaßbaren Diagnose Abor-

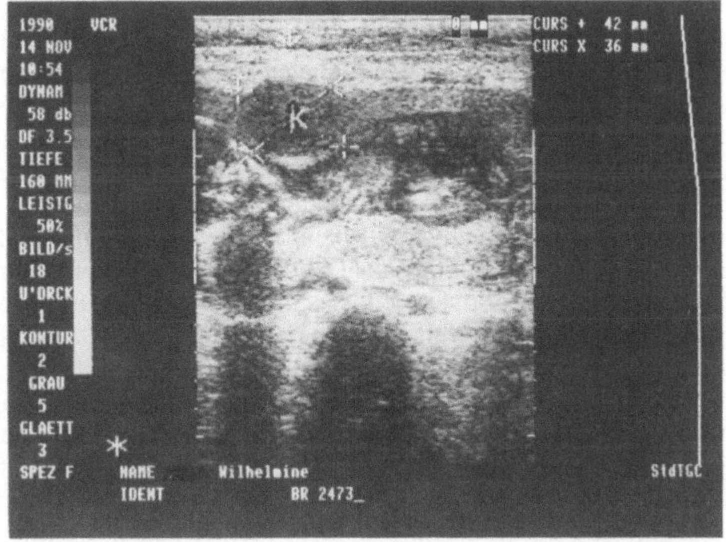

a

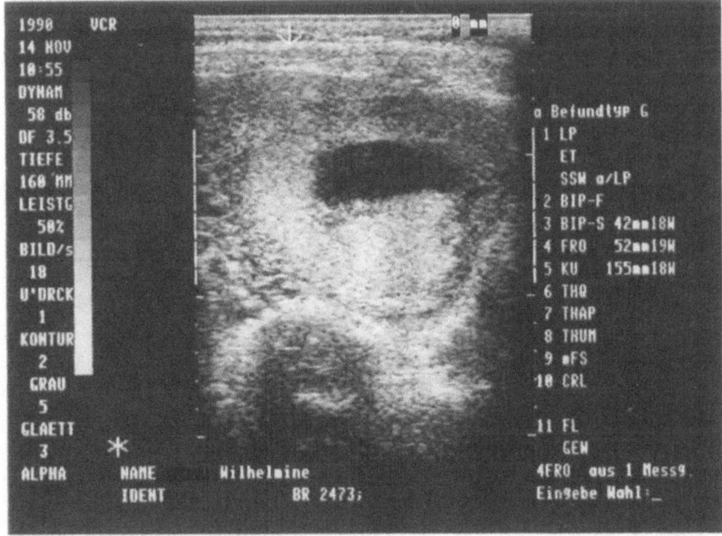

b

Abb. 6 a, b. Lokale Kontraktion der Uterusmuskulatur *(U);* nach 5 min läßt sich die Kontraktion nicht mehr darstellen tus incompletus sind mehr oder minder dichte Echos intrauterin nachweisbar. Nach unserer Meinung kann bei einem sonographisch leeren Uterus (Abortus completus) eine Abrasio in der frühen Schwangerschaft unterbleiben. Allenfalls ist eine „hormonelle“ Abrasio in Form eines sequentiellen Aufbaues der Uterusschleimhaut mit nachfolgender Blutung angezeigt.

Fehlbildungsdiagnostik in der gestörten Frühschwangerschaft

Embryonale Fehlbildungen führen nur selten zu einer Störung der frühen Schwangerschaft mit Schmerzen und Blutungen. Erst bei Vitalitätstörungen des fehlgebildeten Embryos kann eine Blutung auf die Störung der Schwangerschaft aufmerksam machen. Die Diagnose Anenzephalus (Abb. 7) sollte nicht vor der 12. SSW gestellt werden, da das embryonale Gehirn sehr schalldurchlässig und die Schädelkalotte noch nicht genügend kalzifiziert ist. Ab der 14. SSW läßt sich die Diagnose Anenzephalus sicher treffen. Wie Abb. 8a belegt, läßt sich der kindliche Schädel mit seinem Mittelecho deutlich darstellen. Der Schädel ist jedoch zitronenförmig verformt, da infolge einer Meningomyelocele bei Thorakophagus (Abb. 8b) der Liquorabfluß massiv gestört ist. Ein „lemon sign“ läßt sich jedoch nur selten so früh nachweisen. Nackenhygrome, wie in Abb. 9, können spontan im Verlauf der Schwangerschaft zurückgehen und verschwinden. Es herrscht z. Z. in der Literatur keine Einigkeit darüber, ob auch in diesen Fällen eine Pränataldiagnostik angezeigt ist. Bleiben die Nackenhygrome bestehen, ist mit einer Chromosomenaberrationsrate von 15–20% zu rechnen. Blutungen in der Schwangerschaft können durch Intrauterinpessare hervorgerufen werden. Diese sind sonographisch sehr leicht erfaßbar, ihre Position zum Fruchtpol läßt sich exakt bestimmen. In 90% der

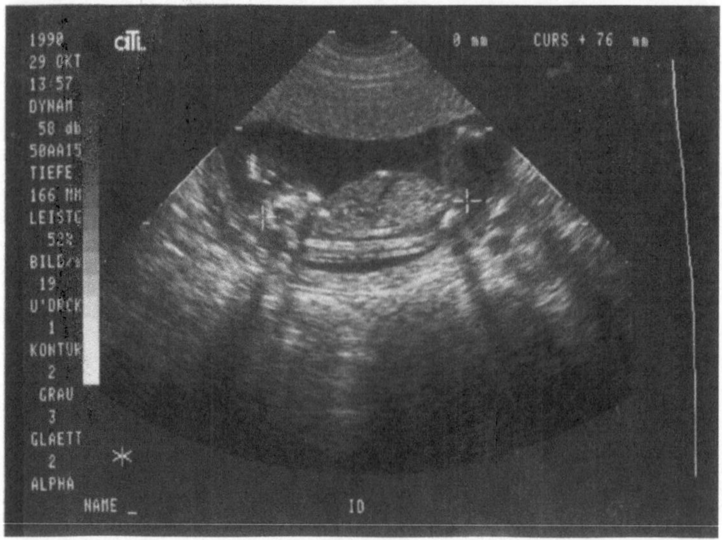

Abb. 7. Anenzephalus in der 14. SSW

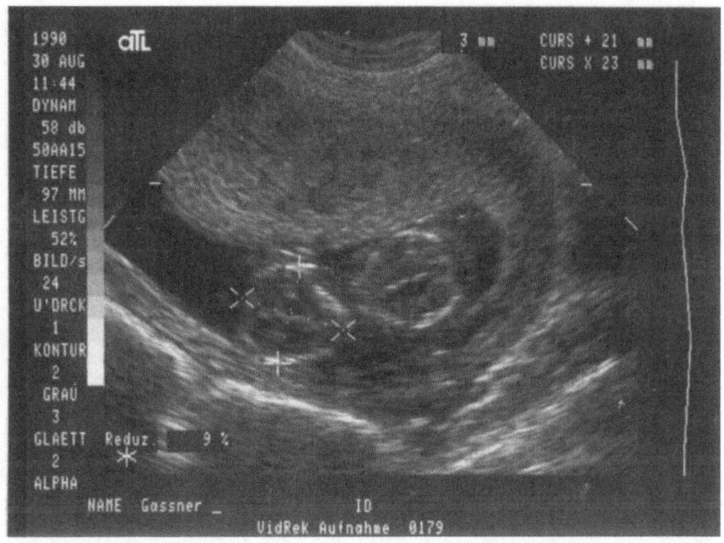

Abb. 8 a. Geminigravidität „lemon sign“ beider Schädel als Zeichen eines gestörten Liquorabflusses

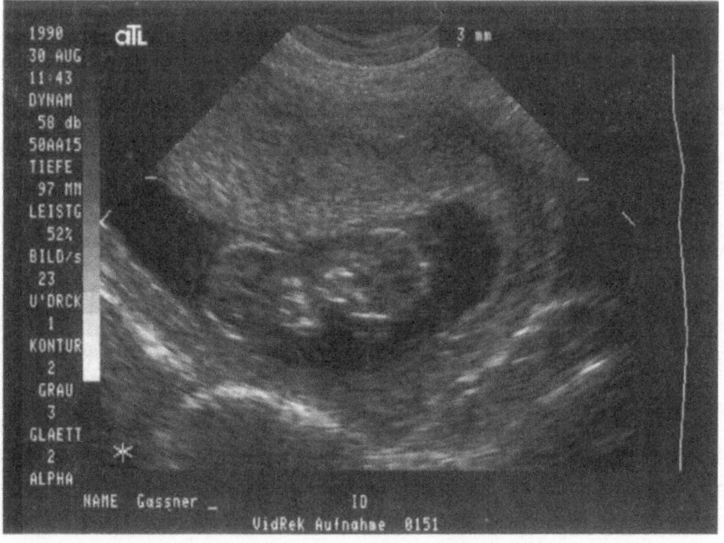

Abb. 8 b. Die oben gezeigte Geminigravidität stellt sich in tieferen Körperabschnitten als Thorakophagus mit Meningomyelocele heraus

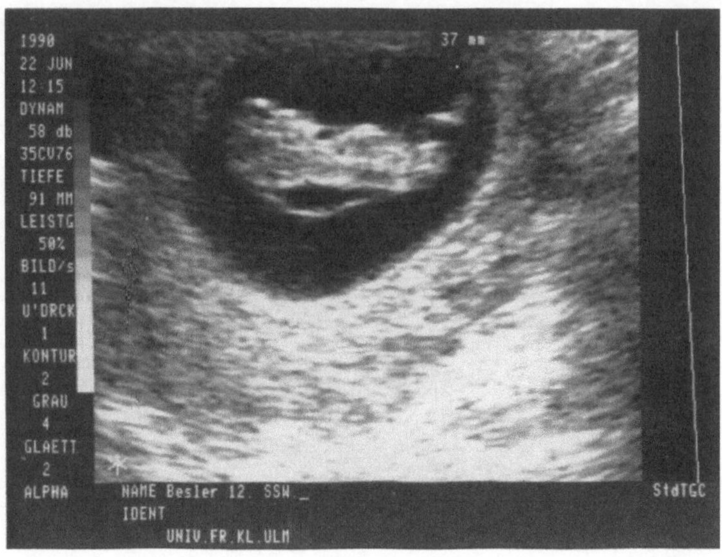

Abb. 9. Nackenhygrom in der 9. SSW

Fälle läßt sich das IUD unter sonographischer Kontrolle entfernen, ohne daß die Schwangerschaft zugrunde geht (Abb. 10).

Abortivfrucht

Die diagnostischen Kriterien der Abortivfrucht haben sich in den letzten Jahren verändert; ein fehlender Embryo oder Fetus bei immer kleinerem mittleren Fruchthöhlendurchmesser wird als wichtigster Indikator angesehen. Hackelöer (1985) und Romero et al. (1984) geben als Grenze einen mittleren Durchmesser von 30 mm an, Bernard u. Cooperberg (1985) setzen die Grenze bei > 20 mm, Nyberg et al. (1986) bei > 25 mm und Scott et al. (1987) bei > 26 mm fest. Ausgehend von den bisherigen Erfahrungen mit der Vaginalsonographie kann eine Grenze von 25 mm und größer als ein diagnostisches Kriterium zum Nachweis eines Embryos angegeben werden. Unter Einschluß der oben angeführten Hinweiszeichen des Dottersackes bei gestörter Frühschwangerschaft kann die Diagnose Abortivfrucht eventuell auch bei einem kleineren Fruchthöhlendurchmesser getroffen werden. Die weiteren Kriterien einer Abortivfrucht, wie Diskrepanz der Chorionhöhle zu Uterusgröße, Entrundung der Chorionhöhle bei unscharfer Kontur, haben angesichts der frühen Nachweismöglichkeit eines Embryos kaum noch eine Bedeutung. Die verbesserten technischen Bedingungen sollten jedoch nicht dazu verleiten, eine möglichst frühe und endgültige Diagnose zu stellen. Gerade beim kleinen Fruchtsack muß ein frühes Schwangerschaftsalter ausgeschlossen werden. Kontrolluntersuchungen nach 5 Tagen erhärten die Verdachtsdiagnose, die abschließende Diagnose sollte dann allein aus den Ultraschallbefunden erstellt werden.

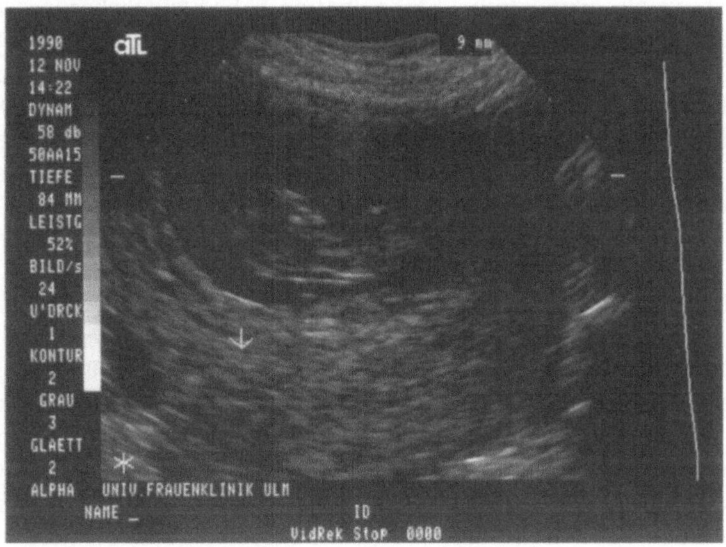

Abb. 10. Intrauterinpessar mit kupferumwickeltem Schaft in der 13. SSW

Missed abortion

Läßt sich intrauterin ein Embryo darstellen, so muß auch die Herzaktion nachweisbar sein. Embryonale Bewegungen können entsprechend der Entwicklung der Muskulatur frühestens in der 9. SSW nachgewiesen werden. Zusätzliche Kriterien wie Chorionablösung, Diskrepanz Chorion zu Größe des Embryos/Feten, verdämmernde Konturen des Embryos (Abb. 11) sowie das

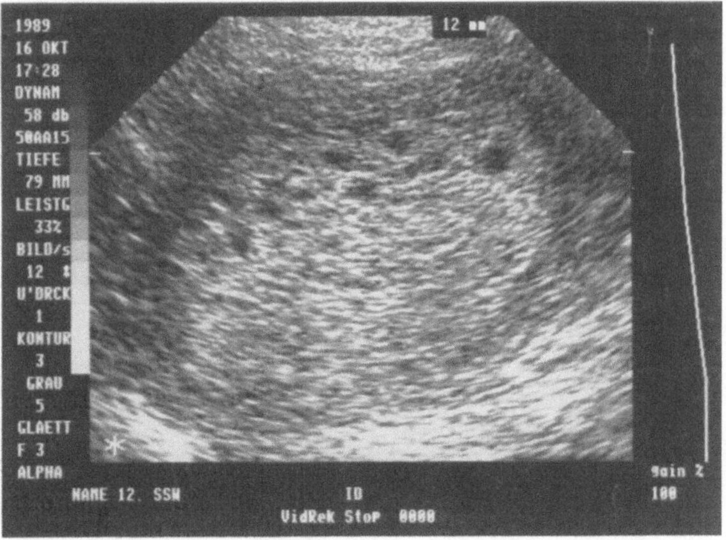

Abb. 11. Missed abortion in der 10. SSW, verdämmernde, z. T. Doppelkonturen

passive Nachpendeln bei Stoßpalpation haben zur Sicherung der Diagnose nur eine untergeordnete Bedeutung. Die Diagnose erscheint gegenüber dem Abortivei einfach zu sein, aber auch hier muß vor einer Verrechnung mit entsprechend jüngerem Schwangerschaftsalter gewarnt werden. Eine Kontrolluntersuchung in 3–5 Tagen vielleicht durch einen zweiten Untersucher verringert die Gefahr eines Irrtums, ohne daß eine unzumutbare Zeit bis zur geplanten Ausräumung des Uterus verstreicht.

Blasenmole

Die klassischen Zeichen einer Blasenmole mit Ausfüllung des Uteruscavums mit kleinzystischen Strukturen (Schneegestöberbild) sind aufgrund der immer früheren Abklärung einer gestörten Frühschwangerschaft kaum noch zu finden. Dagegen treten immer wieder Zwischenformen mit blasiger Verformung des Implantationsbereiches des Fruchtsackes und eine teilweise molige Degeneration der Plazenta mit und ohne Fetus auf. Schalldichtere Strukturen wechseln mit zystischen Strukturen ab (Abb. 12). Eine Fehldiagnose als Uterus myomatosus (früher häufiger beschrieben) erscheint heute kaum möglich. Im Zweifel kann der β-HCG-Spiegel eine Klärung herbeiführen, wobei jedoch beachtet werden muß, daß nicht jede Blasenmole mit einem hohen HCG-Titer einhergeht. Romero et al. (1985) untersuchten in einer Studie an 36 Fällen mit Blasenmole die Aussagekraft einer einzelnen Ultraschalluntersuchung und deren Kombination mit dem β-HCG-Spiegel. Bei Werten über 82350 mIU/ml, ermittelt in früheren Untersuchungsreihen, mußte die embryonale Herzaktion nachweisbar sein. Lagen die Werte oberhalb der doppelten Standardabweichung, wurde von hormoneller Seite der Verdacht auf eine Blasenmole ausge-

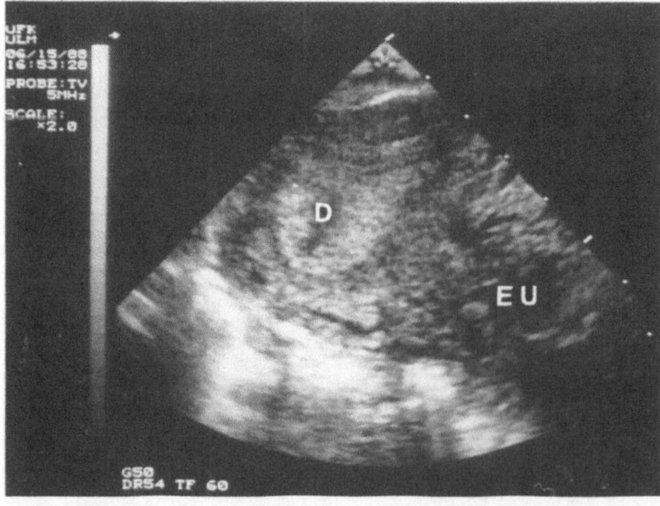

Abb. 12. Blasenmole in der 11. SSW

sprochen. Wenn das sonographische Kriterium allein herangezogen wurde, konnten nur 15 von 36 Fällen (42%) erkannt werden, in der Kombination β-HCG und Ultraschall wurden 32 von 36 Fällen (89%) korrekt identifiziert.

Extrauteringravidität

Nur in 3% der Extrauteringraviditäten läßt sich sonographisch ein sicherer Beweis führen, daß es sich um eine außerhalb des Uterus gelegene Schwangerschaft handelt. In diesen Fällen läßt sich neben dem leeren Uterus eine intakte Gravidität nachweisen. Hormonelle Untersuchungen sind nicht notwendig, die Therapie kann unverzüglich eingeleitet werden. Alle anderen sonographischen Befunde – Nachweis einer intakten intrauterinen Gravidität, Nachweis einer zentralen intrauterinen Ringstruktur, eines zystischen oder soliden Adnextumors und freie Flüssigkeit im Douglas-Raum – können nur als Hinweiszeichen mit unterschiedlicher Wertigkeit für den Ausschluß oder Nachweis einer Extrauteringravidität gelten. Eine irrtumsfreie Diagnostik der Extrauteringravidität mittels Sonographie gibt es auch heute nicht. Romero et al. (1988) beschreiben in einer prospektiven Studie an 383 Patientinnen mit Verdacht auf Extrauteringravidität die Bedeutung der sonographischen Befunde in Kombination mit der Bestimmung des β-HCG-Titers. Bei 220 Patientinnen mit sonographisch beschriebenen Adnextumoren bestand ein HCG-Titer < 6000 mIU/ml. Oberhalb dieser Grenze mußte ein intrauteriner Fruchtsack sichtbar sein, mit der Wahrscheinlichkeit einer intrauterinen Gravidität. Probleme bereiten Schwangerschaften mit HCG-Titern < 6000 mIU/ml in der Beurteilung von Adnextumoren. War ein solider Tumor vorhanden, handelte es sich mit 83%iger Wahrscheinlichkeit um eine EU, bei einem zystischen Adnextumor (Abb. 13) fiel die Wahrscheinlichkeit auf 35%. Bei 22% der 383 Patien-

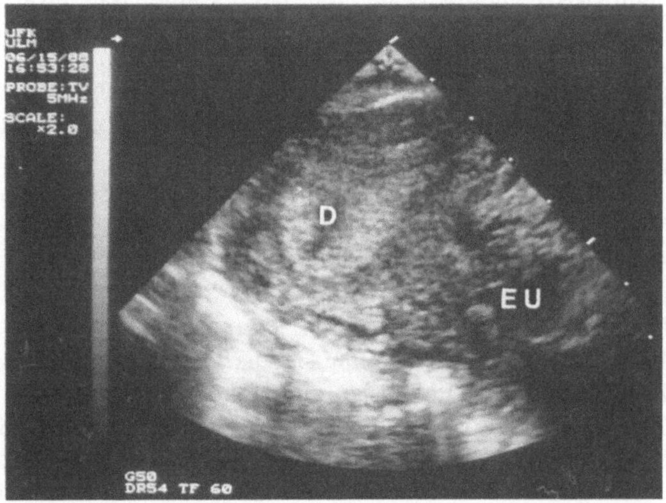

Abb. 13. Extrauteringravidität *(EU)* und Decidua *(D)*

tinnen wurde neben einem soliden Adnextumor freie Flüssigkeit im Douglas-Raum nachgewiesen – hier handelte es sich mit 94%iger Wahrscheinlichkeit um eine EU. Die Autoren folgern daraus, daß ein solider Adnextumor mit freier Flüssigkeit hinter dem Uterus eine Extrauteringravidität so wahrscheinlich macht, daß eine diagnostische Abklärung durch Laparoskopie erfolgen sollte. Nach eigener Erfahrung kann die Farbdopplersonographie hilfreich bei der Differenzierung zystischer Adnextumoren und erhöhtem βHCG-Spiegel sein. Es gelingt sehr leicht, die verstärkte Durchblutung der Tube im Nidationsbereich der Schwangerschaft nachzuweisen.

Prognostische Bedeutung der Ultraschalldiagnostik im ersten Trimenon

Bei gesichertem Gestationsalter erlaubt die Ultraschalldiagnostik spätestens in der 8. SSW p.m. eine Differenzierung intakter und gestörter Schwangerschaften. Eine derartige diagnostische Sicherheit wird durch endokrinologische Parameter nicht erreicht (Westergaard et al. 1985; Nyberg et al. 1986). Lediglich in Schwangerschaften, in denen der Nachweis einer Herzaktion geführt worden ist, kann die Bestimmung des schwangerschaftsassoziierten Plasmaproteins A (PAAP-A) möglicherweise einen kleinen Anteil der Graviditäten identifizieren, bei denen noch ein Abort eintreten wird.

Mehrere Publikationen der letzten Jahre haben den hohen prospektiven Wert der Sonographie im ersten Trimenon sowohl in intakten als auch in bedrohten Schwangerschaften aufgezeigt. Lind u. McFadyen (1986) berichteten über 961 symptomlose Graviditäten, in denen vor der 12. SSW sonographiert worden war. Insgesamt waren 53 (5,5%) Aborte zu registrieren, von denen jedoch fast zwei Drittel zum Zeitpunkt der Erstuntersuchung bereits eingetreten waren. Nach einmal nachgewiesener embryonaler Vitalität ereigneten sich Aborte nur noch in 2,3% aller Schwangerschaften. Die Frage nach dem Risiko einer Schwangeren, bei der eine vitale Gravidität im ersten Trimenon gesichert worden ist, einen spontanen Abort zu erleiden, ist von mehreren Autoren aufgegriffen worden. Auch nach Gilmore u. McNay (1985), die bei Ultraschalluntersuchungen bis maximal zur 10. SSW 10,3% Aborte registrierten, sind 82% aller gestörten Graviditäten zum Zeitpunkt der ersten Sonographie bereits nicht mehr intakt.

Die von verschiedenen Untersuchern ermittelten Spontanabortraten nach Vitalitätsnachweis im Ultraschall sind in den Tabellen 3 und 4 dargestellt. Diese Daten haben besondere Bedeutung bei der Einschätzung des Eingriffsrisikos und der Wahl des Zeitpunktes einer Pränataldiagnostik im ersten Trimenon. Nach Berle (1988) beträgt die Spontanabortrate 3,2% bei Frauen unter 35 Lebensjahren, wenn die fetale Herzaktion vor der 10. SSW nachgewiesen wurde. Bei Frauen mit 35 Lebensjahren und höher stellte er eine Spontanabortrate von 22,2% fest. Wurde die fetale Herzaktion nach der 10. SSW nachgewiesen, so betrug die Spontanabortrate bei Frauen unter 35 Lebensjahren 0,8%, bei Frauen über 35 Lebensjahren 1,9%. Daraus ist zu folgern, daß eine frühe Pränataldiagnostik durch Zottenbiopsie oder Frühamniozentese nach der 10. SSW erfolgen sollte, um eine hohe Abortrate zu vermeiden (Tabelle 5).

Tabelle 3. Spontanabortraten (%) nach Vitalitätsnachweis im Ultraschall bis zur 12. SSW in Abhängigkeit vom mütterlichen Alter

Mütterliches Alter Untersucher	< 25	25–29	30–34	35–39	> 39
Gustavii (1984)		6,1	6,7	13,6	22,2
Wilson et al. (1984, 1986)		1,5	2,5	4,5	
Gilmore u. McNay (1985)	2,1	1,6	2,5	2,6	13,6
Siddigi et al. (1988)		4,4		11,1	
Berle (1988)	2,5	1,9	2,7	7,1	

Tabelle 4. Spontanabortraten (%) nach Vitalitätsnachweis im Ultraschall bis zur 12. SSW ohne Abhängigkeit vom mütterlichen Alter

Lind u. McFadyen	(1986)	2,3
Liu et al.	(1987)	2,7
Simpson et al.	(1987)	3,2
Mackenzie et al.	(1988)	2,0

Tabelle 5. Spontanabortrate in Abhängigkeit vom Lebensalter der Mutter und des Zeitpunktes des fetalen Vitalitätsnachweises. (Aus: Berle u. Weiss 1990)

	Spontanabortrate	
Fetale Herzaktion *vor* der 10. SSW nachgewiesen	< 35 Lebensjahre 3,2 %	≥ 35 Lebensjahre 22,2 %
Fetale Herzaktion *nach* der 10. SSW nachgewiesen	< 35 Lebensjahre 0,8 %	≥ 35 Lebensjahre 1,9 %

Beim klinischen Bild des Abortus imminens ermittelten Mackenzie et al. (1988) und Siddigi et al. (1988) trotz zunächst nachgewiesener Vitalität Abortraten von 20 % bzw. 16,4 %, d. h. 10mal bzw. 4mal höher als in nicht durch Blutungen komplizierten Schwangerschaften. Stabile et al. (1987) verfolgten den Verlauf bei 624 Patientinnen, die unter den klinischen Zeichen des Abortus imminens (Amenorrhoe, vaginale Blutungen, Unterbauchschmerzen) im ersten Trimenon untersucht worden waren. Bei 158 Frauen konnte sonographisch und endokrinologisch eine Schwangerschaft ausgeschlossen werden, bei 60 Schwangeren wurde eine Extrauteringravidität diagnostiziert. Bei den verbleibenden 406 Schwangerschaften konnte in 35 % der Fälle bereits in der Erstuntersuchung eine nichtintakte Gravidität nachgewiesen werden: Zur Hälfte handelte es sich um Abortivfrüchte („Windei, Windmole, blighted ovum"), zu jeweils einem Viertel um „missed abortion" bzw. inkomplette Aborte. Die große Aussagekraft der sonographischen Untersuchung im ersten Trimenon wird durch den weiteren Verlauf der 65 % Schwangerschaften bestätigt, in denen die embryonale Herzaktion bei der Erstuntersuchung nachweisbar war: in 97,4 % der Fälle, in denen kein auffälliger sonographischer Nebenbefund erhoben wurde, war der Schwangerschaftsausgang normal. Auch die Graviditäten, in denen ein zweiter leerer Fruchtsack (3,9 %) oder ein intrauterines Hämatom darstellbar waren, entwickelten sich unauffällig weiter. Als prognostisch ungünstige Befunde erwiesen sich lediglich das tiefsitzende Chorion frondosum sowie die Oligohydramnie: beim Vorliegen dieser Veränderungen kam es in der Hälfte bzw. in allen Fällen in der Folge zum Abort. Die bisweilen auftretenden Schwierigkeiten, zwischen einem intrauterinen Hämatom und einem zweiten leeren Fruchtsack zu differenzieren, sind somit für die klinische Beurteilung und die Prognose offensichtlich belanglos. Inwieweit die prognostisch ungünstige Oligohydramnie im ersten Trimenon ätiologisch auf Virusinfektionen zurückgeführt werden kann, wird durch weitere Untersuchungen zu klären sein.

Literatur

Berle P (1988) Spontanabortrate in der Frühschwangerschaft. Gynäkologe 21:93

Berle P, Weiss E (1990) Spontanabortrate in Abhängigkeit des Zeitpunktes des fetalen Vitalitätsnachweises. Geburtshilfe Frauenheilkd 50:959–963

Bernhard KG, Cooperberg PL (1985) Sonographic differentiation between blighted ovum and early viable pregnancy. A J R 144:597

Ferrazzi E, Brambati B, Lanzani A, Oldrini A, Stripparo L, Guerneri S, Makowski EL (1988) The yolk sac in early pregnancy failure. Am J Obstet Gynecol 158:137

Funk A, Fendel H (1988) Ultraschallechographische Darstellbarkeit und Messung der Amnionhöhle und des Dottersacks in der frühen Schwangerschaft: Vergleichende Untersuchung von intakten und gestörten Schwangerschaften. Z Geburtshilfe Perinatol 192:59

Gilmore DH, McNay MB (1985) Spontaneous fetal loss rate in early pregnancy. Lancet I:107

Goldstein SR, Subramanyam BR, Raghavendra BN, Horii SC, Hilton S (1983) Subchorionic bleeding in threatened abortion: sonographic findings and significance. A J R 141:975

Gustavii B (1984) Chorionic biopsy and miscarriage in first trimester (letter). Lancet I:562

Hackelöer B-J, Hansmann M (1976) Ultraschalldiagnostik in der Frühschwangerschaft. Gynäkologe 9:108

Hackelöer B-J (1985) Gestörte Entwicklung. In: Hansmann M, Hackelöer BJ, Staudach A (Hrsg) Ultraschall in Geburtshilfe und Gynäkologie. Springer, Berlin Heidelberg New York Tokyo, S 57

Hansmann M, Hackelöer B-J, Staudach A (1985) Ultraschall in Geburtshilfe und Gynäkologie. Springer, Berlin Heidelberg New York

Hurwitz SR (1986) Yolk sac sign: Sonographic appearance of the fetal yolk sac in missed abortion. J Ultrasound Med 5:435

Jouppila P (1985) Clinical consequences after ultrasonic diagnosis of intrauterine hematoma in threatened abortion. J C U 13:107

Lind T, McFadyen IR (1986) Human pregnancy failure. Lancet I:91

Liu DT, Jeavons B, Preston C, Pearson D (1987) A prospective study of spontaneous miscarriage in ultrasonically normal pregnancies and relevance to chorion villus sampling. Prenat Diagn 7:223

Mackenzie WE, Holmes DS, Newton JR (1988) Spontaneous abortion rate in ultrasonically viable pregnancies. Obstet Gynecol 71:81

Nyberg DA, Filly RA, Filho DL, Laing FC, Mahony BS (1986) Abnormal pregnancy: early diagnosis by US and serum chorionic gonadotropin levels. Radiology 158:393

Nyberg DA, Laing FC, Filly RA (1986) Threatened abortion: sonographic distinction of normal and abnormal gestation sacs. Radiology 158:397

Reece EA, Pinter E, Green J, Mahoney MJ, Naftolin F, Hobbins JC (1987) Significance of isolated yolk sac visualised by ultrasonography. Lancet I:269

Rempen A (1987) Vaginale Sonographie der intakten Gravidität im ersten Trimenon. Geburtshilfe Frauenheilkd 47:477

Robinson HP (1973) Sonar measurements of fetal crown-rump-length as means of assessing maturity in the first trimester of prengnancy. Br Med J IV:28

Romero R, Jeanty P, Hobbins JC (1984) Diagnostic ultrasound in the first trimester of pregnancy. Clin Obstet Gynecol 27:286

Romero R, Horgan JG, Kohorn EI, Kadar N, Taylor KJ, Hobbins JC (1985) New criteria for the diagnosis of gestational throphoblastic disease. Obstet Gynecol 66:553

Romero R, Kadar N, Castro D, Jeanty P, Hobbins JC, De-Cherny AH (1988) The value of adnexal sonographic findings in the diagnosis of ectopic pregnancy. Am J Obstet Gynecol 158:52

Scott RF, Featherstone T, Hussey JK (1987) Ultrasound of the empty gestation sac in threatened abortion. Clin Radiol 38:127

Siddigi TA, Caligaris JT, Miodovnik M, Holroyde JC, Mimouni F (1988) Rate of spontaneous abortion after first trimester sonographic demonstration of fetal cardiac activity. Am J Perinatol 5:1

Simpson JL, Mills JL, Holmes LB, Ober CL, Aarons J, Jovanovic L, Knopp RH (1987) Low fetal loss rates after ultrasound-proved in viability in early pregnancy. JAMA 258:2555

Stabile I, Campbell S, Grudzinskas JG (1987) Ultrasound assessment of complications during first trimester of pregnancy. Lancet II:1237

Terinde R, Kozlowski P (1988) Ultraschalldiagnostik der gestörten Frühgravidität. Gynäkologe 21:210–219

Warren WB, Timor-Tritsch I, Peisner DB, Raju S, Rosen MG (1989) Dating the early pregnancy by sequential appearance of embryonic structures. Am J Obstet Gynecol 161 (3):747–753

Westergaard JG, Teisner B, Sinosich MJ, Madsen LT, Grudzinskas JG (1985) Does ultrasound examination render biochemical tests obsolete in the prediction of early pregnancy failure? Br J Obstet Gynecol 92:77

Wilson RD, Kendrick V, Wittmann BK, McGillivray BC (1984) Risk of spontaneous abortion in ultrasonically normal pregnancies. Lancet II:920

Wilson RD, Kendrick V, Wittmann BK, McGillivray BC (1986) Spontaneous abortion and pregnancy outcome after normal first trimester ultrasound examination. Obstet Gynecol 67:352

Embryo-maternaler Dialog in der Präimplantationsphase

J. Kleinstein

Einleitung

Der Umgang mit Embryonen bei der In-vitro-Fertilisation (IVF) hat das Interesse für das Schicksal der Embryonen in der Präimplantationsphase geweckt. Die Analyse der eigenen Ergebnisse des IVF-Programmes macht eine Problematik deutlich, die für alle IVF-Arbeitsgruppen ungelöst ist. Nach der ovariellen Stimulationstherapie und Ovulationsinduktion gelingt die Eizellgewinnung in 84% der Fälle. Bei 74% der Patienten führt die In-vitro-Fertilisation zu transferierbaren Embryonen. Aus dem anschließenden Transfer der Embryonen resultiert nur eine Schwangerschaftsrate von 25%, die dann noch durch sehr frühe embryonale Verluste verringert wird, so daß mit einer Geburtenrate von 19% gerechnet werden kann. Diese relativ niedrige Erfolgsrate ist Ausdruck eines extrem störanfälligen Vorganges, der zudem ein biologisches Paradoxon darstellt: die Implantation ist möglich, obwohl der Embryo einem Allotransplantat, das normalerweise nach den Transplantationsgesetzen innerhalb weniger Tage abgestoßen wird, entspricht. Außerdem verstößt die Implantation gegen Prinzipien der Zellbiologie, denn es etabliert sich ein Kontakt zwischen zwei Epitheltypen, die üblicherweise keine adhäsiven Zellmembranen besitzen, den Trophoblastzellen und den Zellen des uterinen Epithels. Trotz dieser Widersprüche kann man den Vorgang der Implantation nicht als schicksalhaft oder als Laune der Natur bezeichnen. Die Implantation folgt u. a. auch biologischen Gesetzmäßigkeiten und Regelvorgängen, die das Überleben und die Fortentwicklung des Konzeptus ermöglichen.

Diese Regelvorgänge werden nachfolgend dargestellt. Hormonale Störungen in der Präimplantationsphase werden im Abschn. *Lutealphasendefekte* abgehandelt. Im Abschn. *Therapeutische Ansätze* werden Maßnahmen zur Behebung der Störungen in der Luthealphase vorgestellt. Neue therapeutische Aspekte in der Präimplantationsphase, die bislang bei der In-vitro-Fertilisation Anwendung finden, werden ebenfalls erwähnt.

Embryo-maternaler Dialog

Die Basis des embryo-maternalen Dialogs in der Präimplantationsphase bildet der frühe Beginn der Genexpression im Embryo, lange bevor er sich einnistet. Zunächst greift der Embryo zur Synthese verschiedener Produkte auf die während der Oogenese gespeicherte maternale mRNA zurück. Bereits im

4-Zellstadium, also im Alter von etwa 2 Tagen, verfügt der Embryo aufgrund der Expression eigener, individueller Gene über die Aktivität einer embryonalen mRNA. Ab dem 8-Zellstadium sind humane Embryonen vollständig von ihrer eigenen Gentranskription abhängig. Es sind eine Reihe von nieder- und hochmolekularen Substanzen bekannt, die vom Embryo in der Präimplantationsphase synthetisiert werden. Das bekannteste embryonale Signal stellt das humane Choriongonadotropin (HCG) dar. In-vitro fertilisierte Eizellen (Embryonen) sezernieren HCG in das Kulturmedium. Die Produktion steigt am 8. Tag nach Lyse der Zona pellucida („hatching") und der Anheftung („attachment") an. Embryonen, die eine regelrechte Entwicklung vollziehen, produzieren durchschnittlich 10000 Einheiten HCG/24h. Embryonen, bei denen sich die Zona pellucida nicht auflöst, sondern nur rupturiert, produzieren 10fach geringere HCG-Konzentrationen. Embryonen, die ihre Zona pellucida nicht auflösen können, produzieren insuffiziente Mengen an HCG. Die Ergebnisse dokumentieren, daß Embryonen mit intakter Entwicklung in der Präimplantationsphase in der Lage sind, HCG zu bilden (Hay u. Lopata 1988).

Ein weiteres embryonales Signal stellen Östrogene dar. Embryonen verschiedener Spezies können Östrogene in der Präimplantationsphase synthetisieren oder metabolisieren. Diese Fähigkeit erklärt, weshalb in einigen Spezies die Implantation ohne maternale Östrogene vollzogen werden kann.

Eine Substanz, die z. Z. großes Interesse genießt, ist der plättchenaktivierende Faktor (PAF). PAF gehört zur Familie der biologisch aktiven Phospholipide. Bekannte Produktionsstätten von PAF stellen die Zellen im Entzündungsherd und die Endothelzellen dar. Neben der Zunahme der vaskulären Permeabilität verursacht PAF die Hypotension und Bronchokonstriktion im Verlaufe einer anaphylaktischen Reaktion. Erste Hinweise auf die Involvierung von PAF in den Fertilisationsprozeß stammten von O'Neill (1985), der eine PAF-induzierte Thrombozytopenie als Reaktion auf die Konzeption bei der Maus beschrieb. Menschliche Präimplantationsembryonen produzieren PAF innerhalb von Stunden nach der Fertilisation. Dieses Phänomen korreliert offenbar mit der Fähigkeit zur Implantation. Signifikant höhere PAF-Konzentrationen wurden im Medium in-vitro kultivierter Embryonen, die nach dem Transfer zu einer Schwangerschaft führten, im Vergleich zu nichtfertilisierten Eizellen, gefunden (O'Neill et al. 1987). Neben diesen genannten Faktoren sollen der Vollständigkeit halber noch Histamin, Prostaglandine und vor allem Wachstumsfaktoren als embryonale Signalstoffe genannt werden. Der embryomaternale Dialog läßt sich besonders gut am Beispiel des HCG darstellen. Der Embryo in der Präimplantationsphase sezerniert HCG als embryonales Signal, das den Gelbkörper stimuliert. Das maternale Kompartiment Corpus luteum antwortet mit der Sekretion von Östrogen und Progesteron. Diese Sexualsteroide sind essentielle Mediatoren für den Implantationsprozeß.

Mediatoren der Dezidualisierung

Embryonale Signale sind nicht nur chemischer Natur. Auch physikalische Reize führen zur Dezidualisation. So können inerte Partikel ohne biologische

Aktivität eine deziduale Reaktion auslösen. Dies hat zur Erkenntnis geführt, daß Mediatoren im Endometrium vorhanden sein müssen, die die Dezidualisierung in Gang setzen. Prostaglandine (PG) besitzen als Mediatoren eine besondere Bedeutung, weil sie für die beiden morphologisch auffälligsten Veränderungen des Endometriums, der Zunahme der Gefäßpermeabilität und der Metamorphose des Endometriums in die Dezidua, verantwortlich sein können. Prostaglandine sind gewebeständige Hormone mit kurzer Halbwertszeit. Ausgangspunkt der PG-Synthese sind Phospholipide der Zellmembran. Aus ihnen wird Arachidonsäure durch Aktivität der Phospholipasen A_2 und C abgespalten. Wiederum durch enzymatische Aktivität der Zyklooxygenase entstehen die verschiedenen Prostaglandine. Die Synthese und der Metabolismus von Prostaglandinen im Endometrium stehen unter dem Einfluß der ovariellen Steroide Östrogen und Progesteron. Unter Einfluß von Östrogen kommt es durch Aktivierung der Phospholipase A_2 und Zyklooxygenase vor allem zur Synthesezunahme von $PGF_{2\alpha}$. Progesteron verhält sich antagonistisch durch Blockierung der Phospholipase A_2. Der unterschiedliche Effekt der Sexualsteroide auf die $PGF_{2\alpha}$-Freisetzung kommt auch bei der Inkubation von Endometrium verschiedenen Funktionszustandes zum Ausdruck. Östrogen-beeinflußtes, proliferiertes Endometrium zeichnet sich durch eine hohe $PGF_{2\alpha}$-Produktion aus. Sekretorisches Endometrium produziert auf Grund der inhibitorischen Wirkung des Progesterons weniger $PGF_{2\alpha}$. Signifikant niedrigere $PGF_{2\alpha}$-Konzentrationen werden von der Dezidua entsprechend des prolongierten Pro-

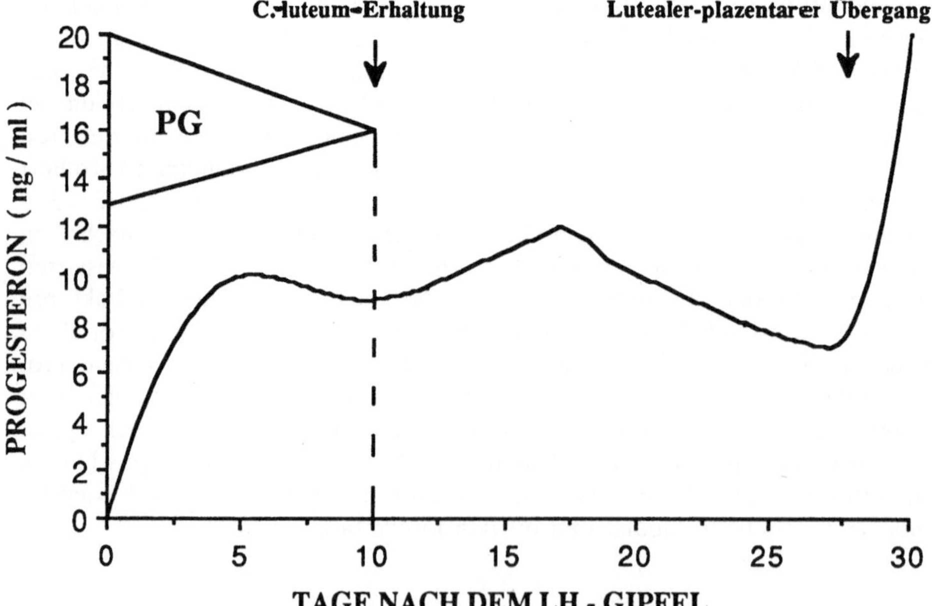

Abb. 1. Corpus-luteum-Funktion in der Frühgravidität. Für die Erhaltung des Corpus luteum ist die progesteron-bedingte Blockade der luteolytischen Wirkung der Prostaglandine *(PG)* und die Stimulation des Corpus luteum durch trophoblastäres HCG notwendig. Der luteale-plazentare Übergang beginnt beim Menschen ab dem 28. Tag nach dem LH-Gipfel

gesteroneinflusses produziert (Smith u. Kelly 1988). Diese Erkenntnisse erklären die kritischen Phasen der Schwangerschaftserhaltung in fertilen Zyklen (Abb. 1). An dem initialen steilen Anstieg der Progesteronsekretion sind auch embryonale Signale wie z. B. HCG beteiligt. Der Abfall des Progesterons zum Ende der 2. Zyklusphase führt nicht zur Abbruchblutung, wenn Prostaglandine vermindert produziert werden und dadurch die Luteolyse ausbleibt. Eine erneute Stimulation des Corpus luteum durch trophoblastäres HCG rettet den Gelbkörper vor dem Untergang. Eine weitere kritische Phase für die Erhaltung der Schwangerschaft stellt der luteale-plazentare Übergang dar. Diese Phase beginnt beim Menschen 28 Tage nach der Ovulation und hinterläßt eine funktionstüchtige Plazenta 50 Tage nach der Ovulation, also in der 9. SSW.

Immunmodulation in der Präimplantationsphase

bei der Befruchtung einer Eizelle entsteht aus immunologischer Sicht ein Allotransplantat bezogen auf die Mutter. Embryo und Fetus enthalten Antigene, die der Mutter fremd sind. Das übliche Schicksal von Allotransplantaten ist die Abstoßungsreaktion durch den Wirtsorganismus. Im Falle des Embryos wird nicht nur seine Existenz in der Präimplantationsphase, sondern auch die Trophoblastzellinvasion und Implantation toleriert. Diese Fähigkeiten beruhen nicht darauf, daß der Uterus ein immunologisch privilegierter Ort und die Mutter während der Schwangerschaft immunsupprimiert ist, sondern sind das Ergebnis einer Immunmodulation in der Frühschwangerschaft. Folgende Faktoren bilden die Basis dieser Immunmodulation:

1. Die Antigenität des Konzeptus ist vermindert

So bildet der Trophoblast keine HLA-Antigene an seiner Oberfläche aus. Damit entfällt die Voraussetzung zur Antigenerkennung durch zytotoxische T-Lymphozyten der Mutter.

2. Lösliche mütterliche und fetale Faktoren verursachen eine direkte Immunsuppression vor allem auf lokaler Ebene

Im Rahmen des Fortpflanzungsgeschehens von der Follikelreifung bis zur Implantation werden von den mütterlichen und embryonalen Kompartimenten lösliche Faktoren mit immunmodulatorischer Funktion gebildet. Den Sexualsteroiden Östrogen und Progesteron kommt zwar eine essentielle Bedeutung für den Eintritt und die Erhaltung einer Schwangerschaft zu, ihre Funktion im Rahmen der Immunmodulation in der Frühschwangerschaft ist noch nicht definiert. Beide Sexualsteroide sind aber in der Lage, durch Hemmung der monozytären Interleukin-1-Sekretion die Immunstimulation zu blockieren (Polan et al. 1988). Außerdem induziert Progesteron die endometriale Sekretion immunsuppressiver Faktoren (Wang et al. 1988).

Dagegen ist der immunmodulierende Effekt von PAPP-A („pregnancy associated plasma protein A") bekannt. Es aktiviert die Bildung von Fibrin, das sich maskierend über den Trophoblasten legt und die mütterliche Antigenerkennung blockiert. Außerdem fixiert es Komplement, das für die mütterliche Antikörperbildung benötigt wird. Weitere lösliche Faktoren mit immunsuppressiver Wirkung sind der „early pregnancy factor" (EPF), der die zelluläre Immunität durch Lymphozyten abschwächt. Für die Entstehung des EPF wurde ebenfalls ein embryo-maternaler Dialog bei der Maus nachgewiesen. Maus-Präimplantationsembryonen produzieren einen Ovumfaktor, der die mütterliche EPF-Produktion induziert (Cavanagh et al. 1982). Die EPF-induzierte Immunsuppression ist Bestandteil der Immuntoleranz für den Embryo. HCG des präimplantatorischen und implantierten Embryos hemmt die Lymphozytenproliferation. Immunsuppresive Wirkungen gehen ebenfalls von den Endometriumproteinen PP5, PP14 und SP1 aus.

3. Zelluläre Faktoren der Immunsuppression

Hier sind in erster Linie die endometrialen Suppressorzellen zu nennen, die die Aktivität zytotoxischer T-Lymphozyten blockieren. Auch der Fetus ist in der Lage, T-Suppressorzellen zu bilden.

Eine besondere Bedeutung haben die sog. blockierenden Antikörper, die in immunkompetenten Zellen der Mutter gebildet werden und den Kontakt zwischen den Trophoblastantigenen und zytotoxischen T-Lymphozyten der Mutter blockieren. Die Existenz blockierender Antikörper bildet die Grundlage therapeutischer Ansätze zur Abortprophylaxe in Form der aktiven und passiven Immunisierung. Ziel dieser Immunisierung ist die Erzeugung blockierender Antikörper, die eine wirksame Blockade der embryonalen Antigene bewirken.

In der Zusammenfassung der immunregulatorischen Mechanismen der Frühgravidität können Phasen verstärkter Immunsuppression im Uterus während der Präimplantationsphase und Postimplantationsphase erkannt werden (Abb. 2). Die Immunsuppression ist vor allem Folge der ovariellen und embryonalen Faktoren mit immunmodulatorischer Wirkung. Einer kritischen Phase mit Gefahr der Antigenerkennung in der Implantationsphase (6. Tag) folgt eine langdauernde Phase einer ausgeprägten lokalen Immunsuppression, die durch die endometrialen und dezidualen Immunmodulatoren bedingt ist.

Implantationsfenster

Bislang existieren keine morphologischen und biochemischen Marker um die Rezeptivität des Endometriums und die Dauer eines eventuellen Implantationsfenster charakterisieren zu können.

Schätzungen über die Dauer des Implantationsfensters sind aus den Daten über den asynchronen Embryotransfer im Rahmen von Donor-Embryonen-Programmen zu gewinnen (Formigli et al. 1987). Dabei wurden Embryonen 5 Tage nach der Ovulation durch eine nichtchirurgische Lavage aus dem

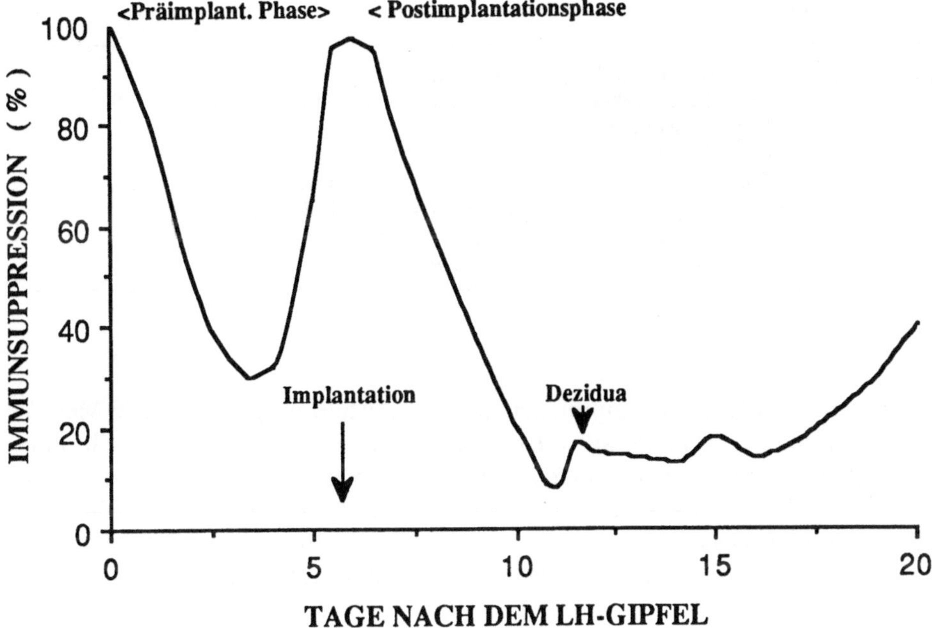

Abb. 2. Uterine Immunsuppression in der Frühgravidität. Das Flußdiagramm gibt hypothetisch die Phasen der Immunsuppression im Uterus vor und nach der Implantation wieder. (Modifiziert nach Clark 1988)

„Donoruterus" herausgespült und Empfängern transferiert, deren Zyklus sich asynchron zum „Donorzyklus" verhielt. Die Asynchronität des Empfängerzyklus reichte von 4 vorausgehenden bis zu 4 nachhängenden Tagen. Intakte Schwangerschaften mit der Geburt lebensfrischer Kinder wurden registriert, wenn der Transfer bei Empfängerinnen erfolgte, deren Zyklus gegenüber den Donorzyklen maximal um 4 Tage vorausging bzw. um 3 Tage nachhing. Aus diesen Ergebnissen kann ein Implantationsfenster, in dem mit einer Implantation zu rechnen ist, von 7 Tagen Dauer postuliert werden.

Lutealphasendefekte

Die klinische Bedeutung von Defekten der Lutealphase ergibt sich aus einem Anteil dieser Störung von 10% bei infertilen Frauen und einen noch höheren Anteil von 25% bei Frauen mit habituellen Aborten. In der Ätiologie von Lutealphasendefekten spielen Störungen auf hypothalamischer, hypophysärer, ovarieller, uteriner sowie anderen pathophysiologischen Ebenen eine Rolle (Tabelle 1). Die diagnostischen Maßnahmen zum Nachweis von Lutealphasendefekten unterscheiden sich in ihrer Invasivität. Wegen ihrer Einfachheit steht die BTK an erster Stelle. Eine exakte Einteilung der Lutealphasendefekte ist aber erst nach Hinzuziehung der Serum-Progesteronwerte (18., 20., 22. Zy-

Tabelle 1. Ätiologie der Lutealphasendefekte

Hypothalamus:	GNRH-Amplitude ↓, GNRH-Pulse ↑
Hypophyse:	FSH (Follikelphase) ↓, LH-Gipfel ↓, LH (Lutealphase) ↓, Hyperprolaktinämie
Ovarien:	PCO-Syndrom
Uterus:	Endrometritis, Endometrialer E_2-, P-Rezeptormangel
Andere:	Physiologisch (Postpartum, Postmenarche, Prämenopause) Diabetes mellitus, Hypo- und Hyperthyreose Körperlicher und psychischer Streß

klustag) und der Endometriumbiopsie (26. Zyklustag) möglich, da jede Methode für sich allein Nachteile aufweist. Die klinische Einteilung ermöglicht eine Unterscheidung in verkürzte, inadäquate und verzögert beginnende Lutealphasen, die deutliche Abweichungen von der normalen Lutealphase bezüglich der Dauer (12–14 Tage) der Serum-Progesteronwerte (>10 ng/ml) und der adäquaten sekretorischen Umwandlung des Endometriums aufweisen.

Therapeutische Ansätze

Lutealphasendefekte werden zunächst kausal therapiert. Dieses gilt für die Hyperprolaktinämie, die hypogonadotrope Ovarialinsuffizienz, den Diabetes mellitus und die Hypo- und Hyperthyreose.

Für die Substitutionsbehandlung gibt es verschiedene Ansätze:

1. Gonadotropintherapie:

Nach der Induktion der Ovulation mit 5000–10000 I.E. HCG werden 4 Dosen von je 2500–5000 I.E. an den Tagen 3, 6, 9 und 12 der Lutealphase appliziert. Unter dieser Therapie ist besonders bei Eintritt einer Schwangerschaft auf ein Hyperstimulationssyndrom zu achten.

2. Progesteronsubstitution:

Geeignete Gestagene sind reines Progesteron und Derivate des 17α-Hydroxyprogesterons. Reines Progesteron kommt bevorzugt in Form von Vaginalsuppositorien à 25 mg Progesteron in einer Dosierung von 50–75 mg/Tag ab dem dritten Tag der Lutealphase (Aksel u. Jones 1974) zur Anwendung. Dydroprogesteron (Duphaston) wird ab dem dritten Tag der Lutealphase täglich in Dosen von 10–30 mg/Tag eingenommen. Proluton Depot und Gravibinon sind Depotpräparate, die jeden dritten Tag i.m. in der Lutealphase appliziert werden. Im Falle des Eintritts einer Schwangerschaft sollte die jeweilige Substitutionstherapie bis zum Erreichen der 12. SSW fortgesetzt werden. Derivate des

19-Nortestosterons sollten wegen ihrer androgenen Restwirkung und luteolytischen Wirkung keine Anwendung finden.

3. Antiöstrogentherapie:

Der Wirkungsmechanismus der antiöstrogen wirksamen Substanzen Clomifen, Epimestrol und Cyclofenil besteht in einer Aufhebung des negativen Feedbackmechanismus von 17β-Östradiol auf die Gonadotropinsekretion. Die Folge ist u. a. eine verbesserte Gelbkörperfunktion. Die Präparate (Pergotime, Dyneric, Stimovul, Fertodur) werden in unterschiedlicher Dosierung in der ersten Zyklushälfte eingesetzt.

Neue therapeutische Ansätze greifen bereits in der Präimplantationsphase an. So konnte die Arbeitsgruppe um O'Neill (1989) durch die Zugabe von PAF zum Kulturmedium eine signifikant höhere Schwangerschaftsrate im IVF-Programm gegenüber der konventionellen In-vitro-Fertilisation erreichen. Allerdings begünstigte die erhöhte Schwangerschaftsrate nur die Abortrate. Die Rate intakter weitergehender Schwangerschaften konnte nicht verbessert werden.

Die Co-Kultur humaner Embryonen mit verschiedenen Zellinien wie Endometrium- und Endosalpinxzellen stellt ebenfalls einen therapeutischen Eingriff in der Präimplantationsphase dar. Der positive Effekt der Co-Kultur auf die Embryonalentwicklung wird auf die Bereitstellung von Wachstumsfaktoren und die Entgiftung des Mediums durch die mitinkubierten Zellen zurückgeführt (Bongso et al. 1990). Der klinische Einsatz der Co-Kultur bei der In-vitro-Fertilisation führte zu einer signifikanten Zunahme der Schwangerschaftsrate (Wiemer et al. 1989).

Zusammenfassung

Zahlreiche Evidenzen sprechen dafür, daß Embryonen in der Lage sind, in der Präimplantationsphase Signalstoffe zu produzieren, die den maternalen Kompartimenten die anstehende Implantation signalisieren sollen. Der mütterliche Organismus reagiert auf diese Signale mit der Bereitstellung von trophischen Hormonen aus dem Corpus luteum, morphologischen Veränderungen im Endometrium und einer Immunmodulation zur Toleranz des Konzeptus. Therapeutische Ansätze in der Präimplantationsphase bestehen zum einen in der Unterstützung der Gelbkörperfunktion, zum anderen in der Verstärkung embryonaler und maternaler Signale.

Literatur

Aksel S, Jones GS (1974) Effect of progesterone and 17-hydroxyprogesterone caproate on normal corpus luteum function. Am J Obstet Gynecol 118:466–472

Bongso A, Ng SC, Ratnam S (1990) Co-cultures: their relevance to assisted reproduction. Hum Reprod 5:893–900

Cavanagh AC, Morton H, Rolfe BE, Gigley-Baird AA (1982) Ovum factor: a first signal of pregnancy? Am J Reprod Immunol 2:318–321

Clark DA (1988) Current concepts of immunregulation of implantation. In: Chapman M, Grudzinskas G, Chard T (eds) Implantation. Biological and clinical aspects. Springer, Berlin Heidelberg New York Tokyo, pp 163–175

Formigli L, Formigli G, Roccio C (1987) Donation of fertilized uterine ova to infertile women. Fertil Steril 47:162–165

Hay DL, Lopata A (1988) Chorionic gonadotropin secretion by human embryos in vitro. J Clin Endocrinol Metab 67:122–132

O'Neill C (1985) Thrombocytopenia is an initial response to fertilization in the mouse. Reprod Fertil 73:559–566

O'Neill C, Godley-Baird AA, Pike IL, Saunders DM (1987) Use of a bioassay for embryo-derived platelet-activating factor as a mean of assessing quality and pregnancy potential of human embryos. Fertil Steril 47:969–975

O'Neill C, Collier M, Ammit AJ, Ryan JP, Saunders DM, Pike IL (1989) Supplementation of in-vitro fertilisation culture medium with platelet activating factor. Lancet II:769–772

Polan ML, Daniele A, Kuo A (1988) Gonadal steroids modulate human monocyte interleukin-1 (IL-1) activity. Fertil Steril 49:963–968

Smith SK, Kelly RW (1988) Prostaglandins and the establishment of pregnancy. In: Chapman M, Grudzinskas G, Chard T (eds) Implantation. Biological and clinical aspects. Springer, Berlin Heidelberg New York Tokyo, pp 147–160

Wang HS, Kanzaki H, Tokushige M, Sato S, Yoshida M, Mori T (1988) Effect of ovarian steroids on the secretion of immunosuppressive factor(s) from human endometrium. Am J Obstet Gynecol 158:629–637

Wiemer KE, Cohen J, Amborski GF, Wright G, Wiker S, Munyakazi L, Godke RA (1989) In-vitro development and implantation of human embryos following culture on fetal bovine uterine fibroblast cells. Hum Reprod 4:595–600

Operationen am Genitale während der Gravidität

Myome in der Schwangerschaft – Indikation zur Operation?

K. Flick und W. Künzel

Einleitung

Myome des Uterus nehmen einen beträchtlichen Einfluß auf den Verlauf einer Schwangerschaft und können Probleme unter der Geburt und im Wochenbett bereiten. Sie werden in der Schwangerschaft in einer Häufigkeit von 0,3–2,6 % gefunden (Künzel u. Flick 1990), doch ihre tatsächliche Häufigkeit dürfte höher liegen, da sie in vielen Fällen während der Schwangerschaft und unter der Geburt unerkannt bleiben.

Die Tatsache, daß in den letzten Jahren ein Anstieg der Myomträgerinnen unter den Schwangeren zu beobachten ist, beruht wahrscheinlich auf der Zunahme des Anteils älterer Schwangerer. Der Prozentsatz der Schwangeren, die das 35. Lebensjahr überschritten haben und ein Myom tragen, beträgt 20 % (Baumgarten 1975).

Obwohl Schwangerschaft, Geburt und Wochenbett bei Vorliegen eines Myoms oder eines Uterus myomatosus mit einem erhöhten Komplikationsrisiko einhergehen, verlaufen ca. 2/3 aller Schwangerschaften und Geburten von Myomträgerinnen ohne Komplikationen (Döring u. Lärm 1987). Häufig stellt sich die Frage, ob eine Indikation zur Operation von Myomen in der Schwangerschaft besteht.

Komplikationen

Die Komplikationsrate von Myomen in der Schwangerschaft beträgt ca. 50 % (Künzel u. Flick 1990), besonders dann, wenn die Myomgröße 8 cm überschreitet (Börner 1986). In der Frühgravidität ist mit einer Erhöhung der Abortrate auf 11–38 % zu rechnen (Böttcher u. Beller 1977). Im zweiten Trimenon stehen Schmerzen, Blutungen und Frühgeburtsbestrebungen (17–38 %) im Vordergrund (Böttcher u. Beller 1977). In dieser Zeit kann nun auch, in Abhängigkeit vom Plazentasitz, durch intrauterine Mangelversorgung des Feten eine Wachstumsretardierung auftreten. Ab der 28. Schwangerschaftswoche kann es zur vorzeitigen Wehentätigkeit oder zum vorzeitigen Blasensprung kommen (Böttcher u. Beller 1977).

Bei Vorliegen eines Uterus myomatosus wurden Einstellungsanomalien häufiger beobachtet (Baumgarten 1975), die als Quer- oder Beckenendlage für die Notwendigkeit einer operativen Entbindung verantwortlich sein können. Der Prozentsatz an operativen Entbindungen bei Myomträgerinnen ist größer als im Normalkollektiv (Walch u. Bach 1962; Diemer u. Koslowski 1990). Es werden Sectiohäufigkeiten zwischen 30–70 % beschrieben (Eckert 1974; Döring u. Lärm 1987), wobei das Myom nur in Einzelfällen die alleinige Indikation zum Kaiserschnitt ist, indem es z. B. den Geburtskanal unmittelbar verlegt (Döring u. Lärm 1987). In vielen Fällen kommt es bei intramural entwickelten Myomen unter der Geburt zu einer Wehenschwäche, so daß die Indikation zur Sectio caesarea gestellt werden muß. In solchen Fällen handelt es sich oft um ältere Patientinnen, bei denen zusätzlich mit einer dysfunktionellen Wehentätigkeit gerechnet werden muß (Böttcher u. Beller 1977).

Postpartal und im Wochenbett können Myome zu erheblichen Komplikationen wie atonischer Nachblutung, Plazentalösungs- und -entwicklungsstörungen, Involutionsstörung und Endometritis führen (Osse u. Ammon 1964). Bei Beschwerden im Wochenbett muß immer an eine Nekrose eines Myomknotens gedacht werden (Diemer u. Koslowski 1990).

Myomträgerinnen gehören somit zur Gruppe der „High-risk"-Patientinnen, die während der Schwangerschaft in engmaschiger Kontrolle zu führen sind und unter der Geburt sowie im Wochenbett besonderer Aufmerksamkeit bedürfen.

Veränderungen des Myoms während der Schwangerschaft

Im Laufe einer Schwangerschaft kann sich ein Myom verändern. Es kann an Größe zunehmen, aber auch durch Ernährungsstörungen degenerativ zerfallen und akut infarzieren (Mobius 1961). Die Größenzunahme von Myomen in der Schwangerschaft beruht nicht auf einem realen Wachstum, sondern auf einem Ödem infolge von Zirkulationsstörungen (Börner 1986). Ein echtes Myomwachstum läßt sich nur in der ersten Schwangerschaftshälfte nachweisen (Baumgarten 1975). Myome können aufgrund der Umgestaltung der Uteruswand ihre Lokalisation verändern. Bei intramuralem Sitz können sie sich in die subserösen oder submukösen Schichten der Gebärmutter verlagern. Dies wird als „Myomwanderung" bezeichnet (Börner 1986).

So können z. B. auch Myome mit tiefem Sitz, die als ein mögliches Geburtshindernis angesehen wurden, sich verlagern und den Geburtsweg freigeben, so daß eine vaginale Entbindung möglich wird.

Diagnose

Das Erkennen eines Uterus myomatosus in der Frühschwangerschaft bereitet häufig Probleme. Oft gibt die Diskrepanz zwischen Schwangerschaftsalter und tastbarer Uterusgröße einen Hinweis auf das Vorliegen eines Myoms. In vielen Fällen jedoch wird ein Myom als Nebenbefund bei der ersten Ultraschallkontrolle in der Frühschwangerschaft erstmalig entdeckt. Daher ist es notwendig, bei frühen Ultraschallkontrollen den gesamten Uterus eingehend zu betrachten (Diemer u. Koslowski 1990). Es müssen herdförmige Kontraktionen der Gebärmutter differentialdiagnostisch in Erwägung gezogen werden, die einer erneuten Ultraschallkontrolle bedürfen.

In einigen Fällen ergibt eine sorgfältige Anamnese Hinweise auf das mögliche Vorliegen eines Myoms. Die Patientin gibt gehäuft Aborte, Frühgeburten und Lageanomalien an und klagt u. U. über Metrorrhagien (Böttcher u. Beller 1977).

Bei Verdacht auf das Vorliegen eines Myoms sollten unbedingt differentialdiagnostische Abgrenzungen gegenüber einer Extrauteringravidität, eines Uterus bicornis und eines Ovarialtumors getroffen werden, um die erforderlichen Therapien anschließen zu können.

Therapie

Die Diskussion über die Therapie von Myomen in der Schwangerschaft ist nicht abgeschlossen. Bei Infarkt, Nekrose oder Infektion ist die Indikation zur Operation ebenso unumgänglich wie bei der Diagnose einer Stieldrehung (Dapunt u. Irnberger 1960). Bei Vorliegen einer solchen Stieldrehung kann der Myomknoten in der Regel leicht abgetragen werden. Das Abortrisiko aufgrund einer Myomenukleation beträgt ca. 20% (Baumgarten 1975).

Da im weiteren Schwangerschaftsverlauf sowie unter der Geburt und im Wochenbett mit Komplikationen gerechnet werden muß, scheint es vertretbar, große subseröse Myome an der Vorderwand oder im Fundusbereich in der Frühschwangerschaft zu enukleieren, vor allem wenn eine Wachstumstendenz besteht (Künzel u. Flick 1990).

Bei lateraler Lokalisation der Myome, intramuraler oder submuköser Entwicklung ohne Beschwerden ist ein konservatives Vorgehen die Methode der Wahl (Künzel u. Flick 1990).

An der Universitätsfrauenklinik Gießen wurden im Zeitraum von 1980–1989 114 Myome während der Schwangerschaft beobachtet (Abb. 1). In 4 Fällen (3,5%) wurde aufgrund des fortgeschrittenen Alters der Patientin bei gleichzeitigem Vorliegen multipler Myome die Exstirpation des Uterus durchgeführt.

Bei 11 Patientinnen (9,6%) erfolgte die Myomenukleation wegen großer solitärer Myome. Zwei Patientinnen erlitten einen Abort, und bei drei weiteren wurde eine Abruptio aufgrund einer nachgewiesenen chromosomalen Störung vorgenommen.

Bei den übrigen 99 Patientinnen (86,8%) wählten wir das konservative Vorgehen, wobei in 11 Fällen ein Abort erfolgte (11,1%) und 12 Patientinnen eine Abruptio durchführen ließen.

Die Schwangerschaftsverläufe der Patientinnen waren unauffällig und standen unter engmaschiger Überwachung.

Von den 6 Patientinnen, bei denen eine Myomenukleation durchgeführt wurde, wurden drei per sectionem entbunden.

Ansonsten lag der Anteil der Kaiserschnitte nur unwesentlich höher als die Sectiorate in Hessen, verglichen mit der Hessischen Perinatalerhebung (Hepe 1989) (Tabelle 1).

Bei den Myomträgerinnen wurde signifikant häufiger eine vaginale Beckenendlagenentwicklung vorgenommen, auch war der Anteil an Vakuumextraktio-

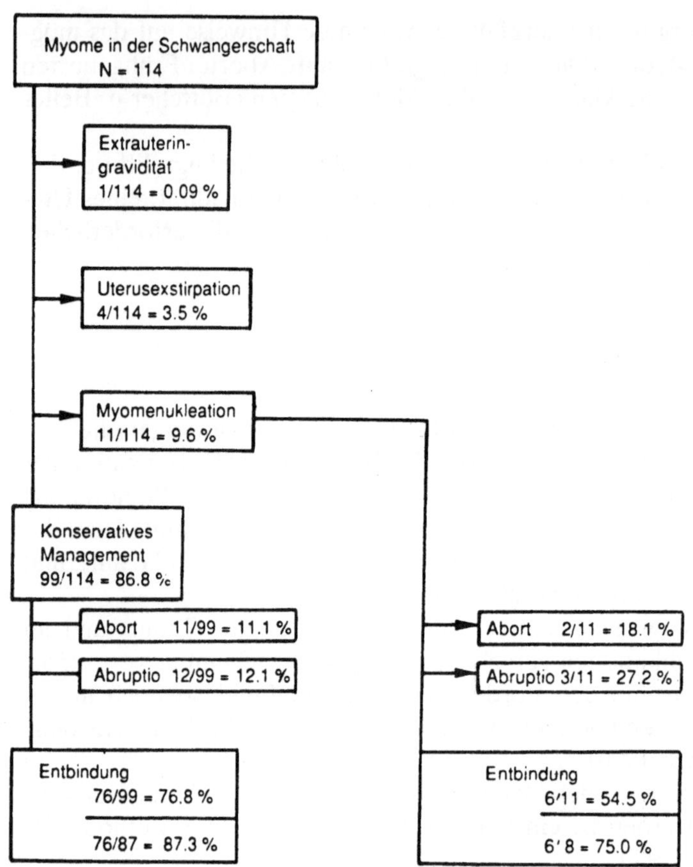

Abb. 1. Schwangerschaftsverlauf und Geburt bei 114 an der Universitätsfrauenklinik Gießen betreuten Myomträgerinnen von 1980–1989

Tabelle 1. Entbindungsmodus der an der Gießener Universitätsfrauenklinik betreuten Myomträgerinnen von 1980–1989. Vergleich zur Hepe 1989 und der Gesamtzahl der an der Universitätsfrauenklinik Gießen entbundenen Patientinnen 1989

	Myom-enukleation (n = 6)	Myome in graviditate (n = 76) (%)	Hepe 1989 (n = 52043) (%)	UFK Gießen 1989 (n = 1406) (%)
Spontanpartus	1	65,3	74,8	73,1
Sectio caesarea	3	17,9	17,5	15,0
Vakuum/Forzeps	2	10,2	6,9	8,9
Vag. BEL-Entw.	–	6,4	0,7	2,6

nen und Forzepsentwicklungen höher. Die Wochenbettverläufe waren allesamt unauffällig.

Aufgrund dieser Daten scheint es vertretbar, die Enukleation von großen solitären Myomen bei günstiger Lokalisation in der Frühgravidität durchzuführen und somit Komplikationen, die in der Spätschwangerschaft oder im Wochenbett auftreten können, vorzubeugen.

Zusammenfassung

Myome können in der Schwangerschaft, unter der Geburt und im Wochenbett beträchtliche Probleme bereiten. Sie treten in 0,3–2,6% der Fälle in der Schwangerschaft auf und können zu erheblichen Komplikationen führen. Akute Situationen, wie Nekrose oder Stieldrehung bedingen die sofortige Operationsindikation.

Myomträgerinnen bedürfen der besonderen Überwachung während der Schwangerschaft und unter der Geburt. In 2/3 der Fälle sind Geburt und Wochenbett komplikationslos.

Große, solitäre subseröse Vorderwandmyome mit Wachstumstendenz können in der Frühschwangerschaft enukleiert werden, um Komplikationen im weiteren Verlauf vorzubeugen. Das konservative Vorgehen ist bei intramuraler oder submuköser Lokalisation in der späteren Schwangerschaft und bei Beschwerdefreiheit angezeigt. Ein Unterschied in der Abortrate zwischen der operativ behandelten Gruppe und den konservativ therapierten Patientinnen der Gießener Studie ließ sich statistisch nicht sichern. Es lag ebenfalls keine erhöhte Sectiorate der Myomträgerinnen im Vergleich zur Hessischen Perinatalerhebung 1989 vor. Demgegenüber war die Häufigkeit der vaginalen Beckenendlagenentwicklung signifikant erhöht.

Literatur

Baumgarten G (1975) Myom und Schwangerschaft. Zentralbl Gynäkol 97:729

Börner P (1986) Gynäkologische Erkrankungen. In: Wulf K-H, Schmidt-Matthiesen H (Hrsg) Klinik der Frauenheilkunde und Geburtshilfe, Bd. 5. Urban & Schwarzenberg, S 350

Böttcher H-D, Beller F-K (1977) Uterus myomatosus und Schwangerschaft. Z Geburtshilfe Perinatol 181:241

Dapunt O, Irnberger T (1960) Myomkapselberstung in der Schwangerschaft mit Blutung in die Bauchhöhle. Zentralbl Gynäkol 82:1582

Diemer H-P, Koslowski P (1990) Schwangerschaft und Myome – wann operieren? Gynäkologe 23:70

Döring GK, Lärm S (1987) Konservatives Vorgehen bei 64 schwangeren Myomträgerinnen: Verlauf von Schwangerschaft, Geburt und Wochenbett. Geburtshilfe Frauenheilkd 47:26

Eckert H (1974) Klinische Aspekte bei Uterus myomatosus und Schwangerschaft. 40. Tagung der Gesellschaft für Gynäkologie und Geburtshilfe, Wiesbaden 1974

Künzel W, Flick K (1990) Operationen in der Schwangerschaft; Podiumsgespräch Berg „Bilanz der operativen Geburtshilfe“. Kongreß der Deutschen Gesellschaft für Gynäkologie und Geburtshilfe Hamburg 1990

Mobius W (1961) Klinik der Myome. MMW 103:133

Osse K, Ammon G (1964) Schwangerschaft, Geburt und Wochenbett bei Myomträgerinnen. Zentrlbl Gynäkol 86:164

Walch E, Bach H-G (1962) Klinik des Uterus myomatosus. Geburtshilfe Frauenheilkd 22:301

Akuter abdominaler Schmerz in der Schwangerschaft

J. Mußmann

Einleitung

Akute abdominale Schmerzen in der Schwangerschaft sind nach Ausschluß aller wehenbedingten Schmerzformen grundsätzlich ernstzunehmen, da sie ein Warnsignal für die eventuelle Entstehung eines akuten Abdomens sein können. Erst aus einer subtilen kurzfristigen Verlaufsbeobachtung kann in vielen Fällen eine derartige Gefahr sicherer beurteilt werden. Die Geburtshelfer können aufgrund des seltenen Vorkommens über solche Ereignisse zumeist nur wenige eigene Erfahrungen sammeln. Da zusätzlich die anfängliche Symptomatik in derartigen Fällen z. T. schwierig von harmlosen allgemeinen Beschwerden abzugrenzen ist (Radzuweit 1990), resultiert immer wieder die Gefahr, daß ein akutes Abdomen in der Schwangerschaft zu spät erkannt wird.

Zu spätes Erkennen bedeutet das Abwarten des sicheren Nachweises der meisten oder aller klassischen Leitsymptome wie Schmerz, peritonitische Abwehr, Ateminsuffizienz, Kreislaufzentralisation oder Zeichen einer beginnenden Sepsis (von Hugo et al. 1988). Treten alle Erscheinungen auf, so liegt bereits häufig eine allgemeine Peritonitis vor, die in der Schwangerschaft auch heute noch mit einer Letalität von 40–60% belastet ist (Nagel u. Beck 1971; Radzuweit 1990). Vom Kliniker wird aus dieser Situation heraus erwartet und verlangt, daß er die sich anbahnende Gefahr eines akuten Abdomens in der Schwangerschaft frühzeitig erkennt und entsprechend behandelt.

Das Ursachenspektrum akuter Bauchschmerzen in der Schwangerschaft ist zu gliedern nach genitalen und schwangerschaftsbedingten Schmerzen sowie nach extragenitalen und nur z. T. schwangerschaftsbedingten Schmerzen. Das Schwangerschaftsalter, in dem Schmerzen sich manifestieren, führt zu einigen differentialdiagnostischen Eingrenzungen.

Genitale schwangerschaftsbedingte Schmerzursachen

Aus Tabelle 1 gehen die schwangerschaftsbedingten genitalen Schmerzursachen, bezogen auf das jeweilige Schwangerschaftsdrittel, hervor. Die einzelnen Ursachen sind in abnehmender Häufigkeit für jedes Schwangerschaftstrimenon aufgelistet.

Intraabdominale Blutungen bei Placenta percreta oder die intraperitoneale Penetration eines Chorionkarzinoms führen aufgrund ihrer extremen Seltenheit bis heute zu Einzelfallpublikationen (Cario et al. 1983; Waegemakers et al. 1987; Kerl et al. 1988; Shroff et al. 1985).

Tabelle 1. Schwangerschaftsbedingte genitale Schmerzursachen

1. Trimenon
   a) funktionelle Beschwerden
      „schmerzhafte Frühschwangerschaft"
      „Uteruskantenschmerz"
   b) Extrauteringravidität
   c) Ovarialtumor
   d) Uterusmyom
2. Trimenon
   a) funktionelle Beschwerden
      „Uteruskantenschmerz"
   b) Ovarialtumor
   c) Uterusmyom
   d) vorzeitige Plazentalösung
   e) extrauterine Bauchschwangerschaft
   f) intraabdominale Blutung bei Plazenta percreta
   g) intraperitoneale Penetration eines Chorionkarzinoms
3. Trimenon
   a) funktionelle Beschwerden
      „Uteruskantenschmerz"
   b) vorzeitige Plazentalösung
   c) Uterusruptur
   d) Uterusmyom
   e) Ovarialtumor
   f) extrauterine Bauchschwangerschaft
   g) intraabdominale Blutung bei Placenta percreta

Extragenitale, z. T. schwangerschaftsbedingte Schmerzursachen

Extragenitale Schmerzursachen sind nur teilweise unmittelbar schwangerschaftsbedingt. In Tabelle 2 sind die Ursachen für das jeweilige Schwangerschaftsdrittel aufgelistet. Es führen die Affektionen der ableitenden Harnwege in 5–8 % aller Schwangerschaften, in erster Linie der Harnstau (Kremling 1986) bis hin zur seltenen Ruptur des Nierenbeckens (Maresca u. Koucky 1981; de Wilde et al. 1988).

Über funktionelle abdominale Beschwerden, die unter der Definition „schmerzhafte Frühschwangerschaft" (Richter u. Grabner 1965) oder „Ligamentum-rotundum-Syndrom" (Richter u. Grabner 1965) eingeordnet werden können, existieren keine exakten Häufigkeitsangaben. Diese letztlich nicht einheitlichen Störungen, die spontan zurückgehen und keiner chirurgischen Intervention bedürfen, sind jedem Geburtshelfer geläufig. Danach folgen die chirurgisch bedeutsamen Erkrankungen in der Schwangerschaft, für die Fallzahlen aus der Universitätsfrauenklinik Gießen aus dem Zeitraum 1980–1990 angegeben sind (Tabelle 2).

Die häufigste abdominalchirurgische Erkrankung in der Schwangerschaft stellt die Appendizitis mit einer Häufigkeit von 0,05–0,1 % dar (Nagel u. Beck 1971). Es folgen die entzündlichen Dickdarmerkrankungen, unter denen der M. Crohn sowie die Colitis ulcerosa eine herausragende Bedeutung haben. –

Tabelle 2. Extragenitale, z. T. schwangerschaftsbedingte Schmerzursachen (UFK Gießen 1980–1990)

	Häufigkeit allg.	Fallzahl
1. Trimenon		
a) Affektionen der ableitenden Harnwege	5–8 % aller SS	
b) Funktionelle Beschwerden		
c) Akute Appendizitis	0,05–0,1 %	2
d) Entzündliche Dickdarmerkrankungen	0,05–0,1 %	6
e) Ileus	0,005–0,08 %	1
f) Seltenere Ursachen		0
2. Trimenon		
a) Affektionen der ableitenden Harnwege	5–8%	
b) Funktionelle Beschwerden		
c) Akute Appendizitis	0,05–0,1 %	6
d) Entzündliche Dickdarmerkrankungen	0,05–0,1 %	6
e) Ileus	0,005–0,08 %	0
f) Seltenere Ursachen		0
3. Trimenon		
a) Affektionen der ableitenden Harnwege	5–8 %	
b) Funktionelle Beschwerden		
c) Oberbauchschmerzen (HELLP-Syndrom)		6
d) Entzündliche Dickdarmerkrankungen	0,05–0,1 %	6
e) Ileus	0,02–0,08 %	2
f) Akute Appendizitis	0,01 %	0
g) Seltenere Ursachen		0

Der Ileus ist in den ersten beiden Schwangerschaftsdritteln selten, mehr als 50 % aller Ileumskomplikationen ereignen sich im 3. Trimenon (Major u. Rothe 1971; Kammerer 1979). Damit tritt der Ileus im 3. Trimenon häufiger auf als die akute Appendizitis.

Der Katalog der selteneren Ursachen ist breit gefächert, er umfaßt Gallenwegserkrankungen, Gastroduodenalulkus, Ösophagusvarizen, Pankreatitis, abdominale thromboembolische Gefäßerkrankungen, Malignome, Meckelsches Divertikel, akute intermittierende Porphyrie (Ölund 1988; Stickelmann et al. 1989) und die Immunvaskulitis (Eckart 1987).

Appendizitis, Ileus und HELLP-Syndrom stellen unter den Auslösern abdominaler Schmerzen in der Schwangerschaft die wichtigsten Komplikationen dar, da die beiden erstgenannten immer zur schnellen chirurgischen Intervention, das HELLP-Syndrom zur raschen Entbindung und damit überwiegend zur Schnittentbindung zwingen.

Auf diese drei Krankheitsbilder soll unter dem Blickwinkel Schmerz näher eingegangen werden.

Appendizitis in der Schwangerschaft

Obwohl die Appendizitis als Komplikation in der Schwangerschaft im Bewußtsein des Geburtshelfers fest verankert ist, bereitet das grundsätzlich anzustrebende Ziel der Frühappendektomie gelegentlich immer noch Probleme (Schwemmle 1986). – Die Differentialdiagnose der Appendizitis ergibt sich aus der topographischen Lageänderung der Appendix in der Schwangerschaft, die aus Abb. 1 hervorgeht. Diese alte, immer wieder zitierte Abbildung von Baer et al. (1932) ist nicht unwidersprochen geblieben (Bregulla u. Ober 1974). Sie korreliert jedoch erst gut zu den zu beobachtenen Schmerzpunkten.

Die Frühdiagnose Appendizitis in der Schwangerschaft resultiert in erster Linie aus einer subtilen Analyse der Schmerzangaben der Patientin und der Schmerzauslösung und -lokalisation bei der Palpation des Leibes (Tabelle 3). Hier sind besonders wichtig die Bestimmung des lokalen Druckschmerzes rechts, des evtl. Loslaßschmerzes und des Uterusschiebeschmerzes. Im 2. und 3. Trimenon wird der Uterusschiebeschmerz durch Seitwärtsverschiebung mit dem 2. Leopoldschen Handgriff überprüft (Radzuweit 1990). – Das Aldersche Zeichen ist positiv, wenn eine rechts lokalisierte Schmerzangabe der Patientin nach ihrer Linksseitenlagerung unverändert weiterbesteht (Heidenreich 1983). – Weiterhin geht aus Tabelle 3 hervor, daß Laborzusatzuntersuchungen für die Frühdiagnose der Appendizitis kaum verwertbar sind.

Nur durch Frühappendektomie können die Komplikationen einer Peritonitis durch die in der Schwangerschaft häufige ulzerös-phlegmonöse Appendizitis (Baer et al. 1932) vermieden werden. Die anatomischen Lageveränderungen

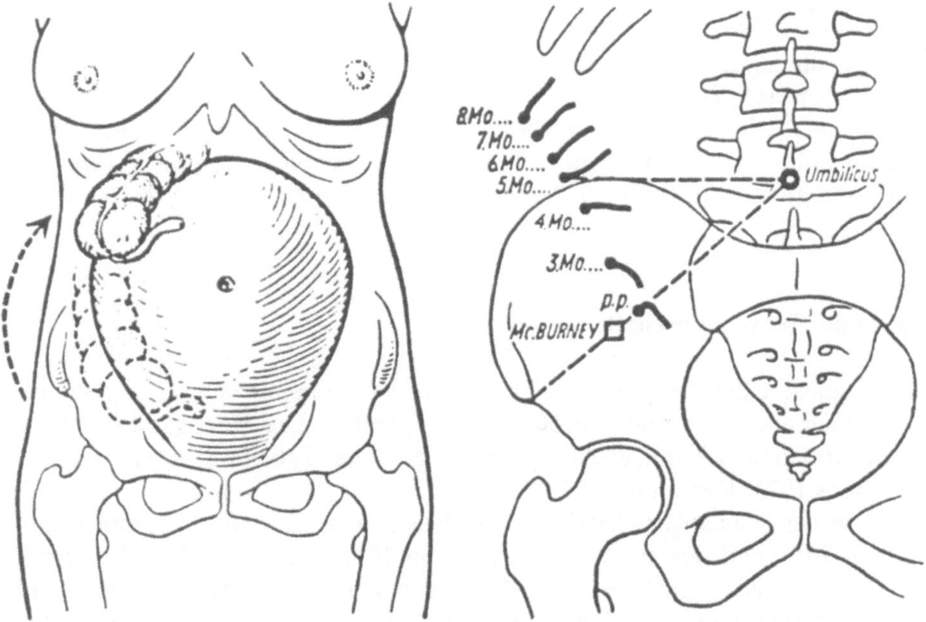

Abb. 1. Appendixlokalisation in Abhängigkeit vom Uterushochstand in den einzelnen Schwangerschaftsmonaten. (Nach Baer et al. 1932)

Tabelle 3. Symptomatik der Appendizitis. (Aus Nagel u. Beck 1971)

Anamnese: zeitliches Auftreten	Häufigkeit 1. + 2. Trimenon selten 3. Trimenon
Allgemeinzustand	anfangs wenig beeinträchtigend
Erbrechen	vorübergehend, zu Beginn
Temperatur	axillär-rektale Differenz ≥ 1°C, ansonsten unzuverlässig
Kreislaufzentralisation	anfangs keine
Lokaler Spontanschmerz	sehr häufig, gezieltes Befragen!
Lokaler Druckschmerz (rechts retrouterin)	fast immer! rechts lokalisiert, häufig umschrieben. In Std. zunehmende Tendenz oder keine Besserung. Lage entsprechend Zökumstand
Loslaßschmerz	anfangs negativ, wenn positiv: beweisend
Alder-Zeichen	häufig positiv
Uterusschiebeschmerz Douglasschmerz	anfangs negativ wenn positiv: beweisend
Labor: Leukozytose	unzuverlässig

des Bauchinhaltes in der Schwangerschaft sowie uterine Kontraktionen lassen eine Abkapselung der Zökalregion durch das Netz in der Regel nicht zu (Schwemmle 1986).

Die Frühdiagnose Appendizitis ist mit einer Irrtumswahrscheinlichkeit von 20–40% belastet (Beger 1979). Dennoch sollte bereits im Stadium der Verdachtsdiagnose laparatomiert werden, da ein operativer Eingriff Mutter und Kind im Frühstadium einer Appendizitis nicht wesentlich belasten. Auch eine nach Laparatomie unauffällige Appendix sollte entfernt werden (Schwemmle 1986).

Ileus in der Schwangerschaft

Die Diagnose eines Ileus in der Schwangerschaft bereitet dem Geburtshelfer gelegentlich auch heute noch große Schwierigkeiten. Die Häufigkeit des Ileus in den einzelnen Schwangerschaftsdritteln geht aus Tabelle 2 hervor (Hill u. Symmonds 1977; Kammerer 1979).

Als in der Schwangerschaft typische Ileusformen werden der Obstruktionsileus in 90% und der Ileus e graviditate in 10% angeführt (Nagel u. Beck 1971). Als Ileus e graviditate wurde eine maximale Ausprägung der nicht seltenen Darmatonie in der Schwangerschaft mit Analogien zum paralytischen Ileus bezeichnet. Die Berechtigung, diese Störung als Ileus zu bezeichnen, wird jedoch bezweifelt (Bernard et al. 1974).

Darmatonien als Folge von Laxantienabusus wurden früher häufig beobachtet (Nagel u. Beck 1971), heute sind derartige Störungen dem Geburtshelfer bei der Langzeittokolyse mit Betamimetika bekannt. Somit ist bei der Diagnose Ileus in der Schwangerschaft ausnahmslos von Obstruktionsfolgen im Dünndarm- oder Dickdarmanteil auszugehen.

Im Zeitraum von 1962–1968 war der Ileus in 4,7% die Ursache mütterlicher Sterblichkeit in der ehemaligen DDR (Major u. Rothe 1971). Die genannten Autoren konnten nachweisen, daß paralytische Ileusformen nur nach unmittelbar vorausgegangenen abdominalchirurgischen Eingriffen in der Schwangerschaft als Todesursache in Erscheinung traten, vorrangig fand sich als Todesursache jedoch ein Obstruktionsileus. Unter den Obstruktionsereignissen dominiert der Bridenileus (65%), gefolgt vom Volvulus (25%) und der Invagination (6%) (Major u. Rothe 1971; Nagel u. Beck 1971).

Als wesentliche Ursache des Bridenileus gilt eine vorausgegangene Appendektomie und – bei Frauen – eine vorausgegangene Adnexoperation (Major u. Rothe 1971). Beide Operationen zusammen haben in den letzten 20 Jahren eine relative Zunahme von 7,6% auf 9,6% gezeigt (Aho et al. 1979). Wird ein Obstruktionsileus in der Schwangerschaft länger als 48 h nach Symptombeginn nicht erkannt, so ist der tödliche Ausgang der Erkrankung oft nicht mehr zu vermeiden (Major u. Rothe 1971). Parallel zur relativen Häufung von Ileusfällen im 3. Trimenon finden sich in diesem Schwangerschaftsdrittel die meisten Ileustodesfälle (Major u. Rothe 1971; Kammerer 1979).

Aus dem bisher Ausgeführten wird die Bedeutung der frühzeitigen Diagnose eines Ileus evident. Die wichtigsten Punkte, die für die Diagnose eines Ileus in der Schwangerschaft berücksichtigt werden müssen, ergeben sich aus Tabelle 4.

Tabelle 4. Obstruktionsileus in der Schwangerschaft. Anamnese: Vorausgegangene Appendektomie, Adnexoperationen!

Symptome	
Inkomplette Obstruktion:	*Komplette Obstruktion:*
Plötzliches Auftreten von schmerzhaften Obstipationen, schmerzhaften Blähungen	Anhaltendes wellenartiges Auftreten von Schmerzen und Erbrechen
Erbrechen	
Vorübergehende Remission der Erscheinungen	Keine Remission, cave: Übergang in paralytischen Ileus, Peritonitis
Stuhlgang vorhanden	Stuhlverhalten häufig
Darmgeräusche vorübergehend klingend, anfangs noch nicht sicher vermehrt	Klingende hyperperistaltische Darmgeräusche, Spritzen, Plätschern
Palpationsbefund: z.T. schmerzhaft, anfangs unauffällig	Schmerzhafter Palpationsbefund
Abdomenübersicht: Spiegelbildung, anfangs unauffällig	Abdomenübersicht: Spiegelbildung. Bei Perforation Luftsicheln, subphrenisch
Labor: Hypokaliämie, Hämokonzentration, anfangs unauffällig	Labor: Hypokaliämie, Hämokonzentration

Extrem wichtig ist es, eine Appendektomie oder eine Adnexoperation aus der Vorgeschichte in Erfahrung zu bringen (Brockerhoff 1984). Die Entwicklung eines Obstruktionsileus erfolgt in den meisten Fällen über die Zeichen einer inkompletten Obstruktion bis zur kompletten Obstruktion. Letztere findet sich meistens bei der Manifestation der klassischen Ileussymptome.

Gerade in der Schwangerschaft ist es dringend notwendig, die sehr viel schwieriger zu beurteilenden Symptome der inkompletten Obstruktion möglichst früh richtig einzuordnen. Gefährlich ist es, Patientinnen mit der anfangs unklaren zunehmenden Schmerzsymptomatik mit Erbrechen (Baumann u. Künzel 1988) von Klinik zu Klinik zur Diagnostik zu verlegen. Dadurch kann der günstige Zeitpunkt für eine Laparatomie versäumt werden. Diese Fehler werden anhand gutachterlicher Stellungnahmen zu bis heute vorkommenden Ileustodesfällen in der Schwangerschaft immer wieder beobachtet.

Bei den zwei Ileusfällen des 3. Trimenons, die an unserer Klinik in den letzten 10 Jahren beobachtet wurden, lag einmal ein Bridenileus und einmal ein Volvulus vor. Beide Patientinnen wurden laparatomiert, da sie ein plötzliches Auftreten zunehmender schmerzhafter Obstipation und schmerzhafter Blähungen mit Erbrechen zeigten. Ein Ileus wurde vermutet. Lediglich in einem Fall zeigten sich auf einer Abdomenübersicht beginnende Spiegelbildungen. Die Symptomatik bestand in einem Fall knapp 72 h, davon nur die letzten 8 h klinisch stationär, im anderen Fall entwickelte sie sich innerhalb von 24 h.

Wie für die Appendektomie gilt, daß bereits beim Verdacht eines Ileus laparatomiert werden muß – im 3. Trimenon nach der 30. SSW mit abdominaler Entbindung, da die Laparatomie für Mutter und Kind heute wenig risikobelastet ist. – Die Ileusdiagnose muß immer in Zusammenarbeit mit dem Chirurgen gestellt werden.

HELLP-Syndrom

Seit Weinstein im Jahr 1982 mit der Prägung des Begriffes HELLP-Syndrom die nosologische Zusammengehörigkeit der Befunde Hämolyse, erhöhte Leberwerte und niedrige Thrombozytenzahlen im Rahmen einer gefährlichen Form der Gestoseerkrankung der Mutter definiert hat, sind zu diesem Krankheitsbild in den letzten Jahren sehr viele Veröffentlichungen erschienen. In diesem Beitrag soll auf diese Störung im wesentlichen aus dem Blickwinkel Schmerz eingegangen werden.

Als zentrale Störung der Gestoseerkrankung wird die fehlende Dilatation der uterinen Spiralarterien und die fehlende Zunahme des mütterlichen Plasmavolumens in der Schwangerschaft angesehen. Aus dieser Störung heraus resultiert eine erhöhte venöse Kontraktionsbereitschaft zur Mobilisierung von Blutvolumen. Diese adrenerge Reaktion an der Venenwand löst gleichzeitig eine Arteriolenkontraktion aus. Letztere kann unabhängig von den Folgen für den intrauterinen Feten zu schwerwiegenden Funktionsstörungen zahlreicher mütterlicher Organe führen. Das mütterliche Zielorgan der Gestoseerkrankung beim HELLP-Syndrom ist die Leber (Goodlin 1986). Im Rahmen ihrer Funktionsbeeinträchtigung wird die Entstehung der hämolytischen Anämie, der seltenen Schwangerschaftsfettleber und des subkapsulären Leberhämatoms diskutiert; das subkapsuläre Leberhämatom ist der Vorläufer einer potentiellen Leberruptur (Goodlin 1986).

Die für das HELLP-Syndrom immer typische Thrombozytopenie kann bei Abfall der Thrombozyten auf 50000 und weniger/ml zu schwerwiegenden Blutungskomplikationen führen (Loos u. von Hugo 1987; Niesert et al. 1988). – Die anfangs angenommene obligate Präexistenz einer klassischen EPH-Gestose beim HELLP-Syndrom (Weinstein 1982) hat sich bei zahlreichen Beobachtungen nicht bestätigt (Niesert et al. 1988). Es finden sich sogar Angaben von HELLP-Syndromen ohne Hypertonie (Goodlin 1986).

Die Leber wird beim HELLP-Syndrom durch eine erhebliche parenchymatöse Schwellung verändert, die zu einer beträchtlichen Spannung der Glissonschen Leberkapsel führt. Diese Veränderung wird als Auslöser der Oberbauchbeschwerden angesehen (Weinstein 1982; Watson et al. 1990). Ab einer Grenzspannung der Leberkapsel kommt es zur subkapsulären Lebereinblutung, die über den Riß der Kapsel zur Leberruptur führen kann (Rath et al. 1989).

Die Analyse der in der Literatur veröffentlichten Einzelfälle von Leberruptur in der Schwangerschaft ergab praktisch ausnahmslos die Kombination von hohen Leberenzymwerten und niedrigen Thrombozytenzahlen, soweit diese Befunde vor dem Rupturereignis bestimmt worden waren (Loewenthal 1984; Rath et al. 1989).

Gibt eine Mutter im 3. Trimenon akute Oberbauchschmerzen an, so muß als wahrscheinliche Ursache das HELLP-Syndrom angenommen werden (Dadak et al. 1986).

Die Oberbauchschmerzen beim HELLP-Syndrom können der Symptomatik einer akuten Cholezystitis täuschend ähnlich sein (Watson et al. 1990). Bei derartigen Beschwerden kann selbst im frühen 2. Trimenon in seltenen Fällen ein HELLP-Syndrom zugrunde liegen. Daher muß diese Störung grundsätzlich differentialdiagnostisch in der Schwangerschaft ausgeschlossen werden, bevor eine Cholezystektomie erwogen wird, da jede Operation unter Belassung der Schwangerschaft bei vorliegendem HELLP-Syndrom die Prognose der Mutter durch Blutungskomplikationen erheblich verschlechtert (Watson et al. 1990).

Für die Diagnose eines HELLP-Syndroms haben Rath et al. (1989) ein Laborscreening angegeben, das aus Tabelle 5 hervorgeht. Am wichtigsten ist die Kombination von Anstieg der Transaminasen mit Abfall der Thrombozyten.

Hierbei ist für die Diagnose das Ausmaß der jeweiligen Abweichung von der Norm unerheblich. Hilfreich ist bei unklarem Laborerstbefund die Kontrolle innerhalb weniger Stunden. Bei 5 Fällen, die an unserer Klinik beobachtet wurden, wurde erst aus dieser Verlaufsbeobachtung die Diagnose gesichert.

Fallen die Thrombozytenwerte rapide ab oder gehen sie gegen 50000/μl, so sollte nach Bereitstellung von Thrombozytenkonzentrat sofort – in der Regel durch Sectio – entbunden werden. Nur in Ausnahmefällen gelingt bei geringen Abweichungen der Laborparameter und bei günstigem Zervixbefund eine vaginale Entbindung (Rath et al. 1989).

Von insgesamt 11 Patientinnen mit HELLP-Syndrom aus unserer Klinik aus den Jahren 1988–1990 wiesen 6 als Leitsymptom akute Oberbauchschmer-

Tabelle 5. Laborscreening beim HELLP-Syndrom. (Aus Rath et al. 1989)

Laborparameter	Ergebnisse
GOT	↑
GPT	↑
LDH	↑
Bilirubin (indirekt)	↑
freies Hb	↑
Blutausstrich:	Fragmentozyten, Amisozytose, Poikilozytose
Thrombozyten	↓

zen auf. Von diesen 11 Patientinnen konnte nur eine vaginal entbunden werden. In allen Fällen war innerhalb von 24 h die Entbindung abgeschlossen (Loos u. von Hugo 1987). Alle Patientinnen wiesen eine beginnende Remission der Laborparameter innerhalb von 24–36 h auf, die Normalisierung der Befunde war nach 4–6 Tagen erreicht.

Führt das HELLP-Syndrom vor der Entbindung zu Blutungskomplikationen bis hin zur Leberruptur, so ist der tödliche Ausgang dieser Störung in einigen Fällen nicht mehr zu vermeiden (Niesert et al. 1988).

Literatur

Aho AJ, Groenroos M, Punnonen R, Linna M, Antila LE (1979) Abdominal gynaecological emergencies in the surgical unit. Ann Chir Gynaecol 68/2:47–51

Baer JL, Reis RA, Arens RA (1932) Appendicitis in pregnancy. JAMA 98:1359–1364

Baumann P, Künzel W (1988) Obstruktiver Darmverschluß im 3. Schwangerschaftstrimenon. Z Geburtshilfe Perinatol 192:178–180

Beger A (1979) Das akute Abdomen in der Gravidität. Langenbecks Arch Klin Chir 349:503–506

Bernard W, Scholz K, Schwanberger H, Scharfetter H (1974) Chirurgische Eingriffe während der Schwangerschaft. Bruns Beitr Klin Chir 221:212–217

Bregulla K, Ober KG (1974) Chirurgie und Schwangerschaft. In: Zenker R, Deustler F, Schink W (Hrsg) Chirurgie der Gegenwart, Bd 1. Urban & Schwarzenberg, München

Brockerhoff P (1984) Zur Differentialdiagnose akuter Schmerzen im kleinen Becken. Gynäkologe 17:138–142

Cario GM, Adler AD, Morris N (1983) Placenta percreta presenting as intraabdominal antepartum haemorrhage. Case report. Br J Obstet Gynecol 90:491–493

Dadak C, Feiks A, Lasnik E (1986) Das HELLP-Syndrom: Eine seltene, bedrohliche Komplikation bei Präeklampsie. Geburtshilfe Frauenheilkd 46:637–639

De Wilde R, Raas P, Heißeling M (1988) Spontanruptur des Nierenbeckens in der Schwangerschaft. Geburtshilfe Frauenheilkd 48:372–373

Eckart J (1987) Hyperemesis gravidarum – Sepsis – Immunvaskulitis. Klin Anaesthesiol Intensivther 34:105–115

Goodlin RC (1986) Expanded toxemia syndrome or gestosis. Am J Obstet Gynecol 154:1227–1232

Heidenreich W (1983) Appendicitis und Schwangerschaft. Med Klin Prax 78:41–50

Hill LM, Symmonds RE (1977) Small bowel obstruction in pregnancy. Obstet Gynecol 49:170–173

Hugo R von, Meyer B, Dirmeyer H (1988) Das akute Abdomen in der Frauenheilkunde. Geburtshilfe Frauenheilkd 48:611–614

Kammerer WS (1979) Nonobstetric surgery during pregnancy. Med Clin North Am 63:1157–1171

Kerl J, Schwörer D, Göppinger A (1988) Placenta percreta, Gefahr in der Schwangerschaft. Geburtshilfe Frauenheilkd 48:900–901

Kremling H (1986) Harnorgane und ihre Erkrankungen. In: Künzel W, Wulf KH (Hrsg) Die gestörte Schwangerschaft. Urban & Schwarzenberg, München, S 164–184 (Klinik der Frauenheilkunde und Geburtshilfe, Bd 5)

Loewenthal D (1984) Spontane Leberruptur in der Schwangerschaft. Geburtshilfe Frauenheilkd 44:819–820

Loos W, Hugo R von (1987) Klinische und pathobiochemische Befunde beim HELLP-Syndrom. Gynäkol Rundschau 27:333–334

Major B, Rothe J (1971) Ileus als Todesursache während der Gestation. Zentrlbl Gynäkol 93/25:841–847

Maresca L, Koucky CJ (1981) Spontaneous rupture of the renal pelvis during pregnancy presenting as acute abdomen. Obstet Gynecol 58:745–747

Nagel M, Beck L (1971) Das akute Abdomen in der Schwangerschaft. Gynäkologe 4/1:44–57

Niesert S, Dribusch E, Bettmann O, Kaulhausen H (1988) Leberfunktionsstörung, Thrombopenie und Hämolyse bei einer besonderen Verlaufsform der Schwangerschaftshypertonie (sog. HELLP-Syndrom). Geburtshilfe Frauenheilkd 48:637–640

Ölund A (1988) Acute intermittent porphyria complicated by pregnancy. Clin Exp Obstet Gynecol 15:168–169

Radzuweit H (1990) Akuter Bauch, interdisziplinäre Aspekte. Ärztl Fortbild 84:151–156

Rath W, Loos W, Kuhn W, Graeff H (1989) Das HELLP-Syndrom, eine schwere Komplikation der Gestose. Dtsch Ärztebl 86:317–318

Richter K, Grabner K (1965) Die schmerzhafte Frühschwangerschaft, ein Beitrag zur Differentialdiagnose der Appendicitis in graviditate. Zentralbl Chir 38:2039–2043

Schwemmle K (1986) Gastrointestinale Erkrankungen aus chirurgischer Sicht. In: Künzel W, Wulf KH (Hrsg) Die gestörte Schwangerschaft. Urban & Schwarzenberg, München, S 149–162 (Klinik der Frauenheilkunde und Geburtshilfe, Bd 5)

Shroff CP, Roy S, Nanivadekar SA, Deodhar KP (1985) Choriocarcinoma presenting as acute abdomen. Indian Gastroenterol 4:103–104

Stickelmann P, Diedrich K, Pless V, Schleebusch H, Krebs D (1989) Schwangerschaft und Entbindung bei akuter intermittierender Porphyrie. Geburtshilfe Frauenheilkd 49:755–758

Waegemakers G, Gerretsen G, Nauta Billig S (1987) Acute abdomen due to placenta percreta. Eur J Obstet Gynecol Reprod Biol 25:335–339

Watson CJF, Thomson HJ, Sir Roy Calne (1990) HELLP – it's not cholecystitis. Br J Surg 77:539–540

Weinstein L (1982) Syndrome of hemolysis, elevated liver enzymes and low platelet count: a severe consequence of hypertension in pregnancy. Am J Obstet Gynecol 142:159–167

Ovarialtumoren während der Gravidität – Differentialdiagnose und Therapie

H. G. Bender

Seit der Einführung routinemäßiger Ultraschalluntersuchungen im Rahmen der Schwangerschaftsvorsorge ist für einen Teil der weiblichen Bevölkerung die Forderung erfüllt, die immer wieder in anderem Zusammenhang erhoben wird: die routinemäßige Möglichkeit der sonographischen Ovarialuntersuchung im Rahmen eines allgemeinen Screening-Programmes.

Nun ist zwar die Ovarialuntersuchung nicht die primäre Aufgabe dieses Programmes, trotzdem haben sich im Zusammenhang mit diesen Untersuchungen einige Aspekte ergeben, die in der täglichen Praxis neu eingeordnet werden müssen.

Der zitierte mehr oder weniger regelmäßige Einsatz der Ultraschalluntersuchung auch in früheren Schwangerschaftsabschnitten konfrontiert mit vorher nicht entdeckten Adnexbefunden, die gleiche Technik verhilft jedoch auch zur Differenzierung von Unterbauchbeschwerden in der Schwangerschaft, parauterin getasteten oder dargestellten Befunden. Zahlenmäßige Angaben zu der Häufigkeit von Tumorbefunden in den Adnexen stoßen auf ein generelles Problem: die Definitionsmerkmale, die allgemein für die Bezeichnung eines Ovarialtumors akzeptiert werden.

Während in manchen Publikationen zystische Ovarialvergrößerungen von mehr als 7 cm als Tumor angesehen werden, werden auch gelegentlich erst bei Durchmessern von 10 cm und mehr Gründe für einen Handlungsbedarf gesehen.

Nun sind Maßangaben für den Tumordurchmesser nicht die einzige oder erstrangige Leitlinie für klinische Entscheidungen. Im allgemeinen orientiert man sich an folgenden besonderen Aspekten von Ovarialtumoren in der Schwangerschaft:

1. Abgrenzung gegenüber Ovarialkarzinomen.
2. Differentialdiagnose gegenüber extraovariellen Tumoren.
3. Das primäre klinische Beschwerdebild und seine weitere Entwicklung.
4. Der mögliche Einfluß auf den Geburtsverlauf.

Ein Ovarialkarzinom, das als Komplikation einer Schwangerschaft auftritt, wird auch in großen Kliniken sehr selten beobachtet. Barber (1982) gibt die Häufigkeit mit etwa 1 auf 18000 Entbindungen bzw. Aborte an. Die relative Seltenheit mag dadurch erklärt werden, daß das Durchschnittsalter für Schwangere eher niedrig liegt und damit ein relativ geringes altersbedingtes Risiko vorliegt.

Offenbar ist darüber hinaus die Fertilisierungsrate bei Frauen mit einem Ovarialkarzinom herabgesetzt, so daß auch dadurch das Zusammentreffen von Schwangerschaft und Ovarialkarzinom seltener zu beobachten ist. Die Rate der bösartigen Ovarialtumoren ist in der Schwangerschaft 2–5 % niedriger als die 18–21 %, die für nichtschwangere Frauen angegeben werden (Barber 1982).

Diese Zahlenangaben haben natürlich ihren Einfluß auf das gesamte klinische Vorgehen, das durch entsprechende Zurückhaltung gekennzeichnet sein sollte, aber bis zum Beweis des Gegenteils von der Hypothese auszugehen hat, daß ein Ovarialkarzinom vorliegt. Bei den meisten einfachen einkammrigen Zysten handelt es sich um ein übermäßig entwickeltes Corpus luteum. Sind im Ultraschall die Merkmale der scharfen Kontur eines einkammrigen Gebildes mit wenig Binnenechos gegeben und liegen keine klinischen Beschwerden vor, kann auch bei größeren, 6–10 cm großen Zystenbildungen zunächst unter Kontrollen abgewartet werden, da sie sich entsprechend dem HCG-Verlauf in der Übergangsphase vom 1. zum 2. Trimenon zurückbilden.

Neben der klinischen Untersuchung kommt der exakten sonographischen Tumorbeurteilung vorrangige Bedeutung zu. Wenn die zu erwartende Rückbildung nicht erfolgt, sondern eher eine Volumenzunahme nachweisbar ist, wenn solide Binnenstrukturen zusätzlich nachweisbar wären oder die Zystenbildung im größeren Umfange beide Adnexen betrifft, sollte etwa um die 16. Schwangerschaftswoche laparotomiert werden.

Gutartige Zysten sind nur bei 5 % der Patientinnen bds. entwickelt. Auch bei dieser relativ zurückhaltenden Einstellung zur Operationsindikation, ist im Gesamtkollektiv immer noch eine größere Zahl von Corpus-luteum-Zysten zu erwarten, für die retrospektiv keine Laparotomie und die ggf. vorgenommene Adnexexstirpation erforderlich gewesen wäre.

Für die Differentialdiagnose der einkammrigen Adnexzyste stehen das seröse Zystadenom, die Paraovarialzyste, die Endometriosezyste und die Hydrosalpinx zur Diskussion. Die Darstellung eines mehrkammrigen Adnexprozesses schließt die Corpus-luteum-Zyste nicht aus, ihr liegt jedoch häufiger ein muzinöses Zystadenom, eine Thekaluteinzyste oder eine gekammerte Hydrosalpinx zugrunde, die im Regelfall jedoch keine besondere Größe erreichen dürfte, wenn sie im Zusammenhang mit einer Schwangerschaft beobachtet wird.

Sind bei der Ultraschalluntersuchung neben zystischen Anteilen auch solide Komponenten nachweisbar, liegt dem Befund der Häufigkeit nach am ehesten eine Dermoidzyste zugrunde. Daneben können Einblutungen und Hämatombildungen in die vorgeschriebenen zystischen Prozesse ein vergleichbares Bild hervorrufen.

Granulosa-Zelltumoren sind schon wesentlich seltener, müssen aber ebenso wie zentral erweichte, primär solide Ovarialprozesse, wie auch zystisch-solide aufgebaute Ovarialkarzinome bedacht werden.

Sind sonographisch solide Adnexvergrößerungen nachweisbar, handelt es sich durchweg um eine Dermoid oder Fibrom auf der benignen oder aber um ein solides Ovarialkarzinom auf der malignen Seite.

Durch die veränderten topographischen Beziehungen in der Schwangerschaft, können auch extraovarielle Prozesse eine differentialdiagnostische Bedeutung erlangen.

Dabei werden verschiedene Entitäten in den einzelnen Schwangerschaftsabschnitten im Vordergrund stehen. In der Frühschwangerschaft wird häufig die ektope Schwangerschaft zu berücksichtigen sein. Bei stabilen klinischen Verhältnissen kann man sich durch sequentielle HCG- und Ultraschallkontrollen ein genaueres Bild zur Lage machen, bis – nach Ausschluß einer intakten intrauterinen Schwangerschaft – ggf. eine invasive Diagnostik in Betracht zu ziehen ist. Größere Hydrosalpinx- oder entzündliche Tubenbefunde gehören in der Schwangerschaft eher zu den Seltenheiten.

Auch unter den heute sehr günstigen Untersuchungsbedingungen mittels Ultraschall können Adnexbefunde nicht immer mit der gewünschten Sicherheit von Erkrankungen der Nachbarorgane abgegrenzt werden. Gestielte Uterusmyome dürften hierbei im Vordergrund stehen.

Wir haben kürzlich eine Patientin in der 14. Schwangerschaftswoche laparotomiert, bei der präoperativ eine Differenzierung zwischen einem Adnextumor und einem gestielten Myom nicht möglich war. Der Entschluß zum operativen Vorgehen wurde hier durch die zunehmende klinische Symptomatik mit der Entwicklung von Schmerzen und sich ausbildender Abwehrspannung geprägt. Nach Eröffnen des Abdomens fand sich ein subseröses Myom mit Stieldrehung und Zeichen einer beginnenden Ernährungsstörung. Nach dem Absetzen des Myoms war der weitere Verlauf der Schwangerschaft unauffällig.

In seltenen Fällen können auch Formvarianten des Uterus, wie Fehlbildungen mit rudimentärem zweiten Uterushorn kaum von einem Adnextumor abgrenzbar sein. Das differentialdiagnostische Spektrum wird komplettiert durch extragenitale Krankheitsbilder, wie Beckennieren, perityphlitischer Abszeß oder ein Hämatom in der Bauchdecke oder im Retroperitoneum – etwa im Anschluß an ein stumpfes Trauma.

Neben der Dringlichkeit der klinischen Symptomatik beeinflußt die Vorstellung, daß sich trotz der Seltenheit des Ovarialkarzinoms in der Schwangerschaft hinter all den erwähnten Befunden ein vor-, früh- oder fortgeschritteneres Stadium eines Ovarialmalignoms verbergen kann die klinischen Überlegungen. Läßt sich dies nicht mit der notwendigen Sicherheit ausschließen oder liegen sogar eher Verdachtsmomente vor, stellen sich für Arzt und Patientin folgende grundsätzliche Fragen:

1. Das Abwägen zwischen mütterlichen und kindlichen Perspektiven.
2. Die Durchführung und der Zeitpunkt der Operation.
3. Kann im Zusammenhang mit der operativen Therapie die Schwangerschaft erhalten werden?

Grundsätzlich verläuft die Ovarialkarzinom-Erkrankung in der Schwangerschaft nicht anders als ohne ein solches Zusammentreffen. Damit ergibt sich die grundsätzliche Notwendigkeit, sich bei präoperativen Zweifeln an der Dignität eines Adnexbefundes auf die Durchführung einer typischen Ovarialkarzinom-Operation einzustellen. Ergibt sich die Operationsindikation in der Frühschwangerschaft, wird sich i. allg. im Zuge dieses Eingriffes die Exstirpation des schwangeren Uterus nicht vermeiden lassen, wenn seitens der Patientin nicht eine grundsätzlich andere Entscheidung gewählt wird. Bei Adnextumoren, die in der Spätschwangerschaft nachgewiesen werden, wird sich i. allg. die Entfernung und histologische Überprüfung im Zusammenhang mit der Sectio caesarea anbieten. Die Wahl des Entbindungszeitpunktes sollte nach Möglichkeit so erfolgen, daß ein nicht durch Prämaturitätsrisiken gefährdetes Neugeborenes zu erwarten ist.

Gerade unter diesen Zielvorstellungen sind vergleichbare Problemkonstellationen im mittleren Trimenon besonders schwierig zu lösen. Unter möglichst präziser Erfassung des Schwangerschaftsalters und der Reife des Feten muß hier immer eine streng individuelle Entscheidung mit der Schwangeren und ihrer Familie gefunden werden, so daß allgemeine Empfehlungen zurückzutreten haben.

Natürlich ergibt sich die Frage, inwieweit durch biochemische Untersuchungen Hinweise auf die Dignität eines Ovarial- bzw. Adnexbefundes präoperativ gewonnen werden können. Hinsichtlich des Tumormarkers CA 125 liegt die Erfahrung vor, daß bei Schwangerschaften nach Stimulation mit Gonadotropinen, bei Spontanaborten und Blasenmolen deutlich erhöhte CA 125-Serumwerte nachgewiesen werden können, während ansonsten mäßige Erhöhungen im ersten Schwangerschaftstrimenon anzutreffen sind. Wir haben bei Untersuchungen in der eigenen Klinik erhöhte CA 125-Werte im Zusammenhang mit einer Schwangerschaftshypertonie und einem Uterus myomatosus in der Schwangerschaft gefunden, ohne daß der Wert von 35 U/ml überschritten wurde. Insgesamt verhilft die Bestimmung des CA 125 mangels Sensitivität und Spezifität kaum zu relevanten Informationen, die zu einer Beeinflussung des klinischen Vorgehens führen würden.

Die Situation, daß erste Hinweise auf das Vorliegen eines Adnextumors durch eine Behinderung des Geburtsablaufes erhalten werden, dürfte heute kaum noch eine Rolle spielen. Im Zweifel ist dann wohl auch eine rasche Abklärung mittels Ultraschall möglich. Die von Barber (1982) gegebene Empfehlung, einen die Geburtswege blockierenden Ovarialtumor bei vollständigem Muttermund durch Laparotomie aus dem Becken herauszuluxuieren, die Frau vaginal zu entbinden, bevor der Tumor durch die Laparotomie entfernt wird, kann als eine historische Empfehlung betrachtet werden.

Insgesamt spielen Ovarialtumoren in der Schwangerschaft nicht durch ihre Häufigkeit eine herausragende Rolle, vielmehr liegt ihre besondere Bedeutung in den besonderen Anforderungen an die Differentialdiagnostik und das differenzierte Vorgehen des betreuenden Arztes.

Literatur

Barber HRK (1982) Ovarian carcinoma, 2nd edn. Masson, New York

Börner P (1986) Gynäkologische Erkrankungen. In: Künzel W, Wulf K-H (Hrsg) Die gestörte Schwangerschaft. Urban & Schwarzenberg, München (Klinik der Frauenheilkunde und Geburtshilfe, Bd 5)

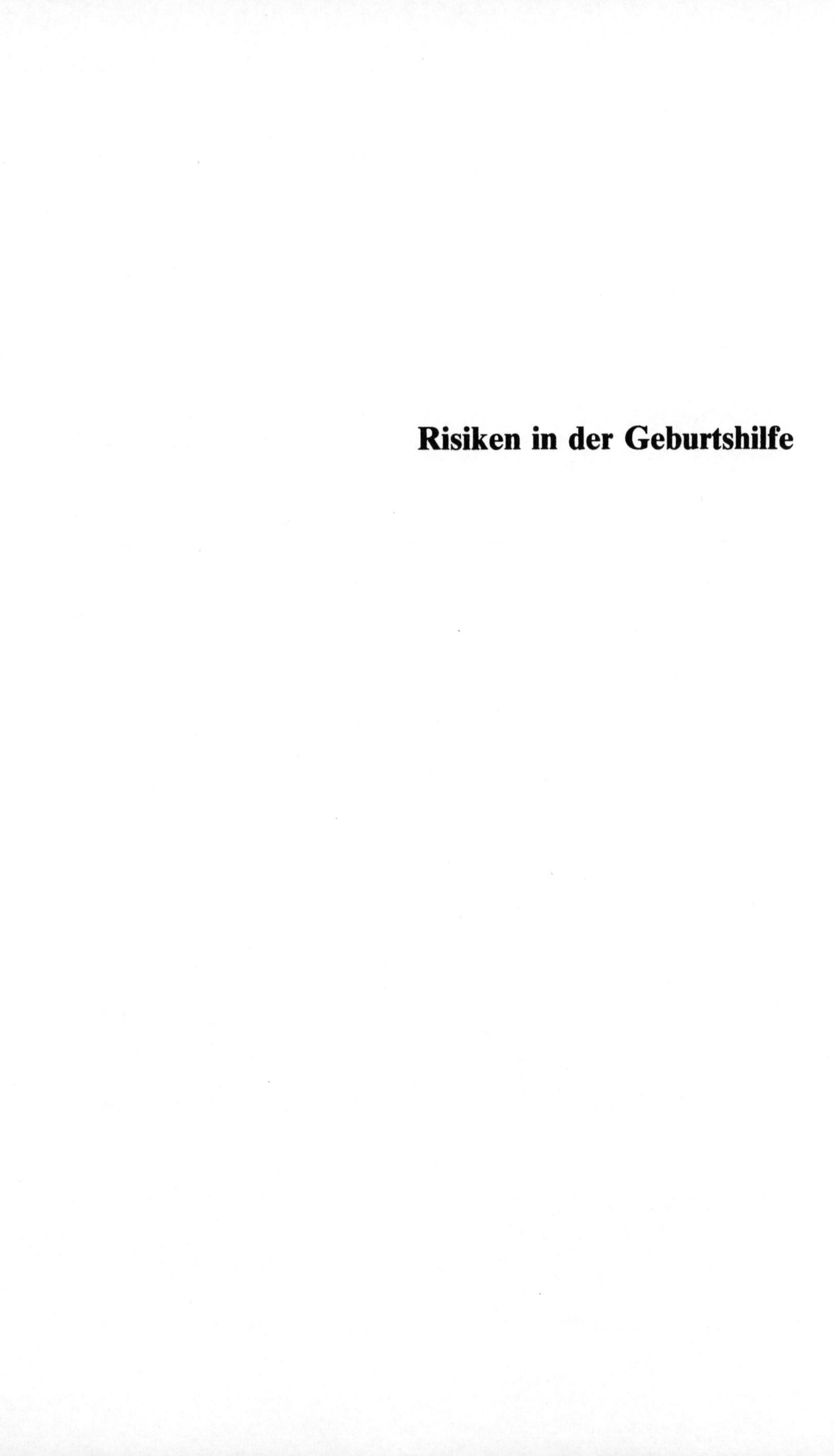

Risiken in der Geburtshilfe

Hypotonie und Schwangerschaft – Welches Risiko und welche Therapie?*

M. Hohmann und W. Künzel

Maternale Risiken

Hypotone Beschwerden

Zu Beginn einer Schwangerschaft kommt es gehäuft zu einem maternalen Blutdruckabfall mit gleichzeitig einhergehenden hypotensiven Störungen wie Schwindel und Kollapsneigung. Als Ursache dieser hypotonen Kreislaufregulationsstörungen ist eine Minderdurchblutung des Gehirns anzusehen, da diese schwangeren Frauen nicht in der Lage sind, einen ausreichenden Perfusionsdruck in diesem Organ aufrechtzuerhalten (Pyörälä 1966).

Neben den Symptomen einer zerebralen Mangeldurchblutung manifestieren sich ebenfalls Zeichen der peripheren Minderdurchblutung wie kalte Hände und kalte Füße sowie Parästhesien der Extremitäten (Abb. 1). Am häufigsten beklagte Beschwerden sind kalte Hände und kalte Füße, Müdigkeit und Kopfschmerzen. Im Vergleich zu normotonen Schwangeren des dritten Trimenons sind die subjektiven Symptome bei Patientinnen mit Hypotonie deutlich erhöht. Beispielsweise findet man das Symptom kalte Hände und kalte Füße bei hypotonen Schwangeren mehr als 3mal häufiger (77% vs. 21%), während Doppeltsehen und Augenflimmern um das 2fache erhöht ist (31% vs. 17%). Insbesondere scheinen aber Parästhesien der Extremitäten fast ausschließlich bei hypotonen Schwangeren (13% vs. 0,5%) vorzukommen (Rimbach u. Heiligenstein 1967).

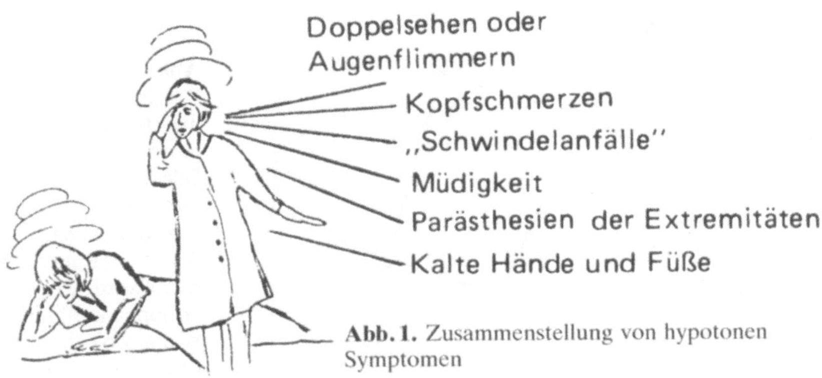

Abb. 1. Zusammenstellung von hypotonen Symptomen

---

* Dieser Artikel enthält teilweise Auszüge aus der Übersicht: Hohmann, M., Künzel, W.: Hypotonie und Schwangerschaft. Gynäkologe (1990) 23:33–40.

Die Häufigkeit dieser subjektiven Symptome ist aber während der Schwangerschaft keineswegs gleichförmig. An der Universitätsfrauenklinik Gießen wurden Schwangere nach den Merkmalen des schon genannten hypotonen Beschwerdebildes einschließlich des Symptoms „Schwarzwerden vor Augen“ im Verlaufe ihrer Gravidität befragt und deren systolischer und diastolischer Blutdruck sowie deren Herzfrequenz im Liegen und Stehen gemessen. 12 hypotone Schwangere, die vor der 16. Schwangerschaftswoche einen Blutdruck von weniger als 110/70 mmHg aufwiesen und seit ihrer Kindheit häufig über hypotone Beschwerden klagten, wurden mit 13 normotonen Schwangeren zum gleichen Zeitpunkt der Gravidität verglichen. Während die hypotonen Frauen in der Frühschwangerschaft von den insgesamt sieben möglichen hypotonen Merkmalen drei bis vier Symptome angaben, waren es in der normotonen Vergleichsgruppe nur zwei Merkmale (Abb. 2). Wie bereits aus den Untersuchungen von Pyörälä (1966) bekannt, nahm im weiteren Verlauf der Schwangerschaft die Anzahl der geklagten Beschwerden in beiden Gruppen konti-

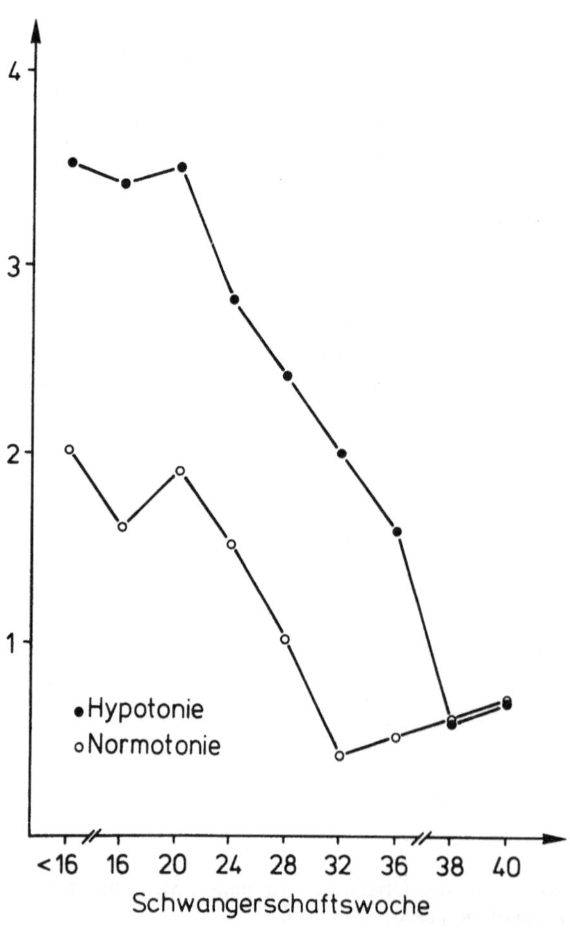

Abb. 2. Anzahl hypotoner Beschwerden (n_{max} = 7) bei hypotonen (n = 12) und normotonen (n = 13) Schwangeren während der Gravidität. Im Verlauf der Schwangerschaft nimmt die Anzahl der angegebenen Beschwerden in beiden Gruppen kontinuierlich ab. Wenige Wochen vor dem Ende der Gravidität ist die Beschwerdehäufigkeit zwischen beiden Gruppen nicht mehr unterschiedlich

nuierlich ab. Wenige Wochen vor dem Ende der Gravidität war die Beschwerdehäufigkeit zwischen den Gruppen nicht mehr unterschiedlich. Ähnliche Beobachtungen sind auch für die Intensität und den Ausprägungsgrad der Beschwerden festzustellen (Heimann 1991). Aus klinischer Sicht muß demnach schwangeren Frauen mit ausgeprägten hypotonen Symptomen im letzten Drittel der Schwangerschaft besondere Beachtung zukommen.

Pathophysiologie

Das gehäufte Auftreten des hypotonen Beschwerdebildes zu Beginn der Schwangerschaft ist möglicherweise auf einen unzureichenden venösen Rückfluß des Blutes zum Herzen zurückzuführen. Ein suffizienter venöser Rückfluß wird im wesentlichen vom sympathischen Nervensystem gewährleistet (Rothe 1983). Da das Herzminutenvolumen vor allem von der venösen Blutzufuhr abhängig ist, scheint es vorstellbar, daß die adrenerge Antwort auf einen vasoaktiven Stimulus während der Schwangerschaft unzureichend ist, um ausreichend Blut aus dem erweiterten venösen System zu mobilisieren.

Bisher waren direkte Messungen an Venen, die insbesondere für die Volumenregulation verantwortlich sind, während der Schwangerschaft nicht durchgeführt worden. In eigenen Untersuchungen konnten wir an isolierten Mesenterialvenen schwangerer Ratten deutliche Veränderungen in der Funktion der Venen während der Frühschwangerschaft nachweisen (Hohmann et al. 1990). Diese Untersuchungen wurden in vitro an Mesenterialvenen vorgenommen, da diese Venen als Kapazitätsgefäße für die Volumenregulation von wesentlicher Bedeutung sind (Hainsworth 1986; Rothe 1983). Mit einem kombinierten elektronisch-optischen System wurde kontinuierlich der Innendurchmesser der Vene bei konstantem Gefäßinnendruck gemessen. Die Ergebnisse zeigten eine verringerte Konstriktion der Venen nach transmuraler Stimulation sympathischer Nerven (Abb. 3). Möglicherweise stellen diese Veränderungen eine Erklärung für die hypotensiven Beschwerden während der Frühschwangerschaft dar.

Schlußfolgerung

Subjektive Symptome wie kalte Extremitäten, Kopfschmerzen und Müdigkeit gehen gehäuft mit einem niedrigen Ruheblutdruck der Schwangeren einher. Dabei ist die Inzidenz an hypotonen Beschwerden zu Beginn der Schwangerschaft am höchsten und nimmt kontinuierlich zum Ende der Gravidität hin ab.

Fetale Risiken

Niedriger Ruheblutdruck

Physiologische Schwangerschaftshypotonie

Im Gegensatz zu dem physiologischen Anstieg des Herzminutenvolumens und des Blutvolumens während einer risikofreien Schwangerschaft, ist der mittlere

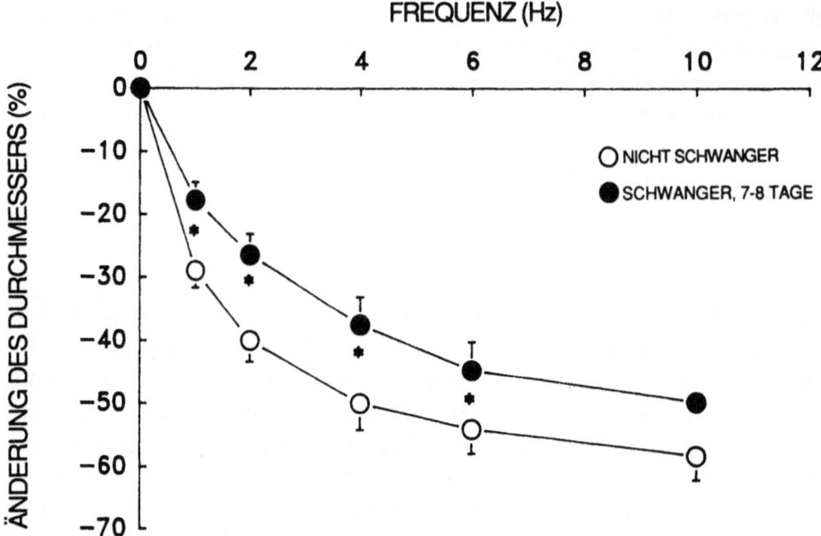

Abb. 3. Reaktion von Mesenterialvenen von nichtschwangeren Ratten (n = 5) und der Frühschwangerschaft (n = 5) auf eine transmurale Nervenstimulation. Die Reaktion ist als Änderung des Durchmessers im Vergleich zum Ausgangswert in % dargestellt (Mittelwert ± Standardabweichung des Mittelwerts, * = p < 0,05 vs. nichtschwangere Kontrolle). Mit Eintritt der Schwangerschaft nimmt die Konstriktion der Venen auf eine transmurale Nervenstimulation ab

arterielle Blutdruck in den beiden ersten Trimestern erniedrigt (Abb. 4). Der Abfall des mittleren arteriellen Blutdrucks ist schon in der 7. Schwangerschaftswoche nachzuweisen (Clapp et al. 1988) und zur Mitte der Gravidität am ausgeprägtesten (MacGillivray u. Buchanan 1958). Diese Beobachtung ist von besonderer Bedeutung, da Schwangere, deren arterieller Blutdruck in der Frühschwangerschaft nicht abfällt, statistisch häufiger eine Präeklampsie entwickeln (Moutquin et al. 1985). Im Verlaufe der letzten Wochen der Schwangerschaft steigt der arterielle Blutdruck wieder auf das Niveau präkonzeptioneller Werte an (Hytten u. Chamberlain 1980). Aus diesen Untersuchungen werden die Ergebnisse von Rimbach verständlich (Rimbach und Heiligenstein 1967), daß eine Hypotonie, wenn sie als systolischer Blutdruck von 100 mmHg und weniger definiert wird, in der 24. Woche der Gravidität mit einer Häufigkeit von 32% vorliegt, während sie nach vorgenannter Definition in der 40. Woche nur mit einer Häufigkeit von 15% vorkommt.

Grenzwert der Hypotonie

Bisher gibt es keine einheitliche Definition für die Hypotonie in der Schwangerschaft. Untersuchungen von McClure Browne (1961)und von Friedmann u. Neff (1978) zeigten, daß bei Absinken des mütterlichen systolischen Blutdrucks unter 110 mmHg und des diastolischen Blutdrucks unter 60 mmHg die kindliche perinatale Mortalität steil ansteigt. Dagegen verweisen neuere Analysen

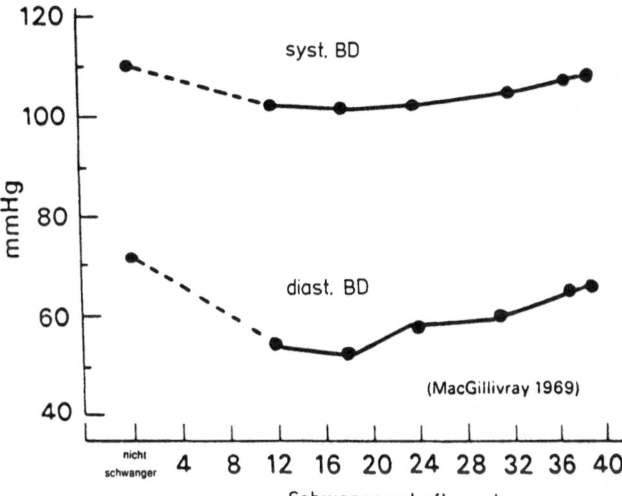

Abb. 4. Systolischer und diastolischer Blutdruck vor und während der Schwangerschaft (nach MacGillivray u. Buchanan 1958). Während einer risikofreien Schwangerschaft tritt eine physiologische Schwangerschaftshypotonie auf, die zur Mitte der Gravidität am ausgeprägtesten ist

der Bayerischen und Hessischen Perinatalerhebung (Hohmann u. Künzel 1985; Kastendieck 1986) darauf hin, daß kein signifikanter Unterschied in der perinatalen Mortalität zwischen den hypotonen Schwangerschaften und dem Restkollektiv nachzuweisen war, obwohl als oberer Grenzwert ein systolischer Blutdruckwert von 100 mmHg während des dritten Trimenons herangezogen wurde. Dieser zunächst scheinbare Gegensatz im Ergebnis ist möglicherweise durch die in den letzten Jahren verbesserte Schwangerenvorsorge, Geburtsleitung und neonatale Erstversorgung zu erklären.

An der Universitätsfrauenklinik Gießen wurden retrospektiv 667 Schwangere, die zwischen 1980 bis 1984 unsere Schwangerenberatung aufgesucht hatten und in der 28. Schwangerschaftswoche normotone Blutdruckwerte zeigten, mit 423 hypotonen schwangeren Frauen verglichen, die im gleichen Zeitraum einen systolischen Blutdruckwert von < 110 mmHg aufwiesen. Zu unserer Überraschung fanden wir keinen Unterschied in der Häufigkeit von Frühgeburten (< 37. Woche), Mangelgeburten (< 10. Wachstumsperzentile) und operativer Entbindungsfrequenz im Vergleich beider Gruppen. Aufgrund dieser Ergebnisse zogen wir den Schluß, daß ein nur einmalig gemessener systolischer Blutdruck von < 110 mmHg zu Beginn des dritten Trimenons nicht ausreicht, klinisch auffällige hypotone Störungen zu erkennen.

Risiko der Hypotonie

Erst größere Sammelstatistiken lassen die Bedeutung der Hypotonie für Mutter und Kind erkennen (Kirchhoff 1976). So konnte Naeye (1981) bei der Analyse von 11082 Einlingschwangerschaften, die am Termin entbunden wurden, zeigen, daß mit zunehmendem mütterlichen Ruheblutdruck auch das kindliche Geburtsgewicht ansteigt. Bei Erreichen hypertensiver Werte (diasto-

Tabelle 1. Anamnestische und befundete Geburtsrisiken bei Hypotonie (n = 141) im Vergleich zu einem Kontrollkollektiv (n = 38509)

	Kontrolle	Hypotonie
Geburtsrisiken		
mütterl. Erkrankung	1,0 %	3,6 %
Frühgeburt	5,3 %	10,8 %
Plazenta-Insuffizienz	2,5 %	12,2 %
grünes Fruchtwasser	7,8 %	14,4 %
path. CTG/schlechte Herztöne	13,0 %	26,2 %
Geburtsgewicht < 2499 g	6,8 %	15,6 %
	x^2-Test: p < 0,01	

Hypotonie im dritten Trimenon (syst. < 100 mm Hg)
aus: Hessische Perinatalstudie 1982 – 1984

lischer Blutdruck: > 90 mmHg) war diese Korrelation nicht mehr gegeben, vielmehr kam es zu einer Häufung von Wachstumsretardierungen.

Eine Analyse von 141 Patientendaten der Hessischen Perinatalstudie von 1982–1984 hinsichtlich des Risikomerkmals Hypotonie (syst. Blutdruck: < 100 mmHg) während des dritten Trimenons erbrachte eine Reihe von Geburtsrisiken, die in Tabelle 1 zusammengefaßt sind (Hohmann u. Künzel 1985). Wie auch schon von anderen Autoren gezeigt werden konnte (Goeschen u. Behrens 1988; Harsanyi u. Kiss 1985; Kastendieck 1986), war die Hypotonie im Vergleich zu einem Kontrollkollektiv etwa doppelt so häufig mit einer Früh- und einer Mangelgeburt verknüpft. Weitere typische Folgen für die hypotonen Schwangeren waren gehäufte mütterliche Erkrankungen, vermehrte Merkmale einer Plazentainsuffizienz sowie eine erhöhte Inzidenz an grünem Fruchtwasser und an pathologischen Kardiotokogrammen. Durch die Folgen der Plazentainsuffizienz und der daraus resultierenden Wachstumsretardierung ist der Fet intrauterin in besonderer Weise gefährdet. Sowohl die Folgen der Mangelentwicklung des Neugeborenen als auch die Risiken einer Frühgeburt sind für die Neonatalperiode von besonderer Bedeutung, da beide Risikofaktoren als eine der häufigsten Ursachen der noch zu hohen perinatalen Morbidität gelten.

Eine neue prospektive Studie aus dem Jahre 1990 (Wolff et al. 1990) findet keinen Zusammenhang zwischen der Hypotonie in der zweiten Schwangerschaftshälfte (syst. RR < 100 mmHg) und der Frühgeburtlichkeit (Abb. 5) sowie der fetalen Mangelentwicklung. Die Gründe hierfür bleiben spekulativ. Möglicherweise erlaubt eine bessere Schwangerenvorsorge während der letzten Jahre, Schwangerschaftsrisiken rechtzeitiger zu erkennen und der fetalen Gefährdung entgegenzuwirken.

Schlußfolgerung

Während einer risikofreien Schwangerschaft tritt eine physiologische Schwangerschaftshypotonie auf, die zur Mitte der Gravidität am ausgeprägtesten ist. Ein systolischer Ruheblutdruck von < 100 mmHg sollte v. a. bei einer Schwan-

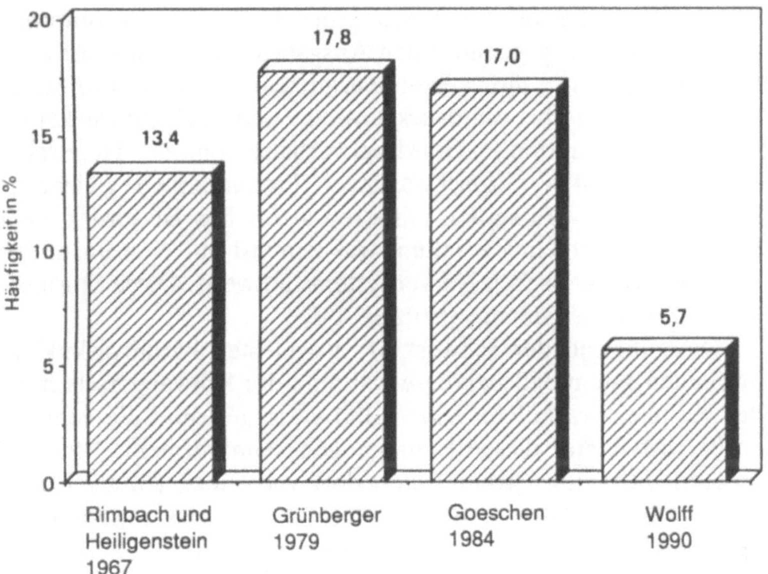

Abb. 5. Rate der Frühgeborenen im Vergleich der Literatur. (Nach Wolff et al. 1990)

geren im dritten Trimenon Beachtung finden, da sich möglicherweise eine Früh- und/oder Mangelgeburt manifestieren kann.

Orthostatische Hypotonie

Für die Schwangerschaft fehlten bisher systematische Untersuchungen, die die Frage beantworteten, ob der niedrige Ruheblutdruck selbst oder der Blutdruckabfall im Stehen (Orthostase) einen nachteiligen Effekt auf den Feten haben. Aus diesem Grunde haben wir uns der Frage nach den Blutdruckveränderungen im Stehen zugewandt. Hierzu folgen nun einige grundsätzliche Überlegungen.

Liegt eine Probandin in einer horizontalen Körperlage, unterscheidet sich der Blutdruck in den Blutgefäßen des Kopfes und den Füßen kaum. Wird jedoch eine stehende Position eingenommen, fällt der mittlere arterielle Blutdruck im Kopf um etwa 50 mmHg ab und nimmt im Bereich der Füße um etwa 90 mmHg zu (Burton 1965). Gleichzeitig strömen beim schnellen Übergang vom Liegen zum Stehen 400–600 ml Blut aufgrund der Erdanziehung von den intrathorakalen Gefäßen in die unteren Extremitäten (Gauer u. Thron 1965). Der venöse Rückfluß zum Herzen ist daraufhin verringert, verbunden mit einer kurzfristigen Abnahme des Schlagvolumens und des mittleren arteriellen Blutdrucks. Diese Veränderungen aktivieren das sympathische Nervensystem. Der daraus resultierende Anstieg der Herzfrequenz und des totalen peripheren Widerstandes ist in den meisten Fällen in der Lage, den mittleren arteriellen

Blutdruck wieder auf das Ausgangsniveau anzuheben, obwohl das Herzminutenvolumen noch gegenüber den Ausgangswerten reduziert ist. Der systolische Blutdruck bleibt in dieser Kompensationsphase nahezu unverändert, wohingegen der diastolische Blutdruck ansteigt und die Blutdruckamplitude geringer wird. Diese Reaktion im Blutdruckverhalten und der Herzfrequenz ist bei den meisten gesunden nichtschwangeren Probandinnen gleichförmig. Nur eine kleine Gruppe vermag den mittleren arteriellen Blutdruck während der Stehphase nicht aufrechtzuerhalten, was zumeist auf eine unzureichende Aktivierung des sympathischen Nervensystems hinweist. Diese Störung wird *Orthostatische Hypotonie* genannt (Witzleb 1983).

Die aufgrund der Schwerkraft ausgelösten kardiovaskulären Reaktionen im Stehen sind möglicherweise während der Schwangerschaft ausgeprägter, da der periphere vaskuläre Widerstand verringert und die venöse Kapazität vergrößert ist. Unter diesen Bedingungen kann vermehrt Blut in die Venen der unteren Extremität strömen und dort verbleiben (Metcalfe et al. 1988). Der konsekutive Abfall des Schlagvolumens und des mittleren arteriellen Blutdrucks ist während der Gravidität stärker ausgeprägt, zumal er gleichzeitig mit einer Verringerung der Durchblutung im Splanchnikusgebiet einhergeht. Diese theoretische Vorstellung wird durch eine Untersuchung von Pyörälä (1966) gestützt, der im Orthostasetest einen häufigeren Abfall des Blutdrucks bei schwangeren Frauen im Stehen beobachtete. Dieser Blutdruckabfall im Stehen ist aber *nicht* vom Ruheblutdruck abhängig (Heimann 1991), sondern kann sowohl bei hypotonen als auch bei normotonen Schwangeren vorkommen.

Unter der Voraussetzung, daß die uterine Durchblutung direkt von Blutdruckveränderungen abhängig ist (Greiss 1982), sollte eine Zunahme der hypotensiven Reaktion im Stehen während der linearen Phase des fetalen Wachstums zu einer Wachstumsretardierung führen (Clapp 1989).

Blutdruckabfall im Stehen und Geburtsgewicht

In einer Studie wurden 41 Frauen zwischen der 34. und 40. Schwangerschaftswoche einem Orthostasetest (Jarmatz et al. 1976; de Marées u. Jarmatz 1976) unterzogen. Jede schwangere Frau hatte eine klinisch unauffällige Einlingsschwangerschaft mit einem genau errechenbaren Geburtstermin. Blutdruck und Herzfrequenz wurden zunächst im Liegen, dann im Stehen und anschließend wieder im Liegen mit einem Dinamap-Blutdruckmeßgerät gemessen (Hohmann 1991; Hohmann u. Künzel 1991).

Als Ergebnis zeigte sich eine Beziehung zwischen der Veränderung des mittleren arteriellen Blutdrucks beim Übergang vom Liegen zum Stehen und dem Geburtsgewicht, was in Abb. 6 dargestellt wird. Zwischen beiden Parametern konnte eine signifikante Beziehung nachgewiesen werden ($p < 0{,}001$). Diese lineare Beziehung zeigt ein Bestimmtheitsmaß (r^2) von 0,32, was ein Drittel der Variation des Geburtsgewichts von 1290 g in dem Bereich von 2780–4070 g erklärt. Diese Gewichtsunterschiede werden deutlich in einem Veränderungsbereich des mittleren arteriellen Blutdrucks von etwa 25 mmHg (Bereich: -18–9 mmHg). Damit konnte für die Spätschwangerschaft eine direkte Beziehung zwischen dem Geburtsgewicht und der Veränderung des

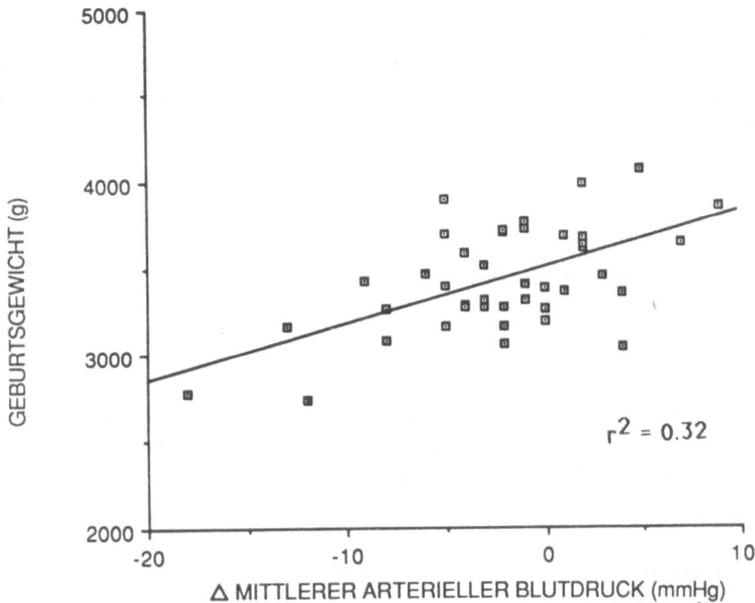

Abb. 6. Beziehung zwischen der Veränderung des mittleren arteriellen Blutdrucks in der Spätschwangerschaft und dem Geburtsgewicht (n = 41, y = 3499 + 32,40x, r = 0,57, p < 0,001). Die schwangeren Frauen mit dem ausgeprägtesten Abfall des Blutdrucks im Stehen haben die leichtesten Neugeborenen

Blutdrucks im Stehen nachgewiesen werden. Eine Beziehung zwischen dem Geburtsgewicht und dem Blutdruck in Ruhe bestand *nicht*. Im Gegensatz zur Spätschwangerschaft war in der Frühschwangerschaft keine Beziehung zwischen dem Geburtsgewicht und der Veränderung des mittleren arteriellen Blutdrucks nachzuweisen.

Die Zahl der Frauen, deren diastolischer Blutdruck im Stehen abfiel, betrug in der Spätschwangerschaft 73% gegenüber 33% einer Kontrollgruppe außerhalb der Schwangerschaft. Diese Ergebnisse zeigen, daß durch die graviditätsbedingten Änderungen die Fähigkeit im dritten Trimenon abnimmt, den systemischen vaskulären Widerstand zu steigern. Diese Vorstellung scheint von zwei Longitudinalstudien gestützt zu werden, bei denen Plasmakatecholaminkonzentrationen im Kipptischversuch im dritten Trimester der Schwangerschaft bestimmt wurden. In diesem Schwangerschaftsalter war beim Übergang in eine stehende Körperhaltung ein signifikant geringerer Anstieg der Plasmakatecholaminkonzentrationen im Vergleich zu dem Meßzeitpunkt nach der Geburt zu beobachten (Barron et al. 1986; Nissel et al. 1985).

Schlußfolgerung

Ein Blutdruckabfall im Stehen ist während der Schwangerschaft nicht vom Ruheblutdruck abhängig. Das kindliche Geburtsgewicht ist nicht vom Ruheblutdruck, sondern vom Blutdruckabfall in der Stehphase beeinflußt. Schwangere mit dem ausgeprägtesten Blutdruckabfall im Stehen haben die leichtesten Neugeborenen.

Welche antihypotensive Therapie?

Physikalische Maßnahmen

Unsere Untersuchungen haben gezeigt, daß Mütter, die einen Abfall des Blutdrucks im Stehen während der Spätschwangerschaft zeigten, Neugeborene mit einem geringeren Geburtsgewicht gebärten. Die aufrechte Körperhaltung hat bei Schwangeren mit orthostatischer Hypotonie einen negativen Effekt auf das Geburtsgewicht von Neugeborenen, was auf eine Abnahme der plazentaren Perfusion in der Stehphase schließen läßt (Suonio et al. 1976). Eine vorangegangene Studie konnte zeigen, daß Bettruhe im Vergleich zu körperlicher Arbeit in der gleichen Körperlage einen fördernden Effekt auf die uterine Durchblutung ausübt (Morris et al. 1956). Diese Beobachtung wird von zwei weiteren Untersuchungen gestützt, die den Einfluß von Bettruhe während des dritten Trimenons bei Einlings- und Mehrlingsschwangerschaften beschreiben. Bettruhe verringerte während des dritten Trimenons signifikant die Häufigkeit von fetalen Wachstumsretardierungen (Jeffrey et al. 1974; Siddiqi et al. 1989). Diese Ergebnisse weisen darauf hin, daß ein orthostatischer Belastungstest 8–10 Wochen vor dem errechneten Geburtstermin hilfreich sein mag, um die Patientinnen zu erfassen, die einen ausgeprägten Abfall des mittleren arteriellen Blutdrucks im Stehen zeigen.

Diesen Patientinnen mit orthostatischer Hypotonie sollte daher empfohlen werden, ihre körperlichen Aktivitäten einzuschränken und während des Tages häufiger eine liegende Position im weiteren Schwangerschaftsverlauf einzunehmen oder alternativ Kompressionsstrümpfe zu tragen (Weber et al. 1987). Patientinnen, die vor allem subjektive Beschwerden in der Frühschwangerschaft haben, sollte geraten werden, neben Kneippschen Anwendungen ein leichtes körperliches Training (Schwimmen, Gymnastik) durchzuführen.

Medikamentöse Therapie

Bisher gibt es lediglich zwei Studien (Goeschen et al. 1984; Grünberger u. Parschalk 1980), die die Wirkung von antihypotensiven Therapeutika auf hypotone Schwangere prüfen (Tabelle 2). Beide Untersuchungen erfüllen aber nicht die Kriterien von methodisch einwandfreien prospektiven Doppelblindstudien.

a) Mineralokortikoide. Grünberger (1980) führte an 70 gesunden Schwangeren mit Blutdruckwerten von 110/65 mmHg und weniger Plazentadurchströmungs-

Tabelle 2. Der Rückgang von Frühgeburten und das erhöhte Geburtsgewicht von Neugeborenen von hypotonen Müttern, die mit Desoxykortikosterontrimethylazetat (DOCTA) bzw. Dihydroergotamin (DHE) behandelt wurden. Die Zahlen in Klammern zeigen die Werte der unbehandelten Kontrollen

	Mineralokortikoid (DOCTA)	Dihydroergotamin (DHE)
Frühgeburt	5 % (20 %)	9 % (17 %)
Geburtsgewicht	3310 g (2820 g)	3180 g (2950 g)
	Grünberger 1980	Goeschen 1984

messungen durch und fand in 88 % der Fälle eine eingeschränkte utero-plazentare Durchblutung. 40 dieser hypotonen Patientinnen wurden anschließend mit Mineralokortikoiden behandelt, worauf eine deutliche Verbesserung der utero-plazentaren Perfusion erreicht werden konnte (Tabelle 2). Im Vergleich zu den 30 Schwangeren der Kontrollgruppe war das Auftreten der Frühgeburt (< 38. SSW) bei den mit Mineralokortokoiden behandelten Patientinnen um das 4fache verringert (20 % vs. 5 %). Zugleich zeigten die Kinder der behandelten Mütter ein im Mittel um 500 g höheres Geburtsgewicht und keine Zeichen der intrauterinen Mangelentwicklung. Diesem therapeutischen Konzept gebührt ein besonderes Interesse, da das Renin-Angiotensin-Aldosteron-System für die längerfristige Aufrechterhaltung des Blutdrucks von Bedeutung ist. Therapeutisch eingesetzte Mineralokortikoide bewirken eine Tonisierung der peripheren Gefäße und eine Zunahme des intravasalen Blutvolumens mit dem Ergebnis eines verbesserten venösen Angebotes an das Herz und damit einer Vergrößerung des Herzminutenvolumens (Witzleb 1974). Möglicherweise zeigen hypotone Schwangere Störungen im Bereich des Renin-Angiotensin-Aldosteron-Systems, wobei der für die Gravidität tpyische Anstieg von Aldosteron, Renin und Angiotensin II unzureichend bleibt und ursächlich für eine verminderte Zunahme des Plasmavolumens während der Schwangerschaft verantwortlich ist. In einzelnen Fällen ist eine verstärkte Ödemneigung eine unerwünschte Nebenwirkung der Mineralokortikoide, welche sich gerade während der Schwangerschaft nachteilig auswirken kann. Bei Reduktion der Dosis sollen sich die Ödeme wieder zurückbilden (Witzleb 1974).

b) Dihydroergotamin. Mit den Untersuchungen von Goeschen et al. (1984) wird ein anderer therapeutischer Weg aufgezeigt. Von 350 hypotonen Schwangeren wurden 156 Patientinnen mit 2 × 2,5 mg. Dihydroergotamin behandelt. Im Vergleich zur Kontrollgruppe (n = 194) war das Auftreten der Frühgeburt (< 37. SSW) in der mit Dihydroergotamin behandelten Gruppe um das 2fache verringert (17 % vs. 9 %). Zugleich zeigten die Kinder der behandelten Mütter ein im Mittel um 200 g höheres Geburtsgewicht (Tabelle 2).

c) Gefahren der medikamentösen Therapie. Bisher ist die Frage ungeklärt, ob mit der Verabreichung vasoaktiver Substanzen nicht nur das venöse Gefäßsystem tonisiert, sondern auch eine Vasokonstriktion der arteriellen uterinen

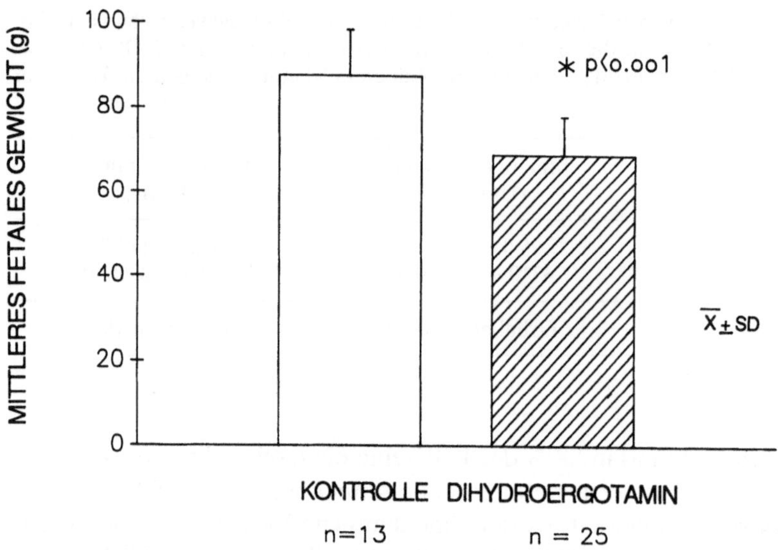

Abb. 7. Die Differenz im mittleren fetalen Gewicht zwischen den unbehandelten und den mit Dihydroergotamin behandelten schwangeren Meerschweinchen am Ende der Schwangerschaft. Die mit Dihydroergotamin behandelten Tiere liegen im Mittel um 19 % unter dem Gewicht der Kontrollen

Strombahn hervorgerufen wird. Die Verbesserung des venösen Rückstroms durch reduziertes venöses „Pooling" wäre von Vorteil für die Hämodynamik. Ihm würde die Erhöhung des Strömungswiderstandes in der uterinen Strombahn entgegenwirken. Dihydroergotamin erhöht den venösen Tonus, das zentrale Blutvolumen und das Herzminutenvolumen (Witzleb 1974).

Bisher war die Frage nicht untersucht, ob Dihydroergotamin auch eine Wirkung auf die uterine arterielle Zirkulation ausübt. Daher verabreichten wir schwangeren Meerschweinchen Dihydroergotamin (14 µg/KG/Tag i. m.) über die zweite Schwangerschaftshälfte und bestimmten kurz vor dem Geburtstermin die plazentare Durchblutung mit radioaktiv markierten Mikrosphären (Hohmann u. Künzel 1988). Im Vergleich zu einer Kontrollgruppe (0,9 % NaCl-Lsg.) waren die plazentare Durchblutung um 51 % erniedrigt, der plazentare vaskuläre Widerstand um 45 % erhöht und das fetale Gewicht um 21 % verringert (Abb. 7). Ähnlich deutliche negative Veränderungen fanden wir in zusätzlichen Experimenten an schwangeren Meerschweinchen nach Verabreichung des direkten Sympathomimetikums Etilefrin oder des indirekten Sympathomimetikums Amezinium (Hohmann u. Künzel 1989).

Schlußfolgerung

Ein einheitliches therapeutisches Konzept zur Behandlung der Hypotonie während der Gravidität liegt bis heute noch nicht vor. Möglicherweise besteht auch bei der schwangeren Frau die Gefahr, bei Verabreichung von Dihydroergotamin, Etilefrin und Amezinium einen konstriktiven Effekt auf uterine Gefäße auszuüben, was die uterine Durchblutung vermindern und eine Wachstumsretardierung des Feten hervorrufen kann. So sollte aufgrund der gefäßaktiven Wirkung dieser Substanzen im Bereich der arteriellen Strombahn eine medikamentöse Therapie nur bei ausgeprägten hypotonen Beschwerden eingeleitet werden, dann aber nur im II. Trimenon kurzzeitig und nach sorgfältigster Abwägung von Nutzen und Risiko. Vielmehr sollte physikalischen Maßnahmen zunächst der Vorzug gegeben werden, wie Kneippsche Anwendungen und leichtes körperliches Training (Schwimmen, Gymnastik). Liegt jedoch eine orthostatische Hypotonie vor, so sollte eine stehende Position möglichst vermieden werden, und die Patientin sollte eine sitzende oder liegende Körperhaltung bevorzugen. Ist ihr dies während ihres Tagesablaufs nicht möglich, so ist ihr das Tragen von Kompressionsstrümpfen zu empfehlen.

Literatur

Barron WM, Mujais SK, Zinaman M, Bravo EL, Lindheimer MD (1986) Plasma catecholamine responses to physiologic stimuli in normal human pregnancy. Am J Obstet Gynecol 154:80–84

Burton AC (1965) Physiology and biophysics of the circulation. Year Book Med, Chicago

Clapp JF, Seaward BL, Sleamaker RH, Hiser J (1988) Maternal physiologic adaptations to early human pregnancy. Am J Obstet Gynecol 159:1456–1460

Clapp JF (1989) Physiological adaptation in fetal growth retardation. In: Spencer JAD (ed) Fetal monitoring. Castle House Publ. Tunbridge Wells, UK, p 103

Friedman EA, Neff RK (1978) Hypertension-hypotension in pregnancy. JAMA 239:2249–2251

Gauer OH, Thron HL (1965) Postural changes in the circulation. In: Handbook of physiology. Circulation, 3rd edn. American Physiology Society, Bethesda, Maryland, pp 2409–2439

Goeschen K, Jäger A, Saling E (1984) Wert der Dihydroergotaminbehandlung bei Hypotonie in der Schwangerschaft. Geburtshilfe Frauenheilkd 44:351–355

Goeschen K, Behrens O (1988) Hypotonie in der Schwangerschaft. In: Schneider J, Weitzel H (Hrsg) Edition Gynäkologie und Geburtsmedizin. Wissenschaftliche Verlagsgesellschaft, Stuttgart, S 11

Greiss FC (1982) Uterine pressure flow relationships. In: Moawad AH, Lindheimer MD (eds) Uterine and placental blood flow. Masson, New York, p 67

Grünberger W, Leodolter S, Parschalk O (1979) Schwangerschaftshypotension und „fetal outcome". Fortschr Med 97:141–144

Grünberger W, Parschalk O (1980) Schwangerschaftshypotension – ein Frühgeburtsrisiko. Wien Klin Wochenschr 6:210–213

Hainsworth R (1986) Vascular capacitance: its control and importance. Rev Physiol Biochem Pharmacol 105:101–173

Harsynyi J, Kiss D (1985) Hypotonie in der Schwangerschaft. Zbl Gynäkol 107:363–369

Heimann C (1991) Orthostase und Schwangerschaft. Med Dissertation, Universität Gießen

Hohmann M, Künzel W (1985) Hypotonie im dritten Trimenon der Schwangerschaft. (Vortrag) Sitzung der Perinatologischen Arbeitsgemeinschaft Hessen, Bad Nauheim, 30. 12. 1985

Hohmann M. Künzel W (1988) Dihydroergotamine (DHE) causes fetal growth retardation in guinea pigs. Scientific Abstracts. Soc Gynecol Invest 266:192

Hohmann M, Künzel W (1989) Etilefrine and amezinium reduce uterine blood flow of pregnant guinea pigs. Eur J Obstet Gynecol Reprod Biol 30:173–181

Hohmann M, Keve TM, Osol G, McLaughlin MK (1990) Norepinephrine sensitivity of mesenteric veins in pregnant rats. Am J Physiol 259:R753–R759

Hohmann M (1991) Bedeutung und Funktion von Venen während der Schwangerschaft. Habilitationsschrift, Universität Gießen

Hohmann M, Künzel W (1991) Orthostatic hypotension and birthweight. Arch Gynecol Obstet 248:181–189

Hytten F, Chamberlain G (1980) Clinical physiology in obstetrics. Blackwell, Oxford

Jarmatz H, de Marées G, Kunitsch G (1976) Zur Normierung der orthostatischen Belastung. Vergleich einer normierten statischen Belastung unter Labor- und Routinebedingungen. Med Welt 38:1789

Jeffrey RL, Watson AB, Delaney JJ (1974) Role of bed rest in twin gestation. Obstet Gynecol 43:822–826

Kastendieck E (1986) Bedeutung der Hypotonie, Hypertonie, Anämie, Minderwuchs, pathologische Gewichtszunahme, Über- und Untergewicht der Mutter als Schwangerschaftsrisiko – Daten der Bayerischen Perinatalerhebung. In: Dudenhausen JW, Saling E (Hrsg) Perinatale Medizin. Thieme, Stuttgart

Kirchhoff H (1976) Das hypotensive Syndrom in der Schwangerschaft und unter der Geburt. Med Klin 71:1928–1936

MacGillivray I, Buchanan TJ (1958) Total exchangable sodium and potassium in non-pregnant woman and in normal and pre-eclamptic pregnancy. Lancet II:1090

Marées H de, Jarmatz H (1976) Zur Normierung der orthostatischen Belastung. Verhalten von versacktem Blutvolumen, arteriellem Einstrom und Herzfrequenz bei verschiedenen orthostatischen Belastungen. Med Welt 38:1784

McAnulty JH, Ueland K (1986) The effects of pregnancy on the cardiovascular system and oxygen transport. In: Burwell CS, Metcalfe J (eds) Heart disease and pregnancy. Little Brown, Boston

McClure Browne JC (1961) Survey of eclampsia – clinical aspects. Pathol Microbiol 24:542–556

Metcalfe J, Stock MK, Barron DH (1988) Maternal physiology during gestation: In: Knobil E, Neill J (eds) The physiology of reproduction. Raven Press, New York

Morris N, Osborn SB, Wright HP, Hart A (1956) Effective uterine blood flow during exercise in normal and pre-eclamptic pregnancies. Lancet II:481

Moutquin JM, Rainville C, Giroux L, Raynauld P, Amyot G, Bilodeau R, Pelland N (1985) A prospective study of blood pressure in pregnancy: prediction of preeclampsia. Am J Obstet Gynecol 151:191–196

Naeye RI (1981) Maternal blood pressure and fetal growth. Am J Obstet Gynecol 141:780–787

Nissel H, Hjemdahl P, Linde B, Lunell NO (1985) Sympathoadrenal and cardiovascular reactivity in pregnancy-induced hypertension. II: Responses to tilting. Am J Obstet Gynecol 152:554–560

Pyörälä T (1966) Cardiovascular response to the upright position during pregnancy. Acta Obstet Gynecol Scand 45:1–116

Rimbach E, Heiligenstein E (1967) Die klinische Bedeutung der Hypotonie in der Schwangerschaft und während der Geburt. Med Welt 34:1950–1954

Rothe CF (1983) Handbook of physiology: The cardiovascular system, Vol 3. American Physiological Society, Bethesda, Maryland, pp 397–452

Siddiqi TA, Woods JR, Miodovnik M et al (1989) Intrauterine growth retardation: can it be reserved? (Abstract) In: Proceedings of the 36th Annual Meeting of the Society for Gynecologic Investigation, Vol 104. San Diego, USA, pp 132

Suonio S, Simpanen AL, Olkkonen H, Haring P (1976) Effect of the left recumbent position compared with the supine and upright positions on placental blood flow in normal late pregnancy. Ann Clin Res 8:22–26

Weber S, Schneider KTM, Bung P, Fallenstein F, Huch A, Huch R (1987) Kreislaufwirkung von Kompressionsstrümpfen in der Spätschwangerschaft. Geburtshilfe Frauenheilkd 47:395–400

Witzleb E (1974) Hypotone und orthostatische Regulationsstörungen. Scripta Medica Merck, Darmstadt

Witzleb E (1983) Functions of the vascular system. In: Schmidt RF, Thews G (eds) Human physiology. Springer, Berlin Heidelberg New York Tokyo

Wolff F, Bauer M, Bolte A (1990) Schwangerschaftshypotonie. Geburtshilfe Frauenheilkd 50:842–847

Geburtsleitung vor der 34. Schwangerschaftswoche

A. Jensen

Die Senkung der perinatalen Mortalität in den vergangenen Jahren auf nunmehr fast 6‰ (Hessische Perinatalerhebung 1990) könnte den Eindruck vermitteln, daß die Qualität unserer Geburtshilfe kaum noch zu steigern sei. Aber der Schein trügt. Betrachten wir z. B. die perinatale Mortalität in Untergruppen, wie sie die Frühgeborenen darstellen, dann ergibt sich ein völlig anderes Bild. So wird beispielsweise die Mortalität in der 33. bis 34. Schwangerschaftswoche mit 3% angegeben, ist also 5mal höher als die Mortalität bezogen auf das Gesamtkollektiv (Halberstadt u. Granitzka 1987). Noch deutlicher wird es, wenn man die 31. bis 32. Schwangerschaftswoche und die 27. bis 28. Schwangerschaftswoche betrachtet, da in diesen Gruppen von Frühgeborenen die Mortalität sogar 12 bzw. 50% beträgt (Halberstadt u. Granitzka 1987). Derartige Betrachtungen schließen natürlich nicht die ebenfalls gegebene Morbidität, d. h. die unter Umständen bei Frühgeborenen vorliegenden Schädigungen des Gehirns und Verzögerungen der psychomotorischen Entwicklung, mit ein. So gesehen wird deutlich, daß die Qualität unserer Geburtshilfe sich an der Mortalität *und* an der Morbidität von Risikogruppen, wie sie ganz besonders die sehr unreifen Frühgeborenen darstellen, orientieren muß.

Leider ist es oftmals erst die Betrachtung pathoanatomischer Hirnpräparate sehr unreifer Neugeborener, die uns drastisch vor Augen führt, um was es bei der Geburtsleitung von Frühgeborenen wirklich geht. Die zur Sektion kommenden Fälle weisen oft massive Ventrikelausgußblutungen mit Einbruch in die äußerst vulnerable und weich-zerfließliche Hemisphäre auf, die oft die Todesursache dieser Kinder sind. Die Qualität unserer Geburtshilfe wird sich in Zukunft daran messen lassen müssen, inwieweit es gelingt, solche katastrophalen Ereignisse für Leben und Gesundheit der Frühgeborenen zu vermeiden.

Es erhebt sich die Frage, warum gerade die Geburtsleitung unterhalb der 34. Woche besonderer Beachtung bedarf. Betrachtet man die Hirnblutungshäufigkeit in Abhängigkeit vom Schwangerschaftsalter (Abb. 1) so fällt auf, daß in der 31. bis 34. und unterhalb der 30. Schwangerschaftswoche, sowohl Häufigkeit als auch Schweregrad der Hirnblutungen sprunghaft gegenüber denen der reiferen Kinder ansteigen. Das unterstreicht die besondere Empfindlichkeit der sehr unreifen Frühgeborenen. Aus Nachuntersuchungen dieser Kinder, die in Zusammenarbeit mit der Neuropädiatrischen Abteilung der Universitätskinderklinik Gießen (Prof. Neuhäuser) an allen in den Jahren 1984 bis 1988 in der Universitätsfrauenklinik Gießen geborenen Kindern durchgeführt wurde, wissen wir, daß ca. 1/3 der Frühgeborenen mit schwersten Hirn-

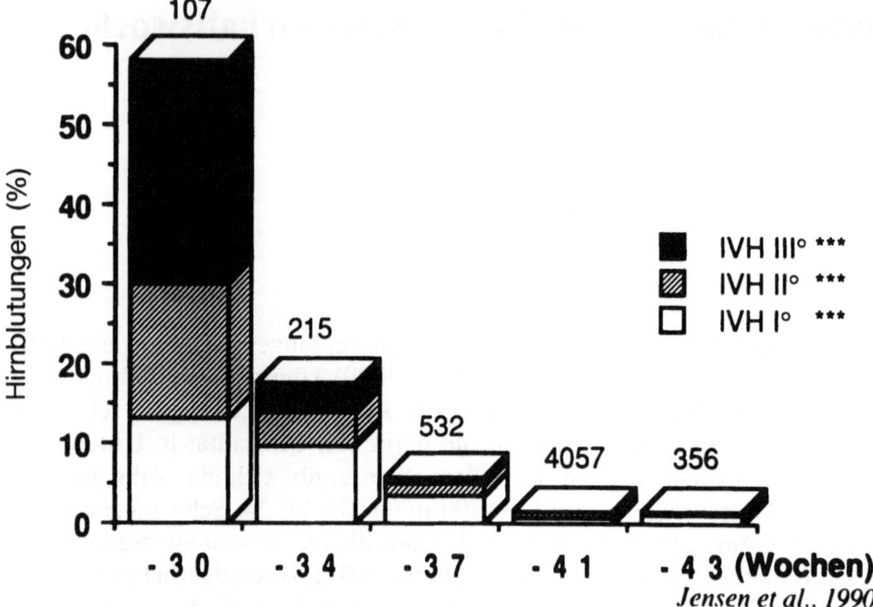

Abb. 1. Hirnblutungshäufigkeit (Grad I–III) und Schwangerschaftsalter (n = 5301)

blutungen (Grad III) im weiteren Verlauf versterben und weitere 10% schwerstbehindert sind (Jensen, Neuhäuser, Bock, Kowalewski, unveröffentlichte Ergebnisse). Diese Ergebnisse machen das enorme Risiko deutlich, das diese Gruppe von unreifen Frühgeborenen bezüglich einer zerebralen Morbidität trägt.

Es ist aber nicht nur die zerebrale, sondern auch die pulmonale Morbidität, die unterhalb der 34. Schwangerschaftswoche ansteigt. Deshalb wurden alle in dem genannten Zeitraum 1984 bis 1988 in die Universitätskinderklinik verlegten Kinder (n = 862) auf das Vorhandensein eines Atemnotsyndroms untersucht (Flick, Jensen, Reither, Bender, 1990, unveröffentlichte Ergebnisse). Die in Abb. 2 dargestellten Häufigkeiten und Schweregrade des Atemnotsyndroms der verlegten Kinder zeigt deutlich einen sprunghaften Anstieg und eine Zunahme der Schweregrade unterhalb der 34. Schwangerschaftswoche (Abb. 2). Diese Gruppe von Frühgeborenen ist sowohl zerebral als auch pulmonal äußerst gefährdet, und diesem Umstand muß die Geburtsleitung Rechnung tragen.

Ein wesentlicher Unterschied in der Betreuung reifer und unreifer Neugeborener ist die Tatsache, daß die meisten geburtshilflich relevanten Risikofaktoren um ein Vielfaches häufiger bei Frühgeborenen vorkommen, als bei am Termin geborenen Kindern. In absteigender Häufigkeit gilt dies besonders für den vorzeitigen Blasensprung (41%), das pathologische CTG (39%), Beckenendlage (30%), Mehrlinge (21%), Gestose (15%), Retardierung (7%), Querlage (5%), Diabetes (3%), Fieber unter der Geburt (3%) und Mißbildung (2,5%) (Abb. 3).

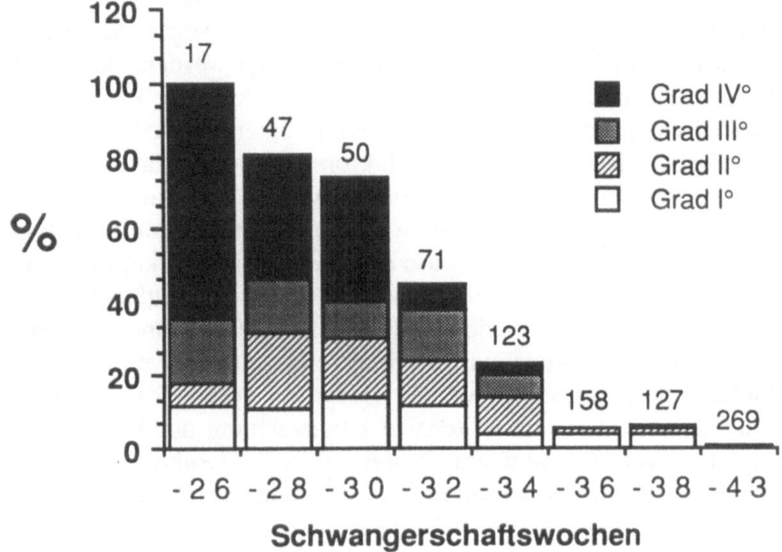

Abb. 2. Atemnotsyndrom (Grad I–IV) und Schwangerschaftsalter (n = 863)

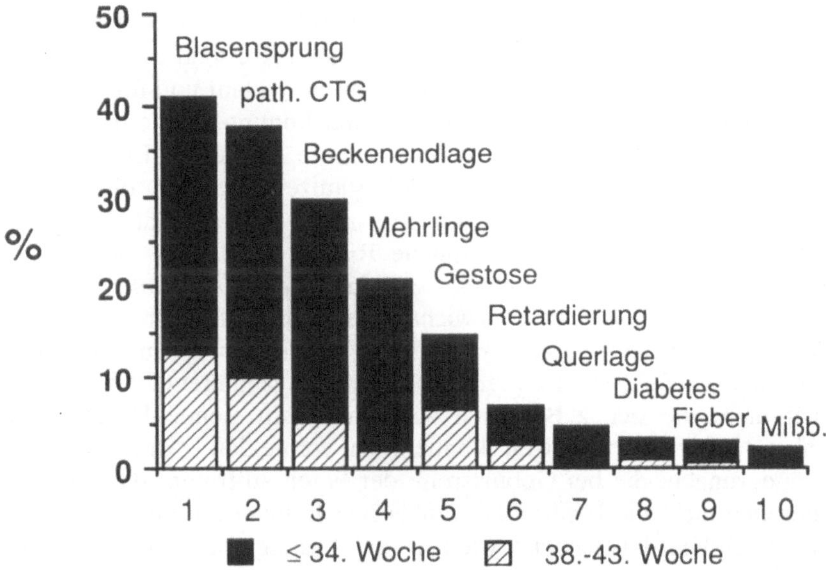

Abb. 3. Risikofaktoren bei Frühgeburtlichkeit

Das in unserem Krankengut häufigste Risiko in der Gruppe von Kindern, die vor der 34. Schwangerschaftswoche geboren werden, ist der *vorzeitige Blasensprung*. Die Diagnose muß aufgrund der weitreichenden Konsequenzen für Mutter und Kind sichergestellt sein. Das heißt, läßt sich durch Spekulumuntersuchung oder durch Verwendung eines Indikators keine Klarheit über das

Bestehen eines vorzeitigen Blasensprunges erlangen, so müssen Ultraschall oder die Verwendung einer Portiokappe oder sogar die Amniozentese mit Blauinstillation in die Amnionhöhle eingesetzt werden, um Klarheit zu schaffen. Diese Untersuchungen sollten bei Aufnahme der Patientin mit einer bakteriologischen Diagnostik zum Ausschluß einer Zervizitis verbunden werden.

Sprechen nicht andere Risikofaktoren dagegen, dann sollte eine Tragzeitverlängerung durch Tokolyse versucht werden, um eine Lungenreifeinduktion durch Gabe von Kortikosteroiden an die Mutter durchführen zu können. Diese Therapie wird an unserem Hause durch eine Antibiotikaprophylaxe und Lokaltherapie ergänzt. Erst kürzlich konnte wiederum der günstige Effekt der Antibiotikaprophylaxe auf die Tragzeitverlängerung und auf den klinischen Zustand des Kindes post partum durch eine prospektive randomisierte Doppelblinduntersuchung belegt werden (Johnston et al. 1990). Die so therapierten Patienten erfordern eine intensive Überwachung der Entzündungsparameter, besonders von C-reaktivem Protein (CRP), Leukozyten und Temperatur, damit ein Beginn des Amnioninfektionssyndroms sofort erkannt werden kann.

Die frühe Intervention bei ersten Anzeichen einer beginnenden Infektion ist besonders wichtig, da eine Sepsis der Kinder unbedingt vermieden werden muß. Aus der Gießener Hirnsonographischen Reihenuntersuchung geht klar hervor, daß Kinder, die unter den Zeichen eines Amnioninfektionssyndroms geboren wurden, ein extrem erhöhtes Hirnblutungsrisiko tragen, das z. T. durch Endotoxineinschwemmung in den fetalen Kreislauf bedingt ist (Jensen et al. 1989). Diese steigert den Verbrauch von Surfactant und fördert dadurch die Entstehung eines Atemnotsyndroms. Ferner kommt es, wie durch experimentelle Untersuchungen gezeigt werden konnte, bei einer Endotoxinämie des Feten zu einer Behinderung der Kreislaufzentralisation dieser Kinder im Sauerstoffmangel und zu Gerinnungsstörungen (Jensen et al. 1987).

Das zweithäufigste geburtshilfliche Risiko vor der 34. Schwangerschaftswoche ist das Auftreten eines *pathologischen Kardiotokogramms* (39%) (Abb. 3). Hierbei ist besonders wichtig, daß sich die Interpretation des Kardiotokogramms und die daraus abgeleiteten Konsequenzen an dem bestehenden Schwangerschaftsalter orientieren. So sind langanhaltende Sauerstoffmangelsituationen, die sich z. B. durch wiederholt auftretende Dezelerationen der fetalen Herzfrequenz zeigen können, zu vermeiden. Anders als bei CTG-Veränderungen, die bei Geburtsreife der Feten auftreten, darf man bei Frühgeborenen nicht die kardiotokographischen Indikatoren eines sich entwickelnden fetalen Kreislaufschocks, wie z. B. ein Ansteigen der basalen Herzfrequenz und einen Oszillationsverlust bei rezidivierenden wehenabhängigen Dezelerationen, abwarten. Vielmehr ist im Sinne einer präventiven Geburtsleitung eine *Frühintervention* beim Auftreten derartiger Veränderungen angezeigt. Der unreife Fetus ist viel weniger in der Lage, einem Sauerstoffmangel durch Umverteilung des Kreislaufs und durch Verstärkung des Sauerstofftransports zum Gehirn zu begegnen. Daher müssen die ersten Anzeichen eines Sauerstoffmangels zur Geburtsbeendigung führen, wobei wir vor der 30. Schwangerschaftswoche den korporalen Längsschnitt am Uterus empfehlen, da dieses Vorgehen ein besonders schonendes Entwickeln der Kinder ermöglicht. Eine vaginal-operative Entbindung, z. B. durch Forzeps (Divergenzzange) oder

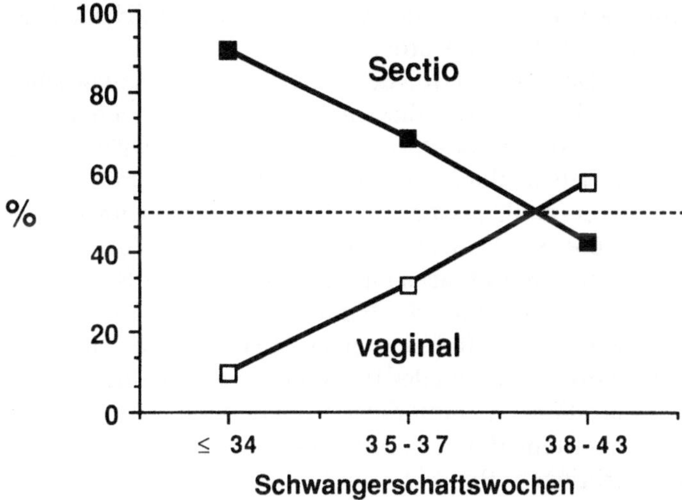

Abb. 4. Geburtsmodus bei Beckenendlage in Abhängigkeit zum Schwangerschaftsalter

durch Vakuumextraktion sollte den älteren Frühgeborenen vorbehalten bleiben, aber nur ausnahmsweise zur Anwendung kommen, wenn die geburtshilflichen Bedingungen besonders günstig sind und ein zusätzliches Risiko für das Neugeborene ausgeschlossen erscheint.

Die häufigste Lageanomalie in der Frühgeborenengruppe ist die *Beckenendlage* (30%) (Abb. 3). In unserem Hause werden geburtsreife Kinder (≥ 37. Schwangerschaftswoche), unabhängig von der Parität der Mutter, in ca. 60% der Fälle vaginal entwickelt (Abb. 4). Da jedoch die Kombination aus Frühgeburtlichkeit *und* Beckenendlage mit einem besonders hohen Mortalitäts- und zerebralen Morbiditätsrisiko belastet ist, sollten frühgeborene Kinder vor der 36. Schwangerschaftswoche aus Beckenendlage – wenn der Eingriff planbar ist – durch Sektio entbunden werden. Es wird vereinzelt immer Fälle geben, die den Geburtshelfer überraschen, so daß es zu einer vaginalen Entbindung eines Frühgeborenen aus Beckenendlage kommt. Diese Situation sollte aber die Ausnahme bleiben, und man sollte sich immer fragen, ob sich nicht doch noch unter Tokolyse und mit zügiger Operationsvorbereitung eine Sectio caesarea durchführen läßt, die bei Frühgeborenen in der Regel das schonendere Verfahren ist.

Mehrlinge treten fast bei jeder fünften Geburt vor der 34. Schwangerschaftswoche auf. Bei Drillingen und höherwertigen Mehrlingen kommt bei prospektiver Geburtsleitung nur die Sectio caesarea in Frage. Lediglich bei Gemini, die beide in Schädellage liegen und der Altersgruppe 31. bis 34. Schwangerschaftswoche angehören, ist in Ausnahmefällen bei günstigen geburtshilflichen Verhältnissen eine vaginale Entbindung der Kinder vertretbar, wenn kein anderes geburtshilfliches Risiko hinzutritt. Derartige Risiken betreffen insbesondere Lageanomalien und die drohende intrauterine Asphyxie, aber auch den vorzeitigen Blasensprung. Gemini vor der 30. Schwangerschaftswoche sollten, auch wenn sie beide in Schädellage liegen, durch Sectio caesarea entbunden werden.

Die *Gestose* tritt vor der 34. Schwangerschaftswoche mit einer Häufigkeit von ca. 5% auf. Bei diesem Risikofaktor orientiert sich die Geburtsleitung sehr stark an der Akuität der Erkrankung. So wird man bei mäßiger Anhebung des arteriellen Blutdrucks ohne Nachweis von mütterlichen Gefäßveränderungen unter antihypertensiver Therapie bei engmaschiger Überwachung von Mutter und Kind zunächst abwarten können. Voraussetzung ist allerdings, daß ein ausreichendes Wachstum des Kindes durch Biometrie nachgewiesen ist und daß kardiotokographische Hinweise auf einen Sauerstoffmangel fehlen.

Kommt es im Rahmen eines HELLP-Syndroms zusätzlich zur Steigerung der Leberenzyme und des Bilirubins sowie zu einem Abfall der Thrombozytenkonzentration im mütterlichen Blut, dann wird eine rasche Geburtsbeendigung, meistens durch Sectio caesarea, die besten Ergebnisse für Mutter und Kind erbringen. Bei schweren Gestoseverläufen sollte man Nutzen und Risiko einer Induktion der Lungenreife des Kindes abwägen und gegebenenfalls von ihr absehen, da bei diesen Kindern häufig eine Wachstumsretardierung und damit aufgrund des Sauerstoffmangel-Stresses ohnehin eine gesteigerte Lungenreife besteht.

Die *Wachstumsretardierung* selbst kommt erheblich häufiger vor der 34. Schwangerschaftswoche als in Terminnähe vor und ist belastet mit einem erhöhten Hirnblutungsrisiko dieser Kinder (Abb. 5). Wird ein relativer Wachstumsstillstand der Kinder nachgewiesen, ist eine kurzfristige Kontrolle der Versorgungssituation des Feten unter Wehentätigkeit angezeigt (u. U. Belastungskardiotokogramm). Beim Auftreten von Zeichen eines Sauerstoffmangels sollte die Geburtsbeendigung erfolgen. Eine zunehmende Gefährdung des wachstumsretardierten Feten in utero kann durch Doppler-Untersuchung der fetalen Gefäße und der Nabelschnurgefäße erkannt werden. Die Indikation zur Schwangerschaftsbeendigung leitet sich nach unserer Erfahrung jedoch in den meisten Fällen aus dem Kardiotokogramm ab.

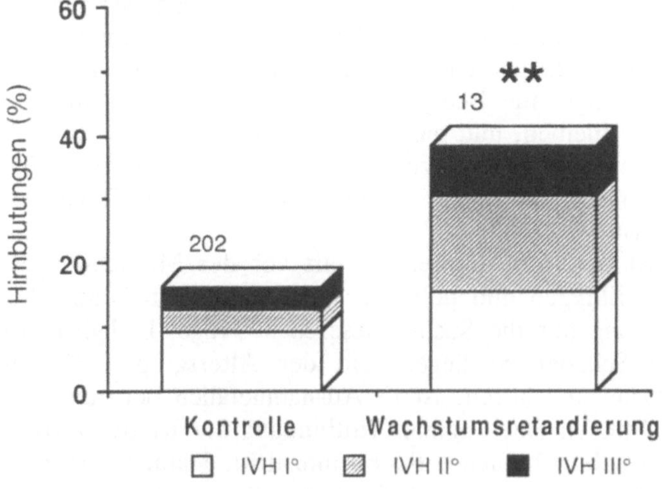

Abb. 5. Hirnblutungshäufigkeit bei Wachstumsretardierung vor der 34. Schwangerschaftswoche

Beim insulinpflichtigen *Diabetes mellitus* in gravditate (3%) sind bezüglich der Geburtsleitung zwei wesentliche Verläufe zu unterscheiden. Kommt es im Laufe der diabetischen Schwangerschaft zu einer Glukosemast des Kindes und damit zu einer Makrosomie, so ist besonders die Organunreife der Kinder von geburtshilflicher Bedeutung. Im Vordergrund steht hier die Unreife der Lunge, aber auch die der Plazenta mit der latenten Gefahr des Sauerstoffmangels. Die Indikation zur Lungenreifeinduktion muß anhand des Grades der Frühgeburtlichkeit gestellt werden. Dieses ist notwendig, da die Gabe von Kortikosteroiden die ohnehin schwierige Einstellung der mütterlichen Glukosekonzentration zusätzlich erschwert. Ist die Frühgeburtlichkeit eindeutig gegeben, sollte eine Hyperglykämie der Mutter durch zusätzliche Gaben von Insulin vor Verabreichung der Kortikosteroide abgefangen werden. Unter der Geburt ist es durchaus möglich, eine zur Kooperation bereite und fähige Patientin selbst mit der Glukoseüberwachung zu betrauen. Bei einer Muttermundweite von 5–6 cm kann dann zur Steuerung des Glukosemetabolismus die Umstellung auf eine „gedeckte" Infusion erfolgen.

Steht die Wachstumsretardierung des Kindes und damit die Plazentainsuffizienz im Rahmen eines Diabetes mellitus im Vordergrund, dann orientiert sich die Geburtsleitung an dem Nachweis oder Ausschluß von Zeichen einer fetalen Sauerstoffmangelsituation. Grundsätzlich ist zu sagen, daß sich bei guter Einstellung der Diabetikerin während der Schwangerschaft bezüglich der Geburtsleitung kein Unterschied zu Stoffwechselgesunden ergibt.

Abschließend soll auf den *Geburtsmodus* und die relative Gefährdung der Kinder in Abhängigkeit vom Geburtsmodus eingegangen werden. Wie aus Abb. 7 ersichtlich, ist bei Kindern unterhalb der 30. Schwangerschaftswoche das Hirnblutungsrisiko gegenüber einer Sektio oder einer Spontangeburt erhöht, wenn sie durch Spekulumentbindung geboren werden (Abb. 6). Das liegt z. T. sicher daran, daß es sich um Kinder an der Grenze zur Lebensfähigkeit handelt, die deshalb durch Spekulumentbindung geboren werden, weil der

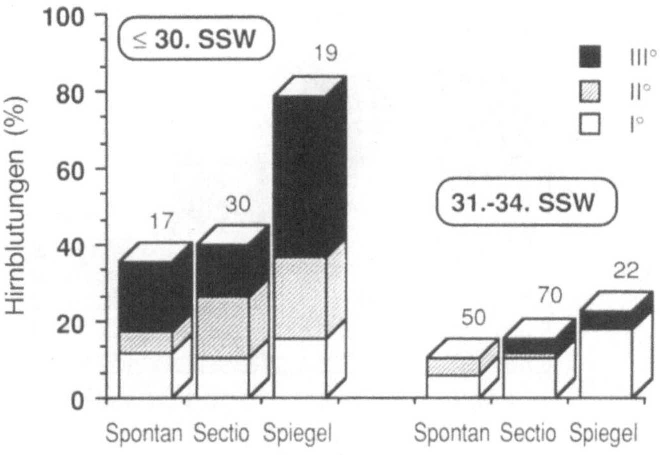

Abb. 6. Hirnblutungshäufigkeit und Geburtsmodus

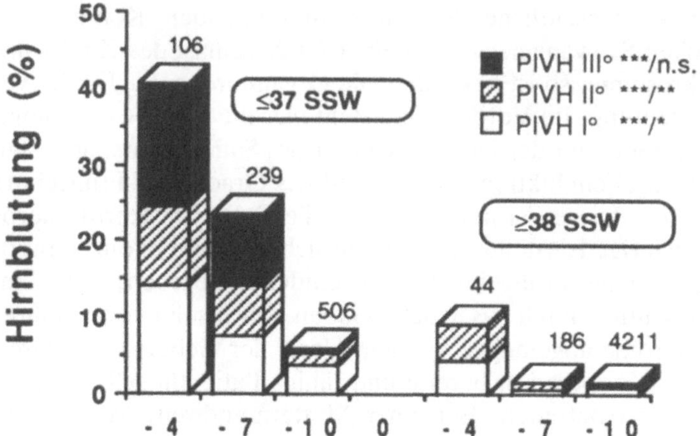

Abb. 7. Hirnblutungshäufigkeit und Apgar-Wert nach 1 min (n = 5301)

Mutter bei den schlechten Überlebenschancen des Kindes keine Sektio zugemutet werden kann. Es ist aber auch zu bedenken, daß bereits kleine Drucksteigerungen im Schädel der sehr unreifen Frühgeborenen, wie sie z. B. bei Kompression des kindlichen Kopfes zwischen Spekulum und Symphyse vorstellbar sind, zu Einblutungen in das Gehirn führen können. Deshalb muß nach Anlegen einer großen Episiotomie mit dem Einführen des Spekulums darauf geachtet werden, daß permanent ein die Geburtswege erweiternder Zug in

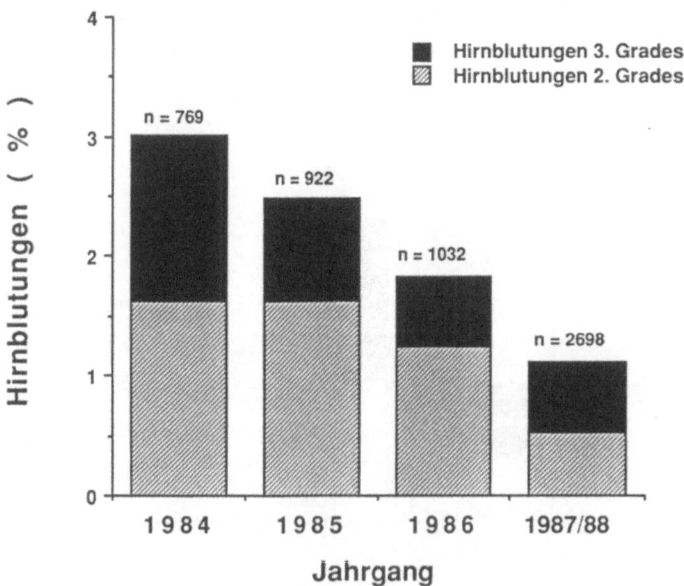

Abb. 8. Abnahme der Hirnblutungshäufigkeit seit 1984

Richtung Steißbein wirksam ist, ohne daß auf das Köpfchen Druck ausgeübt wird. Diese Form der operativen Entbindung sollte den risikobewußten und erfahrenen Geburtshelfern vorbehalten bleiben.

Wie die Hirnblutungshäufigkeit in bezug zum *Apgar-Wert* nach 1 min zeigt (Abb. 7), ist es auch bei Frühgeborenen möglich, schwerste Hirnblutungen nahezu völlig zu vermeiden, vorausgesetzt, die Kinder werden in einem nahezu lebendfrischen Zustand mit Apgar-Werten von 8 und mehr Punkten geboren. Das gilt auch für sehr unreife Frühgeborene unterhalb der 30. Woche.

Die vorgestellten Ergebnisse weisen darauf hin, daß alle Anstrengungen unternommen werden müssen, um von der Gruppe der Frühgeborenen vor der 34. Schwangerschaftswoche jegliche Form von Sauerstoffmangel, Trauma oder Sepsis fernzuhalten. Wenn das gelingt und wenn zusätzlich eine gute Neonatalversorgung dadurch gewährleistet wird, daß ein geschulter Neonatologe bei der Geburt eines Kindes vor der 34. Schwangerschaftswoche anwesend ist, dann lassen sich Mortalität und zerebrale Morbidität in dieser Hochrisikogruppe unserer Neugeborenen drastisch senken (Abb. 8).

Literatur

Halberstadt E, Granitzka S (1987) Komplikationen bei drohender Frühgeburt. In: Wulf K-H, Schmidt-Matthiesen H (Hrsg) Klinik der Frauenheilkunde und Geburtshilfe, Bd 6. Urban & Schwarzenberg, S 119–142

Jensen A, Lang U, Braems G (1987) Endotoxinschock des Feten verhindert Kreislaufzentralisation bei Asphyxie. XII. Akademische Tagung deutschsprachiger Hochschullehrer in der Gynäkologie und Geburtshilfe, St. Gallen, Abstracts, S 89

Jensen A, Klingmüller V, Sefkow S (1989) Hirnblutungsrisiko bei Früh- und Reifgeborenen: Eine prospektive sonographische Reihenuntersuchung an 2781 Neugeborenen. In: Künzel W, Kirschbaum M (Hrsg) Gießener Gynäkologische Fortbildung 1989. Springer, Berlin Heidelberg New York Tokyo, S 65–68

Johnston MM, Sanchez-Ramos L, Vaughn AJ, Todd MW, Benrubi GI (1990) Antibiotic therapy in preterm premature rupture of membranes: A randomized, prospective, double-blind trial. Am J Obstet Gynecol 193:743–747

Die Indikation zur Sectio bei Geburt aus Beckenendlage

M. Kirschbaum, K. Münstedt und W. Künzel

Einleitung

Im Bereich der Hessischen Perinatalerhebung (HEPE) wurden in den Jahren 1986–1989 ca. 85% aller Beckenendlagenkinder durch Kaiserschnitt entbunden. Von allen Kaiserschnitten bei Beckenendlagen wurden 90% (!) als *primäre* Kaiserschnitte durchgeführt. Nur bei einem Viertel aller Geburten aus Beckenendlage wurde überhaupt ein vaginaler Entbindungsversuch unternommen. Die hohe Rate an Kaiserschnitten ist die Folge einer Empfehlung von Kubli (1975), die Indikation zur Sectio bei Beckenendlage großzügiger zu stellen. Es gibt bereits eine ganze Generation von Gynäkologen, die bei Vorliegen einer Beckenendlage grundsätzlich eine Sectio durchführt. So ist die Zahl der vaginalen BEL-Geburten in den letzten 10 Jahren fast um die Hälfte zurückgegangen. Es ist unverkennbar, daß mit dem Anstieg der Sectiofrequenz bei Beckenendlagen die Zahl der geburtstraumatischen und asphyktischen Schäden gesenkt werden konnte (Schutte et al. 1985; Svenningsen et al. 1985). Die Zeiten im Kreißsaal gehören damit der Vergangenheit an, wo die ganze Extraktion und nachfolgende komplizierte Armlösungen bei hochgeschlagenen Armen nicht selten oder die Entwicklung des Kopfes schwierig war. Die Folge dieser komplizierten geburtshilflichen Operationen war häufig ein asphyktisches Kind mit den daraus resultierenden Zeichen der hypoxischen Hirnschädigung.

Die Forderung nach der generellen Sectio bei BEL war verständlich. In den vergangenen 30 Jahren war durch die verbesserten Narkose- und Operationsbedingungen der Kaiserschnitt sicherer geworden. So stellte Kubli 1975 die Frage, ob es für das Kind nicht sicherer sei, die vaginale Entbindung der Beckenendlage grundsätzlich durch die Entbindung durch Sectio zu ersetzen. Dies war einsichtig: Die Entbindung durch Sectio ist in der Regel gut zu planen, sie ist wenig zeitaufwendig und für das Kind in der Regel weniger riskant. Diese Einstellung wurde von vielen Geburtshelfern übernommen und spiegelt sich daher auch in der Hessischen Perinatalerhebung der Jahre 1986–1989 wider (Abb. 1): Etwa 75% der Beckenendlagen werden in der Zeit von 6–18 h entbunden, und am häufigsten erfolgen Entbindungen an Freitagen (17%).

Die Würzburger und die Gießener Frauenklinik haben sich der Ansicht, bei BEL grundsätzlich eine Sectio durchzuführen, nicht anschließen können (Künzel u. Kirschbaum 1990).

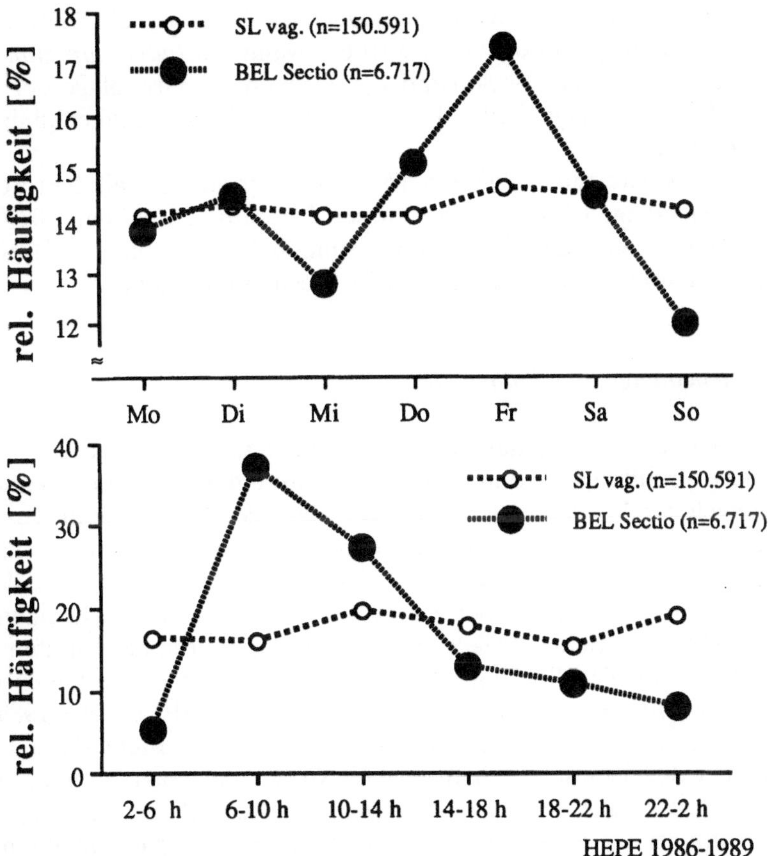

Abb. 1. Zeitliche Verteilung der Entbindung aus Beckenendlage (n = 6717) und Schädellage (n = 150591) nach den Daten der Hessischen Perinatalerhebung 1986–1989. Beckenendlagenentbindungen kommen häufiger an Freitagen und häufiger zwischen 6.00 und 14.00 Uhr vor, als dies bei vaginalen Schädellagenentbindungen der Fall ist.

Mit der Möglichkeit der subtilen intrapartalen Überwachung des Feten durch Kardiotokographie und Mikroblutuntersuchung läßt sich ein differenzierteres Vorgehen rechtfertigen (Künzel u. Kirschbaum 1990). Auch die „Kommission Beckenendlage“ unter dem Vorsitz von Berg (1983) hat die Empfehlung ausgesprochen, unter bestimmten Voraussetzungen die vaginale Entbindung der Beckenendlage durchzuführen (Berg et al. 1984). Wir vertreten die Auffassung, daß nach Ausschluß der Frühgeburten ab der 36. Schwangerschaftswoche alle Beckenendlagen nach einer Risikoselektion einem vaginalen Entbindungsversuch zugeführt werden können.

Die Indikation zum Kaiserschnitt

Auf der letzten Tagung der Gießener Gynäkologischen Fortbildung wurde bereits die Frage behandelt, unter welchen Voraussetzungen eine vaginale

Entbindung der Beckenendlage möglich ist (Künzel et al. 1989). In dem vorliegenden Beitrag soll analysiert werden, wann die *Indikation zum Kaiserschnitt* bei Vorliegen einer Beckenendlage gegeben ist. Grundlage der Analyse sind die Beckenendlagenentbindungen der Gießener Frauenklinik der Jahre 1986–1990.

Zur Auswertung gelangten 370 Schwangerschaften mit dem Vorliegen einer Beckenendlage (Abb. 2). Von diesen Patientinnen wurden 108 (30%) in der 35. Woche oder davor entbunden, und 262 Geburten (70%) erfolgten nach einer Schwangerschaftsdauer von 36 Wochen und mehr.

Beckenendlage und Frühgeburt

Wir vertreten die Auffassung, Beckenendlagen vor der 36. Schwangerschaftswoche grundsätzlich durch Sectio zu entbinden, da Komplikationen infolge mangelnder Vordehnung der mütterlichen Weichteile durch den vorangehenden Steiß und damit Schwierigkeiten bei der Entwicklung des nachfolgenden Kopfes zu befürchten sind. Zusätzlich besteht noch die Unreife des kindlichen Gehirns bzw. der kindlichen Hirngefäße und die höhere Schädigungsrate durch eine Hypoxie. Beide Risiken in Kombination führen bei unreifen Feten häufig zu intrakraniellen Blutungen sub partu oder in den ersten Lebenstagen. In ca. 12% des hessischen Beckenendlagenkollektivs (HEPE 1986–1989) und in ca. 30% unseres eigenen Beckenendlagenkollektivs besteht diese Lageanomalie vor der 36. Schwangerschaftswoche. An der Gießener Frauenklinik wurde in 88% dieser Fälle die Sectio durchgeführt (Abb. 2). Davon ausgenommen war der intrauterine Fruchttod in 8 von 13 Fällen, multiple Mißbildungen in 1 von 13 Fällen und Spätaborte in 4 von 13 Fällen. Erstaunlich ist daher die Feststel-

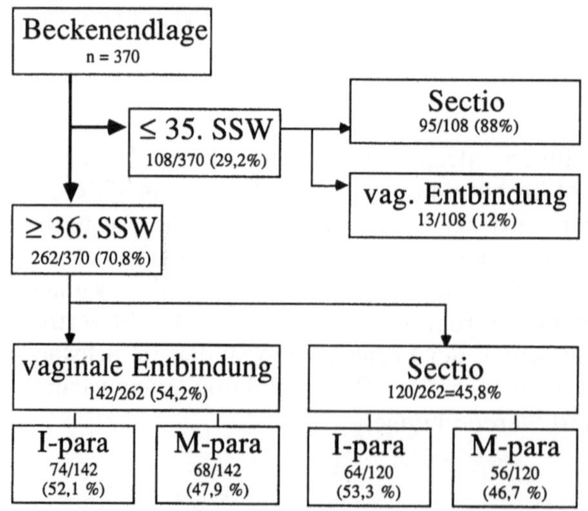

Abb. 2. Flußdiagramm zur Geburtsleitung bei Beckenendlage an der Frauenklinik der Justus-Liebig-Universität Gießen (1986–1990). Vor der 36. Schwangerschaftswoche ist der Kaiserschnitt obligatorisch (29,2%); ausgenommen sind Fälle von intrauterinem Fruchttod und nicht lebensfähigen Mißbildungen. Vorgehen ab der 36. Schwangerschaftswoche: Die Entscheidung zur Sectio wird in der Regel aus dem Geburtsverlauf heraus getroffen: 54,2% der Beckenendlagengeburten ab der 36. Schwangerschaftswoche können vaginal entbunden werden. In 45,8% der Fälle erforderte der Geburtsverlauf eine Sectio. Das Verhältnis von Erstgebärenden und Mehrgebärenden ist in der Gruppe der vaginalen Entbindungen und der Sectiones gleich!

lung, daß die Sectiorate im Kollektiv 32.–36. SSW der Hessischen Perinatalerhebung bei 84% (562/668) liegt, im Kollektiv ≤ 31 SSW aber nur 70% (182/260) beträgt.

Die Indikation zur Sectio nach der 35. Schwangerschaftswoche: Primäre Sectio und exspektative Geburtsleitung

Bei Schwangerschaften mit Beckenendlagen nach der 35. Schwangerschaftswoche führen wir die exspektative Leitung der Geburt durch (Künzel u. Kirschbaum 1990). Dabei wird der Geburtsfortschritt in einer definierten Zeit mit dem Zustand des Feten in Beziehung gesetzt und daraus die Indikation zur Sectio abgeleitet. Die Messung der Beckenweite und die ultrasonographische Schätzung des kindlichen Gewichtes sind kein zuverlässiges Kriterium für die Indikation zum Kaiserschnitt. Es hat sich gezeigt, daß diese Meßwerte mit großen Fehlern behaftet sein können.

Bei einer Analyse von 127 ultrasonographischen Gewichtsschätzungen an unserer Klinik bei BEL innerhalb einer Woche vor der Entbindung zeigte sich, daß die für Schädellagen erstellte Fluchtentafel (Hansmann 1976) zur Schätzung des fetalen Gewichtes für Beckenendlagen in unserem Kollektiv zu einer systematischen Fehlschätzung führt. Größere Kinder als 3200 g werden systematisch zu klein, kleinere Kinder systematisch zu groß geschätzt. Beispielsweise liegt bei einem tatsächlichen Gewicht von 4000 g das sonographisch geschätzte Gewicht im Mittel bei 3700 g; d. h. bei einem Geburtsgewicht von 4000 g kann das geschätzte Gewicht in einem Drittel der Fälle ebenso über 4000 g wie unter 3400 g liegen.

Es bleibt abzuwarten, ob in diesem Punkt die Kernspintomographie bessere Informationen liefert.

Von 262 Geburten ab der 36. SSW konnten 142 (54%) vaginal entbunden werden; bei 120 Patienten (46%) war die Sectio notwendig (Abb. 2). Die Indikation zur Sectio wurde einer näheren Analyse unterzogen. Dabei ergaben sich spezielle Indikationsgruppen zum Kaiserschnitt: primäre Indikationen und sekundäre Indikationen, die aus dem Geburtsverlauf heraus entschieden wurden (Tabelle 1).

Die primäre Indikation zur Sectio

In 21 von 120 Fällen (17,5%) war nach der 35. SSW ein primärer Kaiserschnitt erforderlich, wobei in 4 von 21 Fällen mütterliche, in 17 von 21 Fällen kindliche Ursachen zugrunde lagen (Tabelle 1). Im einzelnen bestimmten folgende Erkrankungen die Indikation zur primären Sectio: Poliomyelitis, Thrombophlebitis, Spondoylolisthesis, Hypophysenadenom, spitzes Bauchtrauma, Uterus myomatosus, Status nach Sectio, Nabelschnurvorfall und Rhesusinkompatibilität.

Tabelle 1. Indikationsgruppen zur Sectio bei Vorliegen einer Beckenendlage ab der 36. Schwangerschaftswoche (n = 120). Die Indikationen verteilen sich ungefähr gleich auf 5 Gruppen; in 31,7 % ist das pathologische CTG Indikation oder Mitindikation zur Sectio.

Protrahierter Geburtsverlauf in der Eröffnungsperiode			**26 (21,7 %)**
ohne pathologisches CTG	20 (16,7 %)		
mit pathologischem CTG	6 (5 %)		
Protrahierter Geburtsverlauf in der Austreibungsperiode		38 (31,7 %)	**27 (22,5 %)**
mit pathologischem CTG	8 (6,7 %)		
ohne pathologisches CTG	19 (15,8 %)		
Pathologisches Kardiotokogramm			**24 (20,0 %)**
Fußvorfall			**22 (18,3 %)**
Sonstige kindliche Indikationen			**17 (14,2 %)**
Mütterliche Indikationen			**4 (3,3 %)**

Die sekundäre Indikation zur Sectio

Die sekundäre Indikation zur Sectio ergab sich bei 99 von 120 Entbindungen ≥ 36. SSW (82,5 %) (Tabelle 1). Hiervon war in 24 von 120 Fällen (20 %) das CTG pathologisch, in 26 von 120 Fällen (21,7 %) war die Eröffnungsperiode protrahiert, in 20 von 26 Fällen das CTG normal und in 6 von 26 Fällen das CTG pathologisch.

Die protrahierte Austreibungsperiode bei vollständigem Muttermund und ungenügendem Tiefertreten des Steißes kam in 27 von 120 Fällen (22,5 %) vor und war in 8 von 27 Fällen zusätzlich mit einem pathologischen CTG und in 19 von 27 Fällen mit einem normalen CTG verbunden.

In 22 von 120 Fällen (18,3 %) wurde die Eröffnungsperiode bzw. die Austreibungsperiode durch den Vorfall eines Fußes kompliziert. Die Risiken, die durch die Verringerung des Durchtrittsplanums auftreten können, führte in diesen Fällen zur Entscheidung, die Geburt durch Sectio zu beenden und auf den weiteren Fortgang der vaginalen Geburt oder die ganze Extraktion im Sinne einer Risikoverminderung zu verzichten.

Die nun folgenden Ausführungen konzentrieren sich auf die sekundäre Indikation zum Kaiserschnitt: die protrahierte Eröffnungsperiode, die protrahierte Austreibungsperiode und das pathologische CTG. Sie stellen 64 % (77/120) der Indikationen zum Kaiserschnitt nach der 35. SSW dar.

Die protrahierte Eröffnungsperiode

Die zügige Dilatation des Muttermundes und das Tiefertreten des Steißes während einer Geburt sind wesentliche Voraussetzungen für die vaginale Leitung einer Geburt aus Beckenendlage.

Die Eröffnungszeit des Muttermundes bei *vaginalen* Beckenendlagenentbindungen von einer Muttermundweite von 2 cm bis zum vollständig eröffneten Muttermund betrug ca. 11 h, das entspricht einer Muttermundsdilatation von 0,7 cm/h (Abb. 3). Bei protrahierter Eröffnungsphase, die zur Sectio führte, fand eine Eröffnung des Muttermundes von nur 0,25 cm/h statt (Abb. 3). Dezelerationen in der Eröffnungsperiode sollten grundsätzlich zur Überlegung führen, die Geburt durch Sectio zu beenden.

Die protrahierte Austreibungsperiode

Von einer protrahierten Austreibung muß dann gesprochen werden, wenn der Muttermund länger als 2–3 h vollständig ist und der Steiß nicht oder nur unzureichend im Becken deszendiert. Dies zeigt sich auch in der unterschiedlichen Zeitdauer der Austreibungsperiode bei vaginalen Beckenendlagengebur-

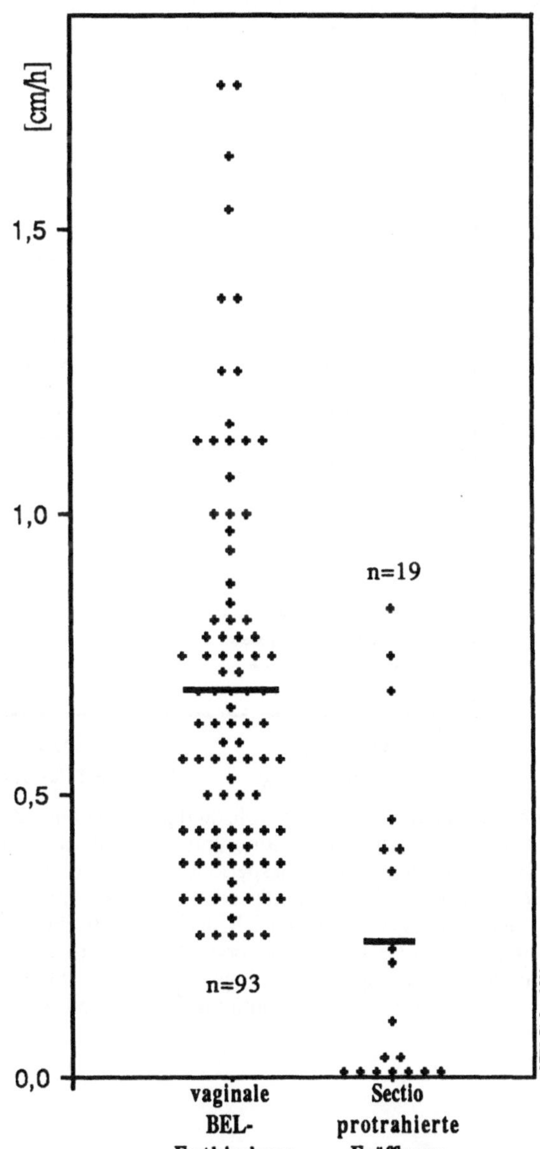

Abb. 3. Eröffnung des Muttermundes bei vaginalen Beckenendlagenentbindungen und sekundären Kaiserschnitten mit der Indikation „Protrahierter Geburtsverlauf/Geburtsstillstand in der Eröffnungsperiode". Eröffnet der Muttermund rascher als 0,5 cm pro Stunde, so ist dies prognostisch günstig für eine vaginale Beckenendlagenentwicklung.

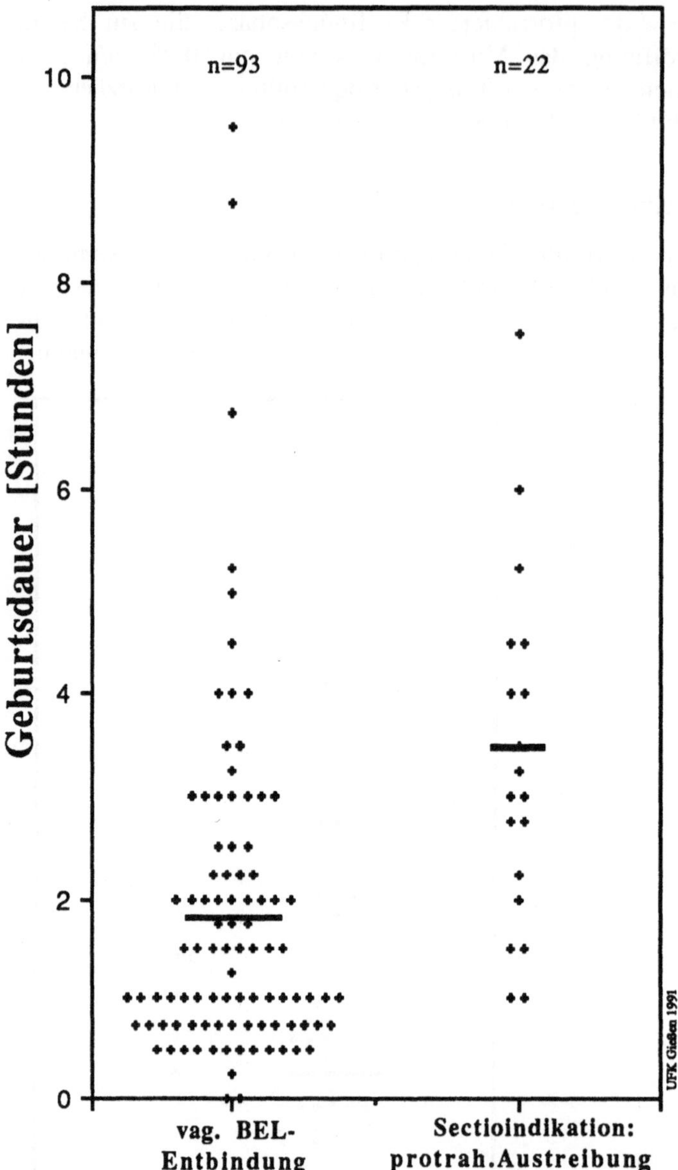

Abb. 4. Geburtsdauer nach vollständig eröffnetem Muttermund bei vaginalen Beckenendlagenentbindungen und Sectiones mit der Indikation „protrahierter Geburtsverlauf/Geburtsstillstand in der Austreibungsperiode"; Steiß im Beckeneingang bzw. in Beckenmitte. Die Geburtsdauer nach vollständig eröffnetem Muttermund beträgt bei vaginalen Beckenendlagenentbindungen im Mittel 2 h. Ist die Austreibungsphase auf 3,5 h erhöht – unabhängig ob der Steiß in Beckeneingang oder Beckenmitte steht –, ist die Indikation zur abdominalen Schnittentbindung gegeben. Längere Verläufe erklären sich durch ein unauffälliges CTG in der Austreibungsphase bei kontinuierlichem Tiefertreten des Steißes.

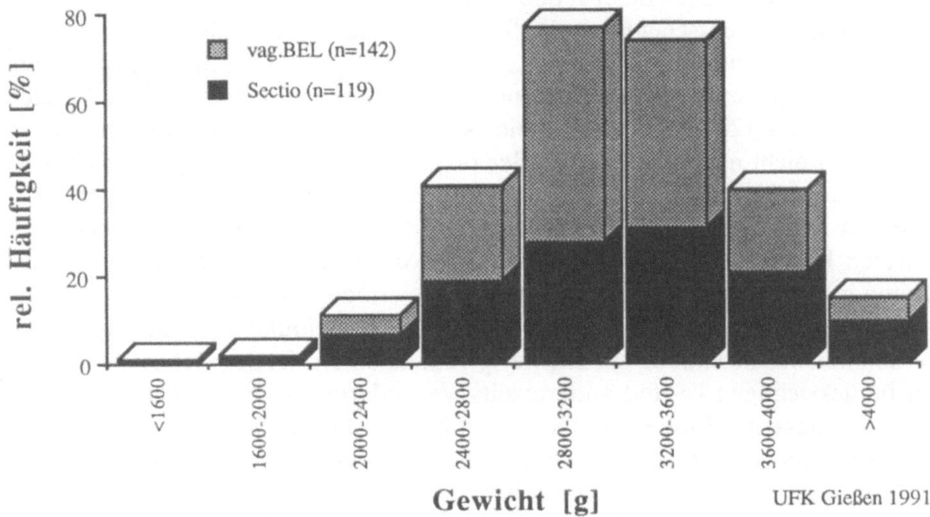

Abb. 5. Anteil der vaginalen Beckenendlagenentbindungen *(graue Säulenanteile)* in den einzelnen Gewichtsklassen. In der Gewichtsklasse über 4000 g beträgt die Rate an vaginal entbundenen Beckenendlagen noch 30%!

ten und Kaiserschnitten in dieser Indikationsgruppe (Abb. 4). Die Austreibungszeit ist im Mittel bis zum Kaiserschnitt doppelt so lang [3,5 (SD1,9) h] wie bei vaginalen Beckenendlagen [1,8 (SD1,7) h]. Ob der Steiß bei Sectio in Beckeneingang oder in Beckenmitte steht, ist hierbei ohne Bedeutung. Dezelerationen im CTG führen auch in dieser Gruppe häufig zum Kaiserschnitt.

Ob die Verzögerung der Austreibungsperiode auf die mangelnde Übereinstimmung von Kindsgröße und Beckenweite zurückzuführen ist, kann derzeit nicht eindeutig beantwortet werden, da exakte Messungen von Beckenweite und Kindsgröße nicht vorliegen. Bei der exspektativen Geburtsleitung ist das Gewicht des Kindes offenbar von untergeordneter Bedeutung, denn auch große Kinder können bei weitem Becken der Mutter vaginal entwickelt werden. Richtig ist sicher, daß bei großen Kindern die Chance einer vaginalen Geburt sinkt. Das bestätigt sich auch im Kollektiv der Gießener Frauenklinik. Kinder mit einem Geburtsgewicht von mehr als 3500 g werden in rund 60% der Fälle durch Sectio entbunden. Aber auch ein Drittel aller Kinder mit einem Geburtsgewicht über 4000 g können vaginal geboren werden (Abb. 5). Das präpartal sonographisch geschätzte Gewicht des Kindes kann daher nur ein unzureichendes Kriterium für die Indikation zur abdominalen Schnittentbindung sein.

Die Veränderungen der fetalen Herzfrequenz als Indikation zur Sectio

Die Veränderungen der fetalen Herzfrequenz sind neben dem protrahierten Geburtsverlauf in der Eröffnungsperiode und in der Austreibungsperiode der wesentlichste Parameter zur Indikation der Sectio bei Vorliegen einer Beckenendlage, da sie Zeichen einer fetalen Hypoxämie sind. In 38 von 120 Fällen war diese Indikation entscheidend, die Sectio durchzuführen (Tabelle 1).

Auch bei Geburt aus Beckenendlage ist unter physiologischen Bedingungen die Herzfrequenz durch Oszillationen und Akzelerationen bei einer basalen Frequenz von 120–140 Schlägen/min gekennzeichnet. Dezelerationen sind in der Regel nicht nachzuweisen, da der protektive Mechanismus des Fruchtwassers die umbilikale Zirkulation vor Kompressionen während der uterinen Kontraktion schützt. Stärkere Veränderungen der Herzfrequenz mit Anstieg der basalen Herzfrequenz, Dezelerationen und nachfolgendem Oszillationsverlust treten gelegentlich erst in der Austreibungsperiode auf. Die Abschätzung dieser Geburtsphase ist im Hinblick auf die Entscheidung zur vaginalen oder abdominalen Entbindung am schwierigsten, da einerseits der Geburtsfortschritt zu berücksichtigen ist und andererseits Veränderungen des CTGs einbezogen werden müssen. Zahlreiche Geburten bei Beckenendlagen verlaufen ohne schwerwiegende Herzfrequenzalterationen; in anderen Fällen sind die Veränderungen der Herzfrequenz gegen den Geburtsfortschritt abzuwägen. Als hilfreich hat sich deshalb die Analyse der Herzfrequenz nach einem Score (Künzel 1974) erwiesen, in den die basale Herzfrequenz, die Oszillationsbreite, die Akzelerationen sowie die Häufigkeit, Dauer und Tiefe der Dezelerationen eingehen. In der vorliegenden Untersuchung wurden die Kardiotokogramme nach diesem Score ausgewertet: Zwischen dem CTG-Score 30 min vor Geburt und dem pH-Wert in der Nabelarterie konnte ein signifikanter Zusammenhang nachgewiesen werden. Dabei ist zu berücksichtigen, daß geburtshilfliche Maßnahmen, wie Bolusinjektionen von 20 μg Partusisten zur kurzfristigen, schnellen Beseitigung der fetalen Hypoxämie beide Parameter beeinflussen und somit auch die Streuung der Meßwerte erklären.

In 30 von 38 Fällen mit Sectio konnte das CTG 1 Stunde sowie 30 Minuten vor Geburt analysiert und mit 128 CTG-Analysen von Kindern verglichen werden, die vaginal geboren wurden. Mit fortschreitender Geburt erfolgt eine Linksverschiebung der Summenkurve in beiden Kollektiven, am ausgeprägtesten jedoch in jenen Fällen, in denen eine Sectio durchgeführt wurde (Abb. 6). Hohe basale Herzfrequenz mit eingeschränkten Oszillationen, fehlenden Akzelerationen und häufigen tiefen Dezelerationen von langer Dauer entsprechen einem CTG-Score von 0–2. Dies ist Ausdruck einer Zentralisation des fetalen Kreislaufs infolge rezidivierender Hypoxämien. Als Grenze zum pathologischen CTG muß ein Score von 4–5 gelten. Bei diesen Werten sollten Entbindung und Geburt zügig erfolgen, da mit einer ständigen Abnahme des pH-Wertes zu rechnen ist.

Die Parität

Die weitverbreitete Annahme, Mehrgebärende hätten gegenüber Erstgebärenden die größere Chance, auf vaginalem Wege aus Beckenendlage entbunden zu werden, konnte in der vorliegenden Untersuchung nicht bestätigt werden. Die Parität ist ohne Einfluß auf den Entbindungsmodus. Der Anteil der Erstgebärenden und Mehrgebärenden bei Sectiones und bei vaginalen Beckenendlagenentbindungen ist annähernd gleich (Abb. 2).

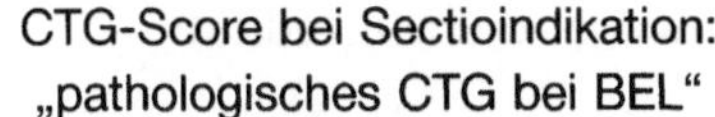

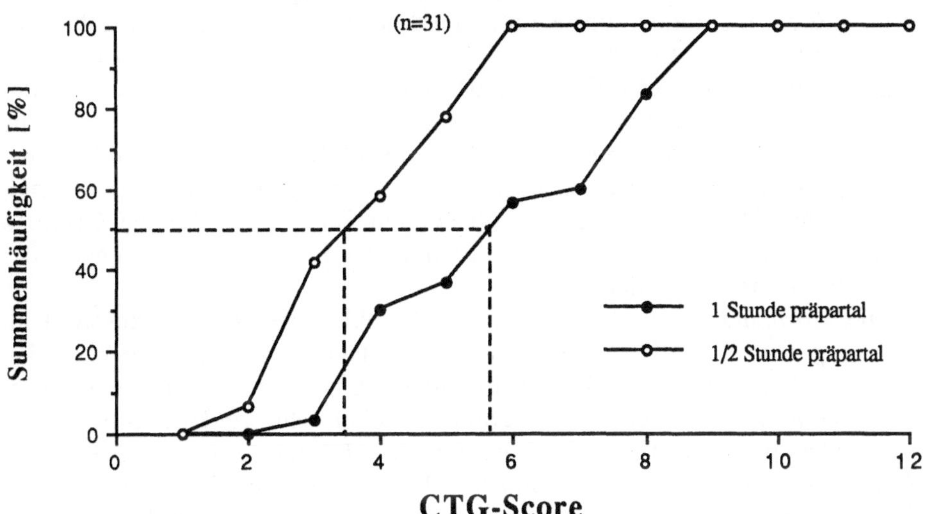

CTG-Score bei vaginalen Beckenendlagenentbindungen

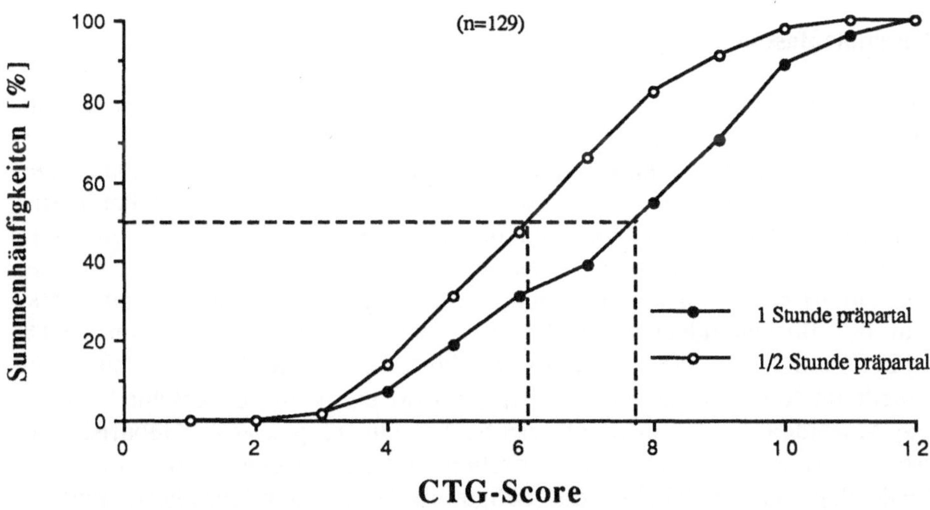

Abb. 6. CTG-Registrierungen bei vaginalen BEL-Entbindungen (n = 129) und Sectiones mit der Indikation „pathologisches CTG“ (n = 31); die Darstellung des CTG-Scores erfolgt als Summenkurve 1 Stunde sowie 1/2 Stunde vor der Geburt. In beiden Kollektiven sinkt der Score zur Geburt hin ab; die 50%-Perzentile bei vaginalen BEL-Geburten bleibt allerdings > 5. Bei den Fällen mit pathologischem CTG liegt der Score 1 h vor Geburt schon unter dem Wert der vaginalen BEL-Entbindungen. Die 50%-Perzentile sinkt zur Geburt hin auf Werte < 4, was die Indikation zur Sectio bestätigt.

Der pH-Wert, der Apgar-Score, die Morbidität

Die Richtigkeit unserer Auffassung, die Beckenenlagengeburt exspektativ zu leiten und die Indikation zur Sectio anhand des Geburtsverlaufs zu stellen, ist schwer zu beweisen. Es läßt sich allerdings prüfen, ob sich die pH-Werte, der Apgar-Score und die Morbidität in der Gruppe der Kaiserschnitte und der Gruppe der vaginalen Entbindungen voneinander unterscheiden. Es fällt die weitgehende Übereinstimmung der pH-Werte bei Kaiserschnitten und vaginalen Beckenendlagengeburten insbesondere bei niedrigen pH-Werten auf. pH-Werte unter 7,0 kamen in dem beobachteten Zeitraum in beiden Gruppen nicht vor. Ebenso sind nach 5 und 10 min die Häufigkeitsverteilungen der Apgar-Werte praktisch identisch.

Die *Morbidität* wurde hinsichtlich der Hirnblutungsrate von Jensen et al. (1989) untersucht. Bei Beckenendlagenentbindungen nach der 36. SSW fanden sich keine Unterschiede in der Hirnblutungshäufigkeit bei vaginalen Beckenendlagenentbindungen und bei Sectiones, wobei schwere Hirnblutungen in beiden Gruppen nicht beobachtet wurden. Im gleichen Gestationsalter konnten bezüglich der Hirnblutungshäufigkeit leichter und mittelgradiger Hirnblutungen signifikante Unterschiede zwischen vaginalen Beckenendlagenentbindungen und Spontangeburten aus Schädellage nicht nachgewiesen werden (Jensen et al. 1989). Einzelheiten hinsichtlich der kindlichen Morbidität und Mortalität wurden bereits auf der Gießener Gynäkologischen Fortbildung 1989 veröffentlicht (Künzel et al. 1989).

Zusammenfassung

Der primäre Kaiserschnitt bei Beckenendlage ist vor der 36. Schwangerschaftswoche sowie bei Vorliegen besonderer mütterlicher und kindlicher Indikation gerechtfertigt. Entscheidungskriterien zur Durchführung einer sekundären Sectio bei Beckenendlage sind geburtsmechanische und physiologische Parameter, d.h. die Änderung des Höhenstandes des Steißes und Veränderungen im Kardiotokogramm. Parität und geschätztes Geburtsgewicht sind für die Leitung einer Entbindung aus BEL ohne Bedeutung. Damit gelingt es, die Sectiorate bei Beckenendlagen ab der 36. Schwangerschaftswoche von 85,4% (HEPE) auf 45,8%, also um etwa die Hälfte zu reduzieren, ohne daß Unterschiede im Nabelarterien-pH und Apgar-Wert und keine Unterschiede bezüglich Morbidität und Mortalität resultieren. Die exspektative Geburtsleitung erfordert einen höheren organisatorischen Aufwand als eine Spontangeburt aus Schädellage und beinhaltet die obligatorische Periduralanästhesie und die tageszeitunabhängige Sectiobereitschaft bei Indikationsstellung zur sekundären Sectio.

Literatur

Berg D, Albrecht H, Dudenhausen JW et al (1984) Bericht der Standardkommission „Beckenendlage". Z Geburtsh Perinatol 188:100

Hansmann M (1976) Ultraschallbiometrie im II. und III. Trimester der Schwangerschaft. Gynäkologe 9:133

HEPE: Daten der Hessischen Perinatalerhebung der Jahre 1986 bis 1989 mit 6717 Beckenendlagenentbindungen

Jensen A, Klingmüller V, Sefkow S (1989) Hirnblutungsrisiko bei Früh- und Reifgeborenen: Eine prospektive sonographische Untersuchung an 2781 Neugeborenen. In: Künzel W, Kirschbaum M (Hrsg) Gießener Gynäkologische Fortbildung. Springer, Berlin Heidelberg New York Tokyo, S 65–68

Künzel W (1974) Die Beziehung zwischen fetaler Herzfrequenz und Base Excess am Ende der Austreibungsperiode. In: Dudenhausen JW, Saling E (Hrsg) Perinatale Medizin, Bd 5. Thieme, Stuttgart, S 236

Künzel W, Hahn A, Kirschbaum M (1989) Die Entbindung aus Beckenendlage – Ist die generelle Sectio gerechtfertigt? In: Künzel W, Kirschbaum M (Hrsg) Gießener Gynäkologische Fortbildung. Springer, Berlin Heidelberg New York Tokyo

Künzel W, Kirschbaum M (1990) Beckenendlage, Quer- und Schräglage. In: Künzel W, Wulf KH (Hrsg) Physiologie und Pathologie der Geburt, Bd I. Urban & Schwarzenberg, München

Kubli F (1975) Geburtsleitung bei Beckenendlagen. Gynäkologe 8:48

Schutte MF, van Hemel OJS, van de Berg C, van de Pol A (1985) Perinatal mortality in breech presentations as compared to vertex presentations in singleton pregnancies: An analysis based upon 57819 computer-registered pregnancies in the Netherlands. Eur J Obstet Gynaecol 19:391

Svenningsen NW, Westgren M, Ingemarsson I (1985) Modern strategy for the term breech delivery. A study with a 4-year follow-up of the infants. Perinatol Med 13:117

Ernährung der Schwangeren

Folgen eines Magnesium- und Zinkmangels während der Schwangerschaft

T. Günther

Magnesium (Mg)

Grundzüge des Mg-Stoffwechsels

Vom Mg-Bestand des menschlichen Körpers (1 Mol = 24 g) ist etwa die Hälfte intrazellulär lokalisiert. Die andere Hälfte ist an die Oberfläche von Hydroxylapatit-Kristallen des Knochens adsorbiert. Nur 1% des gesamten Mg ist in der extrazellulären Flüssigkeit gelöst.

Die Mg-Konzentration im Serum (0,85 mmol/l) wird hauptsächlich durch renale Ausscheidung (bei ausreichender Zufuhr mit der Nahrung) reguliert. In geringem Maße wird die Serum-Mg-Konzentration (ähnlich wie die des Serum-Ca, doch mit geringerer Effektivität) durch Parathyrin (Ebel u. Günther 1980) reguliert. Vom intrazellulären Mg liegen ca. 5% als freies Mg^{2+} vor. Der Rest des intrazellulären Mg ist in den verschiedenen Zellkompartimenten gebunden: Im Zytosol hauptsächlich an ATP, in den Mitochondrien an ATP, Zitrat und an Mg-bindende Proteine, in den Ribosomen und im Zellkern hauptsächlich an die dort in großer Menge vorhandenen Nukleinsäuren (RNA bzw. DNA) (Günther 1990a).

Freies und gebundenes Mg befinden sich in den Zellen in einem Gleichgewicht und stellen so einen intrazellulären Mg^{2+}-Puffer dar (analog wie bei einem Säurepuffer). Dieses Puffersystem sorgt für eine gleichbleibende Konzentration des intrazellulären freien Mg^{2+} ($[Mg^{2+}]_i$). Dies wird noch durch den zellulären Mg-Transport unterstützt. Bei einem Ansteigen von $[Mg^{2+}]_i$ (z.B. durch Abbau von ATP oder durch Freisetzung von gebundenem Mg^{2+} durch intrazelluläre Säuerung) wird intrazelluläres Mg^{2+} durch einen elektroneutralen Na^+/Mg^{2+}-Antiport (Austauschprozeß, Abgabe von 1 Mg^{2+} und gleichzeitige Aufnahme von 2 Na^+) aus der Zelle transportiert, bis die ursprüngliche $[Mg^{2+}]_i$ erreicht ist. Umgekehrt wird bei einem Absinken der $[Mg^{2+}]_i$ (z.B. durch vermehrte Bindung von Mg^{2+} an ATP oder freie Fettsäuren in der Zelle) extrazelluläres Mg^{2+} durch einen bikarbonatabhängigen Mg-Transport in die Zelle aufgenommen, bis die ursprüngliche $[Mg^{2+}]_i$ erreicht ist (Günther u. Ebel 1990).

Die Mg-Konzentration im Serum bzw. Plasma von gesunden, nichtschwangeren Personen beträgt 0,85 mmol/l (Normalbereich: 0,7–1,0 mmol/l). Hiervon sind 0,5 mmol/l freies Mg^{2+}, der Rest des Mg^{2+} ist gebunden, hauptsächlich an Serumalbumin.

Bei nichtausgeglichener Mg-Bilanz (verringerte Zufuhr mit der Nahrung, verminderte intestinale Resorption oder erhöhte renale Ausscheidung) nimmt die Mg-Konzentration im Serum und wegen des Adsorptionsgleichgewichts auch im Knochen ab. Der intrazelluläre Mg-Gehalt bleibt wegen der Regulation der $[Mg^{2+}]_i$ durch Transportprozesse praktisch konstant. (Bei wachsenden Individuen kann es durch Abnahme oder Aufhören des Wachstums zu einer Verringerung der Ribosomen und demzufolge des ribosomalen Mg kommen.)

Aus diesen Eigenschaften des Mg-Stoffwechsels ergibt sich die wichtige diagnostische Konsequenz, daß ein Mangel an Mg am Absinken der Serum-Mg-Konzentration nachgewiesen werden kann. Daneben können die verschiedenen Symptome des Mg-Mangels, die sich hauptsächlich in einer verstärkten neuromuskulären Erregbarkeit (tetanisches Syndrom) infolge eines geänderten Mg-Ca-Antagonismus äußern, zur Diagnostik des Mg-Mangels herangezogen werden (Günther 1989a).

Feto-maternaler Mg-Stoffwechsel

Die Mg-Konzentration im fetalen Serum ist trotz niedriger Proteinkonzentration wesentlich höher als im maternalen Serum (bei Rattenfeten am Tag 17 der Gravidität doppelt so hoch wie im maternalen Serum) und sinkt danach auf den maternalen Wert ab.

Beim Menschen ist dieser Prozeß bereits bei der Geburt beendet, bei Ratten, die wesentlich unreifer geboren werden, erst postnatal (Vormann u. Günther 1986). Die höhere Mg-Konzentration im fetalen Serum wird durch einen aktiven Mg-Transport verursacht (Günther et al. 1988; Shaw et al. 1990). Bei erniedrigter Mg-Zufuhr ist die Mg-Konzentration im maternalen wie fetalen Serum erniedrigt (Vormann u. Günther 1986).

Folgen eines experimentellen Mg-Mangels

Werden trächtige Ratten vom Gestationstag 0–20 mit einer halbsynthetischen Diät mit unterschiedlichem Mg-Gehalt ernährt, so treten bei 220 mg/kg Mg die ersten Resorptionen auf und bei 50 mg/kg Mg werden alle Feten resorbiert. Wird der gleiche Versuch mit trächtigen Mäusen wiederholt, so zeigt sich das gleiche Ergebnis, allerdings bei höheren Mg-Gehalten des Futters, d.h. trächtige Mäuse haben einen höheren Mg-Bedarf als trächtige Ratten. Dieser Unterschied beruht darauf, daß trächtige Mäuse mehr fetale Masse, bezogen auf das maternale Körpergewicht, produzieren als Ratten.

Wird die Resorptionsrate aus diesem Versuch in Abhängigkeit von der maternalen Serum-Mg-Konzentration dargestellt, so erhält man für trächtige Ratten und Mäuse die gleiche Beziehung. Bis zu einer Serum-Mg-Konzentration von 0,7 mmol/l treten keine Resorptionen auf, unterhalb dieses Wertes steigt die Resorptionsrate linear steil an und erreicht bei 0,4 mmol/l 100%.

Die Rate der Mißbildungen und Retardierungen verhält sich analog (Günther et al. 1981).

Daraus ergibt sich als wichtige Schlußfolgerung: Trotz unterschiedlichen Mg-Bedarfs bei beiden Tierarten treten bis zu einer Serum-Mg-Konzentration von 0,7 mmol/l keine Schäden auf. Unterhalb dieser Schwellenkonzentration treten Resorptionen auf. Die nichtresorbierten Feten sind zunehmend retardiert und weisen Mißbildungen auf.

Die Mißbildungen betreffen das Skelett, innere Organe und das Neuralrohr (Hurley 1981).

Werden Rattenfeten, die einem leichten Mg-Mangel ausgesetzt waren, aufgezogen, so zeigen diese bei verschiedenen Testen (Skinnerbox etc.) ein geringeres Lernvermögen als Kontrolltiere.

Toxische Substanzen und Mg-Mangel

Toxische Wirkungen von Arzneimitteln können durch Mg-Mangel drastisch verstärkt werden. In einem Modellversuch wurde normal-ernährten Ratten am Tag 11 der Gravidität einmalig 300 mg/kg Salizylat per os gegeben. Dies führte bei 26% der Feten zu Ossifikationsdefekten im thorakalen Bereich der Wirbelsäule. (Andere Defekte wurden nicht untersucht.) Ein schwacher Mg-Mangel (150 mg/kg Mg von Tag 0–13) bewirkte bei 29% der Feten die gleiche Art von Mißbildungen. Wurde die gleiche Salizylatdosis den Mg-Mangelratten gegeben, so traten die Mißbildungen bei 92% der Feten auf (Günther et al. 1988a).

Als weiteres Beispiel sei erwähnt, daß Nephrotoxizität und Ototoxizität von Gentamycin bei Mg-Mangel z.T. drastisch erhöht waren. Die Ototoxizität von Gentamycin ist beim Feten geringer ausgeprägt als bei der Mutter, da die unreifen Haarzellen der Kochlea weniger empfindlich gegenüber Gentamycin sind als reife Haarzellen. Die pathobiochemischen Mechanismen für die im Mg-Mangel verstärkte Teratogenität und Toxizität, die sich auf ein verstärktes Energiedefizit zurückführen lassen, wurden an anderer Stelle ausführlich besprochen (Günther 1990b).

Serum-Mg-Konzentration während der Schwangerschaft

Bei schwangeren Frauen sinkt die Mg-Konzentration im Serum während der Schwangerschaft kontinuierlich ab. Sie betrug bei Nichtschwangeren 0,81 mmol/l, zwischen der 6.–16. Woche 0,73 mmol/l und danach 0,68 mmol/l (Colussi et al. 1987).

Die Abnahme des Serum-Mg wurde von verschiedenen Untersuchern gefunden (Literatur s. Günther 1985). Die sich stark unterscheidenden Werte verschiedener Autoren lassen vermuten, daß die Qualitätskontrolle der Serum-Mg-Bestimmungen in einigen Laboratorien verbesserungsfähig ist. Die Serum-Mg-Konzentration kann gegen Ende einer normalverlaufenden Schwangerschaft den kritischen Schwellenwert von 0,7 mmol/l erreichen (Colussi et al. 1987). Daraus ergibt sich die Frage, ob eine weitere Abnahme der Serum-Mg-Konzentration eintreten kann und welche Konsequenzen daraus resultieren können.

Serum-Mg bei EPH-Gestosen

Mehrere Untersucher haben bei EPH-Gestosen eine niedrigere Serum-Mg-Konzentration als bei gleichalten normalen Schwangerschaften gefunden (Literatur s. Günther 1985). Die Ursache für die niedrigere Serum-Mg-Konzentration bei EPH-Gestosen ist unklar.

Während einer normalen Schwangerschaft sinkt die Proteinkonzentration im Serum um 6–8 g/l ab. Diese Abnahme beruht nur auf der Abnahme des Serumalbumins, die Konzentration der anderen Serumproteine ändert sich nicht signifikant (Zimmerman et al. 1984). Die Beziehung zwischen Serum-Mg und Serumalbumin wurde bei EPH-Gestosen nicht berücksichtigt. Das Serumalbumin scheint jedoch bei Gestosen ebenfalls abzunehmen (Conradt u. Weidinger 1982). Eine niedrige Serum-Mg-Konzentration könnte eine Rolle bei der Entstehung von EPH-Gestosen spielen. An der Entstehung von Gestosen sollen erhöhte Prostaglandin- und Thromboxan-A_2-Konzentrationen beteiligt sein (Martensson u. Wallenburg 1985; van Assche et al. 1984). Ähnliche Veränderungen wurden auch bei Mg-Mangel (s. u.) und Zn-Mangel (s. S. 108) festgestellt. Die mögliche Rolle eines Mg-Mangels bei der Entstehung von EPH-Gestosen wurde ausführlich diskutiert (Conradt u. Weidinger 1982; Günther 1985).

Bei der erfolgreichen Therapie der Präeklampsie/Eklampsie oder bei Tokolyse mit i.v. Mg-Infusionen wird kein Mg-Mangel beseitigt, sondern es werden die pharmakologischen Wirkungen einer erhöhten extrazellulären Mg-Konzentration (2-3 mmol/l) ausgenutzt.

Katecholamine und Prostaglandine bei Mg-Mangel

Bei reduzierter extrazellulärer Mg-Konzentration ist die Interaktion zwischen Mg^{2+} und Ca^{2+} geändert. Reaktionen, die von der extrazellulären Ca^{2+}-Konzentration abhängen, können verstärkt ablaufen. Dies ist die Erklärung dafür, daß – neben anderen Effekten – im Mg-Mangel vermehrt Katecholamine (besonders Noradrenalin) und Prostanoide (besonders Thromboxan A_2, TXA_2) freigesetzt werden.

Die vermehrte Freisetzung und Ausscheidung von Noradrenalin erfolgt jedoch erst, wenn die Serum-Mg-Konzentration unter 0,6 mmol/l absinkt, und erreicht z. B. bei 0,4 mmol/l das 4fache des Normalwertes. Die Konzentration von TXB_2, das stabile Reaktionsprodukt von TXA_2, steigt bei Ratten im Mg-Mangel auf das 10fache an (Nigam et al. 1986).

Neben der vermehrten Bildung dieser Substanzen ist auch deren Wirkung an den glatten Muskelzellen (z. B. Nabelschnurarterien des Menschen) bei erniedrigter extrazellulärer Mg-Konzentration verstärkt. Die verstärkte Wirkung dieser Substanzen bei erniedrigter extrazellulärer Mg-Konzentration beruht ebenfalls auf einer verstärkten Wirkung des extrazellulären Ca^{2+} (Skajaa et al. 1990).

Zink (Zn)

Grundzüge des Zn-Stoffwechsels

Vom Zn-Bestand des menschlichen Körpers (2–2,4 g, 30–37 mMol) ist ähnlich wie beim Mg die Hälfte in den Zellen lokalisiert, die andere Hälfte an Hydroxylapatit adsorbiert. Nur 1‰ des Gesamt-Zn ist in der extrazellulären Flüssigkeit gelöst. Die Serum-Zn-Konzentration (15 μmol/l) hängt ab:

1. von der Konzentration Zn-bindender Proteine im Serum (vom Serum-Zn sind 33% an α_2-Makroglobulin, 59% an Albumin, 7% an Transferrin und 1% an Aminosäuren gebunden,
2. von Änderungen der Metallothionein (MT)-Konzentration in der Leber (s. später) und
3. vom Zn-Gehalt der Nahrung und dessen Resorption.

Die Zn-Resorption im Darm wird u. a. durch gleichzeitige Zufuhr Zn-bindender Substanzen wie Phytinsäure eingeschränkt. Außerdem wird die Zn-Resorption von den Mukosazellen des Darms reguliert.

In den Zellen ist Zn überwiegend an Zn-abhängige Enzyme und an das Zn-Speicherprotein Metallothionein (MT) gebunden. MT ist ein Protein, dessen Synthese besonders in der Leber durch Katecholamine via Cyclo-AMP, Glukokortikoide (Streß), Interleukin 1, Schwermetallionen (Zn^{2+}, Cd^{2+} etc.) induziert wird. Das gebildete MT bindet Zn^{2+} aus dem Serum, so daß die Induktion von MT mit einer vorübergehenden Hypozinkämie einhergehen kann (Günther 1989b).

In den Zellen wie im Serum ist die Konzentration an freiem Zn^{2+} wegen seiner starken Komplexbindung äußerst niedrig und bisher nicht meßbar. Die zellulären Transportmechanismen des Zn sind bisher nicht charakterisiert.

Bei eingeschränkter Zufuhr und/oder verminderter Resorption von Zn (z. B. Acrodermatitis enteropathica) kommt es zum Zn-Mangel, der sich am Absinken der Serum-Zn-Konzentration zeigt. Bei experimentellen Zn-Mangel ist die Abnahme des Zn im Serum (und im Knochen) am stärksten, so daß sich durch die Bestimmung des Serum-Zn ein Zn-Mangel nachweisen läßt.

Feto-maternaler Zn-Stoffwechsel

Die Zn-Konzentration ist im fetalen Serum trotz niedrigerer Proteinkonzentration mehrfach höher als im maternalen Serum. Sie beträgt z. B. im fetalen Rattenserum am Tag 17 der Gravidität 50 μmol/l (bei 20 g/l Protein) im Vergleich zu 12 μmol/l (bei 50 g/l Protein) im maternalen Serum und sinkt danach auf den maternalen Wert ab. Diese Anreicherung läßt sich mit der stärkeren Zn-Bindung an α-Fetoprotein erklären. Wenn im Laufe der Fetalentwicklung im fetalen Serum α-Fetoprotein durch Albumin ersetzt wird, nimmt auch die Zn-Konzentration im fetalen Serum ab (Vormann u. Günther 1986).

Ob bei der Zn-Anreicherung im fetalen Serum noch ein aktiver Zn-Transport beteiligt ist, ist ungeklärt. Bei experimentellem Zn-Mangel nimmt die Zn-

Konzentration im maternalen Serum stärker ab als im fetalen Serum (Vormann u. Günther 1986).

Besonders hervorzuheben ist, daß gegen Ende der Gravidität in der fetalen Leber eine beträchtliche Menge an Zn-Metallothionein gebildet wird, dessen Zn aus dem fetalen und maternalen Serum stammt.

Folgen eines experimentellen Zn-Mangels

Bei experimentellem Zn-Mangel kommt es bei den Feten zu Resorptionen, Retardierungen und mannigfaltigen Organ- und Skelettmißbildungen sowie zu Anenzephalus und Neuralrohrdefekten (ausführliche Literatur bei Sato et al. 1985). Das Zustandekommen von Mißbildungen bei Zn-Mangel wird damit erklärt, daß einige wichtige Zn-abhängige Enzyme wie RNA- und DNA-Polymerase nicht mehr in ausreichender Menge gebildet werden. Außerdem nimmt die Stabilität von Zellmembranen im Zn-Mangel ab (Bettger u. O'Dell 1981).

Toxische Substanzen und Zn-Mangel

Analog wie beim Mg-Mangel werden die teratologischen und toxischen Wirkungen verschiedener Substanzen durch Zn-Mangel verstärkt. Dies gilt z. B. für die teratologischen Wirkungen von Acetazolamid (Hackman u. Hurley 1983) und Salizylat (Hackman u. Hurley 1984; Vormann et al. 1986). Die teratologischen Wirkungen von Thalidomid, das bei normal-ernährten Ratten wirkungslos war, traten erst auf, wenn trächtige Ratten von Tag 0–14 zink-arm (1 ppm) ernährt wurden (Jackson u. Schumacher 1979).

Serum-Zn während normaler Schwangerschaft

Im Verlauf der Schwangerschaft nimmt die Zn-Konzentration im mütterlichen Serum kontinuierlich ab. Einige Untersucher fanden eine Abnahme, die im Mittel 25 % betrug, mit beträchtlicher Varianz der Einzelwerte (Dura-Trave et al. 1984). Andere Untersucher fanden eine Abnahme, die im Mittel 50 % betrug (Oster u. Prellwitz 1984; Lit. s. Günther 1985.) Die Abnahme der Serum-Zn-Konzentration beruht nicht auf einer Verdünnung der Plasmaproteine während der Schwangerschaft, sondern auf einer Abnahme des Zn-bindenden Serumalbumins und des Zn- und besonders Fe-bindenden Transferrins. Die Konzentration anderer Serumproteine bleibt konstant. Die Konzentration des Cu-bindenden Caeruloplasmins steigt an. Ein ähnliches Verhalten dieser Serumproteine findet man auch bei der sog. Akute-Phase-Reaktion. Das Absinken der Serum-Zn-Konzentration während der Schwangerschaft läßt sich durch zusätzliche Zn-Gaben nicht verhindern, dadurch lassen sich lediglich besonders starke Abnahmen des Serum-Zn unterbinden. Von Bedeutung ist der Befund, daß bei hohen Fe-Gaben (> 30–60 mg Fe/Tag) die Serum-Zn-Konzentration zusätzlich abnimmt, weil hohe orale Gaben von Fe die intestinale Zn-Resorption beeinträchtigen (Hambidge et al. 1983; Breskin et al. 1983).

Serum-Zn bei pathologischer Schwangerschaft

Am eindeutigsten ist die Beziehung zwischen Hypozinkämie und Mißbildungen des Feten bei Acrodermatitis enteropathica. Bei dieser autosomal rezessiv vererbbaren Erkrankung ist die intestinale Zn-Resorption gestört, und infolgedessen entwickelt sich ein Zn-Mangel (Hambidge et al. 1975). Als klinische Symptome des Zn-Mangels treten (neben Wachstumsstörungen) auf:

1. Immunschwäche, die mit einem Mangel des Thymushormons Thymulin erklärt werden kann (Thymulin ist ein durch Zn-Bindung aktiviertes Nonapeptid);
2. Hautveränderungen, wie schuppige Haut, Haarausfall, verzögerte Wundheilung;
3. Geruchs- und Geschmacksveränderungen (Hypo-, Dysosmie, Hypo-, Dysgeusie).

Schwangere mit Acrodermatitis enteropathica gebären mit großer Wahrscheinlichkeit Kinder mit Anenzephalus und offenem Neuralrohr. Rechtzeitige Supplementation mit Zn kann diese Mißbildungen verhindern.

Es können aber auch bei Schwangeren, die nicht an Acrodermatitis enteropathica leiden, Feten mit Anenzephalus und Neuralrohrdefekten auftreten. Bei einem Teil dieser Schwangeren war die Serum-Zn-Konzentration (um 20–40%) erniedrigt, bei anderen war sie im Normalbereich (Buamah et al. 1984). Ein ähnliches Verhalten des maternalen Serum-Zn (erniedrigte, normale, manchmal hohe Werte) wurden bei fetaler Retardierung gefunden.

Diese Befunde können bedeuten, daß bei einem Teil der Mißbildungen und Retardierungen ein Zn-Mangel vorgelegen hat, dessen Ursache jedoch nicht geklärt wurde. Bei den Fällen mit normaler maternaler Serum-Zn-Konzentration könnte eine Störung des plazentaren Zn-Transportes vorgelegen und beim Feten zum Zn-Mangel geführt haben. Bei den Fällen mit erhöhter maternaler Serum-Zn-Konzentration könnten andere Ursachen zur Mißbildung bzw. Retardierung geführt haben. Sekundär könnte sich in diesen Fällen der Gehalt bzw. das Spektrum der Zn-bindenden Serumproteine geändert haben. Bei Neuralrohrdefekten kann im fetalen und maternalen Serum die Konzentration an α-Fetoprotein erhöht sein, wodurch eine höhere Serum-Zn-Konzentration resultiert. Es ist möglich, daß durch eine stärkere Bindung des Zn im maternalen Serum dem Feten weniger Zn zur Verfügung steht. Bisher wurden diese Möglichkeiten nicht analysiert.

Zn-Mangel und Prostaglandine

Einige Untersucher fanden bei Präeklampsie/Eklampsie eine stärkere Abnahme des Serum-Zn als bei normaler Schwangerschaft (Literatur s. Günther 1985).

Bei EPH-Gestosen ist die Synthese von TXB_2 erhöht und möglicherweise an ihrer Entstehung beteiligt (s. S. 104). Bei experimentellem Zn-Mangel (2 Wochen 10 ppm Zn, 1 Woche 0,5 ppm Zn) waren am Tag 22 der Gravidität bei Ratten die Synthese von PGE_2, $PGF_{2\alpha}$ und 6-keto-$PGF_{1\alpha}$ (PGI_2, Prostazyklin) im Uterus auf die Hälfte gesunken und in der Plazenta verdoppelt. Gleichzeitig war die Durchblutung von Uterus und Plazenta (um 70–80 %) reduziert (Cunnane et al. 1983).

In ähnlichen Zn-Mangelversuchen mit trächtigen Ratten trat die Geburt verzögert ein, war die Geburtsdauer verlängert und die Blutung verstärkt. Ursache könnte eine am Ende der Gravidität noch zu hohe Progesteronkonzentration im Plasma sein, bedingt durch ungenügende Prostaglandinsynthese im Zn-Mangel, denn nach Injektion von $PGF_{2\alpha}$ am Tag 20 und 21 sank die Progesteronkonzentration im Plasma wie bei den Kontrolltieren ab (Bunce et al. 1983). Die im Zn-Mangel erhöhte Progesteronkonzentration und demzufolge ein zu niedriges Verhältnis der Östrogen/Progesteron-Konzentration soll die Ursache für den verzögerten Geburtsbeginn sein. Das Verhältnis Östrogen/Progesteron ist verantwortlich für die Induktion von Oxytocinrezeptoren im Uterus und der Oxytocinwirkung (Bunce et al. 1983). Entsprechende fragmentarische Beobachtungen gibt es beim Menschen. Je niedriger die Serum-Zn-Konzentration, desto länger war die Geburtsdauer (Dura-Trave et al. 1984). Aus den ähnlichen Veränderungen im Prostanoidstoffwechsel bei Mg- und Zn-Mangel ergibt sich die Frage, ob EPH-Gestosen entstehen, wenn beide Mangelsituationen gleichzeitig vorliegen.

Schlußfolgerungen

Aus den referierten Ergebnissen ergibt sich, daß ein Mangel an Mg und Zn, wenn dieser ein gewisses Maß übersteigt, negative Folgen hat. Der kritische Wert liegt für Mg bei einer Serum-Mg-Konzentration von 0,7 mmol/l und für Zn bei einer Serum-Zn-Konzentration von 9 µmol/l (bzw. bei einer Abnahme $> 30\,\%$, wenn das untersuchende Labor einen anderen Kontrollwert als 15 µmol/l findet). Bei derartigen Schwangeren sollte eine Substitution mit 300 mg (ca. 15 mMol Mg/Tag oder 10 mg (150 µMol Zn/Tag durchgeführt werden. Die Frage, ob und wann alle Schwangeren getestet werden sollten, läßt sich vielleicht so beantworten, daß die Mg-bzw. Zn-Bestimmung im Serum bei Risikopatientinnen durchgeführt werden sollte. Dies müssen alle Patientinnen mit Acrodermatitis enteropathica sein. Außerdem sollten getestet werden: Patientinnen mit Mg- oder Zn-Mangelsymptomen, Patientinnen mit Malabsorption, Diabetikerinnen, Alkoholikerinnen, Patientinnen mit Hyperemesis, Mehrlingsschwangerschaft, EPH-Gestosen, retardiertem Feten, hoher Fe-Supplementation und Teenagerschwangerschaften.

Literatur

Bettger WJ, O'Dell BL (1981) A critical physiological role of zinc in the structure and function of biomembranes. Life Sci 28:1425–1438

Breskin MW, Worthington-Roberts BS, Knopp RH, Brown Z, Plovie B, Mottet NK, Mills JL (1983) First trimester serum zinc concentrations in human pregnancy. Am J Clin Nutr 38:943–953

Buamah PK, Russell M, Bates G, Milfordward A (1984) Maternal zinc status: a determination of central nervous system malformation. Br J Obstet Gynecol 91:788–790

Bunce GE, Wilson GR, Mills CF, Klopper A (1983) Studies on the role of zinc in parturition in the rat. Biochem J 210:761–767

Colussi G, Surian M, De Ferrari ME, Rombola G, Minetti L (1987) The changes in plasma diffusible levels and renal tubular handling of magnesium during pregnancy: a longitudinal study. Bone Mineral 2:311–319

Conradt A, Weidinger H (1982) Die zentrale Stellung von Magnesium bei der Behandlung der fetalen Hypotrophie – Ein Beitrag zum Pathomechanismus der utero-plazentaren Insuffizienz, der Früh- und Mangelgeburt sowie der EPH-Gestose. Magnesium Bull 4:103–124

Cunnane SC, Majid E, Senior J, Mills CF (1983) Uteroplacental dysfunction and prostaglandin metabolism in zinc deficient pregnant rats. Life Sci 32:2471–2478

Dura-Trave T, Puig-Abuli M, Monreal I, Villa-Elizaga I (1984) Relation between maternal plasmatic zinc levels and uterine contractility. Gynecol Obstet Invest 17:247–251

Ebel H, Günther T (1980) Magnesium metabolism: A review. J Clin Chem Clin Biochem 18:257–270

Günther T (1985) The possible role of magnesium and zinc deficiency in the development of EPH-gestosis. Magnesium Bull 7:87–90

Günther T (1989a) Magnesium-Stoffwechsel, In: Greiling H, Gressner AM (Hrsg) Lehrbuch der Klinischen Chemie und Pathobiochemie, 2. Aufl. Schattauer, Stuttgart, S 404

Günther T (1989b) Stoffwechsel der Spurenelemente Zink, Kupfer, Selen, Chrom, Mangan und Molybdän. In: Greiling H, Gressner AM (Hrsg) Lehrbuch der Klinischen Chemie und Pathobiochemie, 2. Aufl. Schattauer, Stuttgart, S 409

Günther T (1990a) Functional compartmentation of intracellular magnesium. In: Sigel H, Sigel A (eds) Metal ions in biological systems, Vol 26. Marcel Dekker, New York, p 193

Günther T (1990b) Magnesium deficiency generally enhances cytotoxicity. Magnesium Bull 12:61–64

Günther T, Ebel H (1990) Membrane transport of magnesium. In: Sigel H, Sigel A (eds) Metal ions in biological systems, Vol 26. Marcel Dekker, New York, p 215

Günther T, Ising H, Mohr-Nawroth F, Chahoud I, Merker HJ (1981) Embryotoxic effects of magnesium deficiency and stress on rats and mice. Teratology 24:225–233

Günther T, Chahoud I, Bochert G (1988a) Enhanced teratogenicity of salicylate in Mg-deficient rats. Magnesium Bull 10:51–55

Günther T, Vormann J, Höllriegel V (1988b) Effects of amiloride and furosemide on ^{28}Mg transport into fetuses and maternal tissues of rats. Magnesium Bull 10:34–37

Hackman RM, Hurley LS (1983) Interaction of dietary zinc, genetic strain, and acetazolamide in teratogenesis in mice. Teratology 28:355–368

Hackman RM, Hurley LS (1984) Interactions of salicylate, dietary zinc, and genetic strain in teratogenesis in rats. Teratology 30:225–236

Hambidge KM, Neldner KH, Walravens PA (1975) Zinc, acrodermatitis enteropathica, and congenital malformations. Lancet I:577–578

Hambidge KM, Krebs NF, Jacobs MA, Favier A, Guyette L, Ikle DN (1983) Zinc nutritional status during pregnancy: a longitudinal study. Am J Clin Nutr 37:429–442

Hurley LS (1981) Magnesium deficiency in pregnancy and its effects on the fetus. Magnesium Bull 3:202–208

Jackson AJ, Schumacher HJ (1979) The teratogenic activity of a thalidomide analogus EM_{12} in rats on a low-zinc diet. Teratology 19:341–344

Martensson L, Wallenburg HCS (1985) Uterine venous concentrations of 6-keto-$PGF_{1\alpha}$ in normal pregnant (NP) and pregnancy-induced hypertensive (PIH) women. In: Schrör K (ed) Prostaglandins and other eicosanoids in the cardiovascular system. Proc 2nd Intern Symp Nürnberg-Fürth, 1984. Karger, Basel, pp 436–440

Nigam S, Averdunk R, Günther T (1986) Alteration of prostanoid metabolism of rats with magnesium deficiency. Prostagland Leuk Med 23:1–10

Oster O, Prellwitz W (1984) Die Notwendigkeit der Bestimmung von Spurenelementen im klinisch-chemischen Laboratorium. Ärztl Labor 30:119–127

Sato F, Watanabe T, Hoshi E, Endo A (1985) Teratogenic effect of maternal zinc deficiency and its coteratogenic effect with cadmium. Teratology 31:13–18

Shaw AJ, Mughal MZ, Mohammed T, Maresh MJA, Sibley CP (1990) Evidence for active maternofetal transfer of magnesium across the in situ perfused rat placenta. Pediat Res 27:622–625

Skajaa K, Forman A, Andersson KE (1990) Effects of magnesium on isolated human fetal and maternal uteroplacental vessels. Acta Physiol Scand 139:551–559

Van Assche FA, Spitz B, Vermylen J, Deckmijn H (1984) Preliminary observations on treatment of pregnancy-induced hypertension with a thromboxane synthetase inhibitor. Am J Obstet Gynecol 148:216–218

Vormann J, Günther T (1986) Development of fetal mineral and trace element metabolism in rats with normal as well as magnesium- and zinc-deficient diets. Biol Trace Elem Res 9:37–53

Vormann J, Höllriegl V, Merker HJ, Günther T (1986) Effect of salicylate on zinc metabolism in fetal and maternal rats fed normal and zinc-deficient diets. Biol Trace Elem Res 9:55–64

Zimmerman AW, Dunham BS, Nochimson DJ, Kaplan BM, Clive JM, Kunkel SL (1984) Zinc transport in pregnancy. Am J Obstet Gynecol 149:523–529

Sichert die Normalkost der Schwangeren den Vitaminbedarf?

G. Link und W. Kübler

Die Bundesrepublik Deutschland zählt zu den Ländern mit der besternährten Bevölkerung der Welt. Der Sprung auf das heutige Ernährungsniveau hat sich bereits um die Jahrhundertwende vollzogen. Nach der Nahrungsknappheit im 2. Weltkrieg wurde in den 50er Jahren das kalorische Niveau vor Kriegsausbruch wieder erreicht und ist bis heute praktisch konstant geblieben. Mit gut 3000 kcal ist der reale Energiebedarf mehr als ausreichend abgedeckt. Auch der Vitaminverbrauch liegt heute bis auf Folsäure im Mittel über der empfohlenen Tageszufuhr.

Wiewohl aus Ländern der Dritten Welt über Nährstoffmangelerscheinungen, besonders in der Schwangerschaft, mit bedrückenden Auswirkungen auf die intra- und extrauterine Entwicklung des Kindes berichtet wird (Lechtig u. Klein 1981; Ramsay et al. 1983), sollte man angesichts des Nahrungsüberangebotes im europäischen Raum annehmen, daß die Sicherung der Vitaminversorgung bei Schwangeren durch die Normalkost über jeden Zweifel erhaben ist.

Nährstoffverbrauch und Zufuhrempfehlung

Verbrauch von Vitaminen mit der Normalkost

Dem Reichtum von Empfehlungen und Ratschlägen zur wünschenswerten Zufuhr der Vitamine in der Gravidität (DGE-Empfehlungen 1989) steht eine große Datenarmut zum tatsächlichen Nährstoffverbrauch schwangerer Frauen gegenüber, da bei entsprechenden Konsumerhebungen die Einflußgröße „Schwangerschaft“ nicht berücksichtigt wird. Statistiken über eingekaufte Lebensmittel ermöglichen daher lediglich einen Vergleich der empfohlenen Vitaminaufnahme in der Schwangerschaft (Empfehlungen für die Nährstoffzufuhr, DGE 1989) mit dem Tagesverbrauch der weiblichen Bevölkerung einer definierten Altersklasse, in der allerdings vermutlich auch Schwangere enthalten sind. Der folgenden Analyse liegen die Angaben des Ernährungsberichtes 1988 zugrunde. Sie mögen andererseits – gerade weil die spezielle Ernährungsmotivation mancher Schwangerer unberücksichtigt bleibt – ein besonders realistisches Abbild der Normalkost geben.

Die Zufuhr der *fettlöslichen Vitamine* A und E übersteigt dank der weiten Verbreitung des Verzehrs von Leber in Fleisch- und Wurstwaren sowie von vitaminierten pflanzlichen Ölen und Margarine sogar den Bedarf; die orale Vitamin-D-Aufnahme beträgt dagegen im Mittel nur die Hälfte des empfohle-

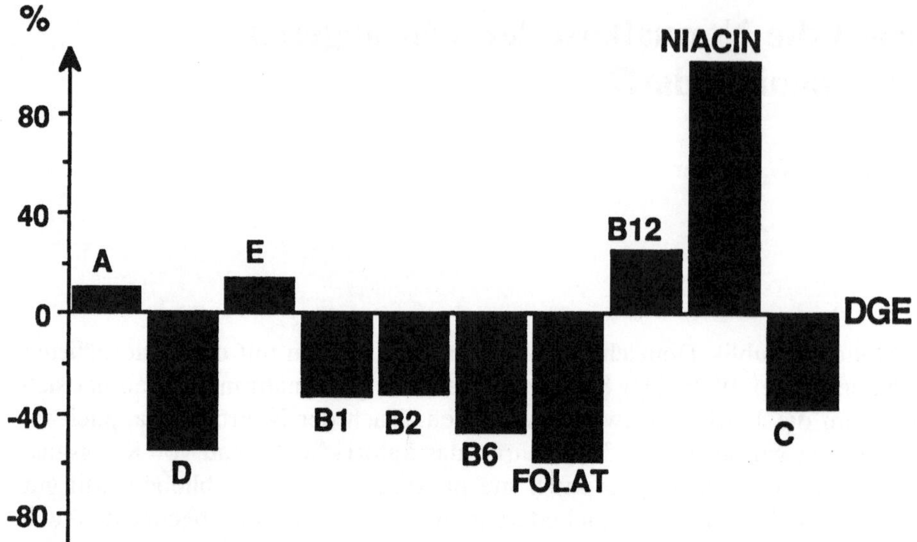

Abb. 1. Prozentuale Abweichung des Vitaminverbrauchs von der Empfehlung der Deutschen Gesellschaft für Ernährung (DGE). Die tägliche Aufnahme fett- und wasserlöslicher Vitamine ist als Über- oder Unterschreitung der in der Schwangerschaft angeratenen Zufuhr dargestellt, die der 0-Linie entspricht. Der Verbrauch wasserlöslicher Vitamine bleibt mit der Normalkost bis auf Vitamin B_{12} und Niacin hinter der Empfehlung zurück; bei den fettlöslichen Vitaminen besteht nur für Vitamin D ein Zufuhrdefizit, das aber teilweise durch Sonneneinstrahlung ausgeglichen werden kann

nen Wertes (Abb. 1). Allerdings ist zu bedenken, daß nicht unerhebliche Calciferolmengen durch UV-Strahlung intradermal aus Cholesterin gebildet werden und eine mangelhafte exogene Aufnahme kompensieren können (Kübler 1986), so daß die alleinige Betrachtung der durch die Nahrung aufgenommenen Menge eine zu schlechte Versorgung vortäuscht.

Hinsichtlich der *wasserlöslichen Vitamine* zeigen nur Vitamin B_{12} und Niacin einen der Empfehlung adäquaten Verbrauch; bei allen anderen Vitaminen bleibt die Aufnahme durch die Normalkost hinter der empfohlenen Nährstoffzufuhr zurück (Abb. 1). Die größte Diskrepanz ergibt sich für Folsäure. Die Ursache liegt in dem hohen Referenzwert in der Schwangerschaft. Dieser beruht einmal auf den relativ großen Verlusten bei der Nahrungszubereitung (bis zu 50%); hinzu kommt die sehr unterschiedliche Resorption der verschiedenen Folsäurederivate, so daß für die nach dem Kochvorgang noch vorhandene Folatmenge nur eine Bioverfügbarkeit von 40% existiert (Bässler 1989). Aus diesem Grund müssen relativ große Vitaminmengen exogen zugeführt werden, denen die tatsächliche Auswahl der Nahrungsmittel nur sehr unzulänglich entspricht.

Energieaufnahme bei der Normalkost

Vitamine sind Mikronährstoffe, die in unterschiedlicher Menge gemeinsam mit den Energiesubstraten aufgenommen werden. Die Frage der Vitaminversor-

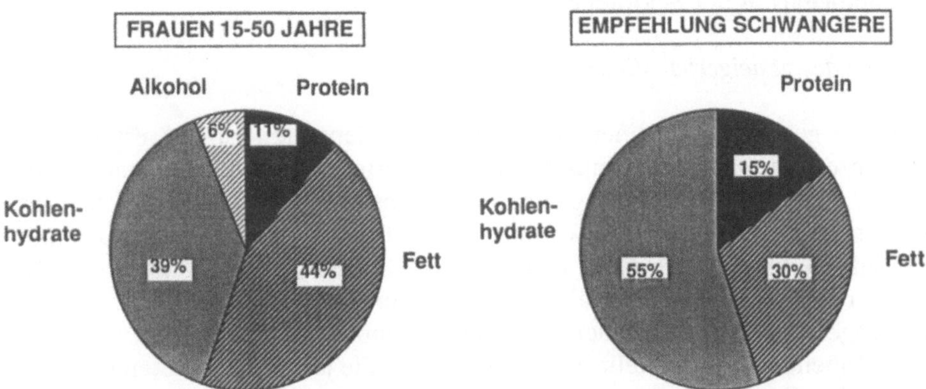

Abb. 2. Vergleich der realen mit der in der Schwangerschaft empfohlenen Verteilung der Energieträger bei Frauen im gebärfähigen Alter. Innerhalb der mit 3000 kcal überhöhten Energiezufuhr liegt der Fettanteil der Nahrungsenergie zu hoch – auf Kosten der Protein- und Kohlenhydratzufuhr. Eine Steigerung des Kohlenhydratanteiles ist dagegen häufig mit dem Verbrauch nährstoffreicherer Lebensmittel verbunden und reduziert die Gesamtenergiemenge

gung betrifft daher das gesamte Ernährungsverhalten, die Auswahl der Nahrungsenergieträger und auch die insgesamt zugeführte Energiemenge.

Die kumulative Energiesumme der gesamten Schwangerschaft beträgt rund 85 000 kcal. Hieraus ergibt sich ein täglicher Mehrbedarf von etwa 300 kcal. Wenn diese Energiemenge dem Kalorienbedarf einer nichtschwangeren Frau von ca. 2300 kcal zugeschlagen wird, resultiert ein Gesamtbedarf von 2600 kcal pro Tag als energetische Voraussetzung für einen physiologischen Verlauf der Schwangerschaft.

Mit rund 3000 kcal (Ernährungsbericht 1988) nehmen Frauen im gebärfähigen Alter mit der Normalkost aber wesentlich mehr Energie auf als erforderlich ist. Hierdurch ergibt sich eine für die Schwangerschaft nachteilige Verschiebung in der Verteilung der Energieträger (Abb. 2). Das Hauptproblem betrifft das Verhältnis von Kohlenhydraten zu Fetten, das – entgegen der Wirklichkeit – einen Wert über 1 ergeben sollte. Würde man, ausgehend von der realen Energieaufnahme, die Menge an Nahrungsfett (44 g), die den 14 überschüssigen Prozenten entspricht, durch Kohlenhydrate ersetzen, ergäbe sich eine Energiereduktion auf eine völlig hinreichende Menge von etwa 2700 kcal (2670). Gleichzeitig aber, und das ist wesentlicher, bekämen mit einer solchen Umverteilung nährstoffreichere Lebensmittel ein stärkeres Gewicht. Die einfache Kalkulation zeigt, daß die Normalkost durch eine Korrektur in der Gewichtung der Energieträger den Erfordernissen der Schwangerschaft besser angepaßt werden kann.

Vitaminbedarf in der Schwangerschaft

Ursache des gesteigerten Vitaminbedarfs

Vitamine gehören mit Mineralien und Spurenelementen zu den essentiellen Substanzen, die im Organismus nur in sehr geringen Mengen vorhanden sind und zur metabolischen Nutzung der Energiesubstrate benötigt werden. Sie sind an sehr vielen Stoffwechselreaktionen als Bestandteil prosthetischer Gruppen der Enzyme beteiligt. Je mehr metabolische Prozesse ablaufen, um so größer wird der Bedarf essentieller Nährstoffe. Die Zunahme des Metabolismus in der Schwangerschaft begründet den erhöhten Vitaminbedarf.

In Tabelle 1 ist dargestellt, in welcher Weise die jeweils dem Feten und dem maternalen Organismus zukommende Energiemenge während der Schwangerschaft genutzt wird. Im fetalen Organismus entfällt ein wesentlich größerer relativer Energieanteil auf Stoffwechselvorgänge als im maternalen Organismus; die Mutter speichert die größte Energiemenge in Fett- und Proteindepots. Infolge der höheren Gewebedifferenzierung benötigt der Fet zur Synthese einer dem Energieäquivalent entsprechenden Gewebemenge mehr metabolische Energie als der maternale Organismus. Die Notwendigkeit der gesteigerten Vitaminzufuhr ist daher in erster Linie auf den enormen Bedarf des Feten zurückzuführen, dessen Versorgung durch die Plazenta ungeachtet der mütterlichen Ressourcen gewährleistet wird.

Tabelle 1. Energieverteilung im maternalen und fetalen Organismus

	Total	Metabolismus	Speicherung	Verlust
Mutter	100%	34%	57%	9%
Fet	100%	57%	34%	9%

Relativer Mehrbedarf der Vitamine

Der maternale Mehrbedarf an Mikronährstoffen übersteigt den zusätzlichen Energiebedarf erheblich. In Tabelle 2 ist die angeratene Netto-Mehrzufuhr von Nahrungsenergie und Nährstoffen zusammengestellt. Wenn man die Angaben der relativen Bedarfssteigerung mittelt, ergibt sich ein Wert von 36% der Basismenge. Das zusätzlich benötigte Energiequantum – 300 kcal – entspricht dagegen nur einer Zunahme um 13%.

Die während der Schwangerschaft anzustrebende Ernährung ist also erheblich zugunsten essentieller Nährstoffe verschoben. Das Verhältnis von prozentualem Mehrbedarf an Vitaminen und Mineralien zu prozentualem Mehrbedarf an Energie beträgt 2,8: *Wird die Energieaufnahme um 1% gesteigert, nimmt der prozentuale Vitaminbedarf fast um das 3fache zu.*

Tabelle 2. Zusätzlicher Energie- und Nährstoffbedarf während der Schwangerschaft

Nährstoff	Mehrbedarf	Steigerung
Nahrungsenergie	300 kcal	13%
Kalzium	400 mg	50%
Phosphor	200 mg	25%
Magnesium	100 mg	33%
Eisen	7 mg	39%
Zink	10 mg	67%
Jod	30 µg	15%
Vitamin A	0,3 mg Ret. Äqu.	38%
Vitamin E	2 mg a-Toc. Äqu.	17%
Thiamin	0,3 mg	25%
Riboflavin	0,3 mg	20%
Niacin	2 mg Äquival.	13%
Vitamin B_6	1 mg	63%
Pantothensäure	2 mg	25%
Folsäure	160 µg	100%
Vitamin B_{12}	1 µg	20%
Vitamin C	25 mg	33%
Mikronährstoffe	Mittlere %-Steigerung	36%

Die Kenntnis des Vitaminbedarfs ist nur dann von Nutzen, wenn auch berücksichtigt wird, in welchem kalorischen Rahmen die erforderliche Nährstoffmenge bereitgestellt werden muß. Die angemessene Gewichtung von Energiegewinn und Zufuhr der Mikronährstoffe spielt bei der Sicherstellung der Vitaminversorgung in der Schwangerschaft eine Schlüsselrolle. Viele, keineswegs als ungesund geltende Nahrungsmittel, wie z. B. Bananen, Weißbrot, Haferflocken und Fruchtsäfte tragen relativ mehr zur Energiedeckung als zur Mikronährstoffversorgung bei, obwohl sie absolut gesehen einen durchaus hohen Gehalt an essentiellen Nährstoffen aufweisen. Infolge des ebenfalls hohen Brennwertes wird die Nahrungsbalance aber zugunsten der Energie verschoben mit dem Risiko einer kritischen Vitaminversorgung.

Zur Vermeidung einer zu kalorienreichen und nährstoffarmen Ernährung in der Schwangerschaft ist es sinnvoll, die sog. Nährstoffdichte eines Nahrungsmittels zu betrachten. Man versteht hierunter das Verhältnis zwischen Nährstoffmenge und Brennwert in mg/kcal. Vorteilhafte Nahrungsmittel sind z. B. mageres Schweinefleisch und Grünkohl. Auch die seit jeher als hochwertig betrachteten Grundlebensmittel, wie Kartoffeln, Milch und Vollkornprodukte, sind Nahrungsmittel mit hoher Dichte für viele kritische Nährstoffe. Sie sollten daher während der Schwangerschaft bevorzugt werden.

Beurteilung der Vitaminbedarfsdeckung

Beziehung zwischen Konsumdaten und biochemischen Versorgungsindikatoren

Die Frage, ob die Normalkost den Vitaminbedarf sicherstellt, wurde bisher nur anhand von Lebensmittelkonsumstatistiken behandelt. Die aus Abb. 1 abzuleitenden Defizite können jedoch nicht ohne weiteres mit der Existenz von Bedarfsdeckungslücken gleichgesetzt werden, denn die Charakterisierung von Soll und Haben der Nährstoffaufnahme entspricht biochemischen Versorgungsindikatoren nur sehr unzulänglich.

Zur biochemischen Charakterisierung der Bedarfsdeckung werden Bestimmungen der Serumkonzentration oder Stimulationsteste bestimmter vitaminabhängiger Enzyme verwandt. Als Grenze der ausgeglichenen Nährstoffversorgung wird vielfach die 2,5. Perzentile herangezogen, also jener Wert, der nur von 2,5 % eines von jedem Krankheitszeichen freien Normalkollektivs unterschritten wird (Kübler u. Moch 1975).

In Abb. 3 sind prozentuale Abweichungen von der Ernährungsempfehlung bei Probandinnen zwischen 18 und 50 Jahren gegen die Häufigkeit biochemisch gemessener Versorgungsparameter unterhalb der 2,5. Perzentile aufgetragen (Kübler 1986). Wiewohl die Zufuhr der Vitamine A, E und B_{12} deutlich oberhalb der empfohlenen Menge liegt, finden sich doch häufiger kritische Serumwerte als bei dem unzureichend aufgenommenen Vitamin C. Die Ursa-

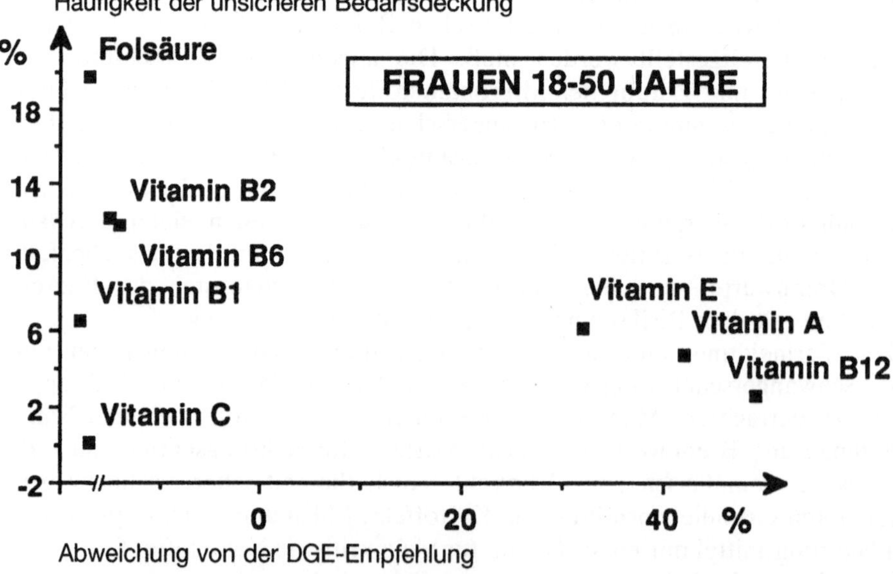

Abb. 3. Beziehung zwischen Abweichung der aufgenommenen Vitaminmenge von der Zufuhrempfehlung der Deutschen Gesellschaft für Ernährung (DGE) und Anteil biochemischer Meßwerte im kritischen Bereich bei Frauen im gebärfähigen Alter. Das Ausmaß der Unter- oder Überschreitung des angeratenen Vitaminverbrauchs (x-Achse) ermöglicht keine sicheren Rückschlüsse auf die Häufigkeit der unsicheren Bedarfsdeckung (y-Achse)

che dieser Diskrepanz liegt zum einen darin, daß der Wert einer mittleren Abweichung der Nährstoffaufnahme natürlich keine Aussage über die Anzahl kritischer Nährstoffmengen zuläßt, die mit der Häufigkeit der marginalen Meßwerte erfaßt werden. Zum andern kann die Vitaminversorgung auch durch ernährungsunabhängige Faktoren beeinflußt werden. Bei Frauen der hier interessierenden Altersklasse ist in erster Linie an die breite Anwendung oraler Kontrazeptiva zu denken: Östrogene lösen eine Enzyminduktion beim Tryptophanabbau aus und können dadurch auch den Verbrauch des Coenzyms, Vitamin B_6 steigern. Da zur Phosphorylierung des Rohvitamins Vitamin B_2 benötigt wird, ist auch Riboflavin von der induzierten Umsatzsteigerung betroffen (Bässler 1989). Interferenzen von Östrogenpräparaten mit der ohnehin begrenzten enteralen Resorption begründen den vermehrten Folatbedarf (Shajania et al 1969). Über diese Mechanismen können auch dann Versorgungsengpässe auftreten, wenn die Zufuhr der Nährstoffempfehlung genügt.

Die gleiche Darstellung mit Daten von Schwangeren (Abb. 4) deutet eine Beziehung zwischen Unterschreitung der Zufuhrempfehlung und Häufigkeit einer nicht gesicherten Versorgung an; bedeutsamer sind aber folgende Feststellungen:

1. Die Vitamin A-, B_1-, B_2- und B_6-Messungen zeigen eine wesentlich größere Risikoquote als mit 2,5 % in einem Referenzkollektiv zu erwarten wäre; am häufigsten werden kritische Werte bei Folsäure beobachtet.

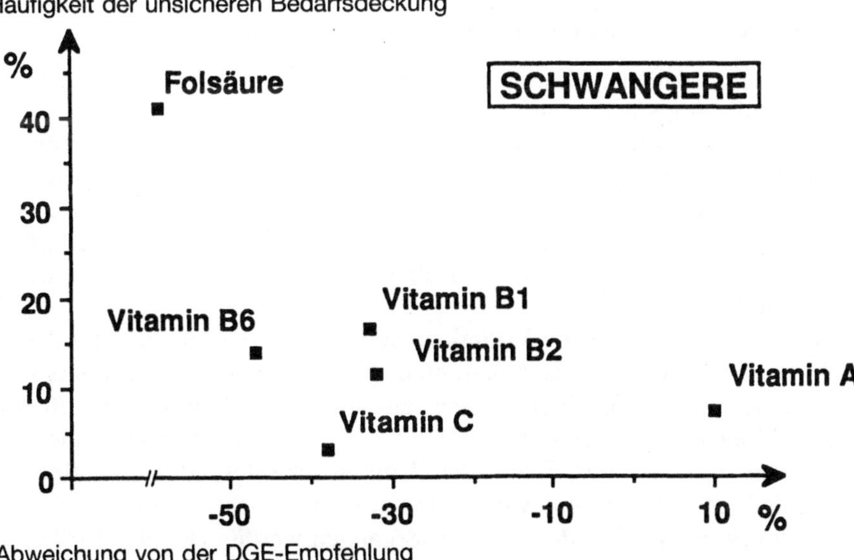

Abb. 4. Beziehung zwischen Abweichung der verbrauchten Vitaminmenge von der Bedarfsmenge (Deutsche Gesellschaft für Ernährung, DGE) und Häufigkeit der marginalen Vitaminversorgung bei Schwangeren. Die Folatzufuhr bleibt am stärksten hinter der DGE-Empfehlung zurück und ist mit der größten Anzahl unsicherer Deckungswerte verknüpft. Hiervon abgesehen besteht bei gut 80 % der Schwangeren ein ausgeglichener Vitaminstatus, obwohl die empfohlene Zufuhr z. T. erheblich unterschritten wird

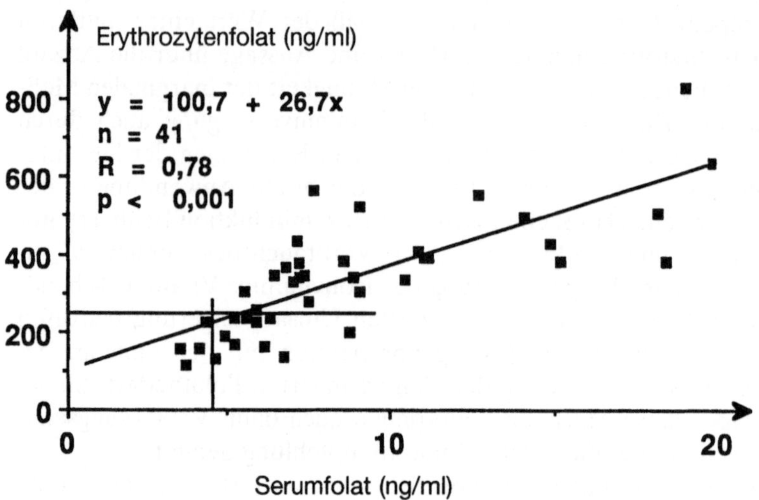

Abb. 5. Abhängigkeit der Anzahl marginaler Folsäurewerte von der Wahl des Kompartimentes. Es besteht eine signifikante Beziehung zwischen der Folsäurekonzentration im Erythozyten und im Serum. Wenn der erythrozytäre Grenzwert (250 ng/ml) zur Häufigkeitsbestimmung herangezogen wird, ergibt sich mit 14/41 unsicheren Versorgungswerten ein Prozentsatz von 34%, bei Verwendung der Serumgrenze (4,5 ng/ml) entfallen aber nur 4 Fälle (10%) auf den kritischen Bereich

2. Trotz mitunter erheblicher Abweichung der Vitaminaufnahme vom Referenzwert weisen, abgesehen von Folsäure, mehr als 80% der Schwangeren einen befriedigenden biochemischen Vitaminstatus auf.

Dies zeigt, daß der Vitaminbedarf in der überwiegenden Mehrzahl durch die Normalkost gedeckt werden kann (Kübler 1987).

Der Zusammenhang, daß mit zunehmender Unterschreitung der empfohlenen Vitaminzufuhr häufiger marginale Deckungswerte beobachtet werden, läßt sich zwar im Sinne einer Gesamttendenz statistisch beschreiben; eine verbindliche Klärung der Frage nach der Sicherstellung des Vitaminbedarfs unter Verzehr einer bestimmten Kost hat aber eine biochemische Nährstoffuntersuchung zur Voraussetzung.

Von den wasserlöslichen Vitaminen stellt Folsäure ohne Zweifel das größte Problemvitamin dar; die Häufigkeit einer Mangelversorgung wird in der Literatur aber sehr unterschiedlich mit Schwankungen zwischen 8% und 70% angegeben (Übersicht bei Prindull 1987). Die Ursache der divergierenden Ergebnisse liegt u.a. an der Wahl des Kompartimentes, das der Berechnung zugrunde liegt (Abb. 5). Im Mittel kann von einer nicht zuverlässig gesicherten Bedarfsdeckung in 45% der Fälle ausgegangen werden (Kübler 1987).

Änderung der Vitaminbedarfsdeckung im Verlauf der Schwangerschaft

Nährstoffmangelzustände der Mutter werden mit fortschreitendem Schwangerschaftsalter zunehmend häufiger beobachtet. Versorgungsengpässe betreffen neben Folsäure in besonderem Maße die Vitamine Thiamin, Riboflavin und Pyridoxin (Kübler 1986). Eigene Erhebungen an Schwangeren der Frauenklinik Gießen führten zu der Feststellung, daß marginale Vitaminversorgungswerte erst jenseits der 25. SSW auftreten (Link et al. 1990).

Die Ursache dieser Entwicklung liegt in dem exponentiellen Anstieg der für Stoffwechselprozesse benötigten fetalen Energiemenge im Verlauf der Schwangerschaft (Sparks et al. 1981; Sparks 1984). Ab der 25.–30. SSW nimmt die Intensität des fetalen Metabolismus erheblich zu, während die mütterliche Energie- und Nährstoffaufnahme in der Gravidität weitgehend konstant bleibt (Hytten u. Leitch 1971). Soweit lediglich vermehrt Energie für den Feten bereitzustellen ist, kann der Bedarf durch Mobilisierung der zuvor angelegten mütterlichen Depots problemlos gedeckt werden. Die Speicherkapazität mancher Mikronährstoffe, besonders der meisten wasserlöslichen Vitamine, ist demgegenüber aber begrenzt (Kübler 1987). Der Mehrbedarf des Feten wird dann auf Kosten des mütterlichen Organismus ausgeglichen und kann zu Versorgungslücken führen.

Die Häufung marginaler Deckungswerte wirft die Frage auf, in welcher Weise die Schwangerschaft überhaupt biochemische Indikatoren beeinflußt bzw. ob die Zunahme einer kritischen Versorgungslage Ausdruck einer kontinuierlichen Verschlechterung der Vitaminbedarfsdeckung ist, bei der dann jene Grenze zwangsläufig öfter unterschritten wird. Längsschnittuntersuchungen der Meßgrößen für Thiamin, Riboflavin und Pyridoxin im Verlauf der Gravidität zeigen indessen (Tabelle 3), daß sich bei Riboflavin und Pyridoxin häufiger eine Verbesserung als eine Abnahme der Vitaminversorgung im zeitlichen Verlauf der Gravidität findet; die Deckung des Thiaminbedarfs wird in einem Drittel der Fälle schlechter. In mehr als der Hälfte der Fälle tritt aber überhaupt keine Änderung der Bedarfsdeckung ein (Link et al. 1990).

Die vermehrte Beobachtung marginaler Deckungswerte bei manchen Vitaminen stellt sich daher weniger als Mechanismus der Schwangerschaft dar, der die Entstehung von Versorgungsengpässen begünstigt; vielmehr scheint das Auftreten der Deckungslücken auf ein Ernährungsproblem von Randgruppen

Tabelle 3. Vitaminbedarfsdeckung im Verlauf der Schwangerschaft

	Zunahme	Keine Änderung	Abnahme
Thiamin Vitamin B1	11% (3/27)	56% (15/27)	33% (9/27)
Riboflavin Vitamin B2	22% (6/27)	63% (17/27)	15% (4/27)
Pyridoxin Vitamin B6	29% (8/27)	56% (15/27)	15% (4/27)

der Bevölkerung hinzuweisen. Ob sich aber für diese Gruppe eine Behandlungsnotwendigkeit ergibt, wird in der Literatur widersprüchlich beurteilt.

Auswirkungen einer kritischen Vitaminversorgung

Einfluß auf den Schwangerschaftsverlauf

Als weitgehend sicher kann der Zusammenhang zwischen Folsäuremangel und dem gehäuften Auftreten von Neuralrohrdefekten gelten (Schorah 1988). Eine hinreichende Bedarfsdeckung ist daher besonders zum Zeitpunkt der Konzeption von Bedeutung. Mehrere Untersuchungen weisen auch auf Untergewicht und/oder verkürzte Schwangerschaftsdauer hin, wenn der Bedarf an Folsäure, Vitamin C, Vitamin B_6 oder Vitamin A nicht gedeckt ist (Kübler 1987).

Die Verminderung des Geburtsgewichtes wird wiederum am häufigsten mit dem Folsäuremangel in Zusammenhang gebracht (Übersicht bei Prindull

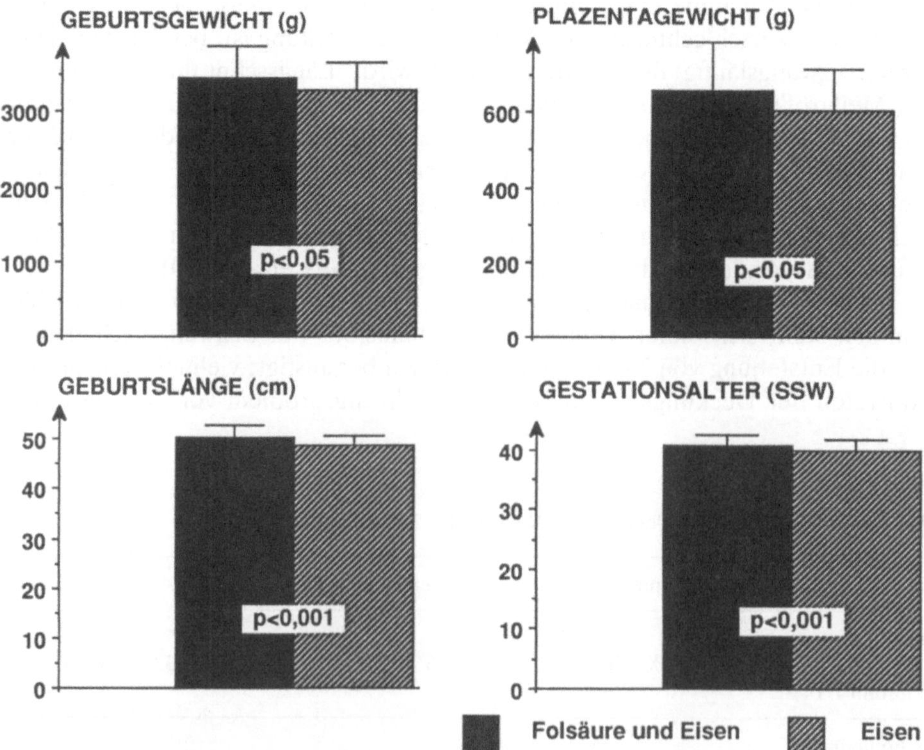

Abb. 6. Folsäure-Substitutionsstudie aus dem Großraum Paris. Eine Gruppe Schwangerer erhielt während der letzten 3 Monate eine Eisen-Medikation, eine zweite zusätzlich Folsäure. Bei den Neugeborenen der folat-substituierten Schwangeren fanden sich etwas höhere Geburts- und Plazentagewichte sowie eine größere Körperlänge. Als Ursache kommt in erster Linie das ebenfalls verlängerte Schwangerschaftsalter in Betracht. (Aus Tchernia et al. 1982)

1987). Die Unterschiede, die sich auf dem Boden hiesiger Nährstoffverfügbarkeit durch zusätzliche Folsäuresubstitution ergeben, sind aber so gering (Abb. 6), daß man ihre klinische Relevanz zu Recht bezweifeln mag.

Insgesamt ergeben sich aus den im europäischen Raum nur mäßig ausgeprägten Vitaminbedarfsunterschreitungen kaum Anhaltspunkte für einen Zusammenhang zwischen Mikronährstoffmangel und Beeinträchtigung des Schwangerschaftsausganges.

Beeinträchtigung der psychischen Leistungsbreite der Mutter

In neueren Untersuchungen zum subklinischen Nährstoffmangel finden sich Mitteilungen darüber, daß leichte Formen des Vitaminmangels bereits psychische Auswirkungen haben können (Richter 1979; Chomé et al. 1984). Kürzlich wurde über die Beziehung zwischen psychometrisch erfaßter seelischer Leistungsbreite und Qualität der Vitaminversorgung berichtet (Heseker et al. 1990). Im subklinischen Vitaminmangel wurden vor allem Beeinträchtigungen des aktuellen psychischen Stimmungsbildes beobachtet: Das allgemeine Wohlbefinden ist gegenüber gut versorgten Probanden vermindert, es bestehen erhöhte emotionale Gereiztheit und gesteigertes Angstempfinden. Hinzu treten leichte Verschiebungen der psychischen Basis mit vermehrter Nervosität, Depressivität und größerer Extraversion.

Der mitunter in der Schwangerschaft zu beobachtende Thiamin- und Riboflavinmangel nimmt daher offenbar bevorzugt auf die aktuelle seelische Befindlichkeit Einfluß.

Nun sind aber an die junge Mutter besonders hohe Anforderungen der körperlichen und seelischen Belastbarkeit gestellt, die nach den ihr abverlangten Höchstleistungen während der letzten Schwangerschaftswochen und der Geburt nicht gerade in eine Phase maximaler Leistungsfähigkeit fallen. Hinzu kommen manchmal durch den postpartalen Hormonabfall bedingte depressive Stimmungsepisoden. Auf diesem Hintergrund geben die psychometrischen Ergebnisse einen relevanten Befund ab; denn ein in der Gravidität erworbenes Vitamindefizit mag Gleichmut und Freude beim Start in die noch ungewohnte oder sich erweiternde Mutterrolle vermindern.

Schlußfolgerungen

Bei den meisten Schwangeren wird der Vitaminbedarf durch die normale Kost sichergestellt. In unserer Wohlstandsgesellschaft stellt die Frage der Bedarfsdeckung ein Randproblem einer kleinen, aber in der Gravidität zunehmenden Gruppe dar. Wiewohl zweifellos bedeutsamere Aufgaben bei der ärztlichen Begleitung der Schwangerschaft im Vordergrund stehen, sollte der Ernährung der schwangeren Frau dennoch Beachtung geschenkt werden; denn schon ein leichter Vitaminmangel kann die körperliche und seelische Leistungsfähigkeit der Mutter beeinträchtigen.

Die Ernährungsberatung hat sich aber vorrangig auf ein Risikokollektiv zu richten, das durch schnelle Folge mehrerer Schwangerschaften, Angaben wie Mangelentwicklung, intrauteriner Fruchttod oder Frühgeburt in der geburtshilflichen Anamnese, ungünstiges sozialökonomisches Milieu sowie bekannten Genußmittel- oder gar Drogenabusus charakterisiert ist. Auch eine extreme Unterschreitung des Standardgewichtes, die bei sehr jungen Schwangeren in ca. 20% der Fälle angetroffen wird, gilt als Risikofaktor für eine unzureichende Vitaminversorgung, da in dieser Gruppe unsichere Versorgungswerte besonders häufig beobachtet werden.

Die Frage einer Vitaminsubstitution während der Schwangerschaft ist gegenwärtig noch nicht eindeutig zu beantworten. Das einfachste und natürlichste Verfahren zur Deckung des erforderlichen Nährstoffbedarfs besteht in der Bevorzugung von Nahrungsmitteln mit hoher Nährstoffdichte.

Literatur

Bässler KH (1989) Vitamine, 3. Aufl. Steinkopff, Darmstadt

Chomé J, Paul T, Pudel V (1984) Testpsychologische Untersuchung bei älteren Menschen mit subklinischem Vitaminmangel. Ernährungs-Umschau 31 (1):12–16

Deutsche Gesellschaft für Ernährung (DGE) (1989) Empfehlungen für die Nährstoffzufuhr. Umschau Verlag, Frankfurt

Deutsche Gesellschaft für Ernährung (DGE) (1989) Ergänzungsband zum Ernährungsbericht 1988

Heseker H, Kübler W, Westenhöfer J, Pudel V (1990) Psychische Veränderungen als Frühzeichen einer suboptimalen Vitaminversorgung. Ernährungs-Umschau 37:87–94

Hytten FE, Leitch J (1971) The physiology of human pregnancy, 2nd edn. Blackwell, Oxford

Kübler W (1986) Ernährungsprobleme. Die Kapsel 38. Zeitschrift der R. P. Scherer GmbH, Eberbach/Baden

Kübler W (1987) Ernährung während der Schwangerschaft. Gynäkologe 20:83–87

Kübler W, Moch KL (1975) Zur Deckung des Vitaminbedarfs in der Schwangerschaft. In: Brubacher G, Ritzel G (Hrsg) Zur Ernährungssituation der schweizerischen Bevölkerung. Huber, Bern, S 233–241

Lechtig A, Klein RE (1981) Prenatal nutrition and birthweight: Is there a causal association? In: Dobbing J (ed) Maternal nutrition in pregnancy eating for two? Academic Press, London

Link G, Baier A, Kübler W, Künzel W (1990) Ändert sich die Vitaminversorgung der Mutter im Verlauf der Schwangerschaft? Berichte Gynäkologie/Geburtshilfe 127 (11–20):1034–1035 (Abstractband)

Prindull G (1987) Folsäuremangel: Auswirkungen in der Schwangerschaft, bei alten Menschen und chronischen Alkoholikern. In: Pietrzik K (Hrsg) Folsäure-Mangel. Fachgespräch am 5. Juli 1986 in Rottach-Egern. Zuckschwerdt, München

Ramsay VP, Neumann C, Clark V, Swendseid ME (1983) Vitamin cofactor saturation indices for riboflavin, thiamin, and pyridoxine in placental tissue of Kenyan women. Am J Clin Nutr 37:969–973

Richter M (1979) Psychische Auswirkungen subklinischer Vitaminmangelzustände. Ernährungs-Umschau 26:381–384

Schorah CJ (1988) Importance of adequate folate nutrition in embryonic and early foetal development. In: Berger H (ed) Vitamins and minerals in pregnancy and lactation. International Symposium, Innsbruck, September 1986. Nestlé Nutririon Workshops Series, Vol 16. Raven Press, New York, pp 167–176

Shajania AM, Harnaday G, Barnes PH (1969) Oral contraceptives and folate metabolism. Lancet I:886

Sparks JW (1984) Human intrauterine growth an nutrient accretion. Semin Perinatol 8:74–93

Sparks JW, Pegorier J-P, Girard J, Battaglia FC (1981) Substrate concentration changes during pregnancy in the guinea pig studied under unstressed steady state conditions. Pediatr Res 15:1340–1344

Tchernia G, Blot I, Rey A, Kaltwasser JP, Zittoun J, Papiernik E (1982) Maternal folate status, birthweight and gestational age. Dev Pharmacol Ther 4 (Suppl 1):58–65

Blutglukose – nicht Uringlukose – als Screening zum Nachweis einer latenten Glukosestoffwechselstörung während der Schwangerschaft?

U. Lang und W. Künzel

Kohlenhydratstoffwechselstörungen in der Schwangerschaft bieten dem Geburtshelfer, je nach Ausprägung und Schweregrad, ein variantenreiches Bild. Neben der Schwangeren mit präkonzeptionell manifestem Diabetes mellitus ist in den letzten Jahren in zunehmendem Maße die Schwangere mit graviditätsbedingter Beeinflussung der Kohlenhydrattoleranz in den Fokus klinischer Tätigkeit geraten. Diese Schwangere mit verminderter Glukosetoleranz bzw. Gestationsdiabetes wird in der Regel keine Kenntnis von ihrer Kohlenhydratstoffwechselstörung haben – der Gestationsdiabetes wird definiert als Kohlenhydratintoleranz, die während der Schwangerschaft beginnt und mit ihr endet (Esser et al. 1973), oder aber, im erweiterten Sinne, als jede in der Schwangerschaft erstmals diagnostizierte Unregelmäßigkeit des Kohlenhydratstoffwechsels, letzthin damit auch einen während der Schwangerschaft erstmals entdeckten Typ-I-Diabetes umfassend (Gabbe 1985, 1986). Freinkel et al. (1985) bezeichneten daher den Gestationsdiabetes als eine heterogene klinische Entität mit erheblicher phänotypischer und genotypischer Diversität der zu betreuenden Mütter. Diese Heterogenität entsprechen auch die Angaben zur Häufigkeit des Gestationsdiabetes. Je nach Definition dieses klinischen Bildes wird diese Störung der Kohlenhydrattoleranz in 1–13 % der Schwangerschaft gesehen (Friedman et al. 1985; Fuhrmann 1988; Mestman et al. 1971; O'Sullivan et al. 1964). Diese große Variationsbreite der Angaben beruht auf unterschiedlichen Testkriterien, scheint aber auch geographische, ethnische, rassische und ernährungsbedingte Einflüsse zu reflektieren (Friedman et al. 1985; Hadden 1985; Mestman 1987). Die Bedeutung des gestörten Kohlenhydratstoffwechsels während der Schwangerschaft ist unumstritten (Beard u. Hoet 1982; Gabbe 1986). Das bei Nichterkennung hohe Risiko perinataler Mortalität (Tabelle 1) und Morbidität (Weiss u. Hofmann 1988), wie es sich aus dem nachfolgend unter Fetopathia diabetica Dargestellten herleiten läßt, unterstreicht die Wichtigkeit einer rechtzeitigen und richtigen Diagnose ebenso, wie die mütterliche Gefährdung mit einer Häufung von EPH-Gestosen, Kaiserschnittentbindungen und späterer Ausbildung eines manifesten Diabetes mellitus (Mestman 1987; Weiss u. Hofmann 1988).

Physiologie und Pathophysiologie

Eine normale Schwangerschaft verändert nahezu jeden Aspekt des maternalen Metabolismus. Ziel dieser Veränderungen ist die Bereitstellung energiereicher

Tabelle 1. Perinatale Mortalität bei Gestationsdiabetes. (Nach Weiss u. Hofmann 1988)

	erkannter GD	unerkannter GD
Artner et al (1981)	1,16%	
Drury et al. (1977)	3,0%	
Auinger et al. (1978)	18,0%	
Corwin (1979)	5,5%	
Jeffery et al. (1977)	0,0%	
Weiss et al. (1984)		16,7%
O'Sullivan et al. (1974)		16,1%
Roversi (1979)		24,5%
Jackson u. Woolf (1958)		29,0%
Mittelwerte	3,5%	21,5%

Substrate für den wachsenden Feten. Mit Ausnahme der Frühschwangerschaft, in der sich die insulinagonistische wirkung des humanen Choriongonadotropins (HCG) zeigt, wird nach zeitlicher Überschreitung des HCG-Gipfels der den Insulinbedarf steigernde Einfluß des humanen Plazenta-Laktogens (HPL) in Kombination mit Östriol, Prolaktin und Wachstumshormon deutlich. Gute Verfügbarkeit der mütterlichen Glukose für den plazentaren Transfer zum Feten durch erleichterte Diffusion ist Ziel der mütterlichen Stoffwechselanpassung und spiegelt sich in der Abnahme der mütterlichen Nüchternglukosekonzentration im Verlauf der Schwangerschaft (Feige et al. 1984; Lang et al. 1987) (Abb. 1a). Dieser katabole Zustand der Mutter wird von Freinkel (1987) unter dem Begriff „accelerated starvation" zusammengefaßt und beschreibt den bei Nahrungskarenz im Vergleich zum nichtschwangeren Zustand stärkeren und schnelleren Abfall von Glukose und zur Glukoneogenese zur Verfügung stehender Aminosäuren ebenso wie die Fettdepotmobilisierung und Ketonproduktion.

Bei Nahrungsaufnahme hingegen steigen im Verlauf der Schwangerschaft aufgrund der zunehmenden peripheren Insulinresistenz (Tabelle 2, Abb. 1a, b) die maternalen Glukosespiegel trotz deutlich erhöhter Insulinausschüttung des maternalen Pankreas zunächst stärker an als im nichtgraviden Zustand, ebenso wird eine Zunahme der kohlenhydratinduzierten Hypertriglyzeridämie beschrieben. Diese postprandiale Situation wird als „facilitated anabolism" interpretiert, um dem vom transplazentaren Glukosekonzentrationsgradienten abhängigen Feten einen größeren Anteil der zugeführten Glukose verfügbar zu machen (Freinkel 1987). Die beschriebenen Veränderungen des maternalen Insulinbedarfs setzen die insulinproduzierenden Zellen des Pankreas in *jeder* Schwangerschaft einer erheblichen Mehrbelastung aus, die vom Pankreas der gesunden Schwangeren durch Hypertrophie, Hyperplasie und Hypergranulation der Beta-Zellen kompensiert wird (Lang et al. 1987; van Assche 1974). Dieser physiologische Zustand des „angepaßten Hyperinsulinismus" (Feige et

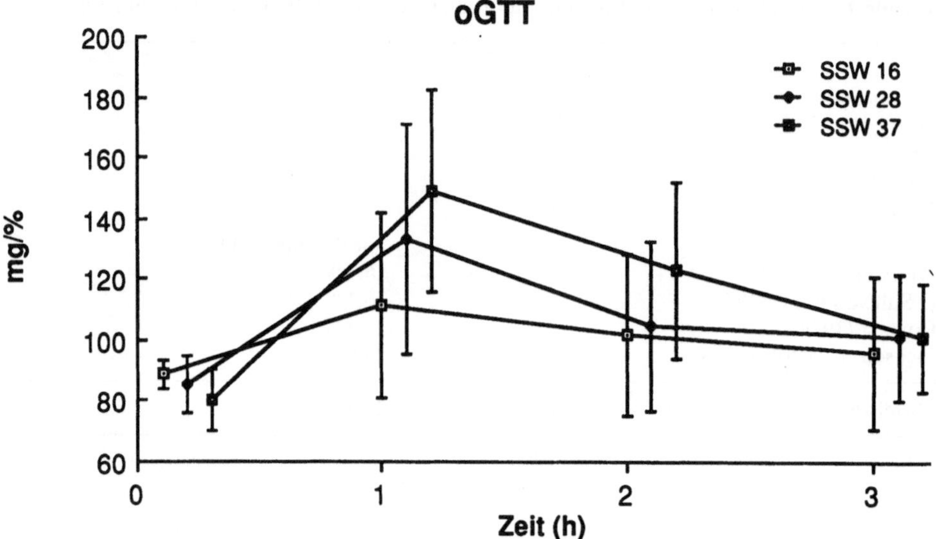

Abb. 1a. Ausfall des oralen Glukosetoleranztestes (100 g) in der gleichen Gruppe von Schwangeren (n = 50) in der 16., 28. und 37. Schwangerschaftswoche (MW ± S). Auswahlkriterium der 50 Schwangeren war die Abwesenheit anamnestischer oder klinischer Auffälligkeiten im Sinne einer Störung der Kohlenhydrattoleranz sowie ein Schwangerschaftsverlauf ohne pathologische Besonderheiten

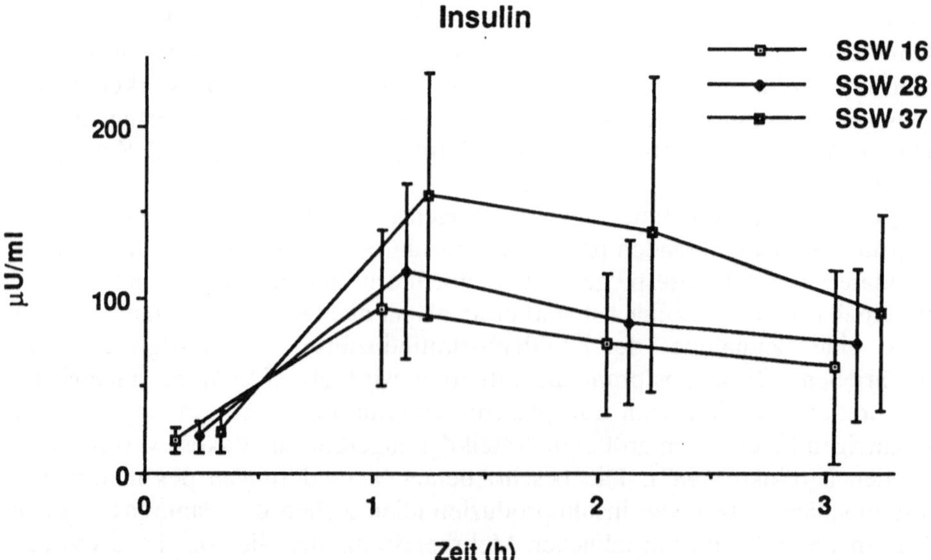

Abb. 1b. Nüchterninsulinkonzentration und durch einen oGTT stimulierte Insulinkonzentrationen in der gleichen Gruppe von Schwangeren (n = 50) in der 16., 28. und 37. Schwangerschaftswoche (MW ± S)

Tabelle 2. Metabolische Veränderungen in der Schwangerschaft

Nüchternblutzucker	↓
Postprandialer Blutzucker	↑
Glukosetoleranz	
a) bis ca. SSW 16	↑
b) ab ca. SSW 16	↓
Insulinsekretion	↑
Insulineffekt	
a) bis ca. SSW 16	↑
b) ab ca. SSW 16	↓

al. 1984) deckt fehlende Funktionsreserven des maternalen Pankreas auf, in dem bei nicht voll funktionstüchtigem Pankreas zu wenig Insulin abgegeben und eine maternale Hyperglykämie induziert wird. Hierin zeigt sich die Bedeutung der Kohlenhydrattoleranzstörung in der Schwangerschaft als Frühindikator maternaler Stoffwechselproblematik im weiteren Verlauf des Lebens. Ebenso deutlich wird, daß auch die Gestationsdiabetikerin den Regeln des ansteigenden Insulinbedarfs unterworfen ist und, je nach entsprechender Ausprägung der Insuffizienz des maternalen Pankreas, gegebenenfalls der gleichen Überwachung und Therapie bedarf, wie die bereits präkonzeptionell manifest an Diabetes erkrankte Frau.

Fetale und neonatale Risiken

Diagnose und Therapie des Gestationsdiabetes haben die besondere Gefährdung des Feten zu berücksichtigen, die sich vor allem im Bild der Fetopathia diabetica metabolica manifestiert. Patientinnen, deren Insulinversorgung nicht den steigenden Bedürfnissen der Schwangerschaft angepaßt wird, induzieren durch die maternale Hyperglykämie eine ebensolche Stoffwechselsituation beim Feten. Dieses ständige Überangebot an Glukose führt zur vorzeitigen Reifung des fetalen Pankreas, welches mit Inselhyperplasie, Hypertrophie und erhöhter Insulinausschüttung reagiert (Pedersen-Hypothese). Da die Plazenta einen Insulintransfer weder von der Mutter zum Feten noch umgekehrt erlaubt, manifestiert sich die hyperglykämie-induzierte Hyperinsulinämie des Feten letztlich im typischen Bild der Glukose-Insulin-Mast. Makrosomie und Viszeromegalie, Lungenfunktionsstörungen, die wahrscheinlich auf einen Surfactantmangel zurückgehen, Hyperbilirubinämie und Hypoglykämiephasen sind die typischen Zeichen der unter Fetopathia diabetica metabolica leidenden Neugeborenen. Präpartal sind diese Kinder aufgrund plazentarer Veränderungen vom intrauterinen Fruchttod bedroht, die Makrosomie kann geburtsmechanische Probleme aufwerfen, die akut und in der Folge traumatisierend für das Kind wirken können. Neben diesen, während der Schwangerschaft und

Tabelle 3. Gestationsdiabetes: Kindliche Folgerisiken

- Geburtstraumata
- Beatmungsschäden
- Adipositas
- Diabetesmanifestation
- („Fuel mediated teratogenesis")

peripartal bedeutsamen Auswirkungen eines Gestationsdiabetes auf den Feten sind in den letzten Jahren Betrachtungen zur Langzeitfolge von Störungen des maternalen Kohlenhydratstoffwechsels für die Nachkommenschaft ins Blickfeld geraten, die sich in einer infolge des veränderten intrauterinen Milieus erhöhten Suszeptibilität für spätere eigene metabolische Entgleisungen zu dokumentieren scheint (van Assche et al. 1987; von Dorsche et al. 1984; Weiss u. Hofmann 1988) (Tabelle 3).

Maternale Risiken

Die mütterliche Problematik des Gestationsdiabetes ist sicher auf den ersten Blick nicht so gravierend wie bei der bereits prägravide manifest an Diabetes erkrankten Patientin. Auch hier läßt sich nach einem Vorschlag von Weiss u. Hofmann (1988) eine Unterteilung in akute mütterliche Risiken und Folgerisiken vornehmen. Herausragend unter den akuten Schwangerschaftsrisiken sind der erhöhte Anteil adipöser Patientinnen sowie die deutlich vermehrte Gestosefrequenz, die neben geburtsmechanischen Problemstellungen einen erheblichen Anteil an der bereits erwähnten, höheren Inzidenz von Kaiserschnittentbindungen hat. Unter den mütterlichen Folgerisiken fällt die im späteren Verlauf des Lebens erhöhte Neigung zur Diabetesmanifestation ins Gewicht, die – von entsprechenden Folgeerkrankungen begleitet – mit zunehmender Beobachtungsdauer nach Diagnosestellung Werte bis zu 70% erreicht (Abb. 2, Tabelle 4).

Die physiologische Schwangerschaftsbelastung des Pankreas deutet frühzeitig auf Limitierungen des maternalen Organs hin.

Diagnostik von Kohlenhydratstoffwechselstörungen in der Schwangerschaft

Per definitionem ist der Gestationsdiabetes vor der Schwangerschaft nicht bekannt, eine Diagnose und Therapie sowie weitere Beobachtung und medizinische Betreuung der Betroffenen jedoch von großer Bedeutung, wie sich aus dem vorher Beschriebenen unschwer herleiten läßt. Die Wichtigkeit einer rechtzeitigen und präzisen Diagnosestellung ist somit unzweifelhaft, ebenso allerdings auch die Schwierigkeit einer exakten Trennung zwischen „gesund"

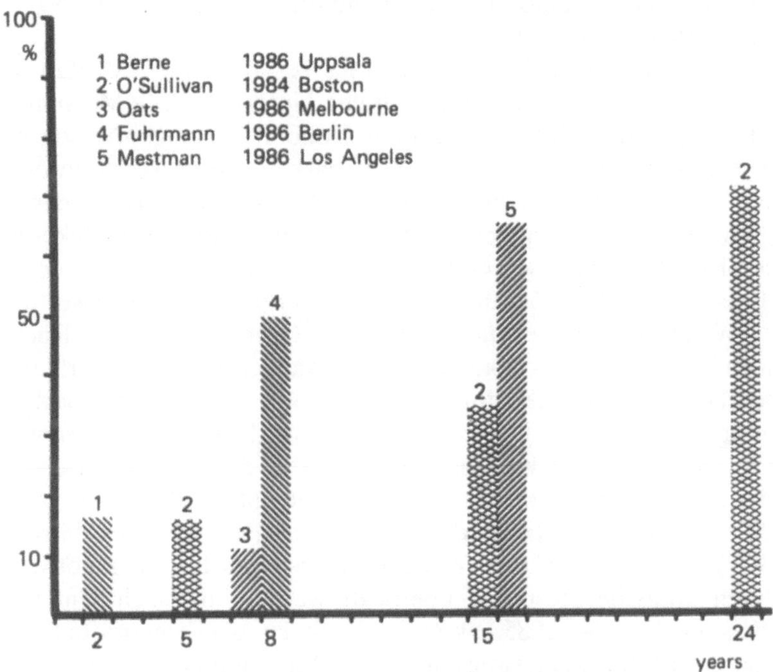

Abb. 2. Häufigkeit eines manifesten Diabetes mellitus nach vorangegangenem Gestationsdiabetes in Abhängigkeit vom Beobachtungszeitraum. (Nach Weiss u. Hofmann 1988)

Tabelle 4. Gestationsdiabetes: Mütterliche Folgerisiken. (Nach Mestman 1987)

- Diabetesmanifestation
- Adipositas
- Hypertonus
- Kardialer Infarkt
- Zerebraler Insult

und „pathologisch" bei einem Krankheitsbild, das durch die diabetogene Wirkung auch der unproblematischen Schwangerschaft (Feige et al. 1984; Miller u. Steinhoff 1982) letztlich nur durch fließende Übergänge von dieser getrennt erscheint. Dies zeigt, daß die Frage eines Screenings besonderes Gewicht erlangt. Eine generelle Untersuchung jeder Schwangeren mittels eines Glukosetoleranztestes wäre eine wünschenswerte Lösung, insbesondere, da der orale Glukosetoleranztest (oGTT) mit 100 g Glukose nach den Kriterien von O'Sullivan u. Mahan (1964) auch zur Diagnosestellung am weitesten akzeptiert scheint (Gabbe 1986; National Diabetes Data Group 1979; Summary: Conference on Gestational Diabetes Mellitus 1985). Weiterhin werden jedoch auch die intravenöse Glukosebelastung und orale Tests mit 50 g, 75 g, 1 g/kg/KG und 1,5 g/kg/KG vorgeschlagen.

Abgesehen von der allein hieraus resultierenden Vielfalt an Norm- und Grenzwerten lassen auch methodische Unterschiede – Messungen im venösen oder kapillären Blut, Plasma oder Vollblut, Somogyi-Nelson oder enzymatische Bestimmungen – die Vergleichbarkeit dieser Werte zweifelhaft erscheinen. Die von O'Sullivan u. Mahan (1964) beobachtete Schwangerengruppe rekrutierte sich aus einem von der mitteleuropäischen Bevölkerung verschiedenen Kollektiv, das – wie einführend angemerkt – wie auch andere Populationen (Friedman et al. 1985; Hadden 1985) differente Belastungswerte bieten könne.

Weiterhin nehmen die postulierten Grenzwerte keine Rücksicht auf die, auch bei metabolisch unauffälligen Schwangeren sich im Verlauf der Gravidität deutlich verändernde Stoffwechselreaktion auf eine definierte Glukosebelastung (Abb. 1a und b), die es auch unmöglich macht, Normwerte für Nichtschwangere zur Glukosetoleranztestung in der Schwangerschaft zu übernehmen. Schließlich wirkt die letztlich mathematisch definierte Grenzwertsetzung (Mittelwerte plus Standardabweichungen, Perzentilen) arbiträr (Hepp et al. 1979), scheint aber zum Zwecke der Standardisierung notwendig und muß durch klinische Resultate überprüft werden, da nach Untersuchungen von Weiss et al. (1984, 1985, 1988) die durch den oGTT geprüfte Stoffwechselsituation der Mutter keineswegs immer die Situation des Feten widerspiegeln muß, die letztlich nur durch Bestimmung des Fruchtwasserinsulins exakt zugänglich wird. Neben den geschilderten methodischen und testinhärenten Problemen trifft die Forderung nach der – wünschenswerten – generellen Untersuchung aller Schwangeren durch einen Glukosetoleranztest (Beard u. Hoet 1982; Gabbe 1986; Summary: Conference on Gestational Diabetes Mellitus 1985) auf Labor- und Personalengpässe, letztlich Kostenzwänge.

Weiterhin wird die Unbequemlichkeit für die Schwangere ins Feld geführt, so daß es naheliegt, eine Einengung der Indikation zum oGTT zu suchen. Schließlich unterliegen Kohlenhydratstoffwechselstörungen, wie gezeigt, den dynamischen Veränderungen des maternalen Stoffwechsels während der Schwangerschaft, d. h. eine einmalige Kontrolle durch einen oGTT könnte unzureichend sein. Hieraus resultiert die Suche nach einem vorgeschalteten, generellen Screening, das die durch gestörte Kohlenhydrattoleranz gefährdeten Schwangeren im Idealfalle erfassen soll und, als einfach reproduzierbare Methode, auch eine der Dynamik des Schwangerschaftsverlaufes angepaßte Überprüfung ermöglicht. Selektives Screening, basierend auf der Anamnese oder klinischen Auffälligkeiten – „potentieller Diabetes“ (Tabellen 5 und 6) –, wird als unzureichend angesehen (Frenkel 1987; Lavin 1985; Macafee u. Beischer 1974). Der Vorschlag einer generellen Überprüfung der Nüchternblutzuckerwerte, ggf. in Verbindung mit vorheriger Risikoselektion, scheint die Sensitivität des Screenings zu verbessern (Fuhrmann 1988; Miller u. Steinhoff 1982). Dies rührt daher, daß bei Schwangeren, deren Nüchternblutzucker unter 70 mg% liegt, nie, bei Schwangeren deren Nüchternblutzucker unter 80 mg% liegt, sehr selten, eine Auffälligkeit der Kohlenhydrattoleranz diagnostiziert werden konnte. In Anbetracht des dynamischen Charakters der Veränderung

Tabelle 5. Potentieller Diabetes

Risikofaktoren
– Wiederholte Frühgeburten oder Aborte
– Tote oder geschädigte Kinder (Mißbildungen)
– Kinder mit einem Geburtsgewicht > 4000 g
– Familiäres Vorkommen von Diabetes mellitus
– Adipositas
– Alter der Schwangeren über 30 Jahre

Tabelle 6. Potentieller Diabetes

Klinische Anhaltspunkte	
– Hydramnion – v. a. Makrosomie – Glukosurie	} Sonographie
– Nüchternblutzucker > 70 mg% bzw. > 80 mg%	
– „Glykämieniveau“	

der Kohlenhydrattoleranz in der Schwangerschaft und der daraus folgernden Notwendigkeit einer mehrfachen Überprüfung resultieren jedoch praktische Probleme, etwa bei einer Anwendung dieses Nüchternblutzuckerscreenings auf alle Schwangeren im Zuge der Schwangerschaftsvorsorgeuntersuchungen. Die einmalige Testung mittels einer oralen 50-g-Glukosebelastung zwischen der 24. und 28. Schwangerschaftswoche unter Bestimmung des 1-h-Wertes für die Plasmaglukose wird in den USA favorisiert (Gabbe 1986; National Diabetes Data Group 1979).

Glykosyliertes Hämoglobin (HbA_1, HbA_{1c}) ist zur Überwachung manifester Diabetiker nützlich, als Indikator für Kohlenhydrattoleranzstörungen eignet es sich nicht (Hofmann 1990). Serumfruktosamin, das als Integral der Glykämiesituation von ca. 2–3 Wochen anzusehen ist, wird in Verbindung mit einem oGTT eine hohe Sensitivität zugemessen, als alleiniges Screeninginstrument jedoch wird es ebenfalls als ungeeignet angesehen (Corcoy et al. 1990; Hofmann 1990).

Die deutschen Mutterschaftsrichtlinien sehen außer der wiederholten Harnzuckertestung und der sonobiometrischen Schwangerschaftskontrolle, die gegebenenfalls zur Entdeckung einer „gestationsdiabetischen“ Makrosomie führen kann (Hielscher 1990), keine routinemäßige Erfassung von Kohlenhydratstoffwechselstörungen vor.

Beide Erfassungsmethoden haben jedoch Schwächen. Die Diagnose einer Makrosomie bei gestationsdiabetischer Genese bedeutet, daß zu diesem Zeitpunkt die Hyperglykämie-Hyperinsulinämie-induzierten Veränderungen des

Feten bereits eingesetzt haben, d. h. daß die im Hinblick auf die Folgerisiken des Feten und Neugeborenen bedeutsame Beeinträchtigung des Pankreas bereits erfolgt ist. Hier ist eine therapeutische Intervention noch möglich und nötig, sie kommt jedoch relativ spät.

Blutzuckerscreening vs. Harnzuckerscreening

Grundlage für das Harnzuckerscreening ist die Annahme einer hyperglykämiebedingten Überschreitung der tubulären Rückresorptionskapazität für Glukose, letztlich also ein Sekundärschluß auf das Glykämieniveau der Schwangeren. Erschwert wird die Interpretation des Harnzuckerscreenings durch die sog. „Schwangerschaftsglukosurie", d. h. einer bei Normoglykämie vermutlich durch plazentare Hormone hervorgerufenen Verminderung der Rückresorptionskapazität für Glukose im proximalen Tubulusepithel (Renschler et al. 1966). Da die renale Glukoserückabsorption mit fortschreitendem Gestationsalter abnimmt, ist der Harnzuckernachweis in der Spätschwangerschaft eher als Schwangerschaftsglukosurie, in der Frühschwangerschaft eher als Ausdruck einer Kohlenhydratstoffwechselstörung anzusehen (Feige u. Feige-Bruhns 1977). Insgesamt erscheint also die Glukosurie als Leitsymptom nicht spezifisch genug, da zum einen nicht alle Gestationsdiabetikerinnen glukosurisch sind und demzufolge spät oder gar nicht erkannt bzw. therapiert würden (Watson 1990), zum anderen die Differenzierung zwischen hyperglykämiebedingter Überschreitung der tubulären Rückresorptionskapazität und normoglykämischer „Schwangerschaftsglukosurie" ohnehin durch Blutzuckerbestimmung und Kohlenhydrattoleranzteste vorgenommen werden muß. Unter dem Gesichtspunkt eines einfach zu handhabenden, ohne großen Zeitverlust und Belästigung der Patientin – keine Nahrungskarenz, keine vorbereitende Diät, keine „zusätzliche" Blutentnahme – wiederholt über den Verlauf der Schwangerschaft anwendbaren Screeningparameters wurden daher die zufälligen, kapillären Blutglukosewerte bei bisher 239 nichtselektierten Schwangeren überprüft und dieses „Glykämieniveau" zum Ausgangspunkt weiterer Diagnostik mit Hilfe des oralen Glukosetoleranztestes genommen.

Die Messung der kapillären Blutglukose bietet zum einen den Vorteil der unproblematischen Wiederholbarkeit der Untersuchung im Zuge der Schwangerenvorsorge, zum anderen wird mit dem Blutzucker im Gegensatz zum Harnzucker der für Auswirkungen (Pedersen-Hypothese) und Therapiekontrolle der Kohlenhydratstoffwechselstörung originäre Parameter überwacht, d. h. Grundlage des Blutzuckerscreenings ist der Einfluß des maternalen Glykämieniveaus auf das fetale Glykämieniveau.

Patienten und Methodik

Die Blutentnahme erfolgte bei jeder Vorstellung im Zuge der regulären Schwangerenberatung gemeinsam mit der routinemäßigen Hb-Bestimmung. Von 1738 über den gesamten Schwangerschaftsverlauf enzymatisch gemesse-

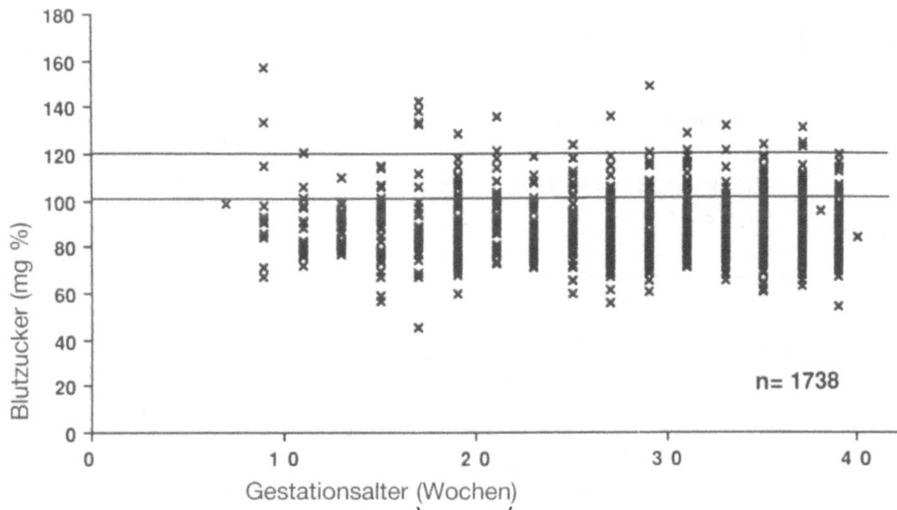

Abb. 3. Kapilläre „zufällig" bestimmte Blutzuckerkonzentrationen von 239 nichtselektierten Schwangeren im Verlauf der Schwangerschaft

nen Proben wiesen 3% eine Blutglukosekonzentration oberhalb von 119 mg% auf, 16% lagen zwischen 100 mg% und 119 mg% und 81% unter 100 mg% (Abb. 3). Bezogen auf die Anzahl von 239 Schwangeren wiesen 35% (n = 84) im gesamten Schwangerschaftsverlauf Blutzucker unter 100 mg% auf, 45% (n = 109) hatten mindestens einen Blutzuckerwert zwischen 100 und 119 mg% und 20% (n = 46) wiesen mindestens einen Blutzuckerwert oberhalb von 119 mg% auf (Abb. 4). Die in dieser Aufstellung implizit verwendeten Bezugswerte für das Blutzuckerscreening mit Hilfe kapillärer „zufälliger" Blutzuckerkonzentrationen, deren Wertigkeit als Auslösemittel für weitergehende Diagnostik im weiteren dargestellt wird, basiert auf den nachfolgenden Überlegungen. Unter Beachtung der Einstellungskriterien für diabetische Schwangere, die im Glukosetagesprofil Werte zwischen 60 und 120 mg% aufweisen sollen (Gabbe 1985) und an der physiologischen Schwankungsbreite von zufällig bestimmten Blutzuckerwerten metabolisch unauffälliger Schwangerer orientiert sind (Gabbe 1985, 1986; Stangenberg et al. 1985), wäre die Obergrenze für die zufällige Blutglukosebestimmung als Screeningmethode bei 120 mg% anzusiedeln.

Da im täglichen Ablauf nicht nur von Schwangeren in der mehr- oder minder späten postprandialen Phase, sondern gelegentlich auch im – unbeabsichtigten – Nüchternzustand auszugehen ist, die zur Blutzuckermessung kommen, erscheint jedoch ein oberer Grenzwert von 100 mg%, der z. T. im Falle eines „echten" Nüchternblutzuckers bereits als Indikation zur Insulintherapie angesehen wird (Coustan 1988; Jovanovic u. Peterson 1987; Lang 1989), als Differenzierungsmarke zwischen unauffälligen (> 100 mg%) und durch einen Glukosetoleranztest zu überprüfenden (≥ 100 mg%) Patientinnen angebrachter. Die für unser Labor gültigen Grenzwerte zur Beurteilung des oGTT sind

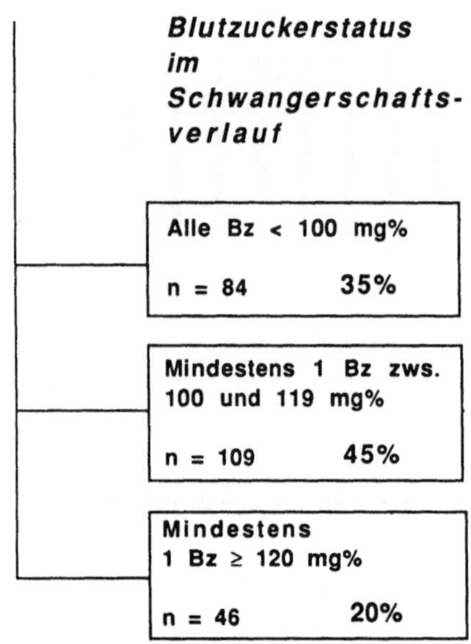

Abb. 4. Blutzuckerstatus von 239 nichtselektierten Schwangeren, differenziert nach „Glykämieniveau" (< 100 mg%, 100–119 mg%, ≥ 120 mg%) im Verlauf der Schwangerschaft

Tabelle 7. Testkriterien oGTT

Nüchternblutzucker	90 mg%
1-h-Blutzucker	170 mg%
2-h-Blutzucker	135 mg%
3-h-Blutzucker	125 mg%

Venöses oder kapilläres Plasma, 100 g Glukose oral
Enzym. Bestimmung (GOD)

der Tabelle 7 zu entnehmen. Als pathologisch wurde ein Testausfall bei Überschreitung *einer* der angeführten Blutzuckerkonzentrationen bewertet (Langner et al. 1987).

Ergebnisse

Harnzuckerscreening

Bei 20 (9 %) der 239 untersuchten Schwangeren ließ sich mindestens einmal in der Schwangerschaft eine Glukosurie nachweisen, bei 219 (91 %) der Schwangeren fand sich *keine* Glukosurie (Tabelle 8). Alle 20 glukosurischen Frauen unterzogen sich der Glukosetoleranztestung, ebenso 187 der 219 harnzuckernegativen Patientinnen. Unter den harnzuckerpositiven Frauen wies ein in

Tabelle 8. Pathologischer oGTT-Ausfall – Harnzuckerscreening

Hz positiv	7/ 20	35 %
Hz negativ	13/187	7 %

Tabelle 9. Pathologischer oGTT-Ausfall – harnzuckerpositive Patientinnen

Bz	< 100	mg%	0/6	(0 %)
Bz	100–119	mg%	4/9	(44 %)
Bz	≥ 120	mg%	3/5	(60 %)
Bz	≥ 100	mg%	7/14	(50 %)

Tabelle 10. Pathologischer oGTT-Ausfall – harnzuckernegative Patientinnen

Bz	< 100	mg%	2/55	3,6 %
Bz	100–119	mg%	7/91	7,6 %
Bz	≥ 120	mg%	4/41	9,8 %
Bz	≥ 100	mg%	11/132	8,3 %

Abhängigkeit vom „Glykämieniveau“ steigender Anteil pathologische oGTTs auf (Tabelle 9). Auch unter den 187 getesteten harnzuckernegativen Patientinnen fand sich, ebenfalls in Abhängigkeit vom „Glykämieniveau“ in höherer Anzahl (Tabelle 10) ein Anteil von 7 % pathologischer Ausfälle des oGTT.

Dies belegt, daß das Fehlen einer Glukosurie eine Kohlenhydrattoleranzstörung nicht ausschließt.

Blutzuckerscreening

Analysiert man das Auftreten einer Störung der Kohlenhydrattoleranz vom „Glykämieniveau“ ausgehend, so lassen sich bei insgesamt 207 getesteten Schwangeren 20 pathologische oGTT-Resultate finden, dies entspricht einem Anteil von 9,7 %. Auch hier läßt sich in Abhängigkeit vom „Glykämieniveau“ eine deutliche Steigerung des Prozentsatzes pathologischer Testausfälle feststellen (Tabelle 11). In der Gruppe mit Blutzucker unter 100 mg% sind dies 3,2 %, in der Gruppe zwischen 100 mg% und 119 mg% – eine deutliche

Tabelle 11. Pathologischer oGTT-Ausfall – Blutzuckerscreening

Bz	< 100	mg%	2/61	3,2 %
Bz	100–119	mg%	11/100	11,0 %
Bz	≥ 120	mg%	7/46	15,2 %
Bz	≥ 100	mg%	18/146	12,3 %

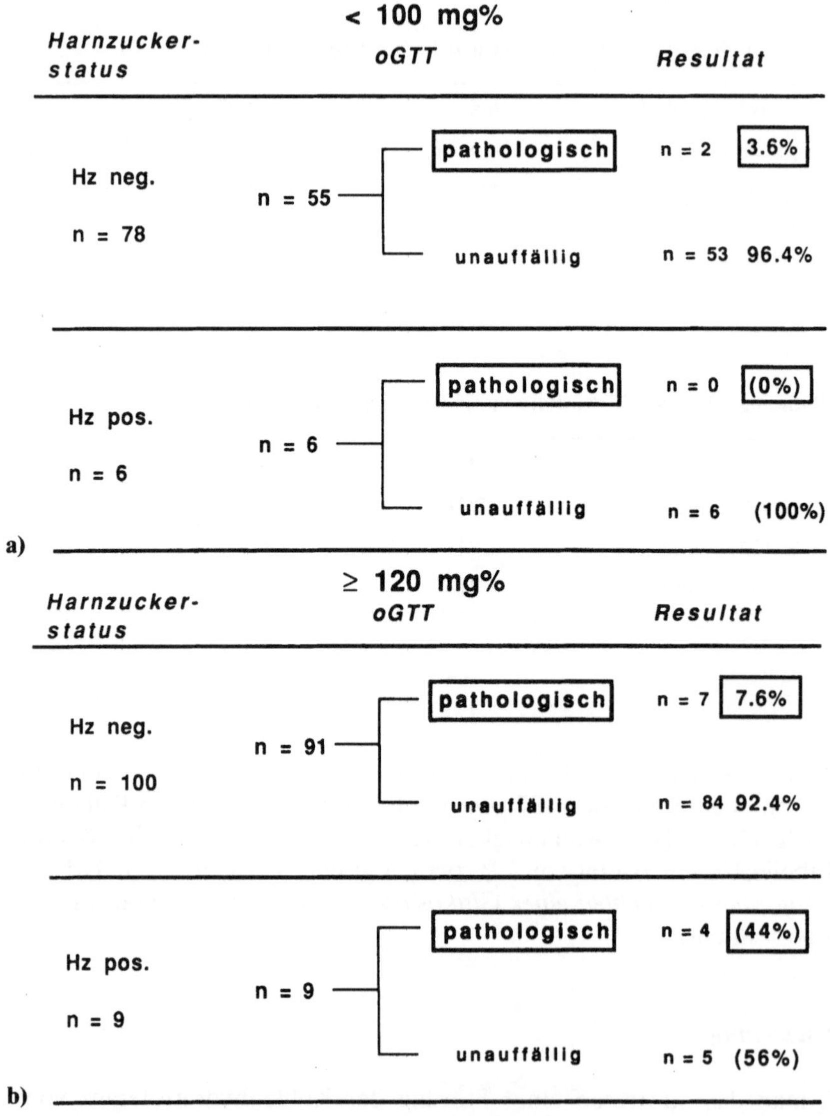

< 100 mg%

Harnzucker-status	oGTT		Resultat	
Hz neg. n = 78	n = 55	pathologisch	n = 2	3.6%
		unauffällig	n = 53	96.4%
Hz pos. n = 6	n = 6	pathologisch	n = 0	(0%)
		unauffällig	n = 6	(100%)

a)

≥ 120 mg%

Harnzucker-status	oGTT		Resultat	
Hz neg. n = 100	n = 91	pathologisch	n = 7	7.6%
		unauffällig	n = 84	92.4%
Hz pos. n = 9	n = 9	pathologisch	n = 4	(44%)
		unauffällig	n = 5	(56%)

b)

Abb. 5a–c. Ausfall des oralen Glukosetoleranztestes (Resultat), Anzahl der getesteten Schwangeren (oGTT) und Harnzuckerstatus bei unterschiedlichem „Glykämieniveau" [**a**) < 100 mg%, **b**) 100–119 mg%, **c**) ≥ 120 mg%] im Blutzuckerscreening. Der Anteil pathologischer Testausfälle steigt mit dem „Glykämieniveau", die Kombination von Blutzucker ≥ 120 mg% und Glukosurie **(c)** zeigt eine besonders ausgeprägte Disposition zur Kohlenhydratstoffwechselstörung an. Angaben in Klammern: geringe Fallzahl

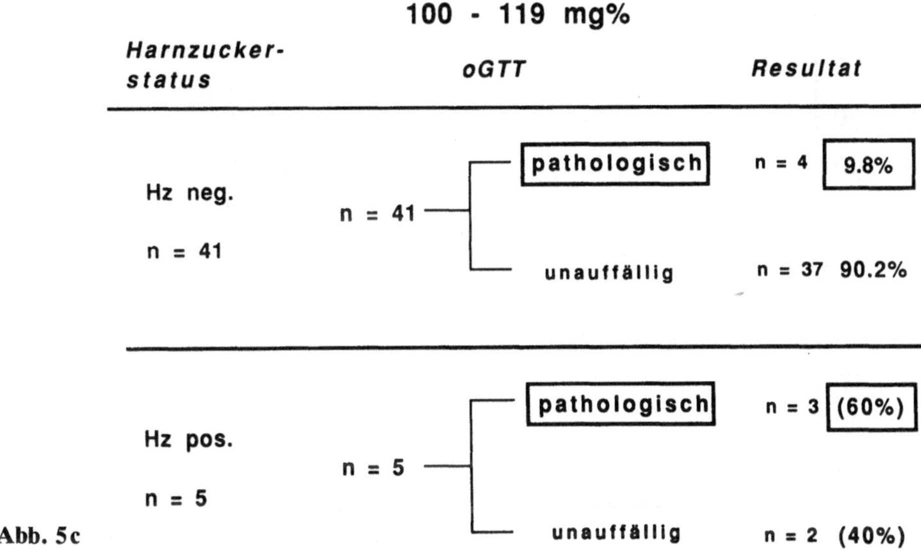

Abb. 5c

Steigerung – 11% und in der Gruppe mit mindestens einem Screeningwert über 120 mg% schließlich 15%. Eine detaillierte Darstellung der Ergebnisse von Harnzuckerscreening und Blutzuckerscreening in Zusammenschau ist den Abb. 5 a–c zu entnehmen. Es zeigt sich, daß der Ausfall des Harnzuckerscreenings alleine keine genügende Sicherheit zum Nachweis oder Ausschluß einer Glukosetoleranzstörung bietet, die Kombination von Glukosurie und hohem „Glykämieniveau" (≥ 120 mg%) hingegen – wie zu erwarten – eine besondere Gefährdung für eine solche Stoffwechselstörung signalisiert.

Die im oGTT auffälligen Schwangeren wurden unter Überprüfung der Blutzuckertagesprofile diätetisch beraten und auf Werte zwischen 60 und 120 mg% eingestellt. War die alleinige diätetische Therapie nicht ausreichend, so wurde eine Insulinbehandlung eingeleitet. Für zwei der betroffenen Schwangeren ist in den Abb. 6 und 7 der Verlauf der Blutzuckerwerte in Abhängigkeit vom Gestationsalter aufgetragen.

Schlußfolgerungen

Die akuten und langfristigen Auswirkungen auch dezenter mütterlicher Kohlenhydratstoffwechselstörungen erfordern eine frühzeitige und suffiziente Diagnosestellung (Langner et al. 1987; Tallarigo et al. 1986). Neben der aufwendigen Methode einer Glukosetoleranztestung jeder Schwangeren bieten die nach klinischen und anamnestischen Gesichtspunkten präselektierenden Screeningverfahren mit Ausnahme der wiederholten Nüchternblutzuckerbestimmung und des hier vorgeschlagenen „Glykämieniveaus" keine ausreichende Sicherheit. Aus Gründen der unkomplizierten Durchführbarkeit ist die Verwendung des zufälligen kapillären Blutzuckers im Sinne des „Glykämieniveaus" die

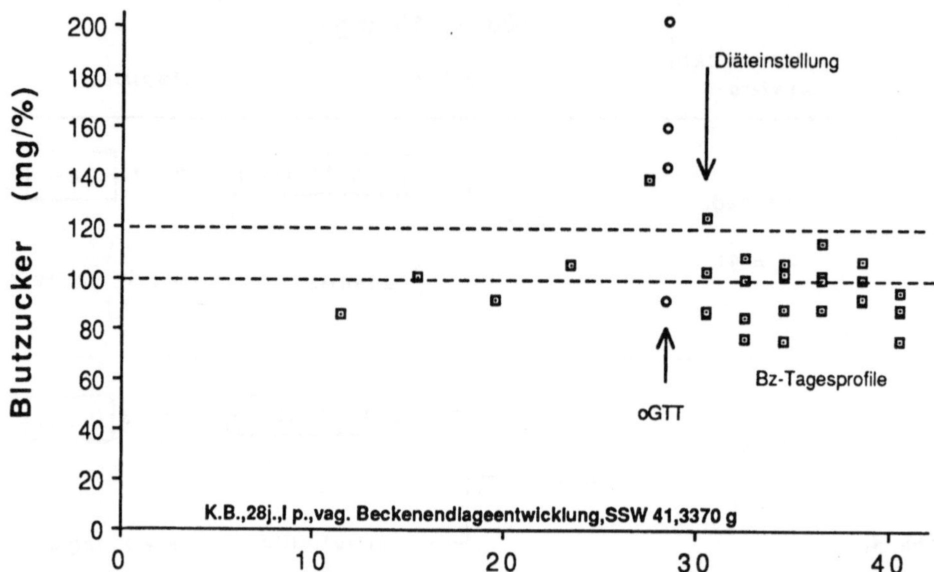

Abb. 6. Kapilläre „zufällige" Blutzuckerkonzentrationen (BZ), oGTT-Resultat und Blutzuckertagesprofile einer 28jährigen Erstgebärenden, die sich nach BZ-Werten von 102 mg% in der 23. SSW bzw. 136 mg% in der 27. SSW einer Testung der Kohlenhydrattoleranz unterzog und in der Folge diätetisch behandelt wurde

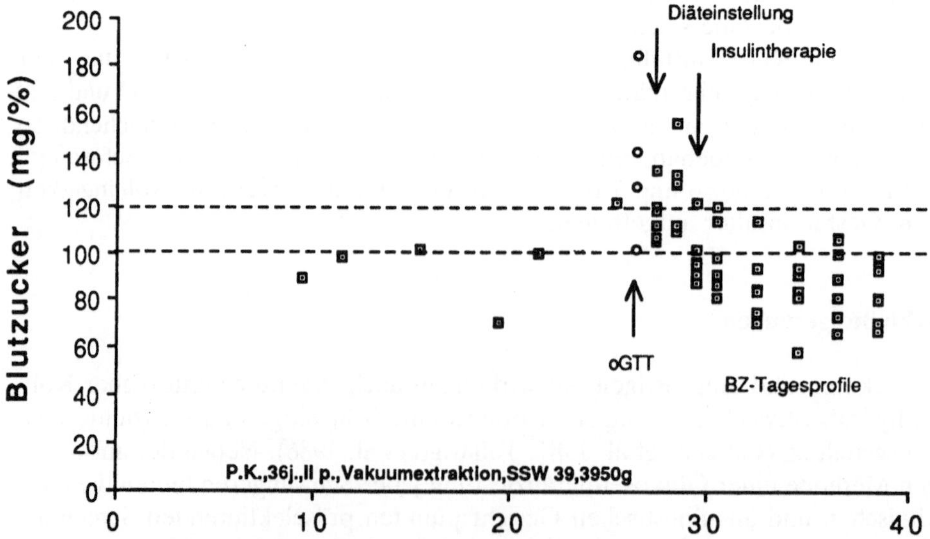

Abb. 7. Kapilläre „zufällige" Blutzuckerkonzentrationen (BZ), oGTT-Resultat und Blutzuckertagesprofile einer 36jährigen Zweitgebärenden, die sich nach einem BZ-Wert von 121 mg% in der 25. SSW einer Testung der Kohlenhydrattoleranz unterzog und in der Folge, nach durch Diät nur ungenügender Einstellung, insulintherapiert wurde

Tabelle 12. Kohlenhydratstoffwechselstörungen in der Schwangerschaft

Screening

A. Anamnese, Harnzuckerbestimmung, Sonographie
Blutzuckerbestimmung

B. „Potentieller Diabetes", Makrosomie, Glukosurie
Blutglukose ≥ 100 mg%

Indikation zum oGTT

C.1 Pathologischer oGTT

Indikation zum Blutzuckertagesprofil

C.2 Unauffälliger oGTT

Spätere Testwiederholung

D. Mittlere tägliche Blutzuckerkonzentration ≥ 100 mg% und/oder Blutzucker ≥ 120 mg% im Tagesprofil

Indikation zur Therapie

praktikablere Methode im Vergleich zur wiederholten Nüchternblutzuckerbestimmung.

Von den als Bezugswerten angesprochenen Grenzkonzentrationen von 120 mg% bzw. 100 mg% scheint die letztere, 100 mg%, als Differenzierungsmarke zwischen unauffälligen (< 100 mg%) und durch einen Glukosetoleranztest zu überprüfenden (≥ 100 mg%) Patientinnen angebracht, da die Häufigkeit pathologischer Testausfälle in der Gruppe Schwangerer mit Screeningwerten unter 100 mg% signifikant niedriger liegt (Tabelle 12).

Eine endgültige Bewertung des zur Diskussion gestellten Screenings durch regelmäßige, im Schwangerschaftsverlauf bestimmte, zufällige kapilläre Blutglukosekonzentrationen im Hinblick auf die Selektionsfähigkeit unterschiedlich gefährdeter Schwangerenkollektive bleibt durch Beobachtung klinischer und geburtshilflicher Parameter und den Vergleich mit einer generellen Kohlenhydrattoleranztestung an einem größeren Patientenkollektiv vorzunehmen.

Literatur

Assche FA van (1974) Quantitative morphologic and histoenzymatic study of the endocrine pancreas in non-pregnant and pregnant rats. Am J Obstet Gynecol 118:39

Assche FA van, Aerts L, Verhaeghe J (1987) Fetal consequences of maternal diabetes. In: Weiss PAM, Coustan DR (eds) Gestational diabetes. Springer, Berlin Heidelberg New York Tokyo, p 153

Beard RW, Hoet JJ (1982) Is gestational diabetes a clinical entity? Diabetologia 23:307

Corcoy R, Cerqueira MJ, Pedreno J (1990) Serum fructosamine is not a useful screening test for gestational diabetes. Eur J Obstet Gynecol 38:217

Coustan DR (1988) The use of prophylactic insulin in women with gestational diabetes. In: Weiss PAM, Coustan DR (eds) Gestational diabetes. Springer, Wien, New York

Dorsche HH von, Reiher HJ, Hahn HJ (1984) Quantitative histologic investigations of human fetal pancreas in nondiabetic and insulin dependent diabetic women. Acta Anatom 118:139

Essex NL, Pyke DA, Watkins PJ, Brundenell JM, Gamsu HR (1973) Diabetic pregnancy. Br Med J 4:89

Feige A, Feige-Bruhns R (1977) Diabetes-Suchdiagnostik in der Schwangerschaft. Med Monatsschr 2:260

Feige A, Mitzkat HH, Zick R, Jackobitz K (1984) Untersuchungen zum Einfluß der Schwangerschaft auf den Kohlenhydrat- und Fettstoffwechsel der Mutter, Teil II: Änderungen im Lipid- und Kohlenhydratmetabolismus sowie hormonale Veränderungen nach intravenöser Glucosegabe. Z Geburtshilfe Perinatol 188:157

Freinkel N, Josimovich J (1980) Conference planning committee: American Diabetes Workshop – Conference on Gestational Diabetes. Summary and Recommendations. Diabetes Care 3:499

Freinkel N, Metzger BE, Phelps RL, Dooley SL, Ogata ES, Radvany RM (1985) Heterogeneity of maternal age, weight, insulin secretion, HLA-antigens and islet cell antibodies and the impact of maternal metabolism on pancreatic B-cell and somatic development in the offspring. Diabetes 34 [Suppl] 2:1

Freinkel N (1987) Implications of diabetes in pregnancy for developmental biology. Verh Dtsch Ges Inn Med 92:266

Friedman S, May JW, Hod M, Rusecki Y, Ovadia J (1985) Glucose tolerance test in Israeli pregnant women. Israel J Med Sci 21:639

Fuhrmann K (1988) Gestational diabetes, significance of risk factors and results of a follow-up study 8 years after delivery. In: Weiss PAM, Coustan DR (eds) Gestational diabetes. Springer, Wien, New York

Gabbe SG (1985) Management of diabetes mellitus in pregnancy. Am J Obstet Gynecol 153:824

Gabbe SG (1986) Definition, detection and management of gestational diabetes. Obstet Gynecol 67 (1):121

Hadden DR (1985) Geographic, ethnic and racial variations on the incidence of gestational diabetes mellitus. Diabetes 34 [Suppl 2]:8

Hepp KD, Dietmar FW, Semm K (1979) Schwangerschaft und Diabetes mellitus. In: Klinik der Frauenheilkunde und Geburtshilfe, Bd IV. Urban & Schwarzenberg, München

Hielscher K (1990) Die Bedeutung sonografischer Screeningmethoden zur Erfassung eines Gestationsdiabetes. Aktuel Endokrinol Stoffw 11:109

Hofmann HMH (1990) Fructosamine in relation to maternofetal glucose and insulin homeostasis in gestational diabetes. Arch Gynecol Obstet 247:173

Jovanovic L, Peterson CM (1987) Optimizing blood glucose monitoring in the management of gestational diabetic women. In: Weiss PAM (Hrsg) Probleme in der Perinatalen Medizin, Bd 15: Kohlenhydratstoffwechsel und Schwangerschaft. Maudrich, Wien, S 171

Lang U (1989) Die Betreuung der schwangeren Diabetikerin. Gynäkologe 22:174

Lang U, Feige A, Künzel W (1987) Glucosefütterung beim Meerschweinchen – Einfluß auf den maternalen und fetalen Inselzellapparat. In: Weiss PAM (Hrsg) Probleme in der Perinatalen Medizin, Bd. 15: Kohlenhydratstoffwechselstörung und Schwangerschaft. Maudrich, Wien, S 14

Langner O, Brustmann L, Anyaegbunam A, Mazze R (1987) The significance of one abnormal glucose tolerance test value in adverse outcome in pregnancy. Am J Obstet Gynecol 157 (3):758

Lavin JP (1985) Screening of high-risk and general populations for gestational diabetes: clinical application and cost analysis. Diabetes 34 (Suppl 2):24

Macafee CAJ, Beischer NA (1974) The relative value of the standard indications for performing a glucose tolerance test in pregnancy. Med J Aust 1:911

Mestman JH (1987) Follow-up studies in women with gestational diabetes mellitus. The experience at Los Angeles County. In: Weiss PAM (Hrsg) Probleme in der Perinatalen Medizin, Bd 5: Kohlenhydratstoffwechsel und Schwangerschaft. Maudrich, Wien

Mestman JH, Anderson GV, Burton P (1971) Carbohydrate metabolism in pregnancy. Am J Obstet Gynecol 109:41

Miller EC, Steinhoff R (1982) Diabetes-Screening in der Schwangerschaft. Geburtshilfe Frauenheilkd 42:583

National Daibetes Data Group (1979) Classification and diagnosis of diabetes mellitus and other categories of glucose intolerance. Diabetes 28:1039

O'Sullivan JB, Mahan CM (1964) Criteria for the oral glucose tolerance test in pregnancy. Diabetes 13:278

O'Sullivan JB, Mahan CM, Charles D, Dandrow RV (1973) Screening criteria for high-risk gestational diabetic patients. Am J Obstet Gynecol 116:895

Renschler HE, Bach HG, Baeyer HO (1966) Die Ausscheidung von Glucose im Urin bei normaler Schwangerschaft. Dtsch Med Wochenschr 91:1673

Stangenberg M, Persson B, Nordlander E (1985) Random capillary blood glucose and conventional selection criteria for glucose tolerance testing during pregnancy. Diabetes Res 2:29

Summary and recommendations of the Second international Workshop-Conference on Gestational Diabetes Mellitus (1985) Diabetes 34 [Suppl 2]:23

Tallarigo L, Giampietro O, Peno G, Miccoli R, Gregori G, Navalesi R (1986) Relation of glucose tolerance to complications of pregnancy in nondiabetic women. N Engl J Med 315:989

Watson WJ (1990) Screening for glycosuria during pregnancy. South Med J 83 (2):156

Weiss PAM, Hofmann HMH (1985) Diabetes mellitus und Schwangerschaft. In: Burghardt E (Hrsg) Spezielle Gynäkologie und Geburtshilfe. Springer, Berlin Heidelberg New York Tokyo, S 337

Weiss PAM, Hofmann HMH (1988) Zum Risiko des Gestationsdiabetes. Aktuel Endokrinol Stoffw 9:168

Weiss PAM, Hofmann HMH, Pürstner P, Winter R, Lichtenegger W (1984) The fetal insulin balance. Obstet Gynecol 64:65

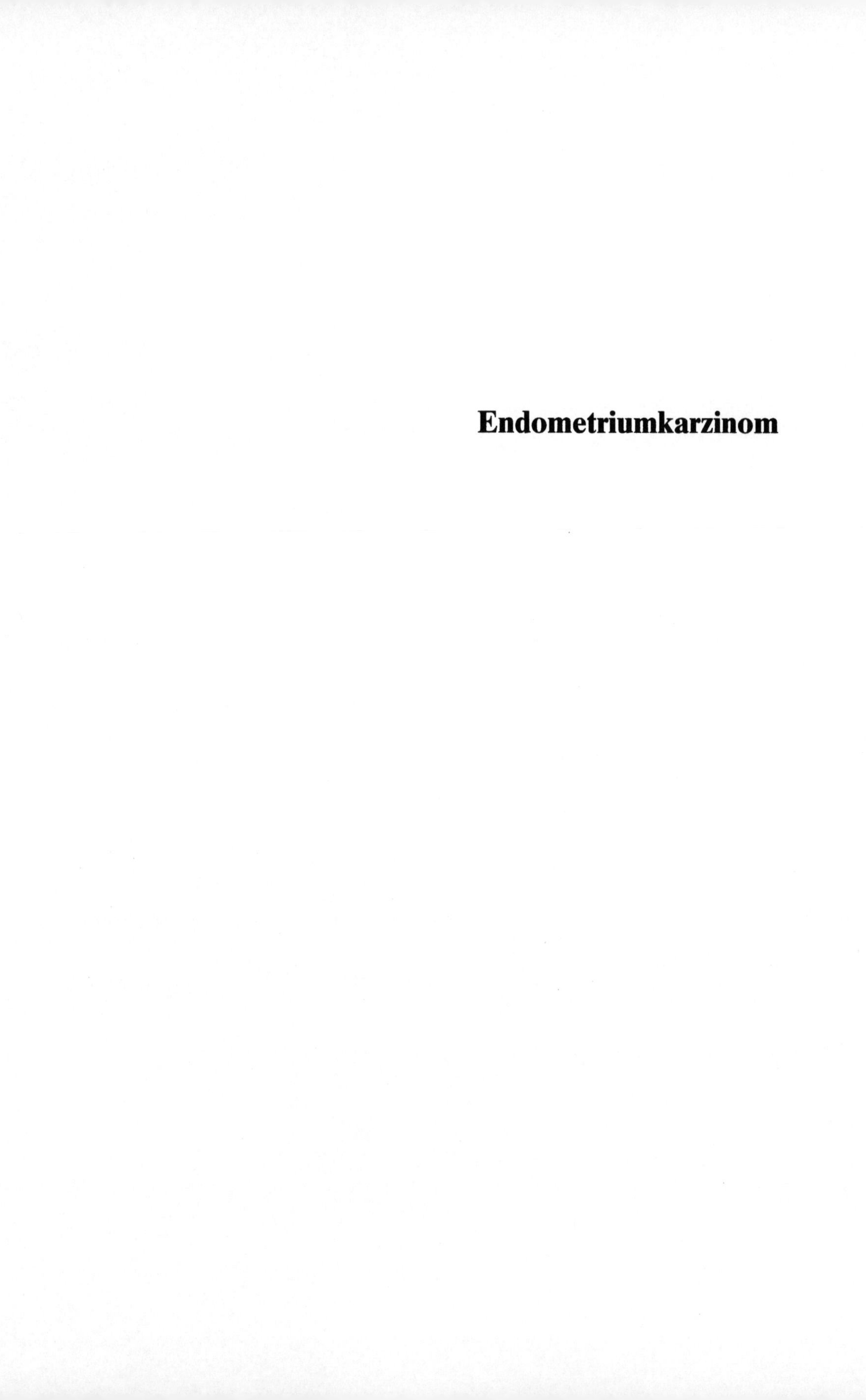

Endometriumkarzinom

Die angepaßte operative Therapie des Endometriumkarzinoms

G. Kindermann

Einleitung

Als traditioneller Eingriff bei der operativen Therapie des Endometriumkarzinoms gilt seit fast einem Jahrhundert die Hysterektomie mit Entfernung der Adnexe. In der Diskussion um diesen Eingriff ging es während vieler Jahre um die Frage, ob durch eine präoperative intrakavitäre Strahlenbehandlung (Radium) die Heilungsergebnisse verbessert werden könnten.

Diese Diskussion darf heute als beendet gelten (De Waal u. Lochmüller 1982; Kindermann 1990), die primäre operative Behandlung des Endometriumkrebses gilt als die Therapie der Wahl.

Aber ist die Hysterektomie mit Entfernung der Adnexe ausreichend? Erfordern nicht neuere Erkenntnisse auch für diesen Krebs eine stärker individualisierende Behandlung? Sechs Aspekte sollen dazu behandelt werden.

Forderung nach stadiengerechtem Vorgehen

Die Mehrzahl der operativ behandelten Endometriumkarzinome betrifft das Stadium I. Hier ist der Krebs auf das Corpus uteri mit mehr oder weniger großer Invasion in das Myometrium beschränkt. Für dieses Stadium wurde die Hysterektomie mit Entfernung der Adnexe als alleinige operative Therapie entwickelt. Es ist also von großer Bedeutung, ein Stadium II (zusätzlicher Befall der Cervix uteri oder ein Stadium III (extrauteriner Befall, z.B. des Bauchfells, der Tuben, des Netzes) bei der Operationsplanung auszuschließen. Dies ist aber auch unter Zuhilfenahme moderner bildgebender Verfahren nicht immer in einem verläßlichen Maße möglich. So wird es immer wieder Überraschungen intraoperativ im Sinne der Unterschätzung des präoperativen Stadiums geben. Eine Bedingung stadiengerechter präoperativer Planung ist die vorherige fraktionierte Kürettage, bei der getrennt Zervix und Corpus uteri kürettiert werden.

Dadurch soll ein evtl. Zervixbefall im Stadium II prognostiziert werden. Allerdings ist nur der strenge Nachweis von in die Zervixschleimhaut infiltrierenden Karzinomanteilen ein Beweis, nicht das Vorhandensein von Tumorgewebe an sich in der Zervixfraktion.

Dies wird vielfach übersehen, so daß,sich in der Literatur die Zuverlässigkeit der fraktionierten Kürettage mit falsch-positiven und falsch-negativen Ergebnissen belastet sieht (Ayhan et al. 1990; Cowels et al. 1985). Es ergibt sich im Zweifelsfalle aber die Empfehlung, die Patientin eher wie im Stadium II, also mit erweiterter radikaler Hysterektomie (Wertheim-Op.) zu operieren (s. unten).

Zur Adnexexstirpation

Die regelmäßige Entfernung beider Adnexe wird mit der Möglichkeit von Ovarialmetastasen beim Endometriumkarzinom begründet. Erwiesenermaßen ist diese Frequenz geringer als diejenige des Lymphknotenbefalls (Kindermann 1990). Dies ist auch in unserem Kollektiv, in dem lymphonodektomiert wurde, festzustellen (Kindermann 1990; Lampe et al. 1991).

Nach Literaturempfehlungen und meinen Erfahrungen sollte die Entfernung beider Adnexe als standardisiert in der operativen Therapie des Endometriumkarzinoms beibehalten werden, allerdings sollte sie m. E. durch die Lymphonodektomie ergänzt werden (s. unten).

Zum Stadium II (T2)

Bei einem nachweislich in die Schleimhaut oder die Wand der Zervix infiltrierenden, heruntergewachsenen Endometriumkarzinom ist die alleinige Hysterektomie nicht mehr als adäquate operative Behandlungsmethode anzusehen. Hier wird nahezu einhellig in der Literatur der Standpunkt vertreten, dieses Stadium II wie ein Zervixkarzinom operativ zu behandeln. Die Behandlung besteht in der erweiterten radikalen Hysterektomie nach Wertheim, mit Entfernung der Adnexe, des parazervikalen und paravaginalen (Scheidenmanschette) Begleitgewebes sowie der pelvinen Lymphknoten. Aus theoretischen Überlegungen könnte eine Ausdehnung zur paraaortalen Lymphonodektomie durchaus begrüßenswert erscheinen, da die Bedeutung der paraaortalen Lymphknoten für die lymphogene Metastasierung des fortgeschrittenen Endometriumkarzinoms noch nicht ausreichend erkannt ist. Andererseits spricht das meist hohe Alter und die damit verbundene Multimorbidität der Patientinnen mit Endometriumkarzinom in den meisten Fällen gegen eine paraaortale Lymphonodektomie. So haben auch wir, seitdem wir grundsätzlich die Lymphonodektomie als obligatorischen Teil der operativen Behandlung des Endometriumkarzinoms befürworten (1984), nur in wenigen Fällen diesen Eingriff auf die paraaortale Region ausgedehnt, sowohl beim Stadium II wie auch beim Stadium I des Endometriumkarzinoms (Kindermann 1990).

Zum Stadium III

Das Stadium III mit extrauteriner Ausbreitung des Krebses wird in den meisten Fällen erst intraoperativ – dies zumeist überraschend – diagnostiziert. Dann sollte die operative Behandlung dem Ausmaß der Erkrankung angepaßt werden. Häufig entspricht das Vorgehen dann demjenigen beim Ovarialkarzinom, wo das Behandlungsziel in der weitgehenden Reduzierung der Tumormasse (Zytoreduktion) besteht.

Maßnahmen wie Omentektomie, Peritonektomie oder andere Zusatzeingriffe sowie die Lymphonodektomie schließen sich an. Ein auf den Einzelfall abgestimmtes operatives Vorgehen ist dann notwendig.

Nur selten läßt sich präoperativ die Vermutung eines T3-Stadiums mit bildgebenden Verfahren oder durch die histologische Typisierung des Karzinoms ermöglichen. Hierbei ist besonders das serös-papilläre Endometriumkarzinom, das nach unseren Untersuchungen 7% des operativen Krankengutes darstellt (Lampe et al. 1991), eine Krebsform, bei der in ungewöhnlich hohem Maße der Ausbreitungsmodus wie beim Ovarialkarzinom befürchtet werden muß.

So fanden wir (Lampe et al. 1991) an unserem Material von serös papillären Endometriumkarzinomen 4mal so häufig das Stadium III als das Stadium I, verglichen mit dem Gesamtkollektiv der Endometriumkarzinome.

Ein präoperativ durch Kürettage histologisch gesichertes serös-papilläres Endometriumkarzinom sollte also schon in hohem Maße ein fortgeschrittenes Stadium mit extrauteriner Ausbreitung (T3) erwarten lassen (Lampe et al. 1991).

Zum Wert der Lymphonodektomie

Die häufigste Metastasierung in einem operativ behandelten Kollektiv von Endometriumkarzinomen betrifft die Lymphknoten. An unserem Material (Kindermann 1990) betrug der Prozentsatz 21% Lymphknotenmetastasen. Die Lymphonodektomie im Becken gilt aber nicht als etablierte operative Maßnahme bei der Behandlung dieses Karzinoms. Dies überrascht, denn das Endometriumkarzinom ist das einzige noch verbliebene Genitalkarzinom (inkl. Brustkrebs), bei dem die Bedeutung des Lymphknotenbefalls in diagnostischer, prognostischer und therapeutischer Hinsicht noch nicht akzeptiert ist. Während die Zeiten, in denen etwa über das Für und Wider einer axillären Lymphonodektomie beim Brustkrebs diskutiert wurde, längst der Vergangenheit angehören, scheint sich die Bedeutung der Lymphonodektomie beim Endometriumkarzinom nicht oder nur zögernd durchzusetzen.

Dabei bildet nachweislich der Lymphknotenstatus auch beim Endometriumkarzinom ebenso wie bei nahezu allen anderen Organkrebsen des Menschen einen wesentlichen prognostischen Faktor. Bei Verzicht auf die Lymphonodektomie gibt man diesen diagnostischen und prognostischen Parameter aus der Hand.

So wundert es auch nicht, daß die Überlegung einer adäquaten Nachbehandlung (Strahlenbehandlung, Hormonbehandlung u.a.) dann jeweils von Schätzwerten ausgehen muß. Das geschieht dann so, daß man den Differenzierungsgrad („Grading") des Tumors, die Tiefe der Invasion des Krebses in das Myometrium bemüht, um die Wahrscheinlichkeit von Lymphknotenmetastasen und damit die Pflicht zur Nachbehandlung zu eruieren. Es ist ersichtlich ein Rückstand in der operativen Logistik, wenn hier ähnlich vorgegangen wird, wie

Tabelle 1. Endometriumkarzinom. Invasionstiefe und Lymphknotenbefall (von 84 Pat. mit operiertem Endometriumkarzinom wurden 47 lymphonodektomiert)

Invasionstiefe	pelvine Lk-Metast.
bis 1/3 Myometrium	2/20 (10%)
bis 2/3 Myometrium	0/8
bis 3/3 Myometrium	8/19 (42%)

beim Zervixkarzinom vor Einführung der Wertheim-Op. mit Lymphonodektomie oder beim Mammakarzinom, bevor der axilläre histologische Lymphknotenstatus vorlag.

Ist der diagnostische und prognostische Gewinn einer pelvinen Lymphonodektomie für die Patientin überhaupt nicht bestreitbar, so wird allerdings der therapeutische Gewinn einer Lymphonodektomie kontrovers beurteilt. Hier liegen mangels fehlender Studien noch keine Ergebnisse vor, inwieweit die Entfernung histologisch befallener Lymphknoten die Prognose, also das Überleben verbessert. Unbestreitbar gestattet aber in jedem Fall der exakte histologische Lymphknotenstatus die Selektion der Patientinnen, bei denen eine Nachbehandlung diskutiert werden soll oder bei denen sie – wie im Falle histologisch negativer Lymphknoten – nicht angebracht ist. Eigene Ergebnisse der Münchener Klinik von 1987–1989 (Tabelle 1) zeigen deutlich, daß auch bei nur minimaler myometraner Invasion in Einzelfällen eine Lymphknotenmetastasierung vorliegen kann, andererseits auch bei massiver Durchsetzung des Myometriums nur in etwa 40% mit Lymphknotenmetastasen zu rechnen ist. Würde hier anstelle des nodalen Status der gewohnte Rückgriff auf die Invasionstiefe im Myometrium vollzogen, erhielten einige eine notwendige Nachbehandlung nicht, eine Vielzahl an Patienten aber eine überflüssige Bestrahlung histologisch freier Lymphknotenfelder.

Hier kann man einem Großteil von Patienten unnötige Bestrahlungen der pelvinen Lymphknotenfelder ersparen, andererseits auch bei scheinbar günstigem Befund die Indikation zu einer Nachbehandlung im Falle eines histologisch positiven Lymphknotenbefalls stellen.

Zur Operationstechnik

Das Plädoyer für eine auf den Einzelfall, das Stadium, den histologischen Typ stärker angepaßten operativen Behandlung, bei der nach Möglichkeit in jedem Fall die pelvine Lymphonodektomie beteiligt werden soll, läßt erkennen, daß nur der abdominale Zugang einer individualisierenden Operation die nötigen Chancen läßt. Insofern ist der vaginale Weg zur Hysterektomie mit Entfernung der Adnexe nicht mehr zeitgemäß. Er sollte auf Einzelfälle (z. B. übermäßige Adipositas, allgemeines Operationsrisiko mit Beschränkung auf Minimal-Operation usw.) limitiert werden.

Für das operative Vorgehen darf aus gutem Grund an eine einfache Maßnahme erinnert werden, mit der das von allen Operateuren gefürchtete sog. Scheidengrundrezidiv verhindert wird. Dieses „Scheidengrundrezidiv" ist kein echtes Rezidiv, sondern entsteht durch Impfmetastasen, durch Implantation von tumorzellhaltigem Inhalt beim Absetzen des Uterus. Ein in diesem Sinne unsauberes Operieren kann sich durch ein derartiges am Scheidenabschluß gelegenes „Rezidiv" rächen, das, wie Statistiken zeigen, durchaus nicht belanglos ist, sondern eine verheerende Verminderung der Überlebenschancen mit sich bringt. So fanden Curran et al. (1988) dann nur noch im Stadium T1 nach Hysterektomie eine 3-Jahresüberlebenszeit von 48% und eine 5-Jahresüberlebenszeit von 31%, wenn es zu einem derartigen Scheidengrundrezidiv gekommen war.

Der Bedeutung des onkologisch „sauberen" Operierens wird man gerecht, wenn man ein von uns bevorzugtes Verfahren wählt, mit dem in einem mehr als 26jährigen Beobachtungszeitraum Impfmetastasen am Scheidenabschluß vermieden werden konnten.

Zu Beginn des Eingriffs wird dabei ein in Alkohollösung getränkter Gazestreifen durch den Zervikalkanal in das Cavum uteri gestopft, mit dieser Gaze sozusagen die Cervix „verstopft". Die Portio wird mit 2 Nähten dann noch zusätzlich verschlossen. Nach dem späteren Absetzen des Uterus von der Scheide entfernen wir die Nähte und den Gazestreifen noch vor Weitergabe des Operationspräparates in die Histologie.

Zusammenfassung („Kernsätze")

1. Die alleinige Hysterektomie und Adnektomie als operative Behandlung des Endometriumkarzinoms ist noch ein Überbleibsel aus der Zeit der schematischen Krebsbehandlung. Sie wird bei weitem nicht mehr allen Situationen und der Forderung nach Individualisierung der Therapie gerecht.
2. Beim Stadium II (T2), in dem das Endometriumkarzinom auch die Cervix uteri befallen hat, ist die erweiterte radikale Hysterektomie mit Entfernung der Adnexe (Wertheim-Op.) mit Lymphonodektomie die operative Therapie der Wahl. Dies entspricht also dem Vorgehen wie beim Zervixkarzinom.
3. Beim serös-papillären Endometriumkarzinom (etwa 7%) haben wir es mit einem besonders prognostisch ungünstigen Tumor, der die Ausbreitungswege wie beim Ovarialkarzinom (intraabdomineller Befall der Ovarien, des Bauchfells, Netz u. a.) bevorzugt, zu tun.
   Hier empfiehlt sich die operative Strategie wie beim Ovarialkarzinom, mit der Verpflichtung gelegentlich auch ausgedehnter intraabdominaler Eingriffe.
4. Zu wenig Beachtung hat bisher das Lymphknotenproblem beim Endometriumkarzinom gefunden. Das Risiko einer solchen Metastasierung wird beim traditionellen Vorgehen der Hysterektomie von der Tiefe der myometranen Invasion abgeschätzt, daraufhin dann die Notwendigkeit einer Nachbehandlung (z. B. Bestrahlung) begründet.

Wesentlich vernünftiger ist es, im Einzelfall die Lymphknotensituation durch pelvine Lymphonodektomie zu überprüfen und dann auf den histologischen Befund der Lymphknoten gestützt die Prognose und eine evtl. adjuvante Nachbehandlung (Radiatio, Hormone u. a.) abzuschätzen. So läßt sich die Therapie individualisieren, Unter- und Überbehandlung besser vermeiden.

5. Aufgrund der Erfordernisse der intraabdominalen operativen Maßnahmen (Lymphonodektomie, evtl. Omentektomie u. a.) ist der abdominale Zugangsweg für die operative Therapie des Endometriumkarzinoms zu bevorzugen. Der vaginale Zugang verschließt diese Möglichkeit in diagnostischer und therapeutischer Hinsicht.
6. Zur Vermeidung des Scheidenabschlußrezidivs, bei dem es sich um eine Implantation von Tumorgewebe durch unsauberes Operieren während des Eingriffes handelt, wird die Einlage eines alkoholgetränkten Gazestreifens in den Zervikalkanal und die Verschnürung der Portio mit 2 Nähten empfohlen. Mit diesem Verfahren konnte in 26 Jahren operativer Behandlung des Endometriumkarzinoms die Impf-Implantationsmetastase am Scheidenende (Rezidiv) verhindert werden.

Literatur

Ayhan A, Yardi H, Urman B, Yuce K, Gunalp S (1990) Comparison of clinical and surgical pathologic staging on patients with endometrial carcinoma. J Surg Oncol 43 (1):33–35

Cowels TA, Magrina JF, Masterson BJ, Capen CV (1985) Comparison of clinical and surgical staging on patients with endometrial carcinoma. Obstet Gynecol 66:413–416

Curran WJ, Whittington R, Peters AJ, Fannings J (1988) Vaginal recurrences of endometrial carcinoma: prognostic value of staging by a primary vaginal carcinoma system. Int J Radiat Oncol Biol Phys 15 (4):803–808

De Waal JC, Lochmüller H (1982) Präoperative Kontaktbestrahlung beim Endometriumkarzinom. Geburtshilfe Frauenheilkd 42:394–396

Kindermann G (1990) Die operative Behandlung des Endometriumkarzinoms. Referat, Mittelrheinische Tagung für Geburtshilfe und Gynäkologie, Bad Dürkheim 1990

Lampe B, Kürzl R, Kindermann G (1991) Das serös papilläre Adenokarzinom des Endometriums. Geburtshilfe Frauenheilkd 51:45–50

Screening und Frühdiagnostik des präklinischen Korpuskarzinoms durch Vaginalsonographie

E.-G. Loch

Es ist ein Kennzeichen der modernen Medizin, daß die apparative Diagnostik einen immer größeren Raum einnimmt. Daran hat die Sonographie einen wesentlichen Anteil. Dies liegt an der günstigen Relation zwischen diagnostischer Potenz und der Methode. Aufgrund der Erfolge der routinemäßigen Ultraschalluntersuchungen im Rahmen der Mutterschaftsrichtlinien ist es nicht verwunderlich, daß auch neue Indikationen für die gynäkologische Praxis gesucht werden. Der Wunsch nach einer routinemäßigen sonographischen Untersuchung des kleinen Beckens im Sinne eines Screening-Programmes wird artikuliert (Eichhorn et al. 1987; Merz 1988; Popp 1988; Osmers et al. 1989; Schurz et al. 1989; Sautter 1990). Unter dem Begriff Screening verstehen wir, daß anhand bestimmter Merkmale eine Erkrankung so rechtzeitig erkannt wird, daß es nach Möglichkeit nicht mehr zu nachteiligen Folgen für den Erkrankten kommt. Wenn eine technische Untersuchung als Präventiv- oder Früherkennungsuntersuchung durchgeführt werden soll, kann sie nur im Sinne des § 181 a der Reichsversicherungsordnung vergütet werden. Dabei sind bestimmte Kriterien zu erfüllen (Loch et al. 1984; Douglas 1981):

1. Die Krankheit muß relativ häufig sein.
2. Die Krankheit muß quantitativ, d. h. für die Allgemeinheit oder sie muß qualitativ, d. h. für das Individuum relevant sein.
3. Die Krankheit muß ein Vor- oder Frühstadium durchlaufen, die mit der in Frage stehenden Methode eindeutig zu erfassen sind.
4. Die Krankheit muß wirksam behandelbar oder wenigstens in ihrem Ablauf aufhaltbar sein.
5. Die Früherkennungsuntersuchung muß vor allem in der körperlichen Belastung zumutbar sein.
6. Es müssen genügend medizinische Kapazitäten zur Verfügung stehen, um die aufgedeckten Verdachtsfälle umgehend einer weiterführenden Diagnostik und Therapie zuleiten zu können.
7. Die Kosten müssen für den Geldgeber tragbar sein.

Wenn die Durchführung einer routinemäßigen vaginalen sonographischen Untersuchung in der gynäkologischen Praxis unter diesen Gesichtspunkten beurteilt wird, müssen wir insbesondere die Punkte 1, 3, 5 und 7 diskutieren.

Nach den letzten Veröffentlichungen des Zentralinstitutes ergeben sich hinsichtlich des Korpuskarzinoms keine Veränderungen der Inzidenzzahlen (Zentralinstitut Gesetzliche Krankheits- und Früherkennungsmaßnahmen 1990). Es kommt seltener als das Kollumkarzinom vor, und selbst die Veröffentlichung aus den ostdeutschen Ländern, die ja einen deutlichen Anstieg der Inzidenzrate dort aufzeigt, gibt wahrscheinlich nicht die allgemeine Berechtigung, diese Methode als Screening-Methode zu propagieren (Eichhorn et al. 1987).

Der zweite Punkt ist sicherlich altersabhängig und sollte so gesehen werden. Die Erkrankung ist insbesondere im Alter relevant, und berücksichtigen wir die Möglichkeiten des Ovarialkarzinoms, kann man sicherlich davon ausgehen, daß meist nur nach dem 50. Lebensjahr sich durch neugebildete Adnextumoren eher die Möglichkeit der malignen Entartung ergeben, als in den früheren Lebensabschnitten.

Punkt 3 ist sicher erfüllt, denn das Endometriumkarzinom durchläuft asymptomatische Phasen. Darauf stützen sich die bisherigen Veröffentlichungen aus selektiertem Krankengut, um die vaginale Sonographie als Früherkennungsmethode zu propagieren (Abb. 1) (Eichhorn et al. 1987; Merz 1988; Popp 1988; Osmers et al. 1989; Schurz et al. 1989; Sautter 1990).

Entscheidend ist wohl der Kostenfaktor, der der Solidargemeinschaft durch Früherkennungsmaßnahmen entsteht, also Punkt 7. Dazu kommt, daß auch z.Z. bestehende Möglichkeiten der Früherkennung nicht nur selten von der Bevölkerung genutzt, sondern auch von den Ärzten selbst unzureichend propagiert werden. Errechnet man aus den letzten, uns zur Verfügung gestellten Zahlen einen Quotienten, bestehend aus den Kosten einer Einzeluntersuchung, geteilt durch die Inzidenz der aufgetretenen veröffentlichten Korpuskarzinome, müßten über 200000,– DM zur Entdeckung eines Korpuskarzinoms in Anschlag genommen werden. Unter solchen Gesichtspunkten ist die

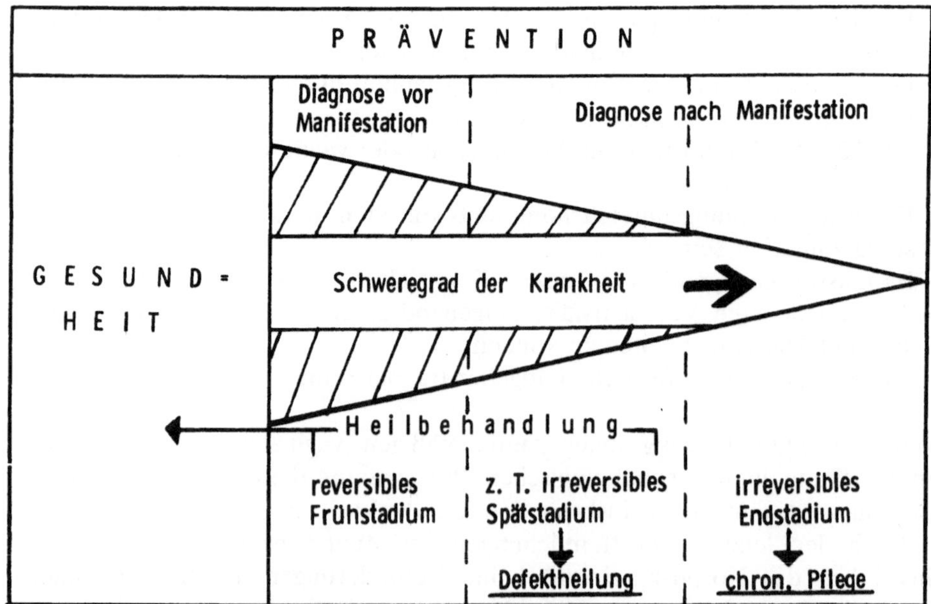

Abb. 1. Grundlagen der Prävention

sonographische Screening-Untersuchung der Organe des kleinen Beckens aus Sicht der Kosten-Nutzen-Relation ineffektiv. Gleichzeitig sollte nicht außer Betracht gelassen werden, daß bei prospektiven Studien, die den sonographischen Befund später mit dem operativen und histologischen Befund verglichen, Fehlerquoten bis zu 25 % festgestellt wurden. Da diese Vergleichsuntersuchungen jeweils von sehr erfahrenen Fachleuten durchgeführt wurden, dürfte bei kritischer Beurteilung die Fehlerquote einer falsch-positiven oder falsch-negativen Untersuchung eher höher ausfallen (Osmers et al. 1989; Pfeiffer et al. 1990).

Auf keinen Fall darf die bisherige Erkenntnis vergessen werden: in der Postmenopause gilt jede uterine Blutung so lange als karzinomverdächtig, bis das Gegenteil bewiesen ist.

Nicht unerwähnt soll bleiben, daß alle Untersucher, die sich jetzt aufgrund ihrer eigenen großen Erfahrungen zunehmend für die Transvaginalsonographie auch im routinemäßigen Verfahren bei der gynäkologischen Untersuchung einsetzen, betonen, daß bei asymptomatischen Befunden keine bindende Aussage über die Dignität eines Ultraschallbefundes möglich ist (Merz 1988; Popp 1988; Osmers et al. 1989; Sautter 1990). Es bleibt auf jeden Fall auch bei dem erfahrensten Spezialisten lediglich die höhere Wahrscheinlichkeit, daß ein gut- oder bösartiger Befund vorliegt. Die letzte Entscheidung fällt die histologische Untersuchung.

Die bisherigen Ausführungen sollen jedoch nicht die positiven Erfahrungen der vaginalen Sonographie als additive Möglichkeit bei der Beurteilung von Befunden im kleinen Becken schmälern.

Zur apparativen Ausstattung gehören Applikatoren, die einen Sektor von 120° oder größer, bzw. einen Panoramablick von 240°, erlauben. Unter Berücksichtigung der Nähe des zu schallenden Objektes ist es günstiger, eine Frequenz von 5,0 oder 7,5 MHz zu wählen. Die Eindringtiefe liegt dann bei 7 MHz, bei ca. 6 cm und einer lateralen Auflösung von einem 1/2 bis 1 mm. Damit können gerade für unsere Fragestellungen Veränderungen des Endometriums in der Menopause gut erkannt und entsprechend den Erfahrungen in fundierte Diagnosen umgesetzt werden. Dies gilt auch bei asymptomatischen Patientinnen.

Für das Verständnis sollten vaginal-sonographische Bilder, entsprechend der Lage des Applikators, von kaudal nach kranial aufgebaut werden, so daß bei der Betrachtung der Bilder jeweils im Sagittal- oder Frontalschnitt die Schnittebenen entsprechend der Lage genau definiert werden können. Selbstverständlich wird bei der Deskription der Bilder die Nomenklatur der Sonographie angewendet. Vorteil der Untersuchung ist, daß eine bei der abdominalen Sonographie unabdingbare Voraussetzung – die gefüllte Blase – hier nicht erforderlich ist. Obwohl nicht zu Unrecht die transvaginale Sonographie als der „sehende Finger" bezeichnet werden kann, teile ich nicht die Auffassung, daß jede gynäkologische Untersuchung durch eine sonographische additiv ergänzt werden soll.

Entsprechend der technischen Vorbereitung zu der Untersuchung, sollte sich der Untersucher davon überzeugen, ob gerade bei älteren Patientinnen das Einführen eines Vaginalscanners möglich ist. Allein schon aus diesem Grunde ist eine Inspektion und Palpation vor einer Ultraschalluntersuchung erforderlich. Darüber hinaus sollte auch nicht die Entnahme eines zytologischen Abstrichs zur Früherkennung des Zervixkarzinoms versäumt werden.

Histologische Untersuchungen bestätigen die Möglichkeit der Differenzierung zwischen Endometrium und Myometrium, bei der Wahl von 5,0- bzw. 7,5-MHz-Schallkopfköpfen. Bei einigen Schnittebenen hat man sogar den Eindruck, die Basalis echoärmer als die Funktionalis darstellen zu können (Johnson et al. 1982; Fleischer et al. 1986).

Hier liegt die Basis einer möglichen begleitenden Diagnostik und die Ermutigung, diese Veränderungen in differentialdiagnostische Überlegungen einzubeziehen. Am günstigsten ist folgendes Vorgehen: Man versucht, den Uterus in seiner größten Ausdehnung sonographisch zu erfassen. Dies gelingt meist mit einem Frontalschnitt (Abb. 2). Dabei wird die Echogenität der verschiedenen Formen der Schleimhaut und des Muskelgewebes voneinander differenziert. Gleichzeitig können dabei auch Veränderungen, wie z. B. sich zurückbildende Myome, echodicht oder echoarm dargestellt werden. In fast 4/5 der Fälle wird es gelingen, den schmalen Saum einer echoreicheren Zone darzustellen, die entweder dem ruhenden Endometrium oder einem Interferenzecho entsprechen. Alle bisher vorliegenden Untersuchungen, die vergleichende Endometriumhöhen gemessen haben, zeigen, daß die Gabe von Östrogenen einen Aufbau des Endometriums bis zu 6 mm erzielen kann.

Bei höher aufgebautem Endometrium ohne regelmäßige Abbruchblutungen fanden sich auch bei asymptomatischen Patientinnen die häufigsten patho-

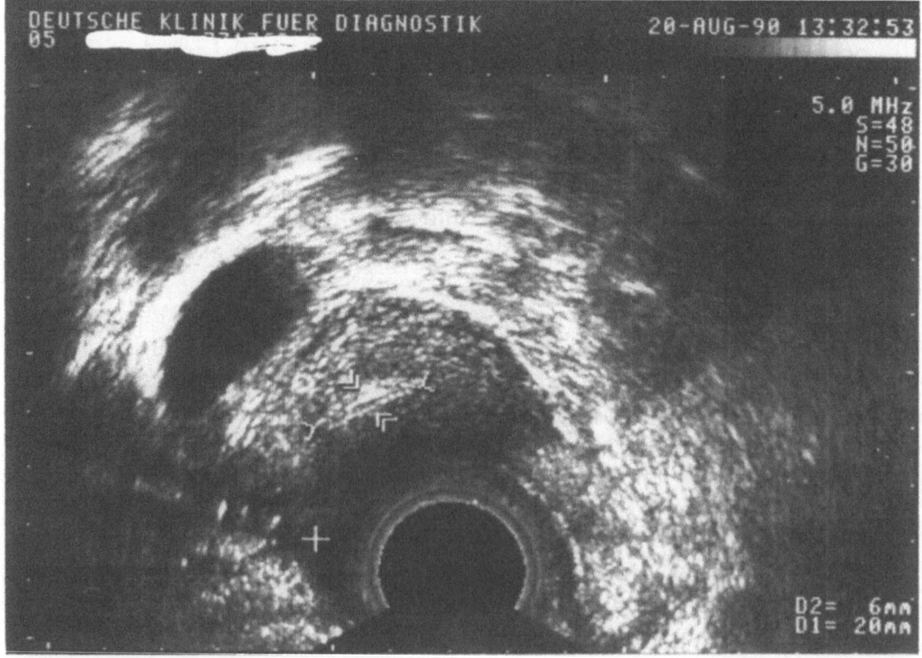

Abb. 2. Dargestellter Uterus mit Endometrium Durchmesser 6 mm (Meßstreckenabgriff: außen-außen, Messung:2!)

logischen Befunde wie Polypen, adenomatösen Hyperplasien und Endometriumkarzinome (Fleischer et al. 1986; Eichhorn et al. 1987; Merz 1988; Popp 1988; Osmers et al. 1989; Schurz et al. 1989; Sautter 1990).

Das sonographische Bild wechselt bei diesen Patientinnen auch insofern, daß der innere Muttermund geschlossen sein kann. Die gleiche Echogenität von Zervixkanal und Myometrium und eine echoärmere Zone darüber, ohne dorsale Schallphänomene in der sonst dargestellten Gebärmutter, geben Hinweise z. B. auf einen Polypen oder auf ein älteres Hämatom. Die Individualität der unterschiedlichen Reifung des Endometriums erlaubt jedoch keine bindenden biometrischen Maße, so daß hier lediglich die vergleichende Untersuchung der Patientin selbst Hinweise auf weitere therapeutische Konsequenzen ergeben kann. So sollte z. B. vor einer Östrogen-/Gestagentherapie eine sonographische Dokumentation des Uterus und des Endometriums erfolgen, um bei Vergleichsuntersuchungen feststellen zu können, inwieweit durch die Medikation bei dieser Patientin das Endometrium aufgebaut wird und sich eine Veränderung des Schallbildes ergibt.

Dabei sollte man jedoch nicht nur allein beim angesprochenen Frontalschnitt verbleiben, sondern auch durch Sagittalschnitte den Uteruskörper konsequent durchmustern. Insbesondere im Bereich der Tubenwinkel können kleinere, nur 1–2 mm große echodichtere Zonen Hinweise auf ein sich entwickelndes Endometriumkarzinom ergeben. Durch die histopathologischen Ausführungen kann das hormonell stimulierte funktionierende Endometrium gut von dem ruhenden unterschieden werden.

Die Möglichkeit, evtl. durch Verschiebung der Relationen der Höhe des Myometriums zu dem Durchmesser des Endometriums ein biometrisches Maß zum Erkennen von Veränderungen zu erhalten, ist wegen der Individualität der Befunde unsicher. Liegen jedoch Unregelmäßigkeiten vor, kann die Darstellung des Endometriums Hinweise auf therapeutische Konsequenzen geben. Besteht eine unregelmäßige dichtere Echozone, kann dies ein Hinweis auf eine Infiltration des Karzinoms in das Myometrium sein.

Als Faustregel für die Praxis sollte die deskribierende Methode gelten, daß eine Echointensität in der Gebärmutter über eine Höhe von 6 mm hinaus und ohne postmenopausale Blutung bei gleichzeitiger Gabe von Östrogen-/Gestagengemischen eine vertretbare Indikation zu einer fraktionierenden Abrasio wird. Dabei sollte jedoch dann unmittelbar nach dem Eingriff und auch 6–8 Wochen später eine Kontrollsonographie erfolgen, um dieses Bild als Vergleich für die folgenden Untersuchungen zu verwenden.

Eine weitere Möglichkeit der Diagnostik ist die zu ergänzende Anwendung der Doppler-Sonographie (Kurjak u. Zalud 1990). Doch ebenso wie bei der Individualität des Endometriumaufbaus zeigen sich auch hier keine exakten Flowmessungen, um eine Aussage über die Dignität eines Befundes zu geben. Durch die Vorstellung der besseren Durchblutung eines malignen Prozesses kann man gelegentlich einen erniedrigten Widerstand in dem Gefäßbild feststellen. Doch wenn diese Möglichkeit auffällt, sollte sie lediglich ein zusätzlicher Parameter für das weitere Handeln sein und nicht als pathognomonisches Zeichen dienen. Die Preise derartiger Geräte und Untersuchungen verbieten auch eine routinemäßige Anwendung.

Um den angeführten Punkten gerecht zu werden, könnte man einen Kompromiß schließen, um die Vorteile der transvaginalen Sonographie als Screening-Methode nicht ganz aus den Augen zu verlieren. Ab dem 50. Lebensjahr sollten in einem alternierenden Rhythmus jährlich Untersuchungen betreffs Zervikal- und Korpuskarzinom erfolgen, um auf diese Weise die finanziellen Belastungen der Solidargemeinschaft in überschaubaren Grenzen zu halten. Mit Hilfe einer prospektiven multizentrischen Studie sollte dies geklärt werden.

Um die mir gestellte Aufgabe zusammenfassend zu beantworten, besteht z. Z. keine Möglichkeit, die Vaginalsonographie als Screening-Methode oder zur Früherkennung präinvasiver Karzinome routinemäßig einzusetzen. Die z. Z. zur Verfügung stehenden Applikatoren erfüllen jedoch die Aufgabe, eine Veränderung auch über einen Durchmesser von 1 mm hinaus – abgrenzbar gegenüber der Umgebung – darzustellen. Als Richtschnur für die Praxis sollte z. Z. eine Endometriumhöhe über 6 mm im Durchmesser, bei einer Östrogen-/Gestagentherapie ohne Abbruchblutung als diagnostischer Hinweis gelten, weitere therapeutische Maßnahmen zu ergreifen und sogar eine histologische Klärung herbeizuführen. Ist dies der Fall, ist darauf zu achten, daß bei der fraktionierten Abrasio die Tubenecken mit in die Diagnose einbezogen werden.

Literatur

Douglas BE (1981) Examining healthy patients: How and how often? Mayo Clin Proc 56:56

Eichhorn K-H, Hempel E, Rasch A, Nöschel H (1987) Ultrasonographische Beurteilung des cavum uteri bei Risikopatientinnen in der Postmenopause. VI. Symposium „Ultraschalldiagnostik", 14.–16, 4. 1987 Ahrenshoop

Fleischer AC, Kalemoris GC, Entman SG (1986) Sonographic depiction of the endometrium during normal cyclus. Ultrasound Med Biol 12:271–277

Johnson MA, Graham MF, Cooperberg PL (1982) Abnormal endometrial echoes. Sonographic spectrum of endometrial pathology. J Ultrasound Med 1:161–166

Kurjak A, Zalud J (1990) Transvaginaler Farbdoppler für die Beurteilung von gynäkologischer Pathologie im kleinen Becken. Ultraschall Med 11:164–168

Loch E-G, Frank K, Linhart P (1984) Klinische Bedeutung routinemäßiger sonographischer Untersuchungen in der Frauenheilkunde. Ultraschall Med 5:287–289

Merz M (1988) Transvaginale Sonographie in der Gynäkologie. In: Friedberg V, Thomsen K (Hrsg) Gynäkologie und Geburtshilfe, Bd III/2. Thieme Stuttgart

Osmers R, Völksen M, Rath W, Kuhn W (1989) Die Vaginalsonographie: eine Screeningmethode zur Früherkennung von Ovarialtumoren und Endometriumkarzinomen? Arch Gynecol Obst 245:602–606

Popp LW (1988) Vaginosonography gynecology, early pregnancy, and gynecological carcinoma screening. In: Current opinion in radiology, Vol II. pp 188–196

Pfeiffer KH, Wiest D, Hirnle P (1990) Über den Stellenwert der gynäkologischen Sonographie im Vergleich zur gynäkologischen Tastuntersuchung. Ultraschall Med 11:172–175

Sautter T (1990) Transvaginalsonographie, Organdiagnostik. Gynäkologie 3:317–330

Schurz B, Eppel W, Egarter C, Wenzel R, Reinold E (1989) Vaginalsonographie in der Gynäkologie. Ultraschall Med 10:90–97

Zentralinstitut Gesetzliche Krankheits- und Früherkennungsmaßnahmen (1990) Dokumentation der Untersuchungsergebnisse – Männer und Frauen – Krebs, 1987 und 1988. Kassenärztliche Bundesvereinigung und Spitzenverbände der Krankenkasse, Köln 1990

Die adjuvante medikamentöse Behandlung des Endometriumkarzinoms

K.-D. Schulz, A. Valet, H. Prinz, P. Schmidt-Rhode und R. Hackenberg

Das Ziel einer adjuvanten medikamentösen Therapie ist die Verbesserung kurativer Möglichkeiten, wie sie durch die alleinige operative und/oder radiotherapeutische lokale Tumorsanierung nicht zu erreichen sind. Derartige Behandlungskonzepte finden beim Endometriumkarzinom seit Jahrzehnten Anwendung. Um so erstaunlicher mag es erscheinen, daß bis heute eine definitive Aussage zum Sinn und Unsinn dieser Therapieform nicht möglich ist. Die aktuellen Diskussionen werden sehr kontrovers und sehr heftig geführt.

Das Endometriumkarzinom tritt typischerweise im höheren Lebensalter auf. Im Vergleich zu Tumoren anderer Organlokalisation (z. B. Mamma- oder Ovarialkarzinom) ist es prognostisch relativ günstig. Endometriumkarzinom-Patientinnen weisen häufig eine Adipositas, Diabetes mellitus, Thromboseneigung sowie renale und kardiovaskuläre Begleiterkrankungen auf. Die Begleiterkrankungen sind vielfach sehr viel gravierender, als die mehr oder weniger zufällig diagnostizierten Endometriumkarzinome. Diese Beobachtung schränkt vielfach das notwendige therapeutische Vorgehen ein. Sie hat darüber hinaus in der Vergangenheit dazu geführt, klinische und klinisch-experimentelle Untersuchungen auf diesem Gebiet der Onkologie zu vernachlässigen. Ansteigende Lebenserwartung, bessere intensivmedizinische Möglichkeiten sowie eine zunehmende Häufigkeit der Endometriumkarzinome, und hier wiederum eine besondere Zunahme der Risikotumoren, haben die Einstellung zur Notwendigkeit neuer Forschungsansätze grundsätzlich geändert.

Endometriumkarzinome weisen häufig eine Hormonabhängigkeit auf, die durch enge Wechselbeziehungen zwischen Östrogenen und Gestagenen gekennzeichnet ist. Die hormonale Regulation entspricht damit in etwa dem Normalgewebe, aus dem diese Tumoren hervorgegangen sind. Kumulativ ist in 70–80% aller Primärtumoren mit einer Hormonabhängigkeit zu rechnen. Bei sehr disseminierten Tumoren bzw. Rezidiven sinkt diese Hormonsensitivität auf allenfalls 30% der Fälle. Das morphologische Grading stellt einen wichtigen Hinweis für eine mögliche Hormonabhängigkeit dar. So weisen hochdifferenzierte Tumoren meist auch noch eine intensive funktionelle Differenzierung auf. Der wichtigste Hinweis ergibt sich jedoch gegenwärtig aus der biochemischen und immunhistochemischen Bestimmung des Progesteronrezeptors im Tumorgewebe.

Medikamentöse Behandlungsverfahren können im Rahmen einer adjuvanten Therapie nur dann erprobt werden, wenn ihre Wirksamkeit bei fortgeschrittenen Tumoren, d. h. unter palliativem Aspekt, hinreichend gesichert wurde. Unter Berücksichtigung der seit langem bekannten Hormonabhängigkeit wird die antiöstrogene Wirkung der *Gestagene* schon seit fast 3 Jahrzehnten in der Palliativbehandlung erfolgreich genutzt. Zusätzlich stellt die früher ausschließlich in niedrigdosierter Form praktizierte Gestagenbehandlung einen relativ nebenwirkungsarmen Behandlungstyp dar. Gerade diese Tatsache bewährte sich in besonderem Maße bei den meist älteren und multimorbiden Patientinnen. Es lag daher nahe, die Gestagene nicht nur palliativ, sondern auch adjuvant einzusetzen.

In der Diskussion um eine medikamentöse, hier endokrine adjuvante Therapie nehmen die typischen *Antiöstrogene,* wie das Tamoxifen, einen zunehmenden Stellenwert ein. Diese Substanzen wirken zweifelsfrei auch bei metastasierten Tumoren. Die bisher geringen Erfahrungen lassen jedoch noch keine abschließende Einschätzung der klinischen Effizienz zu. Bei der bekannten Nebenwirkungsarmut kann durchaus in Einzelfällen Tamoxifen eingesetzt werden, wobei dies im Hinblick auf das aktuelle Informationsdefizit besser unter Studienbedingungen erfolgen sollte. Die Situation ist für die ebenfalls in Diskussion befindlichen *Aromatasehemmer* noch weniger geklärt.

Die derzeit lückenhaftesten Vorstellungen bestehen über die Wirksamkeit einer *adjuvanten Chemotherapie.* Über Jahrzehnte hinweg galt das Endometriumkarzinom als weitgehend chemotherapieresistent. Die in diesem Zusammenhang gemachten klinischen Beobachtungen beziehen sich jedoch vorzugsweise auf eine nebenwirkungsarme, niedrigdosierte und klinisch auch bei anderen Tumoren wenig wirksame Monochemotherapie. Die Einführung der Polychemotherapie, sowie die Entwicklung neuer Substanzgruppen (Anthrazykline, Platinderivate), hat jedoch inzwischen ergeben, daß Endometriumkarzinome sehr wohl auf eine Chemotherapie ansprechen. Bei den meist älteren und multimorbiden Patientinnen bestehen jedoch sehr häufig Kontraindikationen für diese Form der palliativen medikamentösen Therapie, so daß die aktuellen klinischen Erfahrungen über die Wirksamkeit von Zytostatika bei disseminierten Tumoren sehr limitiert sind. Damit wird verständlich, daß derzeit nur sehr spärliche Ansätze zur prospektiven Überprüfung einer adjuvanten Chemotherapie beim Endometriumkarzinom vorhanden sind. Bei ärztlich und ethisch vertretbarer Nutzen-Risiko-Abwägung ist ein derartiges Konzept ausschließlich unter Studienbedingungen und dann allenfalls in onkologischen Hochrisikosituationen vertretbar.

Welche *Entscheidungskriterien* sind heranzuziehen, um die Indikation für eine medikamentöse adjuvante Endometriumkarzinom-Therapie zu stellen?

Im *FIGO-Stadium* II und III ist bereits das Ausmaß der Tumorausdehnung für die Therapiewahl entscheidend. Bezugnehmend auf die Ergebnisse des letzten Annual Reports aus dem Jahre 1988, liegen die 5-Jahresheilungsergebnisse im Stadium II bei 56,4% und im Stadium III bei 31,5%. So wird hier durch den Typ der Tumorausdehnung ein besonderes Risikokollektiv definiert, das durch alleinige operative und/oder radiotherapeutische Lokalsanierung nicht hinreichend kurabel ist. Im Stadium I stellt sich dagegen die Problematik sehr viel differenzierter dar. Hier existieren Subgruppen, die bei sachgerechter Lokalbehandlung eine Heilungschance von über 90% besitzen. Gleichzeitig finden sich im Stadium I aber auch eine große Zahl von Korpuskarzinomen, die sehr ungünstige *morphologische und biochemische Prognosefaktoren* aufweisen. Obwohl noch auf das Corpus uteri begrenzt, sind diese Tumoren durch die alleinige Operation und Radiotherapie allenfalls in 50% der Fälle heilbar. Nach dieser allgemeinen Einführung in die Problematik soll nunmehr der Versuch unternommen werden, eine *risiko- und tumoradaptierte Therapieempfehlung* auszusprechen.

FIGO-Stadium III

In diesem Kollektiv von Endometriumkarzinom-Patientinnen hat der Tumor die Uterusgrenzen bereits überschritten, ist aber noch auf die Beckenregion beschränkt. Hinsichtlich des im Einzelfall zu verfolgenden Therapiekonzeptes sieht man sich häufig mit einer sehr heterogenen Ausgangssituation konfrontiert. Nur in einem Teil der Fälle ist eine operative und radiotherapeutische lokale Sanierung möglich. Und nur für diese Fälle gilt das Konzept einer „adjuvanten medikamentösen Behandlung". Ist nur eine inkomplette Operation möglich, werden vielfach identische Therapiemodalitäten gewählt. Sie entsprechen dann jedoch nicht mehr einer adjuvanten Therapie, sondern sind als palliative Behandlung einzustufen und bieten daher nur mäßige Chancen für eine definitive Heilung. Wegen des außerordentlich hohen Rezidivrisikos wird im Stadium III grundsätzlich die Durchführung einer adjuvanten medikamentösen Therapie empfohlen. Hierbei stehen endokrine Behandlungsmaßnahmen im Vordergrund. Die derzeit umfangreichsten Erfahrungen liegen für die Verwendung von Gestagenen vor. Dies bezieht sich jedoch vorzugsweise auf retrospektive Untersuchungen und basiert auf der Anwendung von Gestagenen in relativ niedriger Dosierung. Eine definitive Beurteilung der Situation durch eine prospektive Therapiestudie steht noch aus. Korpuskarzinome des Stadiums III weisen neben der ungünstigen Tumorausbreitung vielfach noch zusätzliche tumorbiologische Risikofaktoren auf. Der generelle Einsatz einer niedrigdosierten Gestagenbehandlung wird dieser Situation nicht gerecht. Es empfiehlt sich eine Therapieform zu wählen, die nicht nur auf der Antagonisierung der Östrogenwirkung beruht, sondern eine vielschichtige hormonale Wirkung aufweist. Diese Forderung wird am ehesten durch die Verwendung der *hochdosierten Gestagenbehandlung* realisiert. Das Gestagen Medroxyprogesteronazetat (MPA) ist hinsichtlich seiner pharmakokinetischen und pharmakodynamischen Besonderheiten derzeit am besten untersucht. In der hochdosierten Form entfaltet MPA gestagene, antiöstrogene, antiandrogene und kortikoidähnliche Wirkungen in der Tumorzelle. Zusätzlich kommt es zu einer Nebennierenrindensuppression und damit zu einer Inhibierung von Präkursoren der endogenen Östrogensynthese bei postmenopausalen Frauen. Um dieses breite Spektrum an Partialwirkungen zu erreichen, müssen MPA-Plasmakonzentrationen von 100 ng/ml und mehr aufgebaut werden. Dies gelingt bei den derzeit verfügbaren galenischen Zubereitungsformen i. allg. problemlos durch tägliche orale Gaben von 1000 mg MPA. Die Möglichkeit der MPA-Bestimmung im Plasma erlaubt zusätzlich, Unterbehandlungen oder nebenwirkungsreiche Überbehandlungen zu vermeiden. Im hohen Dosisbereich werden zusätzliche hormonunabhängige, direkt zytotoxische Wirkungen in der Tumorzelle diskutiert, wenngleich sich diese Effekte nicht in allen bisher überprüften In-vitro-Systemen nachweisen lassen.

Die Dauer der adjuvanten hochdosierten Gestagenbehandlung sollte sich auf ein Jahr erstrecken. Wegen der häufig nicht unerheblichen Nebenwirkungen muß vielfach bei Adipositas, insulinbedürftigem Diabetes mellitus, Leberfunktionsstörungen, Thromboseneigung, kardiovaskulären Erkrankungen u. a. auf ein derartiges Therapiekonzept verzichtet werden. Hier können dann alternativ *Antiöstrogene* einer Dosierung von 40 mg *Tamoxifen*/Tag für die Dauer eines Jahres eingesetzt werden. In Einzelfällen bietet sich natürlich auch die Durchführung einer adjuvanten *Chemotherapie* an. Dies betrifft insbesondere sehr entdifferenzierte Tumoren mit Gefäßeinbrüchen und Verdacht auf hämatogene und lymphogene Aussaat sowie Fälle mit positiver Peritonealzytologie. Wird eine entsprechende Indikation gestellt, empfiehlt sich eine Polychemotherapie, die Platin- und Anthrazyklinderivate enthält. Man muß sich jedoch darüber im Klaren sein, daß es sich hier um eine noch nicht etablierte experimentelle Therapieform handelt. Ihr Einsatz sollte daher onkologischen Schwerpunktkliniken unter Studienbedingungen vorbehalten bleiben.

FIGO-Stadium II

Auch hier stellt bereits das Tumorausbreitungsstadium einen besonderen Rezidiv-Risikofaktor dar. Unter Verwendung entsprechender radikaler Operationstechniken ist hier meist eine weitgehende operative Sanierung möglich. Multimorbide Patientinnen allerdings können vielfach nur eingeschränkt radikal operiert werden. Dieses Defizit muß dann durch eine sorgfältige postoperative Strahlentherapie ausgeglichen werden. Auch in diesem Tumorstadium zählt die medikamentöse adjuvante Therapie zu den etablierten Verfahren. Wiederum beruht die Indikationsstellung nur auf retrospektiven Untersuchungsergebnissen. Auch hier sind zur definitiven Klärung prospektive Therapiestudien erforderlich. Im übrigen sind die Empfehlungen zur medikamentösen Therapie weitgehend identisch mit denen, wie sie bereits für das Stadium III beschrieben wurden. Zunächst also *hochdosiert Gestagene, alternativ Antiöstrogene* und in ganz besonders gelagerten Einzelfällen Versuch einer *adjuvanten Chemotherapie.*

FIGO-Stadium I

Für diese Gruppe ist bis heute keine definitive Therapieempfehlung möglich. Obwohl gerade bei diesen Patientinnen seit Jahrzehnten angewandt, konnte bisher kein sicherer Beweis für die Richtigkeit einer medikamentösen adjuvanten Behandlung erbracht werden. Die kumulativen Heilungschancen liegen in dieser Gruppe laut Annual Report von 1988 bei annähernd 75%. Diese Feststellung hat verschiedene Onkologen zu der Auffassung bewogen, daß grundsätzlich eine adjuvante medikamentöse Therapie entbehrlich sei. Diese Auffassung bezieht sich erst recht auf prognostisch besonders günstige Untergruppen, bei denen mit 5-Jahresüberlebensraten von mehr als 90% zu rechnen ist. Andere Arbeitsgruppen dagegen propagieren grundsätzlich die Durchführung einer nebenwirkungsarmen, adjuvanten endokrinen Therapie. Sie beziehen sich hierbei auf retrospektive klinische Studien, die scheinbar einen Behandlungserfolg belegen. Besonders hervorzuheben sind in diesem Zusammenhang Untersuchungen von Bonte et al. (1983), die nach Anwendung einer adjuvanten hochdosierten Gestagenbehandlung mit MPA eine 100%ige Heilung beschrieben.

Um der Lösung des Problems näherzukommen, wurden in den vergangenen Jahren mehrere prospektiv randomisierte Studien in den USA, Italien, Norwegen und auch der Bundesrepublik Deutschland begonnen. Bei generellem Einsatz einer niedrig bis mäßig dosierten adjuvanten Gestagenbehandlung konnte in allen Studien übereinstimmend kein signifikanter Unterschied zur nur operierten und radiotherapeutisch versorgten Patientinnengruppe festgestellt werden. Die norwegische Studie spricht sogar von einer erhöhten Morbidität und Mortalität, bedingt durch die angewandte Therapie. Diese Studien sind jedoch nicht kritiklos geblieben. Zum Teil berücksichtigen sie zu wenig oder gar nicht inzwischen bekannte Prognosefaktoren. Des weiteren wurden Gestagene auch bei Patientinnen eingesetzt, die wegen vorhandener Risiken eine Gestagenbehandlung nicht erhalten sollten. Schließlich wurde in keiner dieser Studien das Prinzip der hochdosierten, multifaktoriell wirksamen Gestagentherapie überprüft.

Unter dem Eindruck dieser Ergebnisse wurde Mitte der 80iger Jahre in der Bundesrepublik eine *Multicenter-Studie* gestartet, an der 22 Frauenkliniken universitäter und kommunaler Krankenhäuser teilnahmen. Bisher wurden 351 Fälle in die Studie aufgenommen und median über einen Zeitraum von 30 Monaten beobachtet. Verglichen wurde die ausschließliche Lokalbehandlung *versus* Lokalbehandlung und hochdosierte Gestagentherapie *versus* Lokalbehandlung und Tamoxifentherapie. Für die Definition bestimmter Risikogruppen wurden das morphologische Grading, der Progesteronrezeptorgehalt im Tumorgewebe und die myometrane Infiltrationstiefe des Tumors herangezogen. Im Hinblick auf die besondere ärztlich-ethische Problematik der Studie wurde beim Auftreten von Nebenwirkungen in dem Therapiearm, der durch die Anwendung hochdosierter Gestagene charakterisiert war, die Indikation zu einem Therapieabbruch großzügig gestellt. Unter diesem Aspekt kam es selten zu schwerwiegenden und schon gar nicht zu letalen Komplikationen, wie in anderen Studien berichtet.

Während der bisherigen Beobachtungszeit könnte sich ein marginaler Effekt der Antiöstrogene abzeichnen. Eine Zuordnung zu bestimmten Risikogruppen ist bisher nicht möglich. Während in der Kontrollgruppe und in der Antiöstrogengruppe mehrere Rezidive auftraten, konnte in der Gruppe, die MPA in hochdosierter Form erhielt, bisher kein Rezidiv nachgewiesen werden. *Dies gilt allerdings nur, wenn die Therapie in voller Dosierung (1000 mg MPA oral/Tag) für die Dauer eines Jahres eingehalten wird.*

Damit zeichnet sich in dieser Studie ab, daß die hochdosierte Gestagenbehandlung sehr wohl in der Lage ist, bei Endometriumkarzinom-Patientinnen im Stadium I die Heilungschancen zu verbessern. Es ist jedoch fraglich, ob bei prognostisch günstigen Untergruppen eine derartige, relativ nebenwirkungsreiche Behandlung vertretbar ist. Mit hoher Wahrscheinlichkeit dürfte jedoch die adjuvante hochdosierte Gestagenbehandlung bei Risikogruppen an Bedeutung gewinnen. Dies bezieht sich vorzugsweise auf Tumoren mit starker myometraner Invasion, mäßigem Progesteronrezeptorbesatz und morphologischer Entdifferenzierung. Weitere, risikoadaptierte Untersuchungen müssen die Situation zusätzlich klären.

Zusammenfassung

Die vorhergehenden Ausführungen hatten zum Ziel, die kontrovers diskutierte Thematik der adjuvanten medikamentösen Behandlung des Endometriumkarzinoms unter Bezug auf den aktuellen Kenntnisstand zu erläutern. Sie hat einen fest etablierten Stellenwert in der Behandlung des FIGO-Stadiums II und III. Im Stadium I dagegen zeichnet sich ihr Nutzen nur für einige Risikogruppen ab. Weitere Detailinformationen waren in dem vorgegebenen Rahmen nicht möglich. Sie mögen der untenstehenden weiterführenden Literatur entnommen werden.

Weiterführende Literatur

Bender HG (1991) Gynäkologische Onkologie, 2. Aufl. Thieme, Stuttgart

Bonte J (1983) Hormone dependency and hormone responsiveness of endometrial adenocarcinoma to estrogens, progestogens and antiestrogens. In: Campio L, Robustelli della Cuna G, Taylor RW (eds) Role of medroxyprogesterone in endocrine-related tumors. Raven Press, New York, p 141

De Vita VT, Hellmann S, Rosenberg SA (1989) Cancer: Principles and practice of oncology. Lippincott, Philadelphia

Kaiser R, Schulz K-D, Maass H (1991) Hormonale Behandlung von Genital- und Mammatumoren. Thieme, Stuttgart

Schmidt-Matthiesen H, Bastert G (1988) Gynäkologische Onkologie. Schattauer, Stuttgart

Schmoll HJ, Peters HD, Fink U (1986) Kompendium internistische Onkologie. Springer, Berlin Heidelberg New York Tokyo

Schulz KD, King RJB, Pollow K, Taylor RW (1987) Endometrial cancer. Zuckschwerdt, München

Die Strahlentherapie des Korpuskarzinoms

H. Vahrson

Das Endometriumkarzinom wird in zunehmendem Maße aufgrund negativer Trends zu einem Problemkarzinom für die Radiologie. Die Ursachen möchte ich hier aufzeigen:

Trends beim Endometriumkarzinom

- Steigende Inzidenz
- Steigendes Durchschnittsalter
- Steigende Operationsfrequenz
- Steigende Operationsradikalität.

Folgen für die Radiologie

- Ungünstige Selektion
- Abnehmende Heilungsergebnisse

Folgen für das Gesamtkollektiv

Stagnierende oder abnehmende Heilungsergebnisse?

Das Patientengut unserer Klinik ist in Abb. 1 dargestellt, aufgeschlüsselt nach Patientenzahl pro Jahr, Durchschnittsalter sowie Zahl der > 70jährigen und > 80jährigen. Die Zunahme aller genannten Parameter läßt ahnen, wie groß heute die geriatrischen Probleme bei der Therapie des Endometriumkarzinoms sind.

Die angegebenen Folgen für das Gesamtkollektiv der Endometriumkarzinom-Patientinnen sind derzeit nur Befürchtungen. Die höhere Operationsfrequenz und das operative Staging bringen zwar mehr Erkenntnisse über die Tumorausdehnung und damit auch für eine eventuelle gezielte Nachbestrahlung, aber es ist bisher keineswegs bewiesen, ob diese Erkenntnis und die größere Operationsradikalität, z. B. die paraortale Lymphonodektomie, auch einen Vorteil für die Patientinnen bringen. Wir können das bisher nur hoffen. Ebensowenig ist es bisher gelungen, durch die Bestrahlung der paraortalen Lymphknoten die Heilungsraten zu verbessern. Dennoch tun wir es in begründeten Fällen. Als Vergleichsbasis seien zunächst die weltweiten (Tabelle 1) und die gesamtdeutschen Therapieergebnisse (Tabelle 2) aus dem Annual Report 20 (Pettersson 1988) aufgeführt.

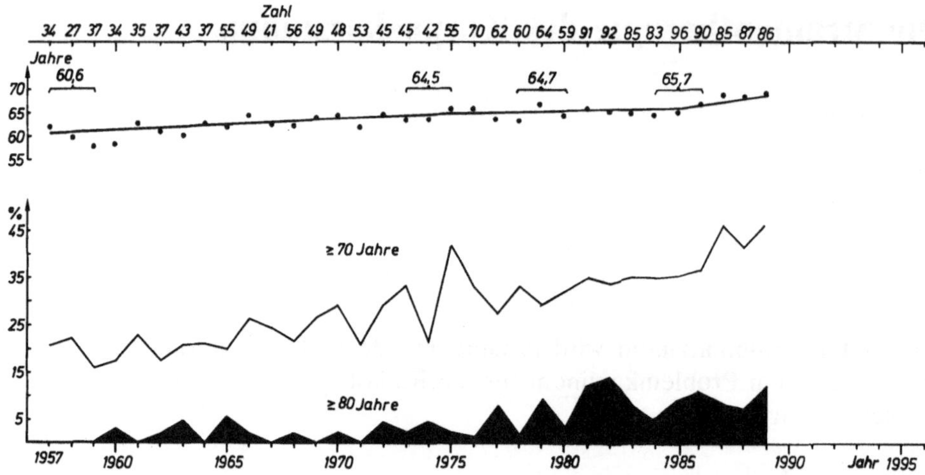

Abb. 1. Trends beim Endometriumkarzinom in der UFK Gießen: Anstieg der Patientenzahlen *(oben)* des Durchschnittsalters *(gepunktete Linie)*, der > 70jährigen und der > 80jährigen Patientinnen. (Nach Vahrson 1989)

Tabelle 1. Carcinoma corporis uteri, 1979–1981. Stadienverteilung und 5-Jahresüberlebensraten in den verschiedenen Stadien. (Annual Report 20, 1988)

Stadium	behandelte Patienten		5-Jahresüberlebensrate	
	n	%	n	%
I	11035	74,0	7976	72,3
II	2014	13,5	1135	56,4
III	921	6,2	290	31,5
IV	409	2,8	43	10,5
ohne Stadium	527	3,5	253	47,8
Total	14906	100,0	9697	65,1

Angesichts der Revolution, die sich im letzten Jahrzehnt in der Brachytherapie durch die Einführung der High-Dose-Rate-Afterloading (HDR-AL)-Technik vollzogen hat, möchte ich auf einige Fragen oder Streitpunkte beim Endometriumkarzinom eingehen:

- Bringt das moderne HDR-Afterloading der Radium-Brachytherapie vergleichbare Ergebnisse?
- Was leistet die Strahlentherapie im Vergleich zur Operation?
- Voraussetzungen und Indikation einer prognoseorientierten Nachbestrahlung.
- Welche Nachbestrahlung? Kombiniert oder nur Scheidenstumpfeinlagen?
- Welche Fälle sind irradiabel?

Tabelle 2. Endometriumkarzinom: 5-Jahresüberlebensraten nach Stadien aus deutschen Univ.-Kliniken

Stadium	I–IV		I		II		III		IV	
Jena	68/98	72,3%	59/76	77,6%	8/12		1/5		0/1	
Karl-Marx-Stadt	107/201	53,2%	93/162	57,4%	11/24	45,8%	3/13		0/2	
Leipzig	75/149	50,3%	66/111	59,5%	8/25	32,0%	1/11		0/2	
Rostock	66/112	58,9%	52/84	61,9%	11/22	50,0%	3/6		—	
Freiburg	90/147	61,2%	65/94	69,1%	20/35	57,1%	5/14		0/4	
Gießen	142/212	67,0%	95/127	74,8%	42/68	61,8%	5/15	33,3%	0/2	
Göttingen	158*/239	66,1%	144/200	72,0%	8/18	44,4%	5/16	31,3%	1/4	
Heidelberg	77*/121	63,6%	67/90	74,4%	3/13		5/14		0/2	
Kiel	148/202	73,3%	141/182	77,5%	1/4		5/11		1/5	
München I	223*/248	64,1%	158/219	72,1%	44/79	55,7%	12/30	40,0%	1/6	
München-Großhadern	90/138	65,2%	68/94	72,2%	17/26	65,4%	5/13		0/5	
Würzburg	100/174	57,5%	68/99	68,7%	27/60	45,0%	5/15	33,3%		
Total	1344/2041	65,9%	1076/1538	70,0%	200/386	51,8%	55/163	33,7%	3/33	9,1%

* inkl. 21 Pat. ohne Stadienzuordnung
Behandlungszeitraum 1979–1981 (nach Annual Report 20 (1988))

Bringt das moderne HDR-AL der Radium-Brachytherapie vergleichbare Ergebnisse?

Zur Beantwortung vergleichen wir zwei aufeinanderfolgende Zeiträume miteinander: 1968–1977 wurde Radium in der Brachytherapie verwendet und 1978–1983 HDR-AL mit einer ^{198}Ir-Quelle. Der Therapieplan für die opera-

Tabelle 3. *Endometriumkarzinom:* Primäre Bestrahlung an der UFK Gießen 1990 (HDR-AL-Fraktionen in wöchentlichen Abständen)

Stadium	HDR-AL-Brachytherapie	Teletherapie
I	5 × 8 Gy = 40 Gy/A-Linie 4 × 10 Gy = 40 Gy/A-Linie (6 × 7 Gy = 42 Gy/A-Linie)	0
II	5 × 8 Gy = 40 Gy/A-Linie 6 × 7 Gy = 42 Gy/A-Linie	39–45 Gy HD/B-Linie (3×3 Gy/Woche Pendelbestrahlung bds. oder 5×2 Gy/Woche BGF)

* Die angegebenen Dosierungen stellen Richtwerte dar und müssen im Einzelfall angepaßt werden

blen Patientinnen war in beiden Zeiträumen in etwa gleich, bis auf die Brachytherapie. Ebenso verhielt es sich mit dem Therapieplan für inoperable also primär bestrahlte Patientinnen. Operable Patientinnen wurden einer abdominalen Uterusexstirpation mit beidseitiger Adnexektomie unterzogen (die Operation nach Wertheim mit Lymphonodektomie wurde erst in späteren Jahren in nennenswertem Umfang ausgeführt). Alle Fälle mit histologisch nachgewiesener Tumorinfilitration des Myometriums wurden kombiniert nachbestrahlt (Brachy- und Teletherapie), unabhängig von der Infiltrationstiefe, aber diese und andere Risikofaktoren hatten Einfluß auf die Gesamtdosis und das Bestrahlungsvolumen. Unsere heutige teilweise Abkehr von dieser generellen kombinierten Bestrahlung werde ich später noch erklären.

Bei inoperablen Patientinnen, die primär bestrahlt wurden, war der Therapieplan ebenso einfach: Im klinischen Stadium I wurde nur die intrakavitäre Brachytherapie gegeben, unter Verzicht auf die Perkutanbestrahlung, wenn diese Diagnose durch fraktionierte Abrasio und optimale histologische Befundung gesichert war. Zweifelsfälle wurden wie Stadium II behandelt.

Ab klinischem Stadium II wurden intrakavitäre Brachytherapie und Perkutanbestrahlung (biaxiale Pendelbestrahlung des kleinen Beckens oder Stehfelder verschiedener Größe) kombiniert. Ab Stadium II wurden außerdem Gestagene über 1–2 Jahre gegeben. Den heutigen Bestrahlungsplan für die Stadien I und II zeigt die Tabelle 3.

Dieser relativ einfache Therapieplan für das Endometriumkarzinom brachte für das Gesamtkollektiv Stadien I–IV mit 72% 5-Jahresüberlebensraten (5-JÜ) sowohl im Radium- wie auch im HDR-AL-Zeitraum gleich respektable Ergebnisse (Tabelle 4). Auch das Teilkollektiv Radiatio zeigt mit 63% bzw. 62% eine fast identische 5-JÜ. Im Stadium I (Tabelle 5) betrug die 5-JÜ des gesamten Kollektivs nach Radium 76%, nach HDR-AL 80%, nach ausschließlicher Radiatio mit Radium 66% und mit HDR-AL 71% (keine Signifikanz).

Tabelle 4. *Endometriumkarzinom Stadien I–IV:* Vergleich der 5-Jahresüberlebensraten von 459 Pat. aus 1977–1983 nach HDR-AL mit 643 Pat. aus 1968–1977 nach Radiumtherapie an der UFK Gießen

Stadien	Radiatio	Op. + Rad.	Operation	Total
I–IV	$\frac{102}{163}$ 63%	$\frac{205}{264}$ 78%	$\frac{22}{32}$ 69%	$\frac{329}{459}$ 72%
Op.-Frequenz des HDR-AL-Kollektivs $\frac{296}{459}$ 64%				
Radium-Therapie 1968–1977:				
I–IV	$\frac{177}{285}$ 62%	$\frac{232}{292}$ 79%	$\frac{51}{66}$ 77%	$\frac{460}{643}$ 72%
Op.-Frequenz des Radiumkollektivs $\frac{358}{643}$ 56%				

Tabelle 5. *Endometriumkarzinom Stadium I:* Vergleich der 5-JÜ von 295 Pat. aus 1977–1983 nach HDR-AL mit 524 Pat. aus 1968–1977 nach Radiumtherapie an der UFK Gießen

Stadium	Radiatio	Op. + Rad.	Operation	Total
I	$\frac{53}{75}$ 71%	$\frac{162}{193}$ 84%	$\frac{22}{27}$ 81%	$\frac{237}{295}$ 80%
	Radiumtherapie 1968–1977			
I	$\frac{147}{224}$ 66%	$\frac{201}{241}$ 83%	$\frac{49}{59}$ 83%	$\frac{397}{524}$ 76%

Der Übergang von der bewährten intrakavitären Brachytherapie mit Radium auf das HDR-AL-Verfahren hat also mindestens gleiche 5-Jahresüberlebensraten gebracht.

Wenden wir uns nun den Komplikationen zu (Tabelle 6). Schwere Komplikationen (Fisteln, Darmstenosen/Ileus) sind bei primärer oder postoperativer Bestrahlung des Endometriumkarzinoms selten. Sie betrugen in der Radium-Aera 1% und in der HDR-AL-Aera 2,1%. Obwohl die Komplikationsrate seit Einführung der HDR-AL-Technik doppelt so hoch ist, liegt sie doch mit 2,1% sehr günstig, vor allem im Vergleich zum Kollumkarzinom, bei dem diese unter gleichen Bedingungen ermittelte Komplikationsrate 7,7% (schwere Komplikationen bei primärer Therapie und bei Rezidivtherapie zusammengefaßt) betrug.

Wir können also die erste Frage eindeutig beantworten: HDR-AL hat bei der Bestrahlung des Endometriumkarzinoms absolut gleiche Heilungsergebnisse gebracht.

Tabelle 6. *Endometriumkarzinom:* Schwere Komplikationen bei 427 Pat. nach HDR-AL von 1977–1983 im Vergleich zu 577 Pat. nach Radiumtherapie von 1968–1977 (jeweils primäre und postoperative Bestrahlung) an der UFK Gießen

Komplikationen	n	HDR-AL	n	Radium
Blasen-Scheiden-Fistel	2	$\frac{2}{427}$ ≙ 0,5%	1	$\frac{1}{577}$ ≙ 0,2%
Darm-Scheiden-Fistel	6	$\frac{6}{427}$ ≙ 1,4%	5	$\frac{5}{577}$ ≙ 0,9%
Darmstenose Ileus	1	$\frac{1}{427}$ ≙ 0,2%	?	
Total	9	$\frac{9}{427}$ ≙ 2,1%	6	$\frac{6}{577}$ ≙ 1,0%

Was leistet die Strahlentherapie im Vergleich zur Operation?

Vor dem Therapievergleich in dem Patientengut unserer Klinik ist eine Erläuterung erforderlich: 90% unserer Patientinnen mit Endometriumkarzinom werden von zahlreichen auswärtigen operativen Krankenhäusern und Belegabteilungen entweder zur Nachbestrahlung oder bei Inoperabilität zur primären Bestrahlung überwiesen. Nur 10% der Patientinnen werden in der UFK Gießen operiert und nach Indikation nachbestrahlt. Das erklärt das Ungleichgewicht in den Tabellen 4, 5 und 7 mit der niedrigen Zahl der nur operierten Patientinnen und der hohen Zahl der primären Bestrahlungen. Es fehlen die günstigen Fälle mit Operationen außerhalb, bei denen in Absprache mit uns oder ohne Rücksprache keine Nachbestrahlung für indiziert gehalten wurde (z. B. auf das Endometrium beschränkte Karzinome).

Bei einer Op.-Frequenz von 64% in den Jahren 1977–1983 ist die 5-JÜ aller Stadien I–IV bei primärer Bestrahlung 63%, bei Operation und Nachbestrahlung 78% und bei ausschließlicher Operation 69% (Tabelle 7). Die Differenz zwischen primärer Bestrahlung und Operation mit Nachbestrahlung beträgt 15% in diesem stark selektierten Krankengut. Im Stadium I ist die 5-JÜ nach primärer Bestrahlung 71%, nach Operation und Nachbestrahlung 84% und nach alleiniger Operation 81%. Die Differenz zwischen primärer Bestrahlung und Operation mit Nachbestrahlung beträgt nur 13%.

Die Ergebnisse des nur (in unserem Hause) operierten Teilkollektivs sind über Jahrzehnte immer um einige Prozent schlechter gewesen, offenbar, weil hier einige Fälle enthalten sind, bei denen die Indikation zur Nachbestrahlung gegeben war, aber aus irgendeinem Grund Konzessionen gemacht wurden, oder die Patientinnen selbst die Nachbestrahlung ablehnten. Die trotz der ungünstigen Selektion des primär bestrahlten Kollektivs nur sehr geringe Differenz zu den operierten Patientinnen rechtfertigt also keinesfalls ein Operieren

Tabelle 7. *Endometriumkarzinom:* 5-Jahresüberlebensraten von 459 Pat. der UFK Gießen 1978–1983 (intrakavitäre HDR-AL-Brachytherapie)*

Stadium	Op.-Frequenz	nur Operation	Operation + Radiatio	nur Radiatio	Total
I	75%	$\frac{22}{27}$ 81%	$\frac{162}{193}$ 84%	$\frac{53}{75}$ 71%	$\frac{237}{295}$ 80%
III	42%	$\frac{0}{2}$	$\frac{37}{54}$ 69%	$\frac{46}{76}$ 61%	$\frac{83}{132}$ 63%
IIII	64%	$\frac{0}{1}$	$\frac{6}{15}$ 40%	$\frac{3}{9}$	$\frac{9}{25}$ 36%
IIV	(56%)	$\frac{0}{2}$	$\frac{0}{2}$	$\frac{0}{3}$	$\frac{0}{7}$ 0%
II–IV	64%	$\frac{22}{32}$ 69%	$\frac{205}{264}$ 78%	$\frac{102}{163}$ 63%	$\frac{329}{459}$ 72%

* Klinische Stadieneinteilung

Tabelle 8. *Endometriumkarzinom Stadien I–IV:* 5-Jahresüberlebensrate bei 153 Pat. von 1984–1985 an der UFK Gießen (jeweils klinisches oder postoperatives Staging)

Stadium	Radiatio	Op. + Rad.	Operation	Total
I	$\frac{18}{29}$ 62%	$\frac{63}{76}$ 83%	$\frac{4}{6}$ (67%)	$\frac{85}{111}$ 77%
II	$\frac{5}{16}$ 31%	$\frac{5}{7}$ (71%)		$\frac{10}{23}$ 43%
III	$\frac{0}{3}$	$\frac{8}{12}$ 67%		$\frac{8}{15}$ 53%
IV	$\frac{0}{2}$	$\frac{0}{2}$		$\frac{0}{4}$
I–IV	$\frac{23}{50}$ 46%	$\frac{76}{97}$ 78%	$\frac{4}{6}$ (67%)	$\frac{103}{153}$ 67%
Op.-Frequenz des gesamten Kollektivs $\frac{103}{153}$ 67%				

um jeden Preis bei Patientinnen mit hohem operativen Risiko (Ausnahme: nichtradiable Patientinnen).

Was das schlechtere Abschneiden der primären Strahlentherapie im Zeitraum 1984–1985 angeht (Tabelle 8), so kann man darüber nur spekulieren, aber noch keine vorschnellen Schlüsse ziehen: Wir müssen die Auswertungen

Tabelle 9. *Endometriumkarzinom Stadien I–IV:* Schicksal von 27 Rezidiven der UFK Gießen nach Primärbehandlung von 257 Pat. 1982–1984, Rezidivfrequenz 27/257 = 10,5 % bis Stichtag 31. 8. 1990

	Rezidive			
Nach Primärtherapie	in .. Jahr n. Th.beginn	Lokalisation	Therapie	5-JÜ erreicht
Operation 3	1. J.: 11	lokal 8	nur Op. 3	7/27 26 %
Op. + Rad. 12	2. J.: 5	metast. 11	Op. + Rad. 7	
Radiatio 12	3. J.: 5	lokal u. metast. 8	nur Rad. 2	
zus. Gestag. 4	4. J. 2	27	198_{Au} 3	
27 (+4)	5. J.: 1		Chemo 3	
	>5. J.: 3		Gestag. 11	
	27		29	

der nächsten Jahrgänge abwarten. Man kann aber feststellen, daß die in diesen beiden Jahrgängen zunehmend im Hause angewendete aggressive Operation (nach Wertheim und Lymphonodektomie) nicht zu besseren Heilungsergebnissen geführt hat (s. Spalte: Operation).

Damit können wir die Operation als Therapie der Wahl bestätigen, doch bietet sich die primäre Bestrahlung als Alternative bei inoperablen aber radiablen Fällen an. Ein Problem der primären Bestrahlung sind die Lokalrezidive im Uterus, die durch Operation und/oder erneute Bestrahlung nur z. T. und unter dem Risiko hoher Komplikationsraten geheilt werden können.

Die Tabelle 9 zeigt 27 Rezidive bei 257 behandelten Patientinnen mit Endometriumkarzinom (10,5 %) aus den Jahren 1982–1984, die sich auf alle angewendeten Primärtherapien verteilen. Dabei wiegen aber 12 Rezidive in dem Teilkollektiv „Radiatio" besonders schwer, da es sich z. T. um Lokalrezidive im bestrahlten Uterus handelt, die bei operativen Therapieverfahren naturgemäß nicht vorkommen können. Zur Rezidivtherapie bei primär bestrahlten Patientinnen ist der Life-rescue-Operation der Vorzug zu geben. In zweiter Linie ist an eine erneute Bestrahlung zu denken, wobei allerdings – wie gesagt – mit einer hohen Komplikationsrate zu rechnen ist.

Voraussetzungen und Indikationen einer prognoseorientierten Nachbestrahlung

Die Entscheidung über Art, Volumen und Dosis der Nachbestrahlung richtet sich neben Patientenumfang und Allgemeinzustand vor allem nach den bekannten Risikofaktoren, die ich nach Käser (1987) zitiere (Tabelle 10):

Tabelle 10. „High-risk“-Gruppe. (Nach Käser 1987)

- Undifferenzierter Tumor (G_3)
- Isthmus-Zervix-Befall
- E (P) rezeptorfreier/-armer Tumor
- Extrauterine Ausbreitung
- Tiefe myometrale Infiltration
- Atypische Morphologie
- Gefäßinvasion
- Positive Peritonealzytologie (?)

Die von Käser 1987 noch mit einem Fragezeichen versehene positive Peritonealzytologie hat sich nach dem Annual-Report 20 von 1988 bereits als wichtiger Prognoseparameter erwiesen. Bei positiver Peritonealzytologie empfehlen wir postoperativ die intraperitoneale Isotopeninstillation (z. B. P-32-Kolloid) zur Vermeidung der Peritonealkarzinose, wie bei Ovarialkarzinom. Doch die Standard-Nachbestrahlung ist die intravaginale Brachytherapie mit oder ohne zusätzliche Perkutanbestrahlung. Voraussetzung für eine prognoseorientierte Therapie ist aber eine optimale Operation mit genauem operativem Staging und eine sorgfältige histopathologische Aufarbeitung des Op.-Präparates.

Leider ist aber die Wirklichkeit anders, wie die Aufzählung der kleinen und großen „Sünden“ bei der Operation und der histopathologischen Befundung zeigt:

Pitfalls der operativen Therapie des Endometriumkarzinoms aus der Sicht des Strahlentherapeuten

1. Keine vorherige Ausschlußdiagnostik (fraktionierte Abrasio). Überraschungsdiagnose: Korpskarzinom.
2. Suprazervikale Uterusamputation, keine bilaterale Adnexektomie.
3. Ungenügende abdominale Exploration.
4. Keine zytologische Untersuchung (Douglas-Aspirat, Peritonealwäsche).
5. Keine Maßnahmen gegen Tumorverschleppung während der Operation, z. B. durch offenen MM, Tuben, Uterusverletzung.

Pitfalls der histo-pathologischen Diagnostik des Endometriumkarzinoms

1. Fehlende Angaben: Differenzierungsgrad, ICDO-Zahl.
2. Am Op.-Präparat keine Angabe der *Infiltrationstiefe und der Myometriumdicke in Millimetern am Karzinomsitz.*
3. Keine Angaben des häufigsten Tumorzelltyps bei Mischtumoren, unterschiedlichem Differenzierungsgrad.
4. Keine Beurteilung, ob „Tumorzellen im Verband mit Zervixdrüsen“ liegen, bei fraktionierter Abrasio und Karzinom im Zervixabradat. (Nur dieser Befund ist beweisend für Stadium II.)

Ich bin Herrn Prof. Kindermann (s. S. 148/9 in diesem Buch) sehr dankbar, daß er so entschieden gerade auf die Vermeidung der Tumorverschleppung und die dazu während der Operation erforderlichen Maßnahmen hingewiesen hat. Wir mußten in den letzten Jahren mehrere Fälle, auch aus unserem Haus, zur Kenntnis nehmen, bei denen innerhalb von 4 Wochen seit der Operation bis zum Beginn der Nachbestrahlung entweder bohnengroße Scheidenmetastasen oder bis zu faustgroße(!) Tumoren im Operationsgebiet zwischen Scheidenstumpf und Douglas-Raum gewachsen waren, die bei Operation eindeutig nicht vorhanden waren und nur durch Verschleppung hochmaligner Tumorzellen durch die Operation erklärbar sind.

Man kann sich vorstellen, daß beim Zusammentreffen mehrerer „Sünden" die Nachbestrahlung eher zum Lotteriespiel auf Kosten der Patientin wird. Und damit komme ich zu der Empfehlung, die nun ganz im Gegensatz zu der von Prof. Kindermann geäußerten Meinung steht, daß die Nachbestrahlung nach Standardoperation (abdominale Uterusexstirpation + bds. Adnexektomie) die Regel sein muß, wenn das Myometrium infiltriert war.

Auch sogenannte „Low-risk"-Fälle mit geringer Infiltrationstiefe des Myometriums und hohem Differenzierungsgrad sind keineswegs vor einem Vaginalrezidiv gefeit, wie die Ausführungen von Pfleiderer hier auf der Gießener Tagung 1987 zeigten: Von 5 Vaginalrezidiven bei nicht nachbestrahlten Endometriumkarzinomen war in 4 Fällen die Infiltrationstiefe 1/3 und der Differenzierungsgrad G1. Zur Prognose von nach Wertheim mit Lymphonodektomie operierten Patientinnen des Stadiums II liegen noch zu wenige Langzeiterfahrungen vor. In Analogie zu den Erfahrungen beim Kollumkarzinom kann ich daher heute nur raten, alle Fälle von Lymphgefäß- und/oder Lymphknotenbefall, Parametriuminfiltration sowie positiver Abdominalzytologie (s. oben) nachzubestrahlen.

Welche Nachbestrahlung? Kombiniert oder nur Scheidenstumpfeinlagen?

Wenn *im Stadium I* durch optimales intraoperatives Staging, sorgfältige Operation und histopathologische Befundung alle anderen Risikofaktoren ausgeschlossen sind, so daß *nur nach Infiltrationstiefe und Differenzierungsgrad* entschieden werden muß, dann kann die von Kucera et al. (1989) in Wien angegebene Bestrahlung nach Prognosegruppen (Tabelle 11) angewendet werden. Bei den genannten hohen 5-JÜ muß berücksichtigt werden, daß diese nach der Life-table-Methode ermittelt und Fälle mit intraoperativ gefundener Metastasierung ausgeschlossen wurden.

Geringe Infiltrationstiefe bis 1/3 der Myometriumdicke rechtfetigt eine Beschränkung auf die Brachytherapie des Scheidenstumpfes, mehr als 1/3 Infiltrationstiefe und niedriger oder mittlerer Differenzierungsgrad erfordern kombinierte Brachy- und Teletherapie, ebenso wie das Vorhandensein weiterer Risikofaktoren.

Eine Studie von Aalders et al. (1980) aus dem Arbeitskreis von Kolstad/Oslo soll erwähnt werden, da sie in den letzten Jahren einige Verwirrung gestiftet hat. In dieser Studie waren Patientinnen im Stadium I (operatives

Tabelle 11. Ca. corporis uteri – postoperative Bestrahlung: 5-Jahres-Überlebensrate (life table method). (Nach Kucera et al. 1989)

Prognosegruppe		n	Therapie	%
I, G1, G2, G3	Inf. 1/3	327	AL	90,6%
I, G1	Inf. 2/3	27	AL	100,0%
I, G2, G3	Inf. 2/3	101	AL + Tele	89,9%
I, G1, G2, G3	Inf. 3/3	116	AL + Tele	85,3%
		571		

Staging) in zwei Gruppen randomisiert worden: Die eine (Gruppe A) erhielt postoperativ nur eine intravaginale Radium-Brachytherapie, die andere (Gruppe B) zusätzlich eine Beckenbestrahlung mit 40 Gy. Das Ergebnis war überraschend (Abb. 2). Die Rezidiv- und Todesfälle insgesamt waren in beiden Gruppen etwa gleich; bei ausschließlicher intravaginaler Brachytherapie waren die intravaginalen und -pelvinen Rezidive höher, bei der kombiniert bestrahlten Gruppe waren zwar die pelvinen Rezidive geringer, aber dafür die Fernmetastasen deutlich häufiger. Daraus wurde die Schlußfolgerung gezogen, daß im Stadium I die alleinige Brachytherapie des Scheidenstumpfes die adäquate postoperative Bestrahlung darstelle. Dem muß allerdings entgegengehalten

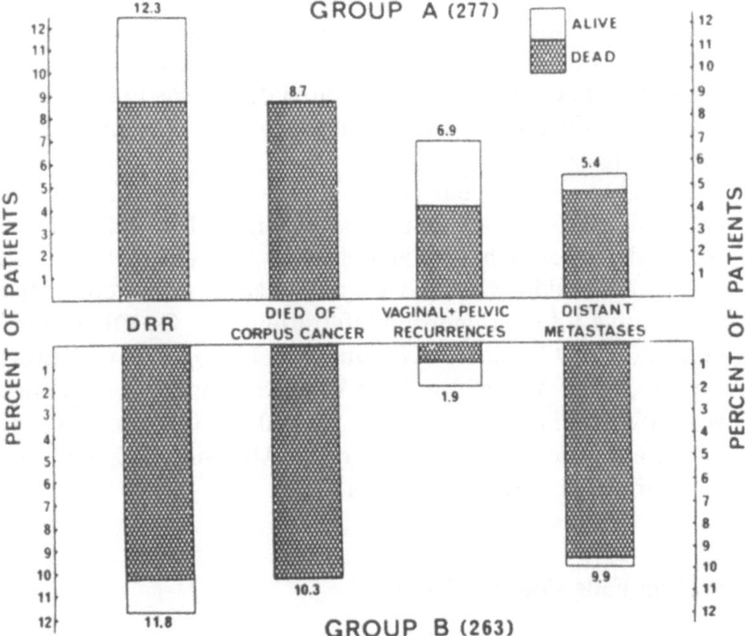

Abb. 2. Endometriumkarzinom-Studie Stadium I: Gruppe A nur Radium intravaginal. Gruppe B zusätzlich 40 Gy Beckenbestrahlung. (Nach Aalders et al. 1980)

Tabelle 12. *Endometriumkarzinom:* Therapieplan für operable Patientinnen an der UFK Gießen (1989)

1. Abdominale Uterusexstirpation mit bilateraler Salpingoophorektomie (oder Wertheim-Op. mit Lymphonodektomie)
2. Ab Stadium II: Gestagene (1000 mg MPA über 1 Jahr) oder Tamoxifen (2 × 20 mg über 1 Jahr)
3. Nachbestrahlung* abgestuft nach Risikofaktoren (und operativem Staging!)

   A) „Low-risk-Fälle nur intravaginale HDR-AL
   4 × 10 Gy OD (4 × 6–7 Gy in 5 mm Tiefe)

   B) „High-risk"-Fälle: kombinierte Brachy- und Teletherapie
   oder ausschließliche Teletherapie
   2 × 10 Gy OD intravaginal HDR-AL mit
   45 Gy biax. Co-60-Pendelbestrahlung 3×3 Gy/Woche
   (~ 38 Gy/Mitte ~ 42 Gy/B-Linie), oder
   46 Gy HD Unterbauchfeld/± Paraortalfeld

   1 × 10 Gy OD intravaginal HDR-AL mit
   50 Gy HD Beckengegenfeld mit Photonen 5×2 Gy/Woche

   60 Gy HD Beckengegenfeld mit Photonen
   (ohne intravaginale HDR-AL)

   C) 15 mCi P-32-Kolloid bei intraperitonealer Ausbreitung

* Die angegebenen Dosierungen stellen Richtwerte dar und müssen im Einzelfall angepaßt werden

werden, daß 40 Gy im kleinen Becken für ein Adenokarzinom eine zu geringe, d. h. unwirksame Dosis darstellt, ganz besonders aber wenn es sich um adenosquamöse oder clear-cell/mesonephroide Karzinome handelt. Mit höherer Perkutandosis hätte man also wohl ein anderes Ergebnis erwarten dürfen. Außerdem waren die intraoperativ nachgewiesenen Fälle mit Metastasen nicht mitberücksichtigt worden.

Unseren derzeitigen Therapieplan zeigt die Tabelle 12. Wir geben bei kombinierter Nachbestrahlung bei mäßigem Risiko 2 × 10 Gy Oberflächendosis auf die ganze Scheidenlänge bis ca. 2 cm oberhalb der Urethraöffnung und 45–46 Gy Herddosis auf das kleine Becken, bei höherem Risiko (Lymphangiosis, positive LK, Parametriuminfiltration) 1 × Gy OD intravaginales HDR-AL und 50 Gy HD Perkutanbestrahlung, u. U. sogar 60 Gy perkutan auf das kleine Becken, unter Verzicht auf die Brachytherapie. Bei alleiniger Brachytherapie von Low-risk-Fällen haben sich 4 × 10 Gy OD (entsprechend 4 × 7 Gy in 5 mm Gewebstiefe) in wöchentlichen Abständen als gut tolerabel, nebenwirkungsarm und effizient erwiesen.

Welche Fälle sind irradiabel?

Es gibt nicht nur inoperable, sondern auch irradiable, d. h. für die primäre Brachytherapie irradiable Fälle, die rechtzeitig erkannt werden müssen. In den letzten 10 Jahren haben wir uns intensiv bemüht, dem Geheimnis der Lokalrezidive nach primärer Brachytherapie und Perkutanbestrahlung auf die Spur zu kommen. Bereits früher, zur Zeit der Radium-Packmethode, war allgemein bekannt und anerkannt, den stark vergrößerten Uterus myomatosus, vor allem bei submukösen Myomknoten mit Einengung und irregulärer Nischenbildung des Cavum uteri, primär zu operieren, da die intrakavitäre Brachytherapie keine adäquate Aktivitätsverteilung zuließ. Zur Diagnose und zum Ausschluß irradiabler Cavumformen bedienen wir uns der „Hysterographie bei liegendem Afterloading-Applikator" die bereits 1985 beschrieben wurde (Roth et al. 1985). Das erforderliche einfache Instrumentarium zeigt die Abb. 3. Der Idealfall für die Brachytherapie ist das schlanke symmetrische Cavum uteri. Bei den weiteren Formen des Cavum uteri und seiner Lage zum Zervikalkanal müssen wir unterscheiden zwischen mit besonderer Applikationsanordnung eben noch intrakavitär radiablen und absolut irradiablen Formen:

a) *Noch radiable Formen* stellen die asymmetrischen Cavumformen her. Ihre adäquate Kontaktbestrahlung ist erst durch den Übergang von der Radium-Packmethode mit kleinen eiförmigen Trägern auf die HDR-AL-Methode mit

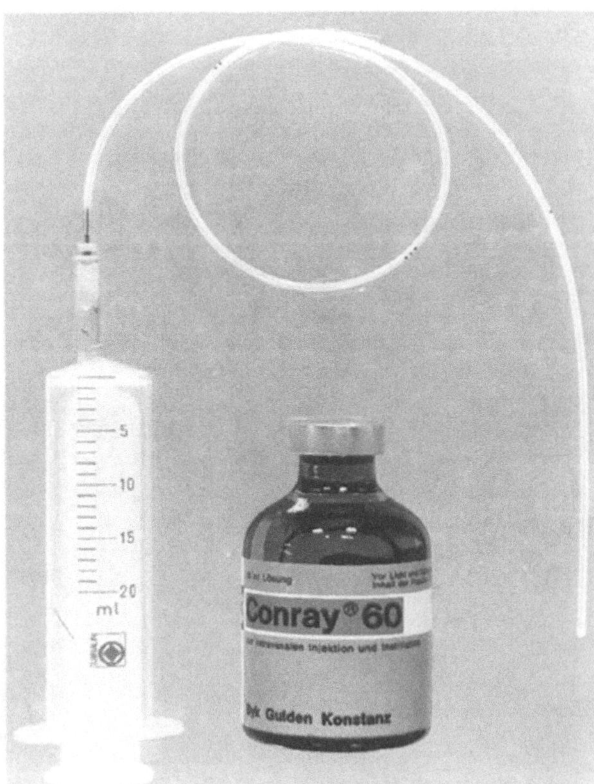

Abb. 3. Instrumentarium für die „Hysterographie bei liegendem Afterloading-Applikator": 20-ml-Spritze, wasserlösliches Kontrastmittel und Peritoneographie-Katheter

stiftförmigen Applikatoren zum Problem geworden. Gelang es früher, beim Radium-Einführen ein asymmetrisches Cavum einfach durch Nachschieben der „Eierchen“ zu füllen, so ist mit ein oder zwei gebogenen Applikatoren simultan oder sukzessive die Ausstrahlung eines solchen Cavums sehr schwierig und kann nur mit besonderen Anordnungen bewerkstelligt werden, z. B. Verwendung asymmetrischer Applikatoren, d. h. gleichzeitig oder nacheinander werden ein schwach gebogener Applikator für die eine Seite und ein stark gebogener/abgewinkelter Applikator für die andere Seite eingeführt.

Sogar ein Fall von Dextroflexio uteri, bei dem in der Knickstelle zwischen Zervikalkanal und Cavum uteri perforiert worden war (danach angebotene Operation wurde abgelehnt), konnte asymmetrisch nachbestrahlt werden, nachdem die klassische Hysterographie die Zervix-Cavum-Verhältnisse und den Perforationskanal aufgezeigt hatte.

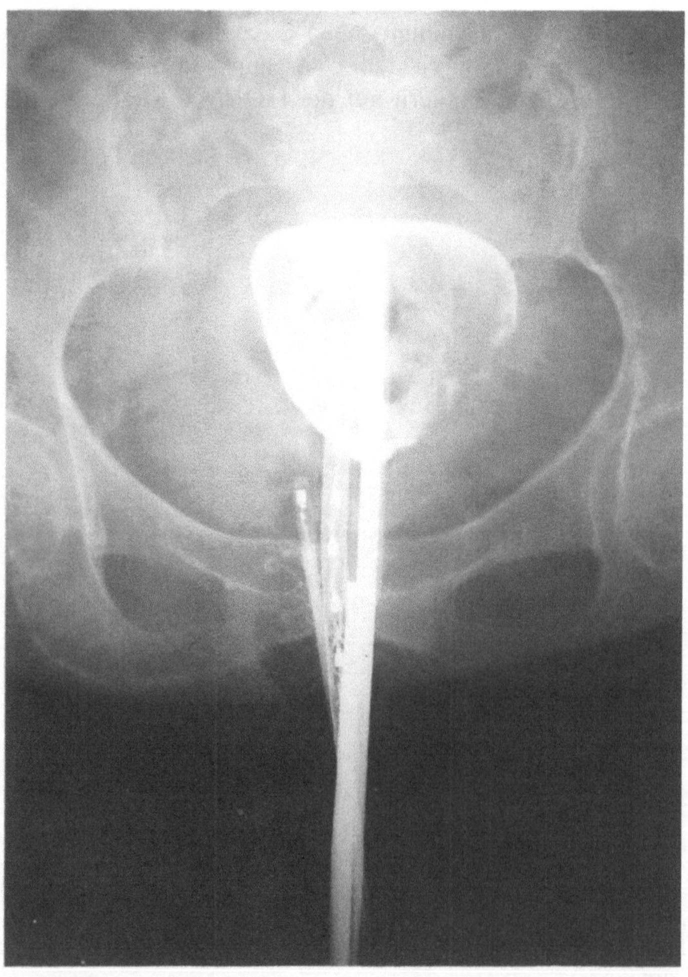

Abb. 4a. Hysterogramm a.p.: Ballon-Cavum mit zentralem Applikator

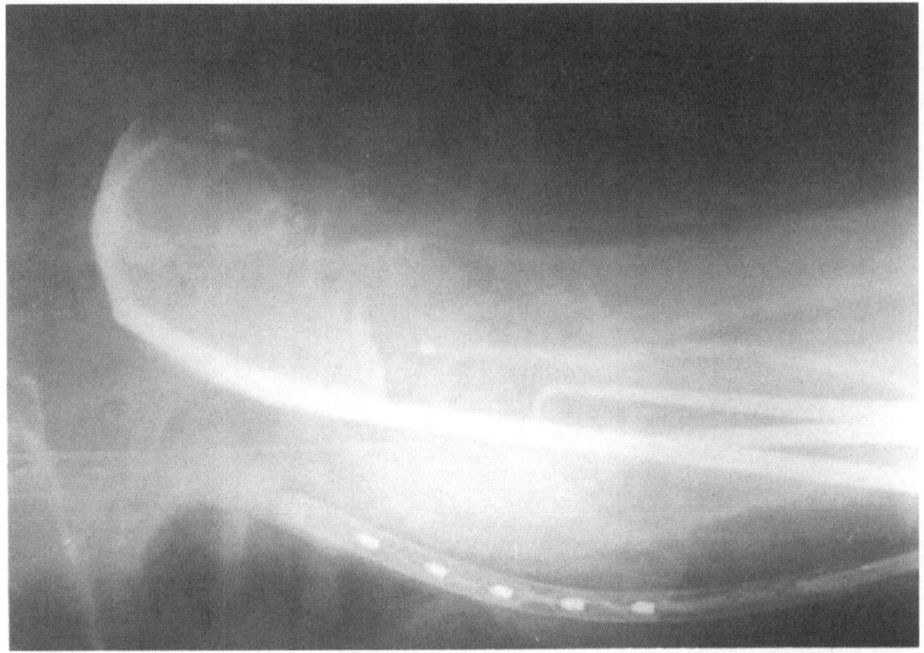

Abb. 4b. Dieselbe Pat. wie in Abb. 4a; Hysterogramm seitlich: Applikator liegt an der Hinterwand des Ballon-Cavums

b) *Grenzfälle und intrakavitär absolut irradiable Cavumformen, Stenosen, Achsknickung:* Hierzu möchte ich drei typische Beispiele anführen.

- Im ersten Fall handelt es sich um eine von uns „Ballon-Cavum" genannte Form, die durch ein großes, fast rundes Cavumvolumen charakterisiert ist, das in diesem Fall noch mit einer steilen Anteflexio kombiniert ist. Die beiden Aufnahmen (Abb. 4a und b) zeigten a.p. zwar eine symmetrische Lage des Applikators, doch die Seitaufnahme enthüllte, daß der gebogene Applikator trotzdem nur an der Hinterwand lag, eine intrakavitäre Bestrahlung der vorderen Anteile also nicht möglich war. Dennoch konnte diese Patientin erfolgreich (bisher über 2 Jahre rezidivfrei) intrakavitär bestrahlt werden, nachdem das Cavum uteri durch eine vorgeschaltete Perkutanbestrahlung von 30 Gy mittels Box-Technik verkleinert und damit einer günstigen Dosisverteilung der intrakavitären HDR-AL zugänglich geworden war.
- Im zweiten Fall ergab das a.p. Hysterogramm (Abb. 5) eine auch durch Dilatation nicht überwindbare Stenose im inneren Muttermund mit gleichzeitiger Abknickung und Uterus-arcuatus-artiger Cavumform. Die schwer herzinsuffiziente, multimorbide Patientin mußte nach intensiver Vorbereitung operiert werden und überlebte.
- Der dritte Fall zeigt eine Interpositio corporis uteri nach einer vor vielen Jahren mit Interpositio uteri ausgeführten Descensus-Operation. Die Auswirkungen einer solchen Interposition sind so katastrophal für eine spätere

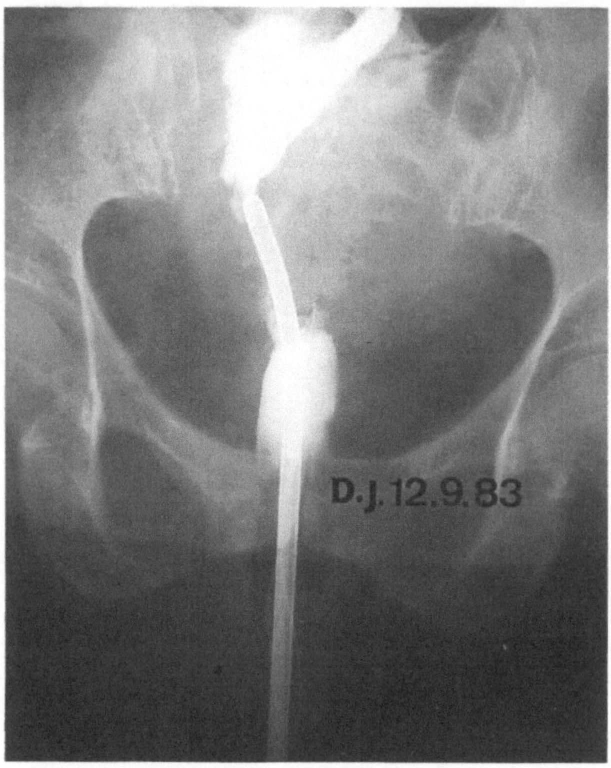

Abb. 5. Hysterogramm a.p.: Applikator im Zervikalkanal. Vor einer Stenose im inneren Muttermund mit Achsabknickung. Cavumform wie bei Uterus arcuatus

Endometriumkarzinom-Therapie, daß ich nur warnen kann, eine solche an Heimtücke grenzende Operation auszuführen. Sie ist weder operabel noch radiabel. Bei der 70jährigen Patientin hatte bereits ein erfahrener Operateur die abdominale Uterusexstirpation versucht, mußte aber aufgeben und überwies zur primären Bestrahlung. Da die Interposition weder tastbar noch im abdominalen Ultraschall nachweisbar war, schien es so, als ob sich durch Zug an der Portio der Uterus wieder gestreckt hätte, zumal die Sondenlänge 6 cm betrug. Der Uterus wurde intrakavitär bestrahlt. Nach kurzer Zeit traten erneute Blutungen auf, und durch Abrasio wurde eine Karzinompersistenz gesichert. Die jetzt endlich ausgeführte Hysterographie (Abb. 6) zeigte den Sachverhalt: der Applikator lag im Zervikalkanal, das Cavum war spitzwinklig hyperanteflektiert, unmöglich mit einem Applikator zu erreichen. Die bisherige Bestrahlung war also nur auf die Zervix gegangen, das Cavum uteri überhaupt nicht intrakavitär bestrahlt worden. In einer auswärtigen speziell ausgewiesenen Klinik gelang mit Mühe die Uterusexstirpation. Eine später aufgetretene Scheidenmetastase wurde bestrahlt, danach ist die Patientin seit einem halben Jahr vorerst wieder rezidivfrei.

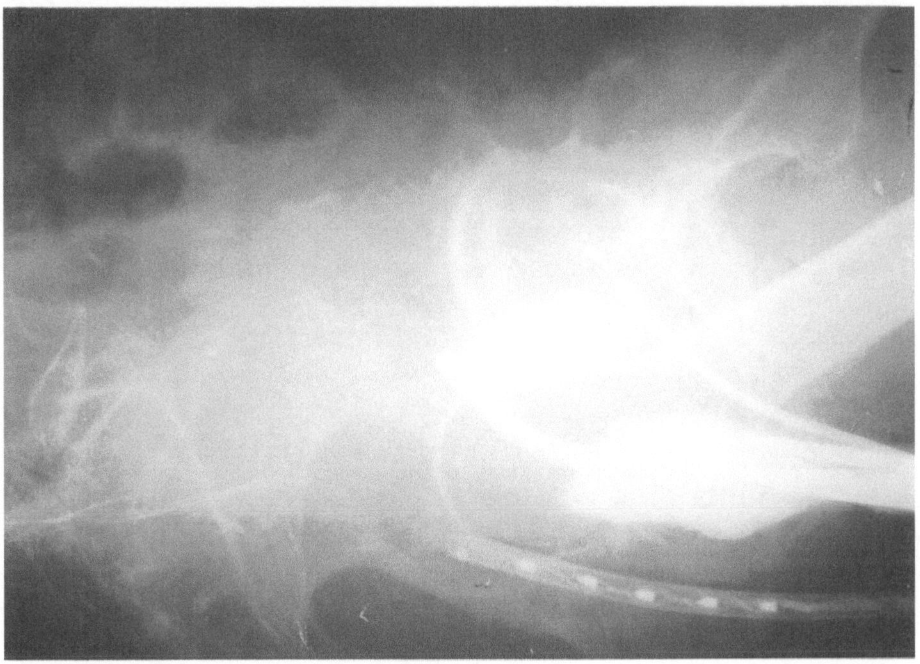

Abb. 6. Hysterogramm in Seitlagerung: Applikator im Zervikalkanal. Cavum uteri spitzwinklig hyperanteflektiert (Interpositio corporis uteri)

Intrakavitär absolut irradiable Patientinnen sollten dem Operateur zur Life-rescue-Operation wieder zugewiesen werden, auch bei erhöhtem operativem Risiko.

Literatur

Aalders J, Abeler V, Kolstad P, Onsrud M (1980) Postoperative external irradiation and prognostic parameters in stage I endometrial carcinoma. Obstet Gynecol 56:419

Käser O (1987) Endometriumkarzinom Stadium I und II – Chirurgische Behandlung. Arch Gynecol Obstet 242:19–25

Kucera H, Vavra N, Weghaupt K (1989) Zum Wert der postoperativen Bestrahlung beim Endometriumkarzinom im pathohistologischen Stadium I. Geburtshilfe Frauenheilkd 49:618–624

Pettersson F (ed) (1988) Annual Report on the results of treatment in gynaecologic cancer, Vol 20: International Federation of Gynecology and Obstetrics (FIGO), Stockholm 1988

Pfleiderer A (1987) Der heutige Stand der Therapie des Korpuskarzinoms. In: Künzel W, Gips H (Hrsg) Gießener Gynäkologische Fortbildung 1987. Springer, Berlin Heidelberg New York Tokyo, S 117

Roth G, Vahrson H, Rauthe G (1985) Die Hysterographie bei liegendem Afterloading-Applikator. Geburtshilfe Frauenheilkd 161:336

Vahrson H (1989) Die primäre HDR-AL-Bestrahlung des Endometriumkarzinoms – Probleme, Technik, Ergebnisse. Internationales Symposium „Fortschritte in der intrakavitären und interstitiellen After-loading-Therapie", 13.–15. 9. 1989 in Halle/DDR

Literatur

Mammakarzinom

Brusterhaltende Operationen bei Mammakarzinom – Operationstechnik, Indikationsstellung und postoperative Maßnahmen

H. Maass und I. Schreer

Eine Reihe kontrollierter Studien, begonnen in den 50er und 60er Jahren, führten zu der Erkenntnis, daß die lokale Radikalität sowohl operativ als strahlentherapeutisch für das Langzeitüberleben zumindest statistisch ohne Einfluß ist (Maass 1968). Beispielhaft ist die NSABP-Studie B 04. Es handelt sich um zwei Studiengruppen: klinisch nodal positive Patientinnen wurden zweiarmig randomisiert, dabei wurde eine radikale Mastektomie nach Halsted verglichen mit einer einfachen Mastektomie mit postoperativer Radiatio der Lymphabflußgebiete. Die durch klinische Einteilung klassifizierte nodal negative Gruppe wurde dreiarmig randomisiert: radikale Mastektomie gegen einfache Mastektomie mit postoperativer Radiatio und gegen einfache Mastektomie ohne Bestrahlung. Die Langzeitergebnisse wurden zu Beginn der 80er Jahre publiziert (Fisher et al. 1980). Es zeigte sich, daß sowohl das rezidivfreie Überleben als auch das Gesamtüberleben in allen Gruppen gleich war. Besonders wichtig war die Studie an den klinisch nodal-negativen Patientinnen. In dieser Gruppe hatten 39% der Patientinnen histologisch nachweisbare LK-Metastasen. Es mußte also der Schluß gezogen werden, daß sowohl die operative als auch die strahlentherapeutische Primärbehandlung der Lymphabflußgebiete ohne Einfluß auf die Überlebensrate oder auch Rate an distanter Metastasierung ist. Die Schlußfolgerung war die Abkehr von der Halsted-These, daß die überwiegende Funktion der Lymphknoten eine Filterwirkung hat, es mußte eher angenommen werden, daß der Lymphknotenbefall bereits Ausdruck einer systemischen Erkrankung ist (Fisher et al. 1980).

Diese Erkenntnis führte zu 2 Folgerungen: 1. Die Einschränkung der Radikalität der lokalen Primärbehandlung ist vertretbar und 2. eine Verbesserung der Überlebensrate ist nur zu erwarten durch Einsatz systemischer Behandlungsverfahren. Der zweite Punkt führte dann neben Aspekten aus tierexperimenteller Forschung zu der systematischen Erprobung der adjuvanten Chemotherapie vor allem durch Bonadonna u. Valagussa (1983) und etwas später adjuvanter endokriner Verfahren (Maass 1989). Die Studienergebnisse führten zunächst zu der Konsequenz, die operative Radikalität in der Axilla auf ein Sampling zu reduzieren. Mit der differenzierten Anwendung der systemischen adjuvanten Therapie wurde notwendig, einen exakten Nodalstatus zu erheben, was nur durch Entfernung und natürlich auch Untersuchung von mindestens 10–12 Lymphknoten exakt möglich ist. Nur dann kann weitgehend sicher der Status „Nodal-Negativität“ festgestellt werden.

Es gibt aber auch weitere Aspekte, die operative lokale Sanierung zu fordern. Einmal ist nur dann der Verzicht auf eine postoperative Radiatio der

Lymphabflußgebiete vertretbar. Zweitens ist vorwiegend aus psychologischen Gründen das lokoregionäre Rezidiv soweit wie möglich zu vermeiden, und drittens ist die Voraussetzung für eine effektive systemische Therapie die Reduktion der Tumormasse.

Die weitere Konsequenz aus den Ergebnissen der randomisierten Studien ist hinsichtlich der Erhaltung der Lebensqualität besonders wichtig. Man konnte auf einer rationalen Basis die Radikalität im Bereich der Brust einschränken. Erfahrungen dazu lagen aus Frankreich und den skandinavischen Ländern vor. Es gab schon immer Zentren, in denen nach Tumorektomie oder nur zytologischer Diagnostik eine alleinige Radiatio der Brust und der Lymphabflußgebiete durchgeführt wurde, wie bei Baclesse in Paris und, was weniger bekannt ist, an der Erlanger Universitäts-Frauenklinik unter Eymer in den 30er Jahren.

Die entscheidende randomisierte Studie und der dann erhobene Beweis, daß ein solches Verfahren vertretbar ist, wurde wiederum in Mailand durchgeführt (Veronesi et al. 1981). Auch diese Ergebnisse sind inzwischen hinreichend bekannt. Verglichen wurde eine relativ ausgiebige Resektion des betroffenen Quadranten plus Strahlentherapie der Brust mit einer radikalen Mastektomie nach Halsted. Besonders interessant ist die Tatsache, daß Patientinnen mit nachgewiesenen Lymphknotenmetastasen in der brusterhaltend operierten Gruppe bessere Ergebnisse erzielten als nach radikaler Mastektomie. Beide Gruppen waren adjuvant chemotherapeutisch behandelt worden. Ein möglicher Kombinationseffekt wird diskutiert.

Zum operativen Vorgehen im Rahmen der brusterhaltenden Therapie sind dann weitere Studien durchgeführt worden. Von der ursprünglich in Mailand durchgeführten Quadrantektomie ist man wegen der ungünstigen kosmetischen Ergebnisse abgegangen. Das operative Vorgehen ist jetzt folgendermaßen: Über dem Tumor wird ein Bogenschnitt angelegt, bei Kontakt zur Haut mit Entfernung einer Hautspindel, Entsprechendes gilt beim Kontakt zur Pektoralisfaszie. Eine Untertunnelung von einem Mamillenrandschnitt aus ist obsolet, ebenfalls sollten wegen der ungünstigeren kosmetischen Resultate keine Radiärschnitte mehr durchgeführt werden. Eine Ausnahme bilden Tumore, die im axillären Ausläufer lokalisiert sind. Sonst wird in der Regel ein separater Schnitt in der Axilla angelegt. Die Ausräumung der Axilla erfolgt aufgrund der oben schon genannten Prinzipien radikal in den Leveln I und II. Das Vorgehen unterscheidet sich naturgemäß nicht von dem nach radikaler Mastektomie. Wichtig ist, daß die Axilla unterhalb der V. axillaris konsequent und komplett von Fettgewebe befreit wird, weil sich insbesondere auch entlang der Thorakodorsalgefäße Lymphknoten verbergen können, aus denen ein Rezidiv hervorgeht. Inwieweit die Entfernung der Lymphknoten aus dem Level II, also unterhalb des M. pectoralis minor, prognostisch entscheidend ist, ist fraglich. Wir ziehen z. Z. daraus die Konsequenz, bei Befall der Lymphknoten in diesem Bereich ein kleines Supraklavikularfeld im Rahmen der postoperativen Radiatio der Brust zu legen. Bisher haben wir zumindest keine Erhöhung der Morbidität festgestellt, die Zahl der Rezidive im regionären Abflußgebiet ist sowieso gering. Der M. pectoralis minor wird in der Regel mobilisiert und angehoben, eine Resektion ist in den meisten Fällen nicht notwendig.

In den wenigen Fällen, in denen aufgrund großer Lymphknotenkonglomerate eine operative Sanierung nicht möglich ist, muß die lokale Sanierung durch eine Strahlentherapie erfolgen. Es darf daran erinnert werden, daß eine Resektion der Thorakodorsalgefäße und auch des Nerven in solchen Fällen durchaus möglich ist. Haagensen (1986) hat dieses meistens routinemäßig durchgeführt. Insofern ist eine Radiatio der entsprechend operativ behandelten Axilla selten notwendig.

Die lokale Sanierung hat vor allem auch das Ziel, die intramammären Rezidive zu reduzieren. Hierzu ist offensichtlich die eindeutige Resektion im Gesunden notwendig. Die Nachfolgestudie in Mailand, bei der eine Quadrantektomie mit einer alleinigen Tumorektomie ohne Rücksicht auf einen tumorfreien Resektionsrand, in beiden Fällen mit nachfolgender Radiatio, durchgeführt wurde, zeigte im zweiten Behandlungsarm eine deutliche Erhöhung der intramammären Rezidive (Salvadori 1990).

Wir kontrollieren die Resektion im Gesunden durch Großflächenschnitte. Gelegentlich zeigt sich dann, daß entweder der invasive Tumor an den Resektionsrand heranreicht, oder kleine Satellitenherde in der weiteren Umgebung des Primärtumors vorhanden sind. Ein besonderes Problem stellt die zusätzliche „duktale Carcinoma-in-situ-Komponente“ dar. In unserem Hause erfolgt die endgültige Entscheidung, ob ein brusterhaltendes Vorgehen geeignet ist, für jeden Einzelfall im Konsil mit Klinikchef, Radiologen und Morphologen. Bei nicht eindeutig freiem Tumorrand wird eine Nachresektion durchgeführt, was häufig zu schlechteren kosmetischen Resultaten führt. Bei extensiver, intraduktaler Komponente wird meistens eine sekundäre Mastektomie durchgeführt. Hierin zeigt sich die Problematik des brusterhaltenden Vorgehens. Häufig sind diese Voraussetzungen nicht gegeben, wenn der operative Eingriff insbesondere in kleineren Einheiten erfolgt ist. Auch der Pathologe gibt oft eine unzureichende Beschreibung. Da uns diese Patientinnen in der Regel zur Bestrahlung geschickt werden, sind wir oft gezwungen, eine Nachresektion durchzuführen, um eine eindeutige Sanierung im Gesunden nachzuweisen.

Die Strahlentherapie ist ein integrierender Bestandteil der brusterhaltenden Therapie. Das hat sich besonders in der NSABP-Studie B 06 (Fisher et al. 1989) gezeigt, deren Langzeitergebnisse vorliegen. Verglichen wurde die Segmentektomie mit und ohne Bestrahlung der Brust. Die Zahl der intramammären Rezidive war in der Gruppe der postoperativ nichtbestrahlten Patientinnen mit mehr als 35 % deutlich höher als in der bestrahlten Gruppe. Dieses ist im übrigen weitgehend unabhängig von der Größe des Primärtumors. Wir haben daher bisher noch keine eindeutige Handhabe, auf die Bestrahlung zu verzichten. Eine Studie der German Breast Cancer Group zu dieser Fragestellung ist vorgesehen. Möglicherweise lassen sich dann Kriterien ermitteln, die auf eine postoperative Bestrahlung verzichten lassen. Es wird insbesondere kleine Tumoren geben, bei denen man eine Bestrahlung der Brust nicht durchführen muß.

Entscheidend ist, daß bereits aus der NSABP-Studie, aber auch aus anderen und aus eigenen Ergebnissen hervorgeht, daß das intramammäre Rezidiv offenbar nicht die Langzeitprognose beeinflußt. Daraus ist ersichtlich, daß die Überlebensrate in diesen beiden Behandlungsarmen gleich ist. Offensichtlich ist die nachfolgende Behandlung in den meisten Fällen durch eine dann erfolgende Mastektomie für eine Sanierung ausreichend.

Eine weitere wesentliche Voraussetzung für das brusterhaltende Vorgehen ist die Kontrollierbarkeit besonders durch die Mammographie. Ein Ausschlußkriterium ist eine Brust mit diffusen Verkalkungen, wobei in den Kontrollen eine Differenzierung zwischen einer einfachen Skleradenose und eines duktalen Karzinoms nicht möglich ist.

Die Frage hinsichtlich der Indikation zu brusterhaltendem Vorgehen hat sich nach dem letzten Consensus Meeting in Bethesda eher umgekehrt (Kaufmann et al. 1990). Es stellt sich jetzt die Frage, in welchen Fällen eine Mastektomie indiziert ist. In unserem Hause, bei einer Anzahl von inzwischen mehr als 400 Mammakarzinomen pro Jahr, beträgt der Anteil der Fälle, die eine Ablatio mammae benötigen, immer noch 40%. Dieses liegt sicher daran, daß wir noch relativ strenge Kriterien, insbesondere von seiten der Morphologie anwenden.

Unter entsprechend kontrollierten Bedingungen hat Thomsen 1972 begonnen, die brusterhaltende Therapie an der Hamburger Frauenklinik einzuführen (Thomsen et al. 1980, Schreer 1987). Er mußte sich damals noch erhebliche Kritik gefallen lassen. Inzwischen wurden 1490 Fälle ausgewertet. Von Interesse sind vor allem diejenigen, bei denen intramammäre Rezidive aufgetreten sind. Insgesamt sind lediglich bei 33 Patientinnen intramammäre Rezidive aufgetreten. Etwa die Hälfte dieser Fälle betreffen Frauen unter 40 Jahren, eine Feststellung, die auch aus anderen Studien hervorgeht (Tabelle 1). Aber auch in dieser Gruppe sind es nur 9% aller Patientinnen unter 40 Jahren. Die anderen Risikofaktoren, wie nichtfreier Tumorrand oder DCIS-Komponente, zeigen im Trend ebenfalls eine etwas höhere Rezidivrate. Insofern decken sich diese Ergebnisse mit den Erfahrungen anderer Arbeitsgruppen. In allen Studien sind die Zahlen der Patientinnen mit Rezidiv noch zu klein (Schreer et al. 1990).

Zunächst zum Altersrisiko: Wir wissen aufgrund der retrospektiven Analysen von Kurtz am Material aus Marseille, daß das Alter an sich keinen Risikofaktor darstellt (Kurtz et al. 1990). Lediglich die Kombination mit morphologi-

Tabelle 1. Ergebnisse nach brusterhaltender Therapie (Univeristäts-Frauenklinik Hamburg). Risikofaktoren für das Auftreten eines Lokalrezidivs

	Gesamt (n = 1490)	(%)	Intramammäre Rezidive (n = 33)	(%)
Alter < 40	173	16,61	17	51,51
DCIS um den Tumor herum	367	24,63	13	31,3
Lymphangiosis carcinomatosa	116	11,61	4	12,1
Invasiver Tumor am Schnittrand	108	7,25	6	18,1

schen Risikofaktoren, insbesondere einer extensiven intraduktalen Komponente, führt zu einer Erhöhung der Rate an intramammären Rezidiven. Bei den Kurven muß aber auch hier festgestellt werden, daß die Zahl der Patientinnen relativ klein ist, so daß besonders die Langzeitdaten sich auf nur wenige Fälle beziehen können. Aufgrund der Ergebnisse aus Marseille kann man aber immerhin ableiten, daß jüngere Patientinnen häufiger einen morphologischen Risikofaktor, insbesondere hinsichtlich der extensiven intraduktalen Komponente haben. Es bedarf sicher weiterer Studien, um die Risikokomponenten eindeutig zu charakterisieren.

Eine Analyse der Verläufe von Patientinnen mit einem intramammären Rezidiv zeigt, daß es Patientinnen mit einem offensichtlich außerordentlich aggressiven Tumorwachstum gibt. Diese Patientinnen entwickeln sehr rasch ein intramammäres Rezidiv und zeigen fast zur gleichen Zeit oder kurzfristig danach eine massive Disseminierung. Diese Gruppe von Patientinnen hätte vermutlich auch nach einer primären Mastektomie einen ähnlich unglücklichen Verlauf. Daneben gibt es eine Patientinnengruppe, die erst spät das intramammäre Rezidiv entwickelt, mit einer relativ guten Prognose. Hier ist es durchaus die Frage, ob es sich um ein Rezidiv handelt, oder nicht eher um ein sekundäres Karzinom. In allen Studien ist die Rate intramammärer Rezidive bei Langzeitbeobachtungen mit einer Größenordnung um 5% nicht höher als das Zweitkarzinom in der kontralateralen Mamma.

Die Kriterien für das brusterhaltende Vorgehen sind auf einer Consensus Conference im November 1989 in Berlin festgelegt worden. Darin haben wir uns aus Gründen der Vorsicht auf einen Tumordurchmesser von 2 cm beschränkt. Inzwischen kann man die Indikation sicher weiter stellen und Tumordurchmesser nur insofern einbringen, als eine vernünftige Relation zur Brustgröße bestehen sollte. Entscheidend ist immer noch die Forderung, daß der Tumor inkl. nichtinvasiver Komponenten in toto entfernt werden muß. Eine axilläre Dissektion in den Leveln I und II muß erfolgen. Bisher gehört für alle Stadien die Radiatio der Brust zum Bestandteil der Therapie. Die Strahlendosis muß 50–60 Gy betragen, entweder homogen oder durch Boosterung im Tumorbett. Die adjuvante Therapie, ob chemotherapeutisch oder endokrin, ist unabhängig vom primär operativen Vorgehen, d. h. daß alle nodal-positiven Patientinnen adjuvant behandelt werden. Die Behandlung von nodal-negativen Patientinnen erfolgt z. Z. im Rahmen von Studien. Eine wesentliche Voraussetzung ist eine konsequente Nachsorge, wobei vor allem die Kontrollierbarkeit der befallenen Brust durch die Mammographie wichtig ist.

Die genannten Voraussetzungen sind nur bei enger Kooperation zwischen Operateur, Morphologen und Radiologen konsequent einzuhalten.

Literatur

Bonadonna G, Valagussa P (1983) Chemotherapy of breast cancer: Current views and results. Int Radiat Oncol Biol Phys 9:279

Fisher B, Wolmark N, Redmond C, Deutsch SM, Fisher ER and Participating NSABP Investigators (1980) Findings from NSABP Protocol No. b-04: Comparison of radiacal mastectomy with alternative treatments for primary breast cancer. Cancer 46:1

Fisher B, Redmond C, Poisson R et al (1989) Eight-year results of a randomized clinical trial comparing total mastectomy and lumpectomy with or without irradiation in the treatment of breast cancer. N Engl J Med 30:822–828

Haagensen CD (1986) Diseases of the brest, 3rd edn. Saunders, Philadelphia

Kaufmann M, Jonat W, Eiermann W, Maass H, Bastert G (1990) Brusterhaltende Operation und adjuvante Therapie beim Mammakarzinom. Bericht über die National Institute of Health (NIH) – Consensus Development Conference, Washington DC, 18.–21. 6. 1990. Geburtshilfe Frauenheilkd 50:827–828

Kurtz JM, Jacquemier J, Amalric R et al (1990) Why are local recurrences after breast-conserving therapy more frequent in younger patients? J Clin Oncol 8 (4):591–589

Maass H (1968) Das Mammakarzinom. Geburtshilfe Frauenheilkd 28 (9):823

Maass H (1989) Aktueller Stand der adjuvanten endokrinen Therapie. In: Bohmert H (Hrsg) Brustkrebs, Organerhaltung und Rekonstruktion. Thieme, Stuttgart, S 503–508

Salvadori B (1990) 6th International Congress on Breast Diseases of the International Society of Senology. June 10–14, 1990, Boston, USA

Schreer, I (1987): Klinische, histopathologische und mammographische Voraussetzungen zur Radiotherapie bei der brusterhaltenden Behandlung des Mammakarzinoms. In: Gynäkologe 20:254–261

Schreer I, Frischbier HJ, Maass H, Stegner HE (1990) Behandlungsergebnisse nach brusterhaltender Therapie: Analyse der intramammären Rezidive. Geburtshilfe Frauenheilkd 50:929–934

Thomsen K, Stegner H-E, Frischbier HJ (1980) Grundlagen und Grenzen der brusterhaltenden Therapie kleiner Mammakarzinome. Gynäkologie 13:56

Veronesi U, Saccozzi R, del Vecchio M et al (1981) Comparing radical mastectomy with quadrantectomy, axillary dissection and radiotherapie in patients with small cancers of the breast. N Engl J Med 6:305

Adjuvante Systemtherapie beim Mammakarzinom

G. Bastert

Als Halstedt im letzten Jahrhundert die nach ihm benannte Technik der Radikaloperation des Mammakarzinoms inaugurierte, die sich in der Folge weltweit durchsetzte, ging man von der Überlegung aus, daß Mammkarzinome zum Zeitpunkt ihrer Diagnose in der Mehrzahl der Fälle lokale Erkrankungen sind, die sich primär zentrifugal und lymphogen ausbreiten. Retrospektiv gesehen muß man aber feststellen, daß dieses Konzept falsch war und besonders darunter litt, daß der frühen hämatogenen Aussaat der Mammakarzinomzellen keine Beachtung geschenkt wurde. Dies ist jedoch aus historischen Gründen verständlich, da die Möglichkeit einer hämatogenen Mestastasierung eines malignen Tumors, so auch eines Mammakarzinoms, von den führenden Pathologen der damaligen Zeit zunächst verkannt und erst viel später akzeptiert wurde als die kontinuierliche und lymphogene Karzinomausbreitung.

Es ist erstaunlich, daß die Akzeptanz einer frühen hämatogenen Metastasierungsmöglichkeit beim Mammakarzinom erst etwa ab 1965 dazu führte, daß die radikale Operationstechnik nach Halstedt aufgegeben wurde zugunsten schonenderer Verfahren (Patey-Operation mit Erhaltung der Pektoralismuskulatur; brusterhaltende Operationstechniken). Da zu diesem Zeitpunkt das Mammakarzinom im Regelfall als systemische Erkrankung aufgefaßt wurde, hatte diese neue Betrachtungsweise zur Folge, daß die systemische Therapie im Sinne einer adjuvanten Behandlung in den Vordergrund des Interesses trat. Ziel einer adjuvanten Therapie beim Mammakarzinom ist es, Mikrometastasen, die zum Zeitpunkt der Primäroperation okkult bestehen, mit Hilfe einer systemischen Therapie zu zerstören, um dadurch die Heilungsraten zu verbessern. Während in den ersten 15 Jahren nach Beginn der adjuvanten Chemotherapiestudien (Nissen-Meyer in Skandinavien, B. Fisher in den USA, Bonadonna in Italien) übereinstimmend gezeigt werden konnte, daß das rezidivfreie Intervall in bestimmten Subgruppen verlängerbar ist, war es lange Zeit nicht möglich, den Nachweis zu führen, daß eine Verlängerung der Überlebenszeit bzw. eine Verbesserung der Heilungsraten möglich ist. Zwischen 1982 und 1984 machte sich daher eine zunehmend stärker erkennbare Resignation bemerkbar, die das Konzept der adjuvanten Therapie letztlich gänzlich in Frage stellte.

Metaanalysen zur adjuvanten Therapie beim Mammakarzinom

Erst durch die zusammenfassenden Analysen von mehr als 80 randomisierten Studien zur adjuvanten Chemotherapie beim Mammakarzinom durch R. Peto sowie Henderson ließ sich zeigen, daß neben der Verlängerung des rezidivfreien Intervalls auch eine Verringerung der Mortalitätswahrscheinlichkeit nachweisbar ist. Aufgrund der jüngsten Analysen gilt dies zumindest für die ersten 10 Jahre nach der Primärtherapie.

Allerdings gilt dies nicht gleichermaßen für alle Mammakarzinom-Subgruppen, sondern an erster Stelle für prämenopausale Frauen, die 1–3 positive Lymphknoten in der Axilla aufweisen, sowie für postmenopausale Frauen mit 4–9 positiven Lymphknoten. Während die erstgenannte Patientinnengruppe CMF, also eine adjuvante Chemotherapie erhalten sollte, sollte die zweitgenannte Gruppe das Antiöstrogen Tamoxifen über 2–5 Jahre erhalten. Bei prämenopausalen Frauen kommt es durch die Gabe von 6 Zyklen CMF im Vergleich zur unbehandelten Kontrolle zu einer Verminderung der Mortalität innerhalb der ersten 10 Jahre um rund 45%. Es steht zu hoffen, daß dieser Effekt weiterhin anhalten wird und in eine echte Verbesserung der Heilungsrate einmündet. Allerdings sind hierzu 15–20 Jahre Auswertungszeit erforderlich, um diese Frage klären zu können.

Im Verlauf der letzten Jahre ging es nun um die Frage, ob auch nodal negative Patientinnen von einer adjuvanten Therapie profitieren. Dies kann mittlerweile aufgrund der Metaanalysen als gesichert gelten. Da jedoch nur knapp 30% aller nodal negativen Mammakarzinomfälle im Verlauf von 15 Jahren nach Primäroperation eine generalisierte Metastasierung erleiden, müssen treffsichere Prognoseparameter gefunden werden, die das Risikokollektiv möglichst gut charakterisieren. Aufgrund der vorliegenden Ergebnisse scheinen Karzinome prämenopausaler Patientinnen, die Hormonrezeptor-negativ sind, ein ungünstiges Grading (G III) aufweisen und eine Amplifikation bzw. Expression des Onkogens HER-neuB-2 zeigen, das Zielkollektiv für die adjuvante Chemotherapie zu sein.

Bezüglich der Art und Weise der adjuvanten Chemotherapie steht es zumindest derzeit fest, daß das CMF-Schema nach Bonadonna als Standardtherapie anzusehen ist. Es wird noch einer Reihe von Studien bedürfen, um bessere Chemotherapiekombinationen aufzufinden. An erster Stelle wird aber zu prüfen sein, ob das Hochrisikokollektiv der Patientinnen, die 10 oder mehr positive Lymphknoten in der Axilla aufweisen, aggressivere Therapien erhalten soll als CMF. Erste Therapieergebnisse scheinen darauf hinzudeuten, daß anthrazyklinhaltige Chemotherapien (Adriamycin/Cyclophosphamid; Epirubicin/Cyclophosphamid) zumindest im Hinblick auf die Verlängerung des rezidivfreien Intervalls günstiger sind als CMF. Unklar ist es aber, ob auch eine Überlebenszeitverlängerung durch diese aggresivere adjuvante Chemotherapie erreichbar ist.

Adjuvante Hormontherapie

Voraussetzung einer endokrinen Beeinflußbarkeit beim Mammakarzinom ist das Vorhandensein spezifischer Steroidhormonrezeptoren. Rezeptor-positive Mammakarzinome lassen sich vor allem dann, wenn die Zellen sowohl für Östrogen- als auch für Progesteronrezeptoren positiv sind, im metastasierenden Stadium in rund 70% der Fälle durch endokrine Maßnahmen wachstumshemmend beeinflussen. Daraus hat man den Schluß gezogen, daß auch in der adjuvanten Therapiesituation ähnliches zutreffen müßte.

An endokrinen Therapiemaßnahmen kommen prinzipiell folgende Behandlungen in Betracht:

1. Bei prämenopausalen Patientinnen die Ovarektomie, die Gabe von Tamoxifen oder (sicherlich besser) die Gabe von GnRH-Agonisten wie z. B. Goserelin-Depot (Zoladex).
   Bei prämenopausalen Patientinnen ist eine Ovarektomie als reine adjuvante Therapiemaßnahme wegen ihrer Irreversibilität, ferner wegen der psychischen Belastung der Patientin abzulehnen. Da neuerdings eine zeitlich limitierbare „chemische Kastration“ mit GnRH-Agonisten möglich ist, ist es lohnend, diese Form der Therapie als adjuvante Behandlung zu überprüfen. Entsprechende Studien sind angelaufen, Ergebnisse werden noch einige Jahre auf sich warten lassen.
2. Bei postmenopausalen Frauen besteht die Standardform einer adjuvanten Hormontherapie in der Gabe von Tamoxifen.

Sehr viel besser überschaubar ist die Situation der adjuvanten Hormontherapie bei postmenopausalen Frauen. Hier liegen Metaanalysen vor, die mehr als 16000 Fälle umfassen. Patientinnen jenseits des 50. Lebensjahres, also postmenopausale Frauen, profitieren von der Tamoxifen-Gabe mit einer Verringerung der Mortalitätswahrscheinlichkeit innerhalb der ersten 10 Jahre in einer Größenordnung von 20% gegenüber einer unbehandelten Kontrolle. Vor allem postmenopausale Patientinnen mit mehr als drei metastasisch befallenen Lymphknoten profitieren von der genannten Therapie. Allerdings weisen auch nodal negative postmenopausale Patientinnen einen Gewinn auf.

Hormonrezeptor-positive Fälle schneiden unter der genannten Tamoxifen-Therapie besonders günstig ab. Rezeptor-negative Mammakarzinome postmenopausaler Frauen sollten, wenn sie gleichzeitig nodal positiv sind und ein ungünstiges Grading aufweisen, eine adjuvante CMF-Therapie erhalten, sofern die Patientin physisch dazu in der Lage scheint. Wird Tamoxifen als adjuvante Therapie bei postmenopausalen Patientinnen eingesetzt, sollte die Tagesdosis 20–30 mg betragen. Die Medikation sollte über eine Dauer von mindestens 2 und maximal 5 Jahren gehen. Eine darüber hinausreichende Therapiedauer erscheint problematisch, da sich in letzter Zeit Publikationen häufen, die darauf hinweisen, daß eine Anwendung von Tamoxifen über mehr als 5 Jahre gehäuft zu Endometriumkarzinomen führt.

Zusammenfassung

Zusammenfassend ist festzustellen, daß gerade in den letzten Jahren zunehmend mehr Licht in das Dunkel um die Effektivität einer adjuvanten Therapie beim Mammakarzinom gekommen ist.

Prämenopausale Mammakarzinomträgerinnen, die 1–9 positive Lymphknoten aufweisen, sollten, unabhängig vom Hormonrezeptorstatus, 6 Zyklen CMF als adjuvante Therapie erhalten. Bei nodal negativen Fällen sollte nur dann eine adjuvante Chemotherapie gegeben werden, wenn eine High-risk-Situation (Hormonrezeptor negativ, Grading III, Onkogen HER-neuB-2 positiv) vorliegt. Bei mehr als 9 positiven Axillalymphknoten sollte eine adjuvante Therapie mit einem anthrazyklinhaltigen Schema (AC oder EC) erwogen werden.

Postmenopausale Patientinnen sollten bei nodal positivem Karzinombefund besonders dann, wenn gleichzeitig auch eine Hormonrezeptorpositivität nachweisbar ist, Tamoxifen über die Dauer von 5 Jahren erhalten. Nodal negative, postmenopausale Mammakarzinompatientinnen bedürfen keiner adjuvanten Therapie, allerdings kann bei Hormonrezeptorpositivität sehr wohl die Gabe von Tamoxifen diskutiert werden. Postmenopausale Frauen mit nodal positivem, aber Hormonrezeptor negativem Mammakarzinom und ungünstigem Grading (G III) sollten CMF erhalten, sofern dies zumutbar erscheint.

Der Einsatz von GnRH-Agonisten bei prämenopausalen, hormonrezeptorpositiven Mammakarzinomträgerinnen bedarf der Überprüfung mittels randomisierter Studien.

Eine adjuvante, unspezifische Immuntherapie hat laut Literaturanalyse beim Mammakarzinom bislang keinen nachweisbar positiven Effekt erbracht. Inwiefern eine aktiv-spezifische Immuntherapie hier zu einer Änderung der Einschätzung führt, ist unklar. Entsprechende Studien zur Klärung dieser Frage sind begonnen worden.

Literatur beim Verfasser

Therapieplanung bei metastasiertem Mammakarzinom

H. Caffier

Beim Mammakarzinom mit klinisch manifester Fernmetastasierung ist nach aller Erfahrung eine kurative Behandlung derzeit nicht möglich. Im Vordergrund der Therapiestrategie steht folglich die Erzielung einer optimalen Palliation mit kritischer Abwägung des therapeutisch Erforderlichen und der therapiebedingten Nebenwirkungen.

Im Hinblick auf die Anwendung und den Stellenwert der vielfältigen therapeutischen Möglichkeiten ist in den letzten Jahren ein deutlicher Wandel eingetreten. Insbesondere erfolgte ein Abrücken von pauschalen Therapiekonzepten und eine wesentlich differenziertere, auf strenge Indikationen begrenzte Anwendung der zytostatischen Polychemotherapie mit deutlich geringerer Betonung ihres frühzeitigen Einsatzes und der Applikation aggressiver Schemata. Bei kritischer Bewertung der lange Zeit praktizierten palliativen Zytostatikatherapie hat sich gezeigt, daß global gesehen nur wenige Patientinnen von solchen, häufig mit erheblichen Nebenwirkungen einhergehenden Therapien im Sinne einer Lebenszeitverlängerung profitieren (Powles et al. 1980; Harris et al. 1985; Possinger et al. 1988). Diese ernüchternde Feststellung hat zwangsläufig zu einer Neuorientierung mit stärkerer Berücksichtigung nebenwirkungsarmer Verfahren geführt, wobei eine Renaissance der Hormontherapie auch aufgrund neuer Behandlungsmöglichkeiten unverkennbar ist. So sind die heutigen Therapiekonzepte vor allem gekennzeichnet durch eine verstärkte Ausrichtung auf die individuelle Situation, eine möglichst risikogerechte Therapieführung und vorrangige Einbeziehung von Aspekten der Lebensqualität.

Therapieziele

Da das metastasierte Mammakarzinom nicht heilbar ist und selbst aggressive Therapien zu keiner sicheren Verlängerung der Überlebenszeit führen, sind die therapeutischen Bemühungen vorrangig auf die Erhaltung oder Verbesserung der Lebensqualität ausgerichtet. Hauptziel der Therapie ist die bestmögliche Linderung der krankheitsbedingten Symptome (Kaufmann 1989), um die verbleibende, in Einzelfällen vielleicht auch verlängerbare Lebensspanne möglichst lebenswert zu gestalten. Diesbezüglich kann die palliative Therapie bei entsprechender Auswahl sicherlich langanhaltende eindrucksvolle Erfolge aufweisen. Eine optimale Therapie sollte daher Tumorschmerzen lindern, akute tumorbedingte Komplikationen verhindern oder hinauszögern, durch Rückgang von Tumorsymptomen das Allgemeinbefinden verbessern, die körperliche Leistungsfähigkeit möglichst lange erhalten und eine frühzeitige Hospitalisierung vermeiden (Brunner 1987). Außerdem sollte die Therapie möglichst geringe Nebenwirkungen aufweisen und zumindest die Zeit bis zur Progression verlängern. Aufgrund der beim metastasierten Mammakarzinom gegebenen großen Variationsbreite der individuellen Krankheitsverläufe und der vielfältigen Behandlungsmöglichkeiten mit unterschiedlichen Nebenwirkungsprofilen ist es erforderlich, für jeden Einzelfall die effektivste Therapie zu finden und die Erfolgswahrscheinlichkeit der Behandlung den therapiebedingten Nebenwirkungen gegenüberzustellen, also Nutzen und Beeinträchtigung durch die Therapie gegeneinander abzuwägen. Neben der Zumutbarkeit der Therapie sind auch das Therapiebedürfnis der Patientinnen sowie deren Motivation und Einstellung zur Therapie zu berücksichtigen.

Behandlungsmöglichkeiten und Auswahlkriterien

Bezüglich der vielfältigen Behandlungsmöglichkeiten ist grundsätzlich zwischen regionalen und systemischen, hier wiederum zwischen endokrinen und chemotherapeutischen Verfahren zu unterscheiden. Bestimmend für die Therapieauswahl sind die individuellen Gegebenheiten der bestehenden Metastasierung, die Prognose, Effizienz und Zumutbarkeit der Therapie.

Liegen Befunde vor, die lokalen Behandlungsverfahren zugänglich sind und einen Erfolg von solchen Maßnahmen erwarten lassen, so ist als Primärtherapie lokalen Verfahren der Vorzug vor systemischen Therapien zu geben. Derartige Erwägungen kommen vor allem bei isolierten oder solitären Metastasenmanifestationen in Betracht, beispielsweise bei solitären Lungen-, Leber- oder Knochenmetastasen, isoliertem Pleuraerguß sowie begrenzter Haut- oder Lymphknotenmetastasierung. Prätherapeutisch ist daher eine genaue und umfassende Bestandaufnahme der bestehenden Metastasierung mit den gebräuchlichen apparativen Verfahren unabdingbar. Die Frage, ob „nur“ eine isolierte Metastase – mögliche Konsequenz Lokaltherapie – oder ein ausgedehnter Befall eines oder mehrerer Organsysteme – Präferenz Systemtherapie – vorliegt, läßt sich nur durch eine komplette Metastasensuche beantworten. Außerdem orientiert sich auch die weitere Behandlungsführung an den therapiebedingten Veränderungen der Ausgangssituation, am Verhalten der bekannten und am Auftreten neuer Metastasen.

Basis einer individualisierten risikoadaptierten Therapie, besonders auch im Hinblick auf die unterschiedlichen systemischen Therapien, ist die Berücksichtigung prognostischer Faktoren. Die Differenzierung zwischen günstigen und ungünstigen Prognosefaktoren ist allgemein akzeptiert und hat sich in der täglichen Praxis bewährt. Die wichtigsten therapierelevanten Faktoren, die sich aus der bekannten Heterogenität der Krankheitsverläufe beim Mammakarzinom ableiten, sind in Tabelle 1 aufgeführt. Die Bewertung der individuellen Risikosituation stützt sich auf Charakteristika des Zustandsbildes der Patientinnen, Merkmale der Tumorausbreitung mit Art, Ort und Ausmaß der Metastasierung, die Dauer der Rezidivfreiheit ab Primärtherapie als Hinweis auf die

Tabelle 1. Prognosefaktoren beim metastasierten Mammakarzinom

Prognosekriterien	günstig	ungünstig
Patient:		
Allgemeinzustand	gut	schlecht
Alter/MP-Status	> 50/Post-MP	< 50/Prä-MP
Symptome	keine/wenige	ausgeprägt
Labor (Tu-Marker)	normal	abnormal
Tumor/Metastasen:		
Hormonrezeptoren	positiv	negativ
Metastasenanzahl	singulär	multipel
Metastasierungstyp	Haut, LK Knochen	Viszera (ZNS, Lunge, Leber)
Resistenz-Marker	fehlend	vorhanden
Verlauf/Vortherapie:		
Rezidivfreiheit	> 2 Jahre	< 2 Jahre
Sys. Vorbehandlung	nein	ja
Ansprechen Vorth.	ja	nein

Tabelle 2. Münchner Prognosescore

Prognosefaktoren	Punkte
Metastasierungsort	
Haut, Weichteile	je 1
Skelett, Erguß	je 1
Lunge: Rundherde	
einzelne	3
multipel	5
Lymphangiosis	6
Leber	6
Knochenmark	4
Rezeptorstatus	
positiv	1
unbekannt	2
negativ	3
Rezidivfreiheit	
> 2 Jahre	1
< 2 Jahre	3
Prognose günstig: < 7 Punkte	
Prognose ungünstig: > = 7 Punkte	

Tumoraggressivität, außerdem auf bereits durchgeführte Therapien und deren Ansprechen. Die prognostische Relevanz des Hormonrezeptorstatus bezieht sich vor allem auf die Vorhersage des Ansprechens endokriner Maßnahmen. Der in Tabelle 2 wiedergegebene Münchner Prognosescore (Possinger et al.

1988) stellt eine Möglichkeit dar, durch Wichtung einzelner Parameter mit einem Punktsystem die individuelle Risikosituation nachvollziehbar zu objektivieren.

Allgemeine Therapiestrategie

Das auf der Prognosebewertung basierende Therapiekonzept ist in seinen Grundzügen in Abb. 1 dargestellt. Grundsätzlich sollte zunächst immer geprüft werden, ob eine Hormontherapie eingesetzt werden sollte, da sie im Vergleich zur Chemotherapie weniger belastend ist und langanhaltende Remissionen bewirken kann. Bei Vorliegen günstiger Prognosekriterien sind endokrine Maßnahmen die Therapie der Wahl, insbesondere wenn der Rezeptorstatus positiv ist, aber auch bei unbekanntem Rezeptorstatus.

Ungünstige Prognosekriterien stellen i. allg. eine Indikation zur Chemotherapie dar, vor allem wenn auch noch von Rezeptornegativität auszugehen ist. Die Erkenntnis, daß die Chemotherapie aber kaum die Überlebenszeit verlängert, hat in den letzten Jahren zunehmend zu der Forderung geführt, ihre Anwendung auf harte klinische Kriterien zu begrenzen. Die derzeitigen Empfehlungen der AGO (Kaufmann 1989) gehen dahin, eine Chemotherapie nur noch bei rasch aufgetretener, ausgedehnter, multipler, vor allen Dingen viszeraler Metastasierung mit massiven Beschwerden primär einzusetzen. Vereinfacht gesehen handelt es sich um klinische Kriterien einer aggressiven Tumorausbreitung, sog. „erfolgseilige" Befunde, bei denen wegen der erheblichen Symptomatik der langsamere Wirkungseintritt endokriner Maßnahmen nicht abgewartet werden kann.

Dies veranschaulicht, daß die alleinige Berücksichtigung des Hormonrezeptorstatus für die Therapieauswahl an Bedeutung verloren hat. Insofern muß der in Abb. 1 dargestellte Mittelweg nicht zwangsläufig zur Chemotherapie führen. Bei Patientinnen mit Rezeptornegativität des Primärtumors, aber

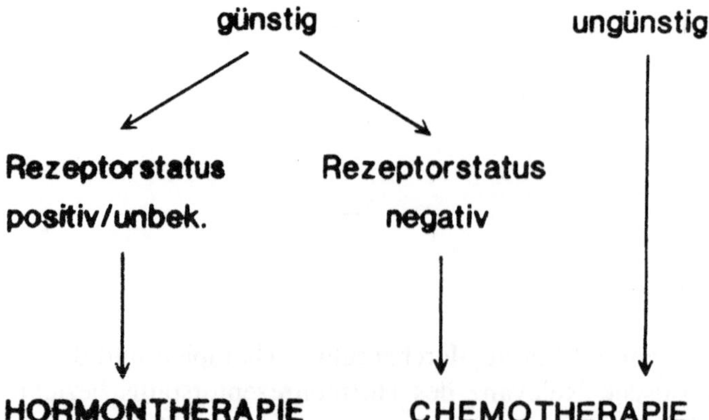

Abb. 1. Prognoseorientierte Systemtherapie beim metastasierten Mammakarzinom

ansonsten günstigen Prognosekriterien – asymptomatische Erkrankung und keine viszerale Beteiligung –, ist nach heutiger Auffassung der Versuch einer Hormontherapie keinesfalls kontraindiziert. Bedeutsam ist in diesem Zusammenhang, daß der Rezeptorstatus kein konstanter Parameter ist. Sowohl ein spontaner als auch ein therapiebedingter Wechsel des Rezeptorstatus ist möglich, die Frequenz beträgt etwa 30% (Jonat 1983). Um eine aktuelle Information zu erhalten, sollte daher an bioptisch zugänglichen Metastasen eine erneute Rezeptorenbestimmung veranlaßt werden. Mit immunhistochemischen Verfahren ist dies auch an kleinsten Gewebsproben – selbst Punktaten – möglich.

Ein weiteres Grundprinzip der Therapie im Metastasierungsstadium ist der risikoadaptierte, schrittweise, sequentielle Einsatz der einzelnen Therapiemodalitäten. Hier stellt sich die Frage, mit welcher Therapiemodalität zu welchem Zeitpunkt und mit welcher Sequenz sich das Ziel einer optimalen Palliation im Hinblick auf den gesamten Krankheitsablauf am ehesten verwirklichen läßt. Im allgemeinen wird mit ansteigender Aggressivität behandelt, wobei als sequenzbestimmende Faktoren das Resultat der Ersttherapie, Risikomerkmale, zu erwartende Effizienz- und Nebenwirkungsprofile möglicher Folgetherapien in Betracht kommen. Bei Vorliegen entsprechender Voraussetzungen – Response einer endokrinen Vortherapie, weiterhin „Low-risk"-Tumorcharakteristika – werden zunächst weitere hormonelle Behandlungsschritte durchlaufen, bevor auf eine Chemotherapie umgestellt wird. Primäre Progression unter Hormontherapie spricht gegen eine Effizienz weiterer endokriner Maßnahmen, hier sollte i. allg. von einer endokrinen Folgetherapie Abstand genommen werden. Die Anwendung der Chemotherapie, ob primär oder bei Versagern der Hormontherapie, erfolgt ebenfalls in risikoadaptierten Stufen. Mögliche Einzelschritte eines Stufenplans, basierend auf der Risikosituation, zeigt Tabelle 3. Derartige Empfehlungen liegen von vielen Tumorzentren vor, wobei lediglich in Detailfragen bezüglich der Wertung einzelner Therapieschritte unterschiedliche Standpunkte vertreten werden.

Generell abgelehnt wird die gleichzeitige Kombination von Chemo- mit Hormontherapie außerhalb von Studien. Die vorliegenden Daten lassen keinen Vorteil der simultanen Kombinationstherapie gegenüber dem sequentiellen

Tabelle 3. Metastasiertes Mammakarzinom, stufenweise Therapie nach Risikogruppe

Therapiephase	„low risk"	„high risk"
1. Stufe	Tamoxifen*	CMF oder A-Schemata
2. Stufe	AG oder Gestagene	A-Schemata oder CMF
3. Stufe	Gestagene oder AG	Gestagene
4. Stufe	CMF	
5. Stufe	A-Schemata	

* Prä-MP: Ovarektomie vorher/zusätzlich oder GnRH-Analoga

Vorgehen erkennen, beachtenswert sind auch Hinweise auf verkürzte Überlebenszeiten im Vergleich zum sequentiellen Einsatz (Cavalli et al. 1983). Ebensowenig kann eine Kombination hormoneller Maßnahmen als Routinebehandlung empfohlen werden. Auch hier liegen derzeit keine Anhaltspunkte vor, daß diverse Kombinationen wirksamer sind als die Einzelsubstanzen (Rose u. Mouridsen 1989). Die Überprüfung sinnvoller theoretischer Überlegungen (z. B. TAM + GnRH-Analoga) sollte Studien vorbehalten bleiben.

Regionale Metastasentherapie

Für eine regionale Metastasentherapie hat eine Vielzahl von sehr unterschiedlichen Verfahren Bedeutung erlangt. Operatives Vorgehen, strahlentherapeutische Maßnahmen oder die lokale Applikation von tumorhemmenden Substanzen kommen in Betracht, eine Zusammenstellung der gebräuchlichen Verfahren enthält Tabelle 4. Die vielfältigen Möglichkeiten erlauben es, auf den Individualfall gezielt einzugehen, erfordern aber auch eine differenzierte Bewertung des Sinnvollen und Machbaren. Da unterschiedliche Disziplinen – Chirurgie, Orthopädie, Strahlentherapie, klinische Onkologie – involviert sind, kann eine derartige Abschätzung jedoch nur im interdisziplinären Konsilium erfolgen.

Bei Erstmanifestation einer Metastasierung ist eingehend zu prüfen, ob sich nicht auch schon mit einer der aufgeführten lokalen Maßnahmen ein nachhaltiger Erfolg erzielen läßt, alleine oder mit begleitender Systemtherapie. Darüber hinaus können lokale Verfahren aber auch bei fortschreitender Metastasierung im Sinne einer supportiven Therapie hilfreich sein, beispielsweise eine Pleurodese bei rezidivierendem malignen Erguß zur Gewährleistung längerer Symptomfreiheit. Weitere Beispiele betreffen die Schmerzbestrahlung bei umschriebenen Knochenmetastasen oder stabilisierende Maßnahmen bei drohender oder bereits eingetretener pathologischer Fraktur, um die Bewegungsfähigkeit der Patientinnen aufrechtzuerhalten.

Tabelle 4. Regionale Metastasentherapie

Operativ:	Hautmetastasen – Plast. Chirurgie Teilresektion Lunge/Leber Knochenmetastasenchirurgie (Ausräumung, Stabilisierung) Laser-Vaporisation
Radiologisch:	Gezielte Bestrahlung (z. B. ZNS, Hilus, Knochen, lokoregional) Radionuklide intrapleural/abdominal
Medikamentös:	Zytostatikainstillation (intrapleural/abdominal) Intraarterielle Perfusion (z. B. Leber) Topisch Ätherlipide

Hormontherapie

Bei etwa 70% aller Patientinnen mit Erstmanifestation einer Metastasierung kann aufgrund der Prognosekriterien von einer „Low-risk"-Situation ausgegangen werden. Hier steht die Ausschöpfung endokriner Behandlungsmöglichkeiten ganz im Vordergrund, die derzeit gebräuchlichen Verfahren zeigt Tabelle 5. Nicht mehr aufgeführt sind Östrogene und Androgene, die wegen ihrer vergleichsweise hohen Nebenwirkungen bedeutungslos geworden sind. Die Ovarektomie – alternativ Radiomenolyse – ist bei prämenopausalen Patientinnen das klassische ablative Verfahren, das jedoch durch die Entwicklung der GnRH-Analoga zunehmend in Frage gestellt wird. Diese Substanzen bewirken im weitesten Sinne eine chemische Kastration, der Effekt ist reversibel und die therapeutische Effizienz nach ersten klinischen Prüfungen zumindest vergleichbar der der Ovarektomie (Kaufmann et al. 1989). Insofern erscheint dieses neue medikamentöse Vorgehen geeignet, den Patientinnen die belastende, irreversible chirurgische Kastration zu ersparen.

Die Grundzüge möglicher Hormontherapie-Sequenzen (vgl. auch Tabelle 4) lassen sich wie folgt darstellen – Ansprechen auf die Vortherapie und weiterhin „Low-risk"-Situation vorausgesetzt: Für postmenopausale Patientinnen ist aufgrund der geringen Nebenwirkungen Tamoxifen unumstritten die Primärtherapie der Wahl. Als Sekundärtherapie kommen Gestagene oder Aromatasehemmer in Betracht, beide können auch in Folge verabreicht werden. Empfehlungen zur optimalen Sequenz dieser beiden Behandlungsverfahren stehen aber noch aus. Bei Dominanz von Knochenmetastasen mit Schmerzsymptomatik setzen wir zunächst Aromatasehemmer vor Gestagenen ein. Für prämenopausale Patientinnen ergibt sich ein prinzipiell ähnlicher Therapieablauf. Der einzige Unterschied besteht darin, daß eine Ausschaltung der Ovarien durch Ovarektomie oder GnRH-Analoga vorangestellt, in Studienansätzen auch gleichzeitig durchgeführt wird.

Nicht mehr vertretbar ist seit Einführung der GnRH-Analoga der primäre Einsatz von Tamoxifen – vor der Ovarektomie – bei prämenopausalen Patientinnen. Ein derartiges Vorgehen wurde in der Vergangenheit mit – auf „Crossover"-Studien (Pritchard et al. 1980; Buchanan et al. 1986; Ingle et al. 1986) basierenden – Argumentationen wie reversible medikamentöse Ovarektomie, Prädiktor für das Ansprechen einer Ovarektomie und Vermeidung einer „unnötigen" Ovarektomie, wiederholt propagiert, war aber wegen potentieller Gefahren im Zusammenhang mit dem Wirkungsmechanismus von Tamoxifen bei erhaltener Ovarialfunktion nicht unumstritten. Gerade deshalb haben hier GnRH-Analoga inzwischen eine eindeutige Präferenz erlangt.

Tabelle 5. Endokrine Therapie beim metastasierten Mammakarzinom

Ovarektomie
GnRH-Analoga (z. B. Goserelin)
Antiöstrogene (Tamoxifen)
Gestagene (MPA, MA)
Aromatasehemmer (AG)

Chemotherapie

Qualifizierte Patientinnen für eine primäre Chemotherapie sind nach heutiger Auffassung nur noch solche mit einer „High-risk"-Metastasierung bzw. ungünstigen Prognosekriterien. Dies trifft auf etwa 30% aller Patientinnen bei Erstmanifestation einer Metastasierung zu, und hier korreliert ein Erfolg der Chemotherapie – Stabilisierung eingeschlossen – mit einer verlängerten Überlebenszeit (Possinger et al. 1988). Allerdings läßt sich das optimale Vorgehen im Individualfall nur schwer abschätzen. Trotz der Fülle an Literaturdaten mit unzähligen Variationen von Chemotherapieregimen ist es bislang kaum möglich, eine optimale Chemotherapie für bestimmte Untergruppen exakt zu definieren. Allenfalls ist ein Grundprinzip erkennbar, das auf Prognosefaktoren und der Intensität von Nebenwirkungen basiert. Eingesetzt werden – von Detailveränderungen abgesehen – Schemata des „CMF-Typs", Anthrazyklin-/Anthrachinon-haltige Versionen („A-Typ") oder Monotherapien mit diesen Substanzen. Beispiele zeigt Tabelle 6, wobei CMF sicherlich die klassische Standardtherapie ist. Die aufgeführten Schemata vom A-Typ enthalten entweder Epirubicin (E) oder Mitoxantron (M). Monotherapien, die seit den Daten von Cooper (1969) für lange Zeit als nahezu obsolet galten, haben nach neueren Erkenntnissen (Macaulay u. Smith 1986; Scheulen u. Niederle 1989), die u. a. auch auf der Anwendung neuer Substanzen beruhen, durchaus einen hohen Stellenwert.

Orientierungspunkte für die Abfolge der Chemotherapie (vgl. auch Tabelle 4) sind Prognosekriterien, die zu erwartende Toxizität und die Effizienz der Behandlung. Bei Patientinnen mit ausgesprochen ungünstigen Prognosekriterien, aufzuführen ist insbesondere eine ausgedehnte, rasch aufgetretene viszerale Metastasierung mit massiven Beschwerden, setzen wir als ersten Therapieschritt – falls zumutbar – eine A-haltige Polychemotherapie ein. Ersatzweise kommen hier auch die entsprechenden Monotherapien als sog. „Low-dose"-Regime mit wöchentlicher Applikation in Betracht. Alle anderen Patientinnen mit Prognosefaktoren, die gegen eine Bevorzugung der Hormontherapie sprechen, werden ebenso wie Patientinnen nach Ausschöpfung der Hormontherapie zunächst mit dem konventionellen CMF-Schema behandelt. Als Therapie der zweiten Wahl, falls eine solche nach Abwägung der möglichen Nebenwirkungen und des potentiellen Nutzens überhaupt noch in Frage kommt, stehen dann CMF nach A-Therapien oder A-Therapien nach CMF zur Verfügung.

Tabelle 6. Zytostatische Therapie beim metastasierten Mammakarzinom

CMF:	Standard-Schema
FEC:	Anthrazyklin-Schema
NOSTE:	Anthrachinon-Schema
Prednimustin E/N wöchentlich (LD)]	Monotherapie

Nach ausgeschöpfter „Chemotherapie“ wäre an Gestagene zu denken, da diese euphorisierende und roborierende Nebenwirkungen aufweisen, die in dieser Krankheitsphase erwünscht sind.

Ausblick

Die Ergebnisse der therapeutischen Maßnahmen beim metastasierten Mammakarzinom sind sicherlich verbesserungsfähig. Trotz der Vielzahl an Literaturdaten verbleiben viele ungelöste Fragen, die in klinischen Studien intensiv bearbeitet werden müssen. Ansatzpunkte für eine Verbesserung bzw. mögliche Perspektiven sind in Tabelle 7 aufgelistet. Eine risikoadaptierte individualisierte Therapieführung ist vorrangig zu fordern. Neue Prognosefaktoren könnten eine verläßlichere Selektion ermöglichen und zu einer genaueren Definition optimaler Therapien für einzelne Subgruppen beitragen. Eine Optimierung der Therapie ist auch von Antworten auf eine Reihe offener Fragen betreffend die Therapiesequenz, Dosierung und Dauer sowie Möglichkeiten der Toxizitätsreduktion zu erwarten. Eine weitere Aufgabe ist die Bestimmung des Stellenwertes interessanter Neuentwicklungen auf dem endokrinen Behandlungssektor. Ferner sind Einflußmöglichkeiten via Immunsystem oder Regulationsproteinen heute als Experimentaltherapien bereits denkbar.

Tabelle 7. Neue Möglichkeiten der Therapieoptimierung beim metastasierten Mammakarzinom

1. Neue selektive Aromatasehemmer
2. „Reine“ Antiöstrogene
3. Progesteronantagonisten
4. Wege zur Toxizitätsreduktion
5. Neue/bessere Prognosefaktoren
6. Immunologie/Wachstumsfaktoren
   - Immunotargeting zytotoxischer Substanzen
   - Biologische Regulatorproteine

Literatur

Brunner KW (1987) Die Problematik randomisierter Studien und ihrer Beurteilungskriterien zur Definition optimaler Therapieprogramme. In: Schmidt CG, Brunner KW, Enghofer E (Hrsg) Onkologisches Kolloquium I. Therapiestrategien beim metastasierenden Mammakarzinom. Walter de Gruyter, Berlin, S 1–14

Buchanan RB, Blamey RW, Webster K et al (1986) A randomized comparison of tamoxifen with surgical oophorectomy in premenopausal patients with advanced breast cancer. J Clin Oncol 4:1326–1330

Cavalli F, Beer M, Martz G et al (1983) Concurrent or sequential use of cytotoxic chemotherapy and hormone treatment in advanced breast cancer. Report of the Swiss Group for Clin Cancer Res. Br Med J 286:5–8

Cooper RG (1969) Combination chemotherapy in hormone resistant breast cancer. Am Assoc Cancer Res 10:15

Harris JR, Hellman S, Canellos GP et al (1985) Cancer of the breast. In: DeVita VT jr, Hellman S, Rosenberg SA (eds) Cancer, principles and practice of oncology, 2nd edn. Lippincott, Philadelphia, pp 1119–1178

Ingle JN, Krook JE, Green SJ et al (1986) Randomized trial of bilateral oophorectomy versus tamoxifen in premenopausal women with metastatic breast cancer. J Clin Oncol 4:178–185

Jonat W (1983) Wechselnder Steroidhormonrezeptorstatus in Primärtumoren und Metastasen bei Mammakarzinomen. In: Nagel GA, Sauer R, Schreiber HW (Hrsg) Neue Wege in der Brustkrebsbehandlung. Aktuelle Onkologie, Bd 8. Zuckschwerdt, München, S 262–264

Kaufmann M (1989) Das metastasierte Mammakarzinom. Ergebnisse einer Consensus-Development-Konferenz. Dtsch Ärztebl 86:B671–B673

Kaufmann M, Jonat W, Kleeberg U et al (1989) Goserelin, a depot gonadotrophin-releasing hormone agonist in the treatment of premenopausal patients with metastatic breast cancer. J Clin Oncol 7:1113–1119

Macaulay V, Smith IE (1986) Advanced breast cancer. In: Slevin ML, Staquet MJ (eds) Randomized trials in cancer. A critical review by sites. Raven, New York, pp 273–357

Possinger K, Sauer HJ, Wilmanns W (1988) Chemotherapie metastasierter Mammakarzinome. Dtsch Med Wochenschr 113:224–231

Powles TJ, Smith IE, Ford HT et al (1980) Failure of chemotherapy to prolong survival in a group of patients with metastatic breast cancer. Lancet I:580–582

Pritchard KI, Thomson DB, Myers RE et al (1980) Tamoxifen therapy in premenopausal patients with metastatic breast cancer. Cancer Treat Rep 64:787–796

Rose C, Mouridsen HT (1989) Endocrine management of advanced breast cancer. Horm Res 32:189–197

Scheulen ME, Niederle N (Hrsg) (1989) Wöchentlich fraktioniertes Epirubicin. Klinische Pharmakologie und Indikationen. Aktuelle Onkologie, Bd 52. Zuckschwerdt, München

Vorgehen bei proliferierender Mastopathie

D. von Fournier, A. Müller, H. W. Anton, K. Engel

Hierzu gibt es keine verläßliche Langzeittherapiestudien, sondern nur Nachbeobachtungen über das spätere Karzinomrisiko nach gesicherter proliferierender Mastopathie.

Therapieempfehlungen können nur abgeleitet werden von Verlaufsstudien beim duktalen Carcinoma in situ und bei der bestrahlten, belassenen Restbrust bei brusterhaltender Therapie. Hierbei ist die Rate von Ca. in situ und proliferierender Mastopathie relativ gut bekannt. Eigentlich nur auf der Einschätzung der spärlichen Literatur, der Verlaufsbeobachtungen nach proliferierender Mastopathie, verbunden mit der beobachteten Krebsangst über Jahre bei Frauen mit immer wiederholten Röntgenaufnahmen und schließlich den Diagnoseversagern der Mammographie, kann eine differenzierte Empfehlung versucht werden.

Das Entartungsrisiko zum Brustkrebs hat nach Prechtel (1989) nur bei der Mastopathie III° [Proliferationen mit Zellatypien] den Risikofaktor 4. Bei Nachbeobachtung von bis 12 Jahren wurden Karzinome in 7,7 % gesehen. Vergleichsweise liegt die Risikoerhöhung bei duktalen Ca. in situ bei Faktor 20 bis 30 (Tabelle 1).

Andersen et al. (1989) zeigten an älteren, verstorbenen Frauen in einer dänischen Provinz, daß 25%, also jede 4. Frau lebenslang oder bei der späteren Autopsie ein invasives oder nichtinvasives Karzinom in der Brust hat. Nur 7% aller Frauen dieser Region entwickelten lebenslang klinischen Brustkrebs, so daß 18% oder 2/3 aller histologischen Mammakarzinome niemals klinisch relevant waren. Sie sind histologische Befunde, die nicht überbewertet werden dürfen (Tabelle 2).

Tabelle 1. Risiko für ein invasives Mammakarzinom bei Frauen im Alter von etwa 50 Jahren nach Operation einer fibrozystischen Mastopathie und beim Carzinoma in situ. (Aus Prechtel 1989)

Erkrankung	Risikofaktor[a]
Fibrozystische Mastopathie I	1
Fibrozystische Mastopathie II	2
Fibrozystische Mastopathie III	4
Carcinoma lobulare in situ	10 (?)
Carcinoma ductale in situ	30 (?)

[a] Risikofaktor 1 = nährungsweise 150 pro 100000 Jahr (normale Inzidenz)

Tabelle 2. Bei Frauen in einer Provinz in Dänemark wurde in 25 % ein nichtinvasives oder invasives okkultes Mammakarzinom lebenslang beobachtet, zum Teil während des Lebens, oder später bei Autopsie. Nur 7 % entwickeln in dieser Region ein klinisches Mammakarzinom. (Aus Andersen et al. 1989)

IC	7[a]
DCIS	9
LCIS	3
DCIS	3
Gesamt	21 (25 %)

IC invasives Ca; *DCIS* duktales Ca in situ; *LCIS* lobuläres Ca in situ

[a] Sechs Fälle wurden vor dem Tode diagnostiziert

Tabelle 3. Histologische Befunde nach subkutaner Mastektomie wegen atypischer Proliferationen (n = 30). (Aus Müller 1991)

Histologische Funde bds.	weitere atyp. Proliferation, D cis, invasives Ca
ipsilateral	57 %
kontralateral	36 %

Wenn bei uns in 30 Fällen bei histologisch gesicherten atypischen Proliferationen die subkutane Mastektomie erfolgte, so fand Müller (1989, 1991) im Gewebe folgende okkkulte weitere Entartungen: eingeschlossen weitere atypische Proliferationen, Ca. in situ und invasive Karzinome - auf der gleichen Seite in 57 %, auf der Gegenseite in 36 % (Tabelle 3). Okkulte invasive Krebse wurden übrigens in 8 von 30 Fällen gefunden.

Die familiäre Belastung bei atypischer Proliferation beeinflußt die Rate invasiver okkulter Karzinome: Bei Patienten mit Belastung wurden diese in 20 %, bei Patienten ohne Belastung nur in 10 % im Mastektomiepräparat gefunden (Tabelle 4).

Die operative Radikalität zeigt in Abb. 1 das Schema von Beller (1985). Unter der Haut und im Warzenbereich bleibt zwangsläufig Drüsenfettgewebe stehen. Je nach Involutionszustand, Lebensalter und Radikalität des Operateurs schwanken die Angaben dazu zwischen 5–10 %.

Tabelle 4. Familiäre Belastung und atypische Proliferationen. (Aus Müller 1989, 1991)

Belastung	invas. occ. Karzinome
mit n = 10	20 %
ohne n = 20	10 %

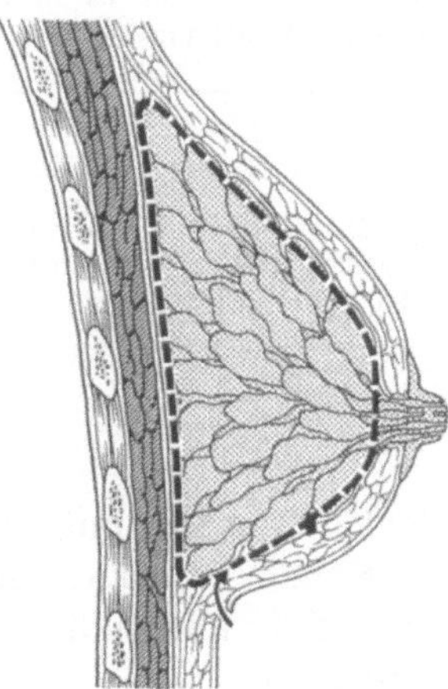

Abb. 1. Schematische Darstellung der Resektionslinie bei einfacher subkutaner Mastektomie nach Beller. Subkutan bleibt immer Fett-Drüsen-Gewebe zurück. (Aus Beller 1985)

Tabelle 5. Rezidive nach subkutaner Mastektomie (n = 250; 1978–1985)

Ca in situ duct.	5/250 = 2%
Ca invasiv	

Tabelle 6. Merkmale der subkutanen Mastektomie

- größter diagnostischer Eingriff
- therapeut. Effekt, 2% Rezidive
- Kosmetik: in 40% Probleme
- Nachoperationen in 5 J.: ca. 50%

Rezidive nach subkutaner Mastektomie müssen daher im kleinen Umfang erwartet werden. Wir fanden bei 250 subkutanen Mastektomien mit verschiedensten Indikatoren nach 5–12 Jahren 2 invasive und 3 präinvasive Rezidive direkt unter der Haut, das sind 2% (Tabelle 5).

Also sind Merkmale der subkutanen Mastektomie (Tabelle 6): Größter diagnostischer Eingriff, sehr großer therapeutischer Effekt, nur 2% Rezidive. Das kosmetische Ergebnis ist nur bei kleinen Mammae einigermaßen zufriedenstellend, in 40% treten Probleme auf. Nachoperationen innerhalb 5 Jahren wurden bei uns in ca. 50% beobachtet (Engel 1991, persönliche Mitteilung).

Wenn die Bestrahlung der Brust nach operativer Entfernung der atypischen Proliferation, dann nur bei histologischem Nachweis eines begleitenden okkulten Ca in situ oder invasivem Ca (in 27%, siehe oben). Es sind keine prospektiven Studien über die Strahlentherapie atypischer Proliferationen und der nachfolgenden Inzidenz invasiver Karzinome bekannt. Allerdings können wir aus einer Sammelstatistik von Fentiman (1990) sehen, daß nach duk-

Tabelle 7. Strahlensensibilität bei atypischer Proliferation und beim duktalen Carcinoma in situ. (Aus Fentiman 1990)

	Invasive CA	Zeit	
– Atyp. Proliferation + Rad.	?	?	unbekannt
– „Wide excision“ ohne Rad.	19 %	3–10 J.	
– „Biopsie“ mit Rad.	5 %	3 J.	

talem Ca. in situ mit „weiter Exzision“ ohne Strahlentherapie in 19 % invasive Karzinome später auftraten. Wurde nach einfacher Biopsie bestrahlt, so traten 5 % innerhalb 3 Jahre auf. Eine Risikoreduktion wird erkennbar (Tabelle 7)..

Die Proliferationsruhe nach Strahlentherapie zeigt die Abb. 2: 6 Jahre nach Bestrahlung mit 60 Gy im Boost-Bereich zeigt die linke bestrahlte Brust retromammilär einen ruhenden Drüsenkörper. Die rechte Brust zeigt retromammilär immer noch proliferationstüchtiges Drüsenparenchym. Klinisch schrumpft ja die bestrahlte Brust im Vergleich zur Gegenseite. Sie lagert auch wenig Fett mehr ein, wodurch Größendifferenzen in bis zu 70 % auftreten (Engel 1991).

Sehr deutlich wird die Proliferationshemmung für erneute Brustkrebsentstehung in der *Fisher-Studie bei Tumorektomie mit und ohne Bestrahlung* (1985): Ohne Bestrahlung traten insgesamt 35 % invasive Rezidive, mit Bestrahlung nur 8 % auf. Die Bestrahlung mit hier nur 50 Gy bewirkte eine eindeutige, jedoch nicht vollständige Proliferationshemmung bei unvollständiger Tumorentfernung (Abb. 3).

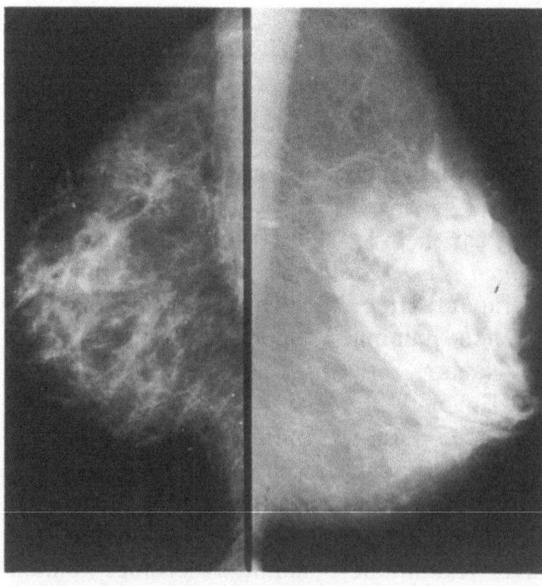

Abb. 2. Mammographie nach Bestrahlung der Brustdrüse links mit 50 Gy plus 10 Gy Boost-Dosis

Bei simulierter weiter Exzision (Abb. 4) am Mastektomiepräparat mit 2 cm Abstand vom Tumor und Plastinationsaufarbeitung fand Müller (1989) immer noch 19 % nichtinvasive und invasive Residuen außerhalb der Schnittlinie. In den anderen drei Quadraten fand er in 25 % Zweitkarzinome, zur Hälfte invasiv, zur Hälfte nichtinvasiv. Diese Proliferationsherde muß die Bestrahlung bei Brusterhaltung sterilisieren. Sie bewirkt dieses auch in einem großen Anteil, wobei die Rate invasiver Rezidive innerhalb 5 Jahren bei 6,8 % liegt. Die Rate ist deutlich volumenabhängig, denn fast 80 % der Rezidive lagen im Quadranten des Primärtumors. Auf die „atypische Proliferation“ kann nur rückgeschlossen werden, wenn sie als mögliche Krebsvorstufe angesehen wird: In 27 % lagen gleichzeitig okkulte nichtinvasive oder invasive Karzinome vor.

Brusterhaltende Therapie des Mammacarcinoms
NSABP – Protokoll 06 (Fisher)

Ca. 1800 Fälle.

56 Monate durchschnittliche Beobachtungszeit
6 Jahre life table

Intramammäre Rezidive

		Axilla negativ	Axilla positiv
Tumorektomie	35 %	30 %	39 %
Tumorektomie + Bestrahlung	8 %	10 %	4 %

Abb. 3. Rezidivraten invasiver Karzinome in der Brust nach Tumorektomie ohne Nachbestrahlung und mit Nachbestrahlung. (Aus Fisher et al. 1985)

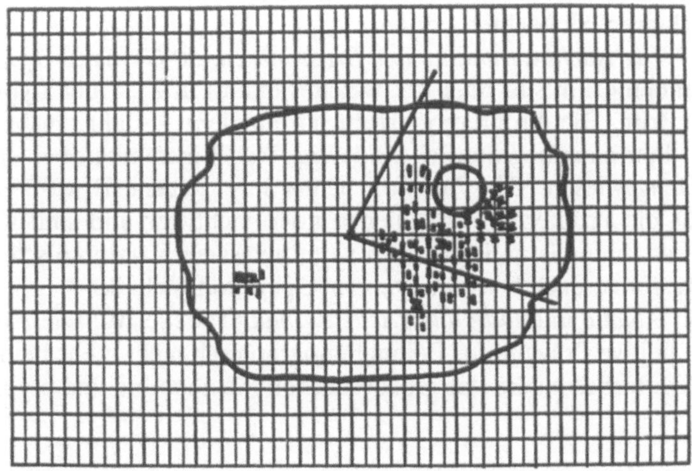

Abb. 4. Schema einer simulierten Segmentresektion an Ablationspräparaten nach Müller (1989): Der Kreis zeigt den 2 cm großen Primärtumor, Kreuze und Striche in den Planquadraten zeigen invasive und nicht invasive Tumorausläufer bis über die Schnittgrenzen (Residuen) bzw. in anderen Quadranten (multizentrische Zweitkarzinome)

Tabelle 8. Zusammenfassung der Behandlungsmöglichkeiten bei atypischer Proliferation

1. Beobachten
2. scM
3. Radiatio ca. 50 Gy bei Nachweis von okkultem Ca in situ
4. Ablatio mit/ohne Aufbau

Tabelle 9. Subkutane Mastektomie bei atypischer Proliferation

- Junge Frau, < 35 Jahre: Strahlen-Leukämie-Risiko
- Rezidive, unvollkommene Operation
- Prothesenprobleme: Nach Operationen > 50%

Zusammenfassend kann bei der atypischen Proliferation heute eine Empfehlung ausgesprochen werden, welche vorwiegend auf Beobachtungen bei der Behandlung des Ca. in situ und des invasiven Karzinoms mit Operation und Bestrahlung beruht (Tabelle 8): 1. Beobachten; 2. subkutane Mastektomie; 3. Bei Nachweis zuvor okkulter Ca in situ: Nachbestrahlung nach Exzision; 4. Ablatio mit oder ohne Wiederaufbau.

Beobachten nach vollständiger Exzision: Beobachten kommt in Frage, wenn die Mammographie eine ausreichend gute Beurteilbarkeit des Parenchyms zuläßt. Das sind ca. 60–70% der Fälle mit atypischen Proliferationen, also 2/3 aller Fälle.

Subkutane Mastektomie (Tabelle 9): Diese kommt zunehmend selten in Frage. Rezidive haben wir in 2% beobachtet, weil eben die Drüse unvollkommen operiert wird. Prothesen bereiten fast immer Probleme. Neben kosmetischen Problemen sind insbesondere Nachoperationen von ca. 50% innerhalb 5 Jahren beobachtet worden.

Die Nachbestrahlung der Brust mit ca. 50 Gy nach Operation eines begleitenden Ca in situ oder Ca, welches okkult in 27% bei atypischer Proliferation auftritt. Die Proliferationsruhe ist ab dem 3. Jahr, insbesondere nach dem 5. Jahr mammographisch eindeutig. Die Wirksamkeit bei Ca. in situ ductale ist nachgewiesen. Die Patientin behält ihre „eigene Brust". Behandlungsstudien für die Proliferation III° liegen noch nicht vor und sind wünschenswert. Die Bestrahlung ist ja inzwischen beim invasiven Karzinom schon Standard für die Restbrust nach brusterhaltender Operationstechnik.

Ablatio mit und ohne Wiederaufbau (Tabelle 10): Die Ablatio ist die einzige definitive Prävention. Bei mammographisch nicht mehr beurteilbarer Mastopathie, insbesondere der großzystischen Mastopathie und atypischer Proliferation

Tabelle 10. Ablatio mit und ohne Wiederaufbau

- Mammographie: nicht beurteilbare Mastopathie
- v. a. großzystische Mastopathie + familiäres Risiko

findet sich signifikant häufiger ein okkultes Karzinom. Dieses kann nur durch die Ablatio entdeckt werden, und es erfolgt dann die richtige Karzinombehandlung. Bei der Kombination mit familiärem Risiko ist dieses Karzinomrisiko weiter erhöht. Die Ablatio beidseits mit oder ohne Aufbau kann eine die Patientin psychisch befreiende Operation sein bei atypischer Proliferation, familiärem Risiko und nicht beurteilbarer Brust.

Zusammenfassend ist in etwa 30% der Fälle von atypischer Proliferation eine Behandlung des gesamten Drüsenkörpers, und zwar beidseits, erforderlich, wenn nämlich die Mammographie eine einigermaßen sichere Beurteilbarkeit nicht mehr zuläßt.

Literatur

Andersen JA et al. (1989) In situ carcinoma of the female breast: Frequency, growth pattern and biologic significance. In: Kubli F, Fournier D von(eds) Breast diseases. Springer, Berlin Heidelberg New York Tokyo, pp 513–522

Beller FK (1985) Atlas der Mammachirurgie. Schattauer, Stuttgart

Fentiman IS (1990) Detection and treatment of early breast cancer. Dumitz, London, pp 187–188

Fisher B, Bauer M, Margolese R et al. (1985) Five-years results of a randomized clinical trial comparing total mastectomy and segmental mastectomy with or without radiation in the treatment of breast cancer. N Engl J Med 312:665

Müller A (1989) Pathoanatomical findings in subcutaneous mastectomy specimens referred to the indications for surgery. In: Kubli F, Fournier D von (eds) Breast diseases. Springer, Berlin Heidelberg New York Tokyo, pp 527–536

Müller A (1989) Residual tumor and multicentricity following wide excision as a basis for determining irradiation dose. In: Kubli F, Fournier D von (eds) Breast diseases. Springer, Berlin Heidelberg New York Tokyo, pp 252–261

Müller A (1991), in Publikation

Prechtel K (1989) Fibrocystic disease, precancerous lesions, and carcinoma in situ: Characteristics morphology and risk of malignant degeneration. In: Kubli F, Fournier D von (eds) Breast diseases. Springer, Berlin Heidelberg New York Tokyo, pp 474–478, persönliche Mitteilung, 1991

Endoskopie

Endoskopisches Operieren – Indikationen und Grenzen

H. A. Hirsch und E. Neeser

Einleitung

Das endoskopische Operieren befindet sich z. Z. in einer rasanten Entwicklungsphase und zugleich in einer ebenso schnellen Ausbreitungsphase. Da bei dieser neuen Operationsmethode an die technischen Fähigkeiten des Operateurs besonders hohe Anforderungen gestellt werden, steht beim derzeitigen Entwicklungsstand naturgemäß das technisch Machbare im Mittelpunkt des Interesses. Die endoskopischen Eingriffe, die publiziert wurden, reichen von der Adhäsiolyse und Entfernung von Extrauteringraviditäten bis zur Hysterektomie (Reich et al. 1989) und weiter bis zur pelvinen Lymphonodektomie (Dargent u. Salvat 1988). Indikationen, Komplikationen, Standards und die Abgrenzung gegenüber konventionellen Operationsmethoden sind für viele dieser Eingriffe noch nicht oder nicht genügend abgeklärt (Wallach et al. 1990). Für die nachfolgenden Ausführungen interessieren vor allem die endoskopischen Operationen, die jetzt schon eine größere Verbreitung gefunden haben.

Tabelle 1 listet die laparokopischen Eingriffe auf, die nach einer kürzlich veröffentlichen Umfrage von den Mitgliedern der American Association of Gynecologic Laparoscopists (AAGL) im Jahre 1988 vorgenommen wurden

Tabelle 1. 36928 laparoskopische Eingriffe von 880 AAGL-Mitgliedern im Jahre 1988. (Aus Peterson et al. 1990a)

Gründe	Anzahl der Eingriffe	Ärzte* (%)
Endometrioseherde	13336	81
Adhäsiolyse	8224	78
Ovarialzysten	5075	73
Sakrouterindenervierung	4457	36
Extrauteringravidität	1914	49
Hydrosalpinx	1358	36
Myomektomie	1102	28
Pelviner Abszeß	265	12
Andere	1197	11

* Prozent von 880 AAGL-Mitgliedern

Tabelle 2. 7293 hysteroskopische Eingriffe von 918 AAGL-Mitgliedern im Jahre 1988. (Aus Peterson et al. 1990b)

Eingriffe	Anzahl	Ärzte* (%)
Gezielte Biopsie	2891	28
Polypektomie	1356	29
Adhäsiolyse	733	21
Endometriumablation	683	9
Septumresektion	479	15
Myomektomie	407	14
Fremdkörper	370	19
Tubensondierung	199	5
Andere	175	2

* Prozent von 918 AAGL-Mitgliedern

(Peterson et al. 1990a). Die Koagulation von peritonealen Endometrioseimplantaten steht dabei an erster Stelle; 81 % der die Umfrage beantwortenden Ärzte machen sie. Eine Umfrage in der Bundesrepublik Deutschland aus den Jahren 1983–1985 ergab, daß 94 % der Kliniken die laparoskopische Adhäsiolyse durchführen, 93 % die Tubensterilisation, 92 % die Chromosalpingoskopie, 92 % Biopsien, 87 % die Koagulation von Endometrioseherden, 43 % eine Fimbriolyse und 18 % eine Salpingostomie (Riedel et al. 1988). Die hysteroskopischen Eingriffe der Mitglieder der American Association of Gynecologic Laparoscopists aus dem Jahre 1988 listet die Tabelle 2 auf. Im Vergleich zu den laparoskopischen Operationen fällt auf, daß die hysteroskopischen Eingriffe nur von jeweils einem geringeren Prozentsatz der Befragten durchgeführt wurden.

Komplikationen

Schwere Komplikationen, die eine Laparotomie erforderlich machten, sind nach operativer Laparoskopie nur etwas häufiger als nach diagnostischer Laparaskopie (Tabelle 3). Bei der AAGL-Umfrage wurden nach 36 928 operativen Laparoskopien 2 Todesfälle (5,4/ 100 000) berichtet (Peterson et al. 1990a). In

Tabelle 3. Schwere Komplikationen nach diagnostischer und operativer Laparoskopie. (Aus Riedel et al. 1988; Hulka et al. 1990; Peterson et al. 1990a)

Komplikationen bei	BRD 1983–1985	USA 1988
diagnostischer Laparoskopie	1,2 %	3,1 %
operativer Laparoskopie	3,5 %	4,2 %
laparoskopischer Sterilisation	1,9 %	2,1 %

beiden Fällen waren Infektionen nach Darmverletzungen die Todesursache. Ebenfalls 2 Todesfälle wurden nach 41160 diagnostischen Laparoskopien (4,8/100000) und kein Todesfall nach 30480 laparoskopischen Sterilisationen berichtet (Hulka et al. 1990).

Bei 7293 operativen Hysteroskopien war 4mal (0,5/100000) eine Laparotomie wegen Blutung erforderlich (Peterson et al. 1990b). Todesfälle wurden nicht berichtet.

Endoskopische Eingriffe

Laparoskopische Eingriffe

Tubensterilisation

Diese Methode hat sich weltweit durchgesetzt. Die Tubensterilisation wird heute fast ausschließlich laparoskopisch durchgeführt, mit Ausnahme bei der Sectio und z.T. post partum (Hulka et al. 1990). Erst durch Anwendung der laparoskopischen Technik hat die Sterilisation bei der Frau ihre große Verbreitung gefunden (Liskin u. Rinehart 1985).

Adhäsiolyse

Die Adhäsiolyse gehört zu den häufigsten laparoskopischen Eingriffen (Peterson et al. 1990a; Riedel et al. 1988). Die Hauptindikationen sind Sterilität und Schmerzen. Nach laparoskopischer Adhäsiolyse entstanden bei 30–60% intrauterine Schwangerschaften und bei 3–16% Extrauteringraviditäten (Bruhat et al. 1989). Diese Ergebnisse sind mit denen der Mikrochirurgie bei Laparotomie vergleichbar. Als zusätzlicher Eingriff 6–10 Wochen nach mikrochirurgischen Sterilitätsoperationen wird von vielen Operateuren eine Laparoskopie zur stumpfen Lösung von frischen Verklebungen durchgeführt. Bruhat et al. (1989) glauben, daß dadurch die Operationsergebnisse um etwa 20% aufgebessert werden. Vergleichsuntersuchungen fehlen.

Der Effekt der laparoskopischen Adhäsiolyse wegen Schmerzen wird sehr unterschiedlich beurteilt, da der Zusammenhang von Schmerzen und Adhäsionen selbst unklar ist. Es erhebt sich die Frage, ob eine Adhäsiolyse wegen Schmerzen überhaupt sinnvoll ist. Peritubare Verwachsungen verursachen in der Regel keine Schmerzen. Als mögliche Schmerzursachen werden dichte Adhäsionen angesehen, die das Ovar kapselartig umschließen, postappendizitische Verwachsungen mit Beckenwand oder Darmschlingen und eine fixierte Retroversion des Uterus, als deren Ursache sich häufig eine Endometriose findet (Bruhat et al. 1989).

Dabei ist auch zu bedenken, daß nach laparoskopischer Adhäsiolyse ebenso wie bei konventioneller offener Operationstechnik in einem hohen Prozentsatz mit dem Wiederauftreten der Verwachsungen zu rechnen ist. In einer kürzlich veröffentlichten Multicenterstudie war dies bei 96% der Patienten der Fall, jedoch war das Ausmaß der Verwachsungen wesentlich geringer als vorher

(Diamond et al. 1990). Neue Verwachsungen allerdings traten nach laparoskopischer Adhäsiolyse nur bei 16% der Patienten auf; das ist weniger als nach Adhäsiolyse mit Laparotomie, wonach bis zu 50% neue Adhäsionen gefunden wurden (Diamond et al. 1990).

Extrauteringravidität

Die laparoskopische Operation der Extrauteringravidität setzt sich in Form einer Salpingotomie oder als Salpingektomie immer mehr durch. An der Univ.-Frauenklinik Tübingen ist der Anteil der laparoskopisch operierten Tubargraviditäten von 40% im Jahre 1988 auf 92% im Jahre 1990 angestiegen. Die Technik der laparoskopischen Operation ist in den Abbildungen 1–4 dargestellt. Die bei und nach laparoskopischer Operation aufgetretenen Komplikationen entsprechen denen der EUG-Operation bei offenem Bauch (Tabelle 4). Die Häufigkeit von Nachblutungen und Persistenz der Tubargravidität scheint allerdings bei der laparoskopischen Operation etwas höher zu sein. Die Rate der nachfolgenden intrauterinen und extrauterinen Schwangerschaften bei den Frauen, bei denen Kinderwunsch besteht, ist für beide Operationsmethoden gleich (Tabelle 5a, b).

Tabelle 4. Komplikationen nach tubenerhaltender EUG-Operation. (Aus Bruhat et al. 1989; DeCherney u. Diamond 1987; Reich et al. 1988; Semm 1989; Vermesh et al. 1989)

Komplikationen	Laparotomie	Laparoskopie
Nachblutungen	1%	1–7%
Laparotomie	1%	0–7%
Persistenz der Schwangerschaft	2 (0–5)%	4 (3–9)%

Endometriose

Die laparoskopische Behandlung der Endometriose ist im Prinzip unumstritten; sie wird immer mehr zur führenden Methode der Endometriose- und Sterilitätsbehandlung (Wheeler u. Malinak 1989). Umstritten ist lediglich, bei welchen Formen und bei welcher Ausdehnung der Endometriose dieses Vorgehen sinnvoll ist, sowie die Indikation und der Zeitpunkt einer hormonellen Zusatzbehandlung. Die Koagulation peritonealer Endometrioseimplantate steht in den USA an erster Stelle der laparoskopischen Operationen (Tabelle 1). In der Bundesrepublik Deutschland wird die Koagulation von Endometrioseherden in 87% der Kliniken durchgeführt (Riedel et al. 1988). Eine detaillierte Darstellung der Endometriosebehandlung liegt außerhalb des Rahmens dieses Beitrages. Leichte bis mittelschwere Endometriosen werden eher laparoskopisch, schwere Endometriosen, wie größere Ovarialendometriome, tiefe Douglas-Endometriosen und ausgeprägte endometriotische Verwachsungen, werden besser chirurgisch bei eröffnetem Abdomen operiert (Wallach et al. 1990).

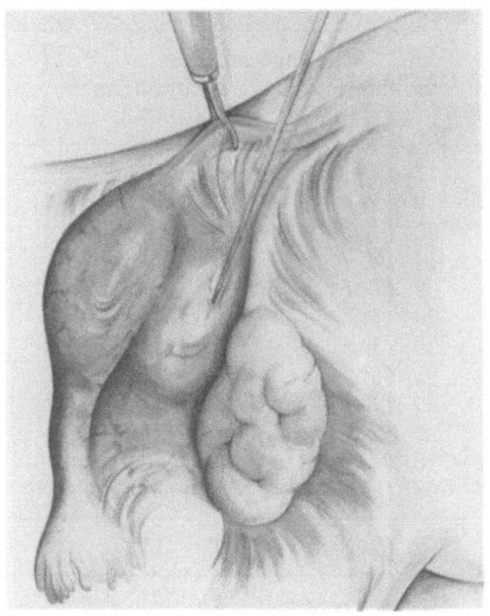

Abb. 1. Laparoskopische Operation der Tubargravidität durch Salpingostomie: Infiltration der Mesosalpinx mit POR 8-Lösung

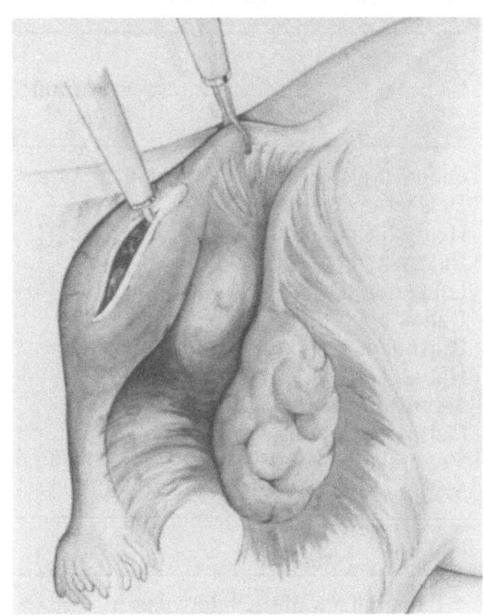

Abb. 2. Laparoskopische Operation der Tubargravidität durch Salpingostomie: Antimesenteriale Inzision der Tube

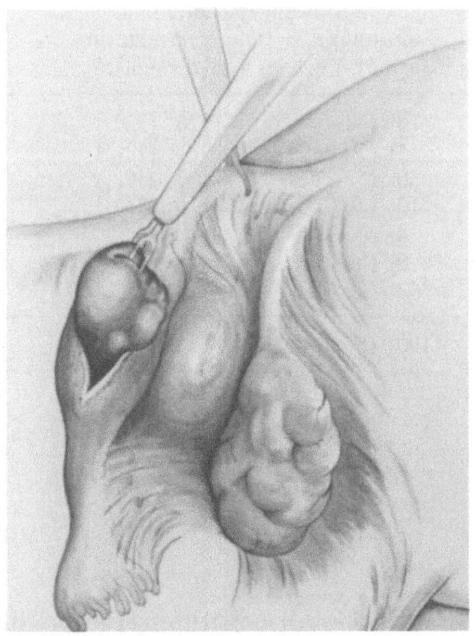

Abb. 3. Laparoskopische Operation der Tubargravidität durch Salpingostomie: Ausschälen des Schwangerschaftsprodukts mit der Zange

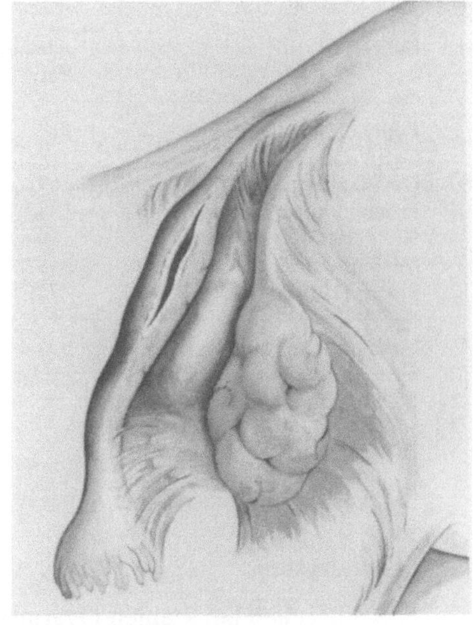

Abb. 4. Laparoskopische Operation der Tubargravidität durch Salpingostomie: Schlußbild nach Spülen der Tube durch die Salpingostomieöffnung und Kontrolle auf Bluttrockenheit

Tabelle 5a. Schwangerschaften nach tubenerhaltender EUG-Operation durch Laparotomie

Literatur	Anzahl Pat.*	Schwangerschaften intrauterin n (%)	extrauterin n (%)
Giana et al. (1978)	51	17 (33,3)	4 (7,8)
DeCherney u. Kase (1979)	48	19 (39,6)	9 (18,8)
Henry-Suchet et al. (1979)	52	22 (42,3)	10 (19,2)
Bukovsky et al. (1979)	23	14 (60,7)	1 (4,3)
Langer et al. (1982)	49	39 (79,6)	6 (12,2)
Dadak et al. (1985)	28	20 (71,4)	3 (10,8)
Paavonen et al. (1985)	66	39 (59,1)	8 (12,1)
Hallatt (1986)	200	98 (49,0)	24 (12,0)
Sherman et al. (1987)	27	25 (92,6)	0
Oelsner et al. (1987)	51	26 (51,0)	13 (25,5)
Vermesh et al. (1989)	19	8 (42,0)	3 (16,0)
Menton et al. (1990)	107	68 (63,6)	21 (19,6)
Gesamt	721	395 (54,8)	102 (14,1)

* Patientinnen mit Kinderwunsch

Tabelle 5b. Schwangerschaften nach tubenerhaltender EUG-Operation durch Laparoskopie

Literatur	Anzahl Pat.*	Schwangerschaften intrauterin n (%)	extrauterin n (%)
Pouly et al. (1986)	118	76 (64,4)	26 (22,0)
Cartwright et al. (1986)	8	4 (50,0)	1 (12,5)
DeCherney u. Diamond (1987)	69	36 (52,2)	7 (10,1)
Reich et al. (1988)	38	19 (50,0)	6 (15,8)
Silva (1988)	6	4 (66,7)	0
Vermesh et al. (1989)	18	9 (50,0)	1 (5,6)
Semm (1989)	74	42 (56,8)	10 (13,5)
Gesamt	331	190 (57,4)	51 (15,4)

* Patientinnen mit Kinderwunsch

Ovarialzysten

Das Vorgehen bei kleinen Ovarialzysten ist nach wie vor umstritten (Burghardt et al. 1989). Ovarialzysten werden häufig laparoskopisch punktiert, biopsiert, gefenstert und exstirpiert. Bei der obengenannten Umfrage in den USA gaben 73% der Befragten an, daß sie solche Operationen durchführen (Peterson et al. 1990a). Dabei wird unvermeidlich die Ovarialzyste eröffnet, wonach der Zysteninhalt und damit gelegentlich auch Endometrioseflüssigkeit, muzinöse

Flüssigkeit, Anteile der Dermoidzysten und Karzinomzellen in die freie Bauchhöhle gelangen. Reich et al. (1990) berichten allerdings über die Operation eines Ovarialkarzinoms Stadium Ia, das laparoskopisch von seiner Umgebung abgetrennt und uneröffnet durch eine Kuldotomie aus der Bauchhöhle entfernt wurde. Bruhat et al. (1989) fordern, daß sich die laparoskopische Operation einer Ovarialzyste nicht auf die Punktion und Biopsie beschränken dürfe, sondern daß routinemäßig der Zystenbalg entfernt werden muß, damit nicht im zurückbleibenden (gutartigen) neoplastischen Gewebe durch spätere Verkrebsung ein Karzinom entsteht. Dafür steht eine intraabdominale und eine extraabdominale Technik der Zystektomie zur Verfügung (Bruhat et al. 1989). Hurwitz et al. (1988) fanden unter 37 sonographisch einkammerigen Ovarialzysten ohne solide Anteile 11 gutartige Neoplasmen (9 Zystadenome und 2 Dermoidzysten). Da gutartige Neoplasmen, wie sie meinen, potentiell maligne sind oder werden können, empfehlen sie, Ovarialzysten zu entfernen und nicht zu punktieren. Hasson (1990) berichtet, daß 8 von 9 laparoskopisch punktierten und gefensterten Endometriosezysten des Ovars rezidivierten, aber nur 2 von 18, deren Zystenbalg laparoskopisch koaguliert oder entfernt wurde. Pfleiderer et al. (1976) halten allerdings die Gefahr der malignen Entartung gutartiger Ovarialtumoren für nicht sehr groß.

Das Hauptproblem ist jedoch die mögliche Verstreuung von Karzinomzellen in die freie Bauchhöhle. Dadurch entsteht iatrogen aus einem Ovarialkarzinom Stadium Ia ein Stadium Ic. Verfechter der laparoskopischen Operation von Ovarialzysten behaupten, maligne zystische Tumoren immer sonographisch präoperativ zu erkennen (Mage et al. 1987; Osmers et al. 1990; Semm 1990). Osmers et al. (1990) haben dazu ein differenziertes Schema angegeben, in dem das Alter der Patientin, die klinische Symptomatik, die Tumorgröße und das sonographische Bild berücksichtigt werden. Es muß jedoch nach der Erfahrung aus der eigenen Klinik und nach den spärlichen Literaturangaben (Hasson 1989) bezweifelt werden, daß dies allgemein zutrifft. In der obengenannten AAGL-Umfrage wurde bei 3 von 5075 laparoskopisch operierten Ovarialzysten versehentlich ein Ovarialkarzinom eröffnet und Karzinomzellen in die Bauchhöhle verstreut (Peterson et al. 1990a). Hasson (1990) fand unter 102 sonographisch als gutartig beurteilten Ovarialzysten, deren Behandlung – laparoskopisch oder durch Laparotomie – bei der laparoskopischen Inspektion entschieden wurde, zwei Borderline-Zystadenome (ein papilläres und ein muzinöses), von denen das muzinöse unbeabsichtigt laparoskopisch punktiert wurde.

Über die langfristigen Folgen eines solchen Ereignisses gibt es noch keine Untersuchungen. Zum Vergleich müssen die Heilungsergebnisse bei Ovarialkarzinomen Stadium I herangezogen werden, die bei der Operation rupturiert sind (Tabelle 6). Die Ergebnisse sind jedoch widersprüchlich. Bei der Untersuchung von Webb et al. (1973) sank die Fünfjahresheilung von 90% bei den nichtrupturierten Ovarialtumoren des Stadiums Ia auf 55% bei den rupturierten ab. Einen signifikanten Unterschied zwischen rupturierten und nichtrupturierten Ovarialkarzinomen fanden auch Einhorn et al. (1985). Dagegen war bei den Untersuchungen von Munnell (1968), Dembo et al. (1990) und Sevelda et al. (1990) die Fünfjahresheilung der rupturierten und nichtrupturierten Ova-

Tabelle 6. Intraoperative Ruptur von Ovarialkarzinomen Stadium I a

Literatur	Anzahl rupturiert/ Gesamtzahl	Prognose
Munnell (1968)	27/99	gleich
Webb et al. (1973)	53/271	schlechter
Einhorn et al. (1985)	64/176	schlechter
Dembo et al. (1990)	190/481	gleich
Sevelda et al. (1990)	56/186	gleich

rialkarzinome, Stadium Ia, identisch. Solange diese widersprüchlichen Untersuchungsergebnisse nicht geklärt sind, ist vor einer laparoskopischen Operation von Ovarialtumoren dringend zu warnen.

Myomektomie

Die Domäne der laparoskopischen Myomektomie sind gestielte Myome. Sie werden an ihrer Basis koaguliert, dann abgedreht oder mit der Schere durchtrennt. Bei der Entfernung von intramuralen Myomen (Semm 1984) ist zu bedenken, daß der Eingriff mit relativ großen Nekrosen einhergeht, die durch die Koagulation von Blutungen entstehen. Wesentlich schonender für das Myometrium lassen sich subseröse und intramurale Myome chirurgisch durch Laparotomie entfernen.

Hysteroskopische Eingriffe

Polypektomie

Bei der Kürettage des Corpus uteri muß man davon ausgehen, daß jeweils 10–35 % der pathologischen Veränderungen durch den Eingriff nicht erfaßt werden. Polypen stehen dabei an erster Stelle (Gimpelson u. Rappold 1988). Besser als die „blinde" Kürettage eignet sich die Hysteroskopie zur Erfassung und Entfernung von Polypen. Bei der AAGL-Umfrage war die Entfernung von Polypen die zweithäufigste Indikation für die operative Hysteroskopie (Tabelle 2).

Ablation des Endometriums

Die hysteroskopische Entfernung des Endometriums wegen Hypermenorrhoe wird anstelle einer Hysterektomie z. Z. häufig diskutiert. Der Eingriff wird vor allem bei postmenopausalen Frauen mit starken Abbruchblutungen bei der Östrogen-/Gestagensubstitution und bei Kontraindikationen zur Hysterektomie vorgeschlagen. Der Stellenwert der Risiken und der Nutzen dieses Eingriffes sind jedoch noch nicht vollständig geklärt (Wallach et al. 1990).

Metroplastik

Anstelle der transabdominalen Metroplastik wird von hysteroskopisch Versierten zunehmend die hysteroskopische Resektion des Uterusseptums durchgeführt (Wallach et al. 1990). Dieses Vorgehen ist natürlich nur beim Uterus subseptus, nicht dagegen beim Uterus bicornis möglich. Die Vorteile der hysteroskopischen Operation sind der kleinere Eingriff, die kürzere Hospitalisation und die Tatsache, daß keine Uterotomie erfolgt und bei einer nachfolgenden Schwangerschaft keine Sectioentbindung erforderlich ist (Wallach et al. 1990).

Schlußfolgerungen

1. Die operative Endoskopie ist unter den gynäkologischen Operationen nicht mehr wegzudenken. Endoskopische Operationen befinden sich allerdings noch in der Entwicklungsphase. Vorteile sind der kleinere Eingriff, Vermeiden der Laparotomiewunde, kürzere Hospitalisationsdauer, kürzere Rekonvaleszenzzeit und wahrscheinlich weniger postoperative Adhäsionen.
2. Indikationen, Komplikationen, Standards und Abgrenzung gegenüber konventionellen Methoden sind für viele dieser Eingriffe noch nicht abgeklärt. Einige dieser Operationen sind dagegen schon weitgehend etabliert, dazu gehört u. a. die laparoskopische Operation der Tubargravidität, die Koagulation von Endometrioseherden, die Adhäsiolyse und die hysteroskopische Resektion von Uterussepten.
3. Beim endoskopischen Operieren mit langen Instrumenten, die am besten über Video dirigiert werden, handelt es sich um eine grundsätzlich andere Operationstechnik als bei der konventionellen Chirurgie. Sie muß deshalb ebenso wie jene Schritt für Schritt erlernt werden.
4. Auch bei der Laparoskopie ist vor jeder operativen Maßnahme zu prüfen, ob sie tatsächlich erforderlich ist. Bei bereits eingeführtem Laparoskop besteht die Gefahr, daß die Indikationsschwelle für operative Eingriffe sinkt. Nicht jede zufällig entdeckte Adhäsion muß durchtrennt, nicht jeder winzige Endometrioseherd koaguliert und nicht jedes kleine Myom entfernt werden.
5. Trotz seiner offensichtlichen Vorteile ist das endoskopische Operieren kein Ziel an sich. Wenn jemand in einer bestimmten Situation glaubt, mit der konventionellen Chirurgie ein besseres Ergebnis erzielen zu können als mit der laparoskopischen, dann sollte er auch das konventionelle Vorgehen wählen.

Literatur

Bruhat M-A, Mage G, Pouly J-L, Manhes H, Canis M, Wattiez A (1989) Coelioscopie operatoire. Medsi/McGraw-Hill, New York Paris

Bukovsky I, Langer R, Herman A, Caspi E (1979) Conservative surgery for tubal pregnancy. Obstet Gynecol 53:709–711

Burghardt E, Kindermann G, Semm K (1989) Umfrage: Laparoskopische Punktion und Probeexzision von Ovarialzysten. Gynäkol Prax 13:527–530

Cartwright PS, Herbert III CM, Maxson WS (1986) Operative laparoscopy for the management of tubal pregnancy. J Reprod Med 31:589–591

Dadak C, Feiks A, Deutinger J, Reinthaller A, Janisch H (1985) Fertilität nach funktionserhaltenden Operationen bei Tubargravidität. Geburtshilfe Frauenheilkd 45:559–562

Dargent D, Salvat J (1988) Envahissement ganglionnaire pelvien. Medsi/McGraw-Hill, New York Paris

DeCherney AH, Diamond MP (1987) Laparoscopic salpingostomy for ectopic pregnancy. Obstet Gynecol 70:948–950

DeCherney AH, Kase N (1979) The conservative surgical management of unruptured ectopic pregnancy. Obstet Gynecol 54:451–455

Dembo AJ, Davy M, Stenwig AE, Berle EJ, Bush RS, Kjorstad K (1990) Prognostic factors in patients with stage I epithelial ovarian cancer. Obstet Gynecol 75:263–273

Diamond MP, Daniell JF, Johns DA et al. (1990) Adhesion formation and reformation after operative laparoscopy: assessment at early second-look procedures. Abstracts, forty-sixth Annual Meeting of the American Fertility Society October 13–18, 1990, Washington DC, American Fertility Society Birmingham

Einhorn N, Nilsson B, Sjövall K (1985) Factors influencing survival in carcinoma of the ovary. Cancer 55:2019–2025

Giana M, Dolfin GC, Siliquini PN (1978) Trattamento chirurgico concervativo in 51 casi di gravidanza tubarica. Minerva Ginecol 30:99–102

Gimpelson RJ, Rappold HO (1988) A comparative study between panoramic hysteroscopy with directed biopsies and dilatation and curettage; a review of 276 cases. Am J Obstet Gynecol 158:489–492

Hallatt JG (1986) Tubal conservation in ectopic pregnancy: A study of 200 cases. Am J Obstet Gynecol 154:1216–1221

Henry-Suchet J, Tesquier L, Loffredo V, Loron Y, de Brux J (1979) Chirurgie conservatrice de la grossesse extra-uterine. In: Brosens et al. (ed) Oviducte et fertilité. Masson, Paris, pp 393–412

Hasson HM (1989) Ovarian surgery. In: Sanfilippo JS, Levine RL (eds) Operative gynecologic endoscopy. Springer, Berlin Heidelberg New York Tokyo, pp 86–106

Hasson HM (1990) Laparoscopic management of ovarian cysts. J Reprod Med 35:863–867

Hulka JF, Peterson HB, Phillips JM (1990) American Association of Gynecologic Laparoscopists' 1988 membership survey on laparoscopic sterilization. J Reprod Med 35:584–586

Hurwitz A, Yagel S, Zion I, Zakut D, Palti Z, Adoni A (1988) The management of persistent clear pelvic cysts diagnosed by ultrasonography. Obstet Gynecol 72:320–322

Langer R, Bukovsky A, Herman D, Sherman G, Sadovsky G, Caspi E (1982) Conservative surgery for tubal pregnancy. Fertil Steril 38:427–430

Liskin L, Rinehart W (1985) Minilaparotomy and laparoscopy: safe, effective, and widely used. Popul Rep Series C. Johns Hopkins University Baltimore C-125–C-167

Mage G, Canis M, Manhes H, Pouly JL, Bruhat MA (1987) Kystes ovariens et coelioscopie; a propos de 226 observations. J Gynecol Obstet Biol Reprod 16:1053–1061

Menton M, Neeser E, Hirsch HA (1990) Fertilität nach Tubargravidität: Vergleich von tubenerhaltenden Operationen und Salpingektomien. Geburtshilfe Frauenheilkd 50:29–32

Munnell EW (1968) The changing prognosis and treatment in cancer of the ovary. Am J Obstet Gynecol 100:790–805

Oelsner G, Morad J, Carp H, Mashiach S, Serr DM (1987) Reproductive performance following conservative microsurgical management of tubal pregnancy. Br J Obstet Gynecol 94:1078–1083

Osmers R, Völksen M, Hinney B et al. (1990) Klinisches Management von zystischen Ovarialtumoren. Geburtshilfe Frauenheilkd 50:20–28

Paavonen J, Varjonen-Toivonen M, Komulainen M, Heinonen PK (1985) Diagnosis and management of tubal pregnancy: effect on fertility outcome. Int J Gynaecol Obstet 23:129–133

Peterson HB, Hulka JF, Phillips JM (1990a) American Association of Gynecologic Laparoscopists' 1988 membership survey on operative laparoscopy. J Reprod Med 35:587–589

Peterson HP, Hulka JF, Phillips JM (1990b) American Association of Gynecologic Laparoscopists' 1988 membership survey on operative hysteroscopy. J Reprod Med 35:590–591

Pfleiderer A, Wipprecht KG, Ritzmann H, Tan TH (1976) Die Potenz der malignen Entartung der Ovarialtumoren. Fortschr Med 94:81–88

Pouly JL, Manhes H, Mage G, Canis M, Bruhat MA (1986) Conservative laparoscopic treatment of 321 ectopic pregnancies. Fertil Steril 46:1093–1097

Reich H (1989) New techniques in advanced laparoscopic surgery. Baillieres Clin Obstet Gynaecol 3:655–681

Reich H, DeCaprio J, McGlynn F (1989) Laparoscopic hysterectomy. J Gynecol Surg 5:213–216

Reich H, Johns DA, DeCaprio J, McGlynn F, Reich E (1988) Laparoscopic treatment of 109 consecutive ectopic pregnancies. J Reprod Med 33:885–890

Reich H, McGlynn F, Wilkie W (1990) Laparoscopic management of stage I ovarian cancer; a case report. J Reprod Med 35:601–605

Riedel H-H, Lehmann-Willenbrock E, Mecke H, Semm K (1988) Die Häufigkeitsverteilung verschiedener pelviskopischer (laparoskopischer) Operationsverfahren und deren Komplikationsraten. Geburtshilfe Frauenheilkd 48:791–799

Semm K (1984) Operationslehre für endoskopische Abdominal-Chirurgie, operative Pelviskopie – operative Laparoskopie. Schattauer, Stuttgart

Semm K (1989) Die pelviskopische Therapie der Tubargravidität. Speculum 7:3–13

Semm K (1990) Bericht über die Arbeitsgemeinschaft gynäkologische und geburtshilfliche Endoskopie in der Deutschen Gesellschaft für Geburtshilfe und Gynäkologie. Endometriose 8:78–80

Sevelda P, Vavra N, Schemper M, Salzer H (1990) Prognostic factors for survival in stage I epithelial ovarian carcinoma. Cancer 65:2349–2352

Sherman D, Langer R, Herman A, Bukovsky I, Caspi E (1987) Reproductive outcome after fimbrial evacuation of tubal pregnancy. Fertil Steril 47:420–424

Silva PD (1988) A laparoscopic approach can be applied to most cases of ectopic pregnancy. Obstet Gynecol 72:944–947

Vermesh M, Silva PD, Rosen GF, Stein AL, Fossum GT, Sauer MV (1989) Management of unruptured ectopic gestation by linear salpingostomy: a prospective, randomized clinical trial of laparoscopy versus laparotomy. Obstet Gynecol 73:400–404

Wallach EE, Luciano A, Rock JA, Zacur H (1990) New vistas for endoscopy: today and tomorrow. Contemp Obstet Gynecol 35:84–96

Webb MJ, Decker DG, Mussey E, Williams TJ (1973) Factors influencing survival in stage I ovarian cancer. Am J Obstet Gynecol 116:222–226

Wheeler JM, Malinak LR (1989) The surgical management of endometriosis. Obstet Gynecol Clin N Am 16:147–156

Differenziertes Vorgehen bei der Therapie der weiblichen Inkontinenz

T. Schwenzer

Harninkontinenz ist ein Symptom, das in der Öffentlichkeit in den letzten Jahren mit zunehmendem Interesse bedacht wird. Betroffene sind immer weniger bereit, sich mit ihrem Schicksal abzufinden und drängen auf eine erfolgversprechende Behandlung.

In den Grenzen der alten Bundesrepublik Deutschland wurden jedes Jahr über 3 Mio. Menschen wegen Inkontinenz behandelt oder mit Hilfsmitteln versorgt. Mehr als 80% davon waren Frauen. Daher ist gerade der Gynäkologe in vielen Fällen erster Ansprechpartner, wenn sich eine Patientin mit Inkontinenzbeschwerden an einen Arzt wendet (Eberhard et al. 1989).

Diagnostik

Unwillkürlicher Urinabgang ist zunächst nur ein Symptom z. T. völlig verschiedener Krankheitsbilder. Eine effektive Therapie ist daher nur möglich, wenn die Differentialdiagnostik der einzelnen Inkontinenzformen erfolgt ist. Die Differentialdiagnostik stützt sich dabei auf die Säulen
- Anamnese,
- klinischer Untersuchungsbefund und
- apparative Diagnostik, also Urodynamik mit Zystometrie und Urethro-Zystotonometrie, Zysto-Urethroskopie, Kalibrierung der Harnröhrenweite mit Bougie à boule, Beckenboden-Elektromyogramm etc.

Die Anamnese und der klinische Befund geben in vielen Fällen schon eindeutige Hinweise auf eine bestimmte Inkontinenzform. Eine exakte Differenzierung kann aber nur anhand einer urodynamischen Untersuchung erfolgen. Ohne Urodynamik liegt die Fehldiagnoserate in einer Größenordnung von 20–30%! Daher sollte eine Therapie der Inkontinenz nur in wenigen ausgewählten Fällen ohne urodynamische Abklärung erfolgen:

Bei dringendem Verdacht auf eine Urgeinkontinenz kann über einen begrenzten Zeitraum eine medikamentöse Behandlung in Betracht kommen, ohne daß zuvor eine apparative Diagnostik vorgenommen wurde. Wenn allerdings nach 4–6 Wochen die Beschwerden trotz Fortführung der medikamentösen Therapie persistieren oder nach Absetzen der Medikamente erneut wieder auftreten, ist in diesen Fällen eine apparative Diagnostik unverzichtbar. Die Versorgung mit urodynamischen Meßplätzen hat in den letzten Jahren stark zugenommen, daß heute praktisch flächendeckend ohne größeren Aufwand für die Patientin eine solche Diagnostik erfolgen kann.

Besteht der Verdacht auf eine Streßharninkontinenz, kann ein konservativer Behandlungsversuch, also ein Beckenbodentraining, erfolgen, ohne daß zuvor eine Urodynamik durchgeführt wird.

Wird eine Operation geplant, ist es immer empfehlenswert, eine entsprechende apparative Diagnostik präoperativ vorzunehmen. Von Urologen wird teilweise der Standpunkt vetreten, daß es fehlerhaft sei, eine Operation ohne Urodynamik vorzunehmen. Wir selbst vertreten die Auffassung, daß in Einzelfällen bei klarem Befund eine Operationsindikation gegeben sein kann, ohne daß eine apparative Abklärung erfolgt ist. Dies gilt insbesondere dann, wenn die Inkontinenz einen Nebenbefund darstellt und im Vordergrund Deszensusbeschwerden stehen, die eine operative Beseitigung des Deszensus erfordern.

Eine conditio sine qua non ist die urodynamische Abklärung vor Rezidiveingriffen, bei nicht restharnfreier Blasenentleerung, bei anamnestischen neurologischen Erkrankungen. Sie ist dringend empfehlenswert wenn eine deutliche Diskrepanz zwischen klinischem Befund und angegebenen Beschwerden besteht. Kommt eine Patientin mit dem Hauptsymptom Harninkontinenz zum Gynäkologen, sollte auch beim Primäreingriff heute präoperativ eine urodynamische Abklärung erfolgen, um die Therapieplanung mit maximaler Erfolgsaussicht vornehmen zu können. Die urodynamische Abklärung, insbesondere das Urethradruckprofil, erlaubt nicht nur eine Differenzierung der verschiedenen Inkontinenzformen, sondern ist auch mit bestimmten Parametern fester Bestandteil der Therapieplanung geworden.

Zunächst kann mit einer Zystotonometrie unter standardisierten Bedingungen eine blasenbedingte – also eine Urgeinkontinenz – sicher ausgeschlossen oder nachgewiesen werden. Dazu wird mit einer konstanten Füllungsrate von 100 ml H_2O/min die Harnblase aufgefüllt, die Flüssigkeit hat dabei Raumtemperatur. In Abständen wird die Patientin aufgefordert, kräftig zu husten, um so zusätzlich eine Provokation herbeizuführen. Unter diesen Bedingungen beträgt die Blasenkapazität mindestens 300 ml, ein erster Harndrang wird in der Regel nicht früher als bei 200 ml verspürt (Schwenzer u. Beck 1989).

Bei jedem Untersuchungsgang schließt sich unmittelbar eine simultane Druckmessung in Blase und Urethra also eine Urethrozystotonometrie sowohl in Ruhe als auch bei Hustenbelastung an. Nur mit dieser Methode kann eine Urethralverschlußinsuffizienz – also eine Streßharninkontinenz – sicher ausgeschlossen oder nachgewiesen werden (Eberhard 1986).

Diese Methode wird gelegentlich immer noch kritisch eingeschätzt, weil in einem nicht zu vernachlässigenden Prozentsatz der Fälle eine Diskrepanz zwischen den anamnestischen Angaben und dem meßtechnischem Befund bestehenbleibt. Wir wissen heute durch eigene Untersuchungen, daß es sich in diesen Fällen sehr häufig um Patientinnen mit einer grenzwertigen Streßharninkontinenz handelt, bei denen also unter den Bedingungen eines Labors nicht immer eine Situation herbeigeführt werden kann, in der auch tatsächlich Urin abgeht (Schwenzer 1990).

Aus dem Urethraruheprofil wird die funktionelle Harnröhrenlänge und der maximale Urethraverschlußdruck ermittelt. Es ist heute gesichert, daß der

Urethra-Ruheverschlußdruck, also der Druck, der unter Ruhebedingungen einen vollständigen Blasenverschluß gewährleistet, einen wichtigen Prognoseparameter für verschiedene Inkontinenzoperationen darstellt: Bei niedrigem Urethra-Ruheverschlußdruck (hypotone Urethra) sind die Ergebnisse einer vorderen Kolporrhaphie als Inkontinenzoperation so schlecht, daß dieses Verfahren bei niedrigem Urethra-Ruheverschlußdruck nicht mehr allein als Inkontinenzoperation angewendet werden sollte (Beck et al. 1990).

Der Ruheverschlußdruck nimmt dabei normalerweise auch bei gesunden Frauen kontinuierlich mit dem Lebensalter ab, so daß eine Entscheidung, ob der Verschlußdruck altersentsprechend zu niedrig oder normal ist, nur erfolgen kann, wenn die Altersabhängigkeit bekannt ist. Diese Altersabhängigkeit ist von zahlreichen Autoren beschrieben worden (Schwenzer u. Beck 1986).

Das Urethra-Streßdruckprofil gibt Aufschluß über die Verschlußfunktion der Blase unter einer Belastung mit intraabdominalen Drucksteigerungen. Dabei ist der auch unter Belastung noch bestehende Verschlußdruck der Harnröhre eine Resultierende des Ruheverschlußdrucks und des auf die Urethra übertragenen Druckanteils der Belastung, also der Drucktransmission. Die Verschlußfunktion der Blase kann unter Belastung also unzureichend sein, weil 1. der Ruhedruck zu niedrig ist oder weil 2. die Drucktransmission auf die Harnröhre unter Belastung nicht ausreichend ist. Wir wissen heute, daß diese Drucktransmission auf die Harnröhre eine zusammengesetzte Komponente aus aktiver und passiver Drucktransmission darstellt. Einmal wird die intraabdominale Drucksteigerung passiv zumindest teilweise auf die Urethra übertragen, zum anderen kommt es auch zur aktiven Drucktransmission durch die reflektorische Kontraktion der Beckenbodenmuskulatur und der Muskulatur der Harnröhre (Schwenzer 1988). Dabei spielt die eigentliche Harnröhrenmuskulatur jedoch nur eine ganz untergeordnete Rolle. Tierexperimentelle Untersuchungen von Thürhoff et al. (1982, 1987) und Heidler et al. (1987) konnten zeigen, daß die aktive Drucktransmission zumindest im Tiermodell fast die Hälfte der gesamten urethralen Drucksteigerung unter Belastung ausmacht. Theoretisch ist daher die Drucktransmission ein wichtiger Parameter für die Beurteilung der Verschlußfunktion. Praktisch bestehen erhebliche Schwierigkeiten, tatsächlich die Drucktransmission zu messen: Bei einer schweren Inkontinenz kommt es sehr frühzeitig zum Druckangleich zwischen Blase und Harnröhre, also zu kommunizierenden Röhren, so daß mit Beginn des Druckangleichs der intraurethrale Druckanstieg nur noch eine Funktion des Druckanstiegs in der Harnblase ist. Wird jetzt mit zunehmender Kraft gehustet, wird die Drucktransmission scheinbar immer höher. Es handelt sich aber, wie leicht verständlich wird, um eine reine Artefaktmessung, weil tatsächlich nicht die Drucktransmission gemessen wird, solange kommunizierende Röhren bestehen (Abb. 1 und Tabelle 1). Daraus resultiert, daß gerade Patientinnen mit schwerer Inkontinenz, d. h. frühzeitigem Druckangleich, häufig eine besonders gute Drucktransmission aufweisen, die sich u. U. nicht von der Drucktransmission gesunder Frauen unterscheidet.

Mit Hilfe eines neu in die Diagnostik eingeführten Parameters, der Inkontinenzschwelle, gelang es uns auch, Aussagen für die Patientinnen zu treffen, die unter den Bedingungen eines Labors gerade noch keine nachweisbare Inkonti-

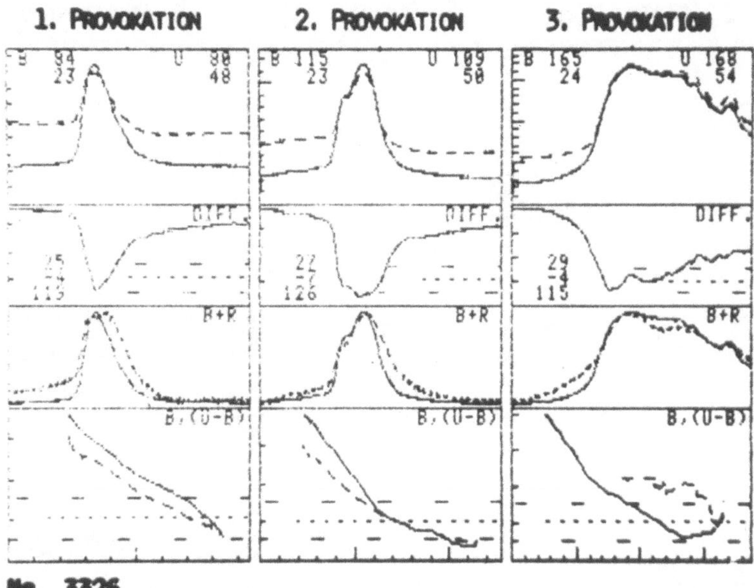

Abb. 1. Zunehmende Provokationsstärke bei 3 aufeinanderfolgenden Hustenstößen. Schon bei der ersten Provokation wird Druckangleich zwischen Blase und Urethra erreicht. Die Drucktransmission wird *scheinbar* von Provokation zu Provokation immer größer. Der Transmissionsfaktor ist nur noch eine Funktion der Provokationsstärke

Tabelle 1. Parameter des Streßdruckprofils zu den Hustenprovokationen aus Abb. 1

Nr. 3326	1. Provokation	2. Provokation	3. Provokation
Blasenruhedruck (BDR)	23 cmH_2O	23 cmH_2O	24 cmH_2O
Blasenstreßdruck (BDS)	84 cmH_2O	115 cmH_2O	165 cmH_2O
Urethraruhedruck (UDR)	48 cmH_2O	50 cmH_2O	54 cmH_2O
Urethrastreßdruck (UDS)	80 cmH_2O	109 cmH_2O	168 cmH_2O
Rel. Blasenstreßdruck (BDSrel)	61 cmH_2O	92 cmH_2O	141 cmH_2O
Transmissionsdruck (TD)	32 cmH_2O	59 cmH_2O	114 cmH_2O
Transmissionsfaktor (TF)	52,5 %	64,1 %	80,9 %
Inkontinenzschwelle (IKS)	80 cmH_2O	65 cmH_2O	70 cmH_2O

nenz zeigen. Hier ist es möglich geworden, zu extrapolieren, ob die Verschlußfunktion der Harnblase auch in den Augenblicken ausreichen wird, in denen im Alltag höhere Druckbelastungen als unter Laborbedingungen auftreten (Abb. 2).

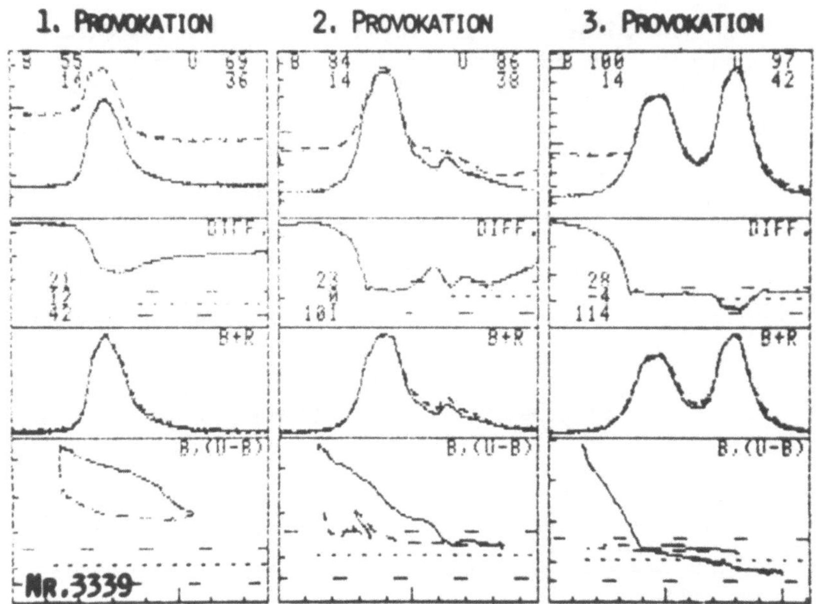

Abb. 2. Mit steigender Provokationsstärke kommt es zum Druckangleich zwischen Blase und Urethra. Schon bei unterschwelliger Provokationsstärke (1. Provokation) kann eine Inkontinenzschwelle von ca. 70 cmH_2O durch Extrapolieren ermittelt werden. Bei zunehmender Provokationsstärke (2. Provokation) kommt es bei 70 cmH_2O tatsächlich zum Druckangleich. Bei der 3. Provokation in rascher Folge tritt dann zusätzlich eine Ermüdung des Verschlußapparates ein, so daß schon bei 40 cmH_2O Druckangleich erreicht wird

Therapie der Streßharninkontinenz

Es ist für die Therapieplanung sinnvoll, wenn man sich vor Augen führt, daß Genitaldeszensus und Streßharninkontinenz zwar mittelbar miteinander verknüpft sind, jedoch nicht in jedem Fall einander bedingen. In vielen Fällen führt ein Genitaldeszensus, insbesondere bei Zysto- und Urethrozele, zwar zum Auftreten einer Streßharninkontinenz, trotzdem sieht man immer wieder Fälle, die trotz Deszensus kontinent sind. Besonderer Aufmerksamkeit bedürfen hier Patientinnen, die unter schweren Deszensusformen leiden. Gerade bei Subtotalprolaps oder Totalprolaps ist häufig ein Kontinenzmechanismus über ein Quetschhahnphänomen gegeben, so daß hier praktisch eine Ersatzkontinenz vorliegt, die dann bei der operativen Korrektur aufgehoben wird und postoperativ u. U. zu einer Inkontinenz führt. Durch den langfristig bestehenden Prolaps sind vielfach die Strukturen des Beckenbodens, der Urethralmuskulatur und des periurethralen Bindegewebes so weitgehend geschädigt, daß eine extrem hypotone Urethra bsteht, die dann auch nach Korrektur des Deszensus keine Kontinenz mehr gewährleistet. Es muß also dringend angeraten werden, daß gerade auch Frauen mit ausgedehntem Prolaps urodynamisch untersucht werden, wenn sie primär keine Inkontinenz angeben. Die Untersuchung muß dann nach Reposition des Genitale erfolgen, um eine hypotone Urethra aufzuzeigen oder auszuschließen.

Jede Operation bewegt sich immer im Spannungsfeld zwischen Korrektur des Deszensus, Beseitigung der Harninkontinenz und u. U. Erhalt eines kohabitationsfähigen inneren Genitale.

Wird bei der Greisin eine partielle Kolpokleisis wegen Prolaps vorgenommen, weil die Frage der Kohabitationsfähigkeit für die Patientin keine Bedeutung mehr hat – eine Besprechung ist in jedem Fall mit der Patientin erforderlich –, ist damit keine Inkontinenzbehandlung erfolgt. Alle Operationstechniken zum Verschluß des inneren Genitale und Verengung des Hiatus genitalis sind keine eigentlichen Inkontinenzoperationen. Man muß in jedem Fall versuchen, den retrovesikalen Winkel exakt zu rekonstruieren und eine möglichst hohe Elevation dieser Strukturen zu erreichen. Nur wenn dies durchgeführt wird, kann auch eine Kontinenz erwartet werden. Bei sehr niedrigem Profil ist allerdings auch in diesen Fällen nicht sicher, daß postoperativ Kontinenz besteht. Es ist sinnvoll, diesen Sachverhalt mit der Patientin wenn möglich zu besprechen. Ggf. ist ein Zweiteingriff mit abdominaler Kolposuspension im zeitlichen Intervall sinnvoll, da ein abdomino-vaginales simultanes Vorgehen gerade bei der Greisin in der Regel kontraindiziert ist, um die Operation nicht unnötig auszudehnen.

Am einfachsten ist die Situation dann, wenn ein mäßiggradiger Deszensus, evtl. mit Zysto- und Rektozele besteht und eine urodynamische Abklärung gezeigt hat, daß die Patientin eine normotone Harnröhre hat. Hier ist die vaginale Hysterektomie mit Kolporrhaphia anterior et posterior nach wie vor das Verfahren der Wahl. Eine sorgfältige Präparation weit nach lateral zur Darstellung der endopelvinen Faszie ist notwendig, um eine gute Elevation des urethrovesikalen Übergangs zu erreichen. Insbesondere dieser Winkel muß gut rekonstruiert werden. Blasenboden und Urethra dürfen nicht vollständig begradigt werden.

In den letzten Jahren hat sich gezeigt, daß eine Präparation bis unmittelbar unter den Meatus urethrae externus überwiegend mit negativen Begleiteffekten verbunden ist, weil hierdurch die Urethra zumindest partiell denerviert wird und das periurethrale Gewebe bindegewebig vernarben kann. Postoperativ ist ein deutlicher Abfall des Urethra-Ruheverschlußdruckes auffällig. Dieser Abfall kann zumindest partiell vermieden werden, wenn die Urethra aus der Präparation herausgelassen wird und die plastischen Nähte am urethrovesikalen Übergang enden, so daß eine gute Rekonstruktion des Winkels resultiert.

Wir besprechen in der Regel mit der Patientin, daß diese operative Vorgehensweise gerade im Hinblick auf den Deszensus der sinnvollste Weg ist, daß aber ein Inkontinenzrezidiv nicht immer vermeidbar ist. Gerade wenn die Inkontinenz nicht stark im Vordergrund der vorgebrachten Beschwerden steht, sondern nur Begleitsymptom allgemeiner Deszensusbeschwerden und evtl. auch von Blutungsanomalien ist, erscheint uns dies für die Patientin der sicherste Weg. Bei Rezidivkontinenz, evtl. auch bei frühen Rezidiven kann relativ leicht dann bei rekonstruiertem Beckenboden zusätzlich eine Kolposuspension durchgeführt werden, um den urethrovesikalen Übergang und die endopelvine Faszie weiter zu elevieren.

Bei hypotoner Urethra, gerade auch wenn die Harninkontinenzbeschwerden im Vordergrund des Symptomenkomplexes stehen, ist allerdings die vaginale Hysterektomie mit vorderer und hinterer Plastik allein nicht sicher ausreichend. Hier muß in 30–50% mit primären Operationsversagern oder mit relativ schnellen Rezidiven gerechnet werden. Daher müssen hier zusätzliche Techniken zum Tragen kommen. Ist der Deszensus, insbesondere die Zystozele, nur gering, bietet sich die primär abdominale Vorgehensweise an, wobei dann die endopelvine Faszie in Form einer Kolposuspension eleviert wird.

Wir haben die klassische Fixation nach Marshall-Marchetti-Krantz – also am Periost oder Symphysenknorpel – wegen der Gefahr einer Ostitis pubis und wegen der relativ starren Fixierung der Urethra verlassen und bevorzugen die Suspension am Cooperschen Ligament, also die Technik nach Burch, oder die Suspension an der Fascia obturatoria, also die Technik nach Hirsch (Literatur bei Beck et al. 1990). In vielen Fällen kombinieren wir die Nahttechnik, so daß ein oder zwei Nähte das Coopersche Ligament erreichen, während zusätzlich noch jeweils ein oder zwei Fäden die endopelvine Faszie weiter lateral an die Fascia obturatoria fixieren. Auf diese Weise gelingt es, auch mittelgradige Zystozelen noch gut von abdominal zu korrigieren.

Besteht schon präoperativ eine Rektozele und ist der Introitus ausreichend weit, ist es unbedingt sinnvoll, eine Kolpoperineoplastik von vaginal anzuschließen, um der weiteren Ausbildung der Rektozele vorzubeugen. Sonst muß damit gerechnet werden, daß sich relativ rasch die dorsale Bruchpforte erweitert und es zur ausgeprägten Rekto-Enterozelenbildung kommt. Dieser Zelenbildung wird auch nicht sicher durch die abdominale Douglas-Verödung nach Moschcowitz vorgebeugt, so daß wir eher dieser abdomino-vaginalen Vorgehensweise den Vorzug geben.

Eine relativ schwierige Situation ergibt sich dann, wenn die Zystozele nicht mehr allein von abdominal korrigierbar ist und urodynamisch nachgewiesen eine hypotone Urethra vorliegt. In diesen Fällen ist eine Kolporrhaphia anterior allein sicher nicht ausreichend, um die Inkontinenz zu sanieren. Hier hilft entweder die Einlage einer Schlinge oder die kombinierte Vorgehensweise von abdomino-vaginal, wobei hier dann die zuvor durch eine vordere Plastik schon geraffte endopelvine Faszie zusätzlich durch suspendierende Nähte eleviert wird. In letzter Zeit ist für die Gynäkologie zunehmend propagiert worden, diese Fälle in einer modifizierten Stamey-Pereyra-Technik zu operieren. Dabei wird der Uterus – soweit vorhanden – vaginal exstirpiert, es schließt sich eine Kolporrhaphia anterior an. Noch bei offener vorderer Kolpotomie wird dann ein kleiner suprapubischer Schnitt gelegt und über eine Pereyra-Nadel die endopelvine Faszie in die Bauchdeckenfaszie eleviert. Diese Technik hat den Vorteil, daß sie ohne wesentliche Ausweitung der Operation durchzuführen ist und keine Präparation des Cavum Retzii notwendig ist. Sie unterscheidet sich grundlegend von der von Urologen praktizierten Stamey-Pereyra-Technik dadurch, daß obligat eine vordere Kolporrhaphie ausgeführt wird, auf die von Urologen regelmäßig verzichtet wird.

Diese kombinierten Operationsverfahren haben die Schlingenoperation in den letzten Jahren in der Gynäkologie deutlich in den Hintergrund treten lassen. Mit alloplastischem Material, also z. B. dem Zoedler-Band, ist eine gute Korrektur der Streßinkontinenz ohne Zweifel erreichbar. In Einzelfällen kommt es jedoch zu schwerwiegenden Komplikationen mit Einschneiden des Bandes in die Urethra und z. T. auch Infektionen. In diesen Fällen ist das alloplastische Material nur äußerst mühsam zu entfernen und danach besteht in der Regel eine absolute Inkontinenz. Demgegenüber hat homologes Material, also entweder aus der Fascia lata des Oberschenkels entnommen oder aus der Bauchdeckenfaszie in der Technik nach Aldridge präpariert, diese Nachteile nicht. Es besteht jedoch das Risiko, daß das Bindegewebsmaterial nicht die notwendige Tragfähigkeit zur bleibenden Suspension des urethrovesikalen Winkels behält. Dieser Nachteil haftet auch der lyophilisierten Dura mater an, die relativ rasch einem Umbau unterliegt.

Zusammenfassung

Die differenzierte Therapie der weiblichen Harninkontinenz setzt eine exakte Differentialdiagnostik voraus. Nur in Einzelfällen ist eine Therapie vertretbar, ohne daß die differenzierte Abklärung in vollem Umfang erfolgt ist.

Für die Therapie der Streßharninkontinenz muß zunächst abgewogen werden, ob ein konservativer Behandlungsversuch in Betracht kommt. Krankengymnastisches Training ist auch in der Vorbereitung einer Operation in jedem Fall sinnvoll und stellt darüber hinaus eine gute Rezidivprophylaxe dar (Schwenzer 1989). In die Planung des operativen Vorgehens fließen viele Parameter ein, insbesondere muß berücksichtigt werden, welchen Stellenwert die Therapie der Inkontinenz bei gleichzeitigen Deszensusbeschwerden hat und ob auf eine kohabitationsfähige Scheide zu achten ist. Kolposuspensionsverfahren haben wegen ihrer guten – auch langfristigen Erfolgsraten – in den letzten Jahren zunehmende Bedeutung erlangt.

Literatur

Asmussen M, Ulmstein U (1983) On the physiology of continence and pathophysiology of stress incontinence in the female. Contr Gynec Obstet 10:32

Beck L, Bender HG, Schwenzer T (1990) Operative Behandlung der Streßharninkontinenz. In: Zander J, Graeff H (Hrsg) Gynäkologische Operationen. Kirschners allgemeine und spezielle Operationslehre, B IX. Springer, Berlin Heidelberg New York Tokyo

Eberhard J (1986) Standardisierte Urethradruckmessung mit Normwerten zur Streßinkontinenzdiagnostik. Geburtshilfe Frauenheilkd 46:145

Eberhard J, Schwenzer T, Beck L (1989) Epidemiologie, Ätiologie und Diagnose der Streßharninkontinenz. In: Wulf K-H, Schmidt-Matthiesen H (Hrsg) Klinik der Frauenheilkunde und Geburtshilfe, 2. Aufl. Urban & Schwarzenberg, München

Heidler H, Casper F, Thüroff JW (1987) Urethral closure under stress conditions: Contributions and relative share of intraurethral and periurethral striated muscles. Neurourol Urodyn 6:151

Schwenzer T (1988) Behandlung der Streß-Harninkontinenz der Frau durch Training der Beckenbodenmuskulatur. Urologe [B] 28:13

Schwenzer T (1989) Nichtoperative Therapie der Streßharninkontinenz. In: Wulf K-H, Schmidt-Matthiesen H (Hrsg) Klinik der Frauenheilkunde und Geburtshilfe, 2. Aufl. Urban & Schwarzenberg, München

Schwenzer T (1990) Computergestützte Untersuchungen zur Aussagekraft der Urethro-Zystotonometrie für die Diagnostik der Streßharninkontinenz der Frau. Habilitationsschrift, Düsseldorf 1990

Schwenzer T, Beck L (1986) Postmenopause und Harninkontinenz. Gynäkologe 19:227

Schwenzer T, Beck L (1989) Urge-Inkontinenz. In: Wulf K-H, Schmidt-Matthiesen H (Hrsg) Klinik der Frauenheilkkunde und Geburtshilfe, 2. Aufl. Urban & Schwarzenberg, München

Thüroff JW, Bazeed MA, Schmidt RA, Tanagho EA (1982) Mechanisms of urinary continence: An animal model to study urethral responses to stress conditions. J Urol 127:1202

Thüroff JW, Casper F, Heidler H (1987) Pelvic floor stress response: Effect on periurethral muscle contraction and pelvic floor tone on substitute urethra. Neurourol Urodyn 6:153

Die präoperative Diagnostik des Scheidenblindsackprolapses

V. Terruhn

Täglich sieht der gynäkologische Arzt Senkungszustände der Scheide: Er muß seine Patientin in der Praxis beraten und nicht selten für sie in der Klinik tätig werden. Nach der Hysterektomie kann es zu unterschiedlich ausgeprägten Senkungen der vorderen und hinteren Scheidenwand bis zur Ausstülpung der gesamten Vagina kommen. Ohne Rücksicht auf die Position des Scheidenendes wird gewöhnlich von einem Vorfall des Scheidenblindsackes gesprochen.

Hier beginnt die präoperative Diagnostik: Einfache Vorfälle nach Hysterektomie und der „echte" Scheidenblindsackprolaps sind zu unterscheiden.

Halt des inneren Genitale nach der Hysterektomie

Normalerweise liegt die Scheide außerhalb des Gefahrenbereiches des Hiatus levatoris. Sie ist keineswegs das in anatomischen Atlanten dargestellte gerade Rohr, sondern sie verläuft in der lebenden Anatomie in sagittaler Richtung als abgeplatteter Spalt durch das Levatortor über zwei Schwellen – die des Perinealkeiles und die der Levatorplatte – nach kranial und dorsal, um dort duch die Portio zu einer Art Gewölbe entfaltet zu werden. Solange die Vagina diesen typischen S-förmigen Verlauf mit ihrer Perinealkrümmung einhält, zeigt sie ihre natürliche Verankerung. Ausgüsse mit einer dünnflüssigen Silikon-Kautschuk-Masse informierten uns über die wahren Verhältnisse der Vaginalachse in Form einer „lebendigen" Anatomie (Viszeroplastik). Bei erhöhtem intraabdominellen Druck wird die Scheide gegen die Levatorplatte gepreßt. Wird die Verankerung zunehmend schleißiger, so kommt es zu einer Hernie des Beckenbodens, in dem nun auch der Scheiden*grund* über den Hiatus levatoris gelangt und im weiteren durch Druck auf die Längsachse der Scheide herausgedrängt und schließlich umgestülpt werden kann.

Nach der Hysterektomie endet die Vagina nicht mehr in einem Gewölbe, sondern in einer spaltförmigen Linie, die an ihren beiden Enden sich zu tastbaren und bei der Spekulumuntersuchung sichtbaren Grübchen vertieft. Der Scheidengrund ist damit zweigezipfelt und spricht für den kräftigen Zug, unter dem die Vagina durch Einwirkung des Parakolpiums und Narben des Parametriums steht. Diese Zipfel markieren als eingezogene Scheidenwinkel grübchenähnlich die oberen seitlichen Enden des Scheidenstumpfes.

Descensus vaginae, Uterovaginalprolaps und Scheidenblindsackprolaps

Bleiben die Scheidengrübchen annähernd in situ, kann bei der unveränderten Lage des Scheidenendes von einem Prolaps des Scheidenblindsackes nicht gut die Rede sein. Vielmehr liegt ein Descensus vaginae vor mit einfachen Zysto-, Rekto- oder Enterozelen – vielfach in Kombinationen. Da hier das kräftige und fest an der Beckenwand verankerte parakolpane und parametrane Gewebe den für die chirurgische Wiederherstellung erforderlichen Halt bietet, lassen sich solche Zustände auf die übliche Art beheben. Fällt jedoch die gesamte Scheidenwand wie ein umgestülpter Handschuhfinger vor die Vulva, erkennt man unschwer und handgreiflich, daß die Vagina ihres Punctum fixum beraubt ist: die vorgefallenen Blindsackwinkel zeigen den völligen Mangel der Verankerung des urogenitalen Situs und das gänzliche statische Versagen der Fascia pelvis visceralis an. Die Situation ist ähnlich wie beim Uterovaginalprolaps. Scheidenblindsack- und Uterovaginalvorfälle beruhen beide auf einer Insuffizienz der statischen Funktion der Fascia pelvis visceralis – mit dem Unterschied, daß sie beim Uterovaginalprolaps zumeist noch bis zu einem gewissen Grade vorhanden, beim Scheidenblindsackvorfall jedoch obligatorisch verfallen ist. Dies erklärt auch den Umstand, daß Uterovaginalprolapse sich daher i. allg. mit Routinemethoden (noch) beheben lassen, mit denen Scheidenblindsackvorfälle nicht geheilt werden können.

Definition des Scheidenblindsackprolapses

Entscheidend ist die Relation der Scheidenblindsackwinkel zum Introitus vaginae. Von einem Scheidenblindsackvorfall (Scheidenblindsackprolaps oder Inversion der Scheide) darf nur gesprochen werden, wenn im Zustand nach Hysterektomie das Ende des Vaginalstumpfes selbst vor der Vulva liegt oder beim Pressen in Höhe des Introitus zu liegen kommt. Hierdurch erfährt der Scheidenblindsackvorfall eine Abgrenzung von Scheidenvorfällen mit introitusüberschreitenden Zystozelen, Rektozelen, Enterozelen oder kombinierten Senkungen, bei denen das Scheidenende mehr oder weniger in situ verbleibt.

Häufigkeit

Eine mangelnde Differenzierung zwischen echten Scheidenblindsackvorfällen und banalen Senkungen relativieren alle Angaben über die Inzidenz von Scheidenblindsackvorfällen. Die Zahlen schwanken zwischen 0,73–7,1 % nach vaginalen Hysterektomien und 0,2–2 % nach abdominalen Uterusextirpationen (Cordier 1957; Ledermair u. Delucca 1969). Richter (1963) fand in eigenem Krankengut hysterektomierter Patientinnen nicht ganz 1 ‰ echte Scheidenblindsackvorfälle und bemerkte, daß Erwägungen, ob die vaginale oder abdominale Exstirpation des Uterus eher zum Scheidenblindsackprolaps prädisponiere, nichtig seien, da sich die beiden Operationen nur durch den Bauchschnitt, sonst aber durch nichts unterscheiden.

Der Scheidenblindsackvorfall als denkbar schlechteste Form aller Genitalprolapse ist eine relativ seltene Komplikation nach der Hysterektomie. Seine kausale Behebung gilt als eine der delikatesten unter allen plastisch-chirurgischen vaginalen Eingriffen. Darüber hinaus könne der einzelne gynäkologische Chirurg bei der so seltenen Behandlung des Scheidenblindsackvorfalles keine größeren Erfahrungen sammeln (Parsons u. Ulfelder 1961). Gemeinsam mit Werner Albrich hatte ich das Glück, ab 1973 unter der Anleitung unseres Lehrers Kurt Richter zunächst in München und dann in Nürnberg eine große Anzahl von Patientinnen mit echten Scheidenblindsackvorfällen zu operieren. Wir verfügen über die Verläufe von 160 operierten Patientinnen, deren Schicksal wir über Jahre hinaus verfolgen konnten (Richter u. Albrich 1981).

Die Ätiologie des Scheidenblindsackvorfalles sowie Betrachtungen über seine Prophylaxe

Die ätiopathogenetischen Betrachtungen über die Entstehung von Scheidenblindsackvorfällen drehen sich in der Literatur vor allem um eine mögliche Verursachung durch ärztliche Maßnahmen sowie um die Bedeutung vorbestehender, besonders geburtstraumatischer Veränderungen. Als wichtigste Faktoren gelten die *mangelhafte Verankerung* und unzureichende Narbenbildung sowie die Destruktion des Beckenbodens, wobei dem *Schicksal der Douglasschen Tasche* – seine Verkennung und die Mechanismen seiner pathologischen Ausweitung – besondere Bedeutung zukommt.

Narbige Verankerung und Wirkung der hohen Peritonisierung

Die Meinung, daß bei der vaginal vorgenommenen Hysterektomie die Scheide eher aus ihrer Verankerung gelöst werden dürfte, weil hier vielleicht im Vergleich zum abdominellen Verfahren „mehr" Scheide mitgenommen werde, ist wohl kaum nachvollziehbar. Sind wir gezwungen, bei Malignomen des Uterus eine Scheidenmanschette mitzunehmen, sehen wir niemals einen Vorfall des Scheidenblindsackes. Die jeweils vom Scheidengrund zur Beckenwand links und rechts ziehenden Narben halten die Scheidengrundwinkel in situ und die Scheide in ihrer Perinealkrümmung auf der Levatorplatte. Läßt man darüber hinaus die Scheide offen und vereinigt Douglas- und Blasen-Peritoneum weit oberhalb des vaginalen Absetzungsrandes (hohe Peritonisierung), dürfte sich diese Vorgehensweise in vielerlei Hinsicht vorteilhafter darstellen als der verkürzende Eingriff ihres Verschlusses: die Scheide übernimmt die Aufgabe einer natürlichen Drainage des Operationsgebietes; sie ist beträchtlich länger und wird besser verankert (Abb. 1). Das Vaginalepithel wächst über das Peritoneum nach kranial, ähnlich dem Beispiel der Peritonealscheide anläßlich einer Formation einer Neovagina bei der Scheidenaplasie. Darüber hinaus bildet der von der Bauchhöhle ausgeschlossene und teilweise verödete Douglassche Raum einen kissenartigen Prellbock, der in der Lage ist, den vehement nach unten gerichteten intraabdominellen Druckstoß abzufangen. Geht

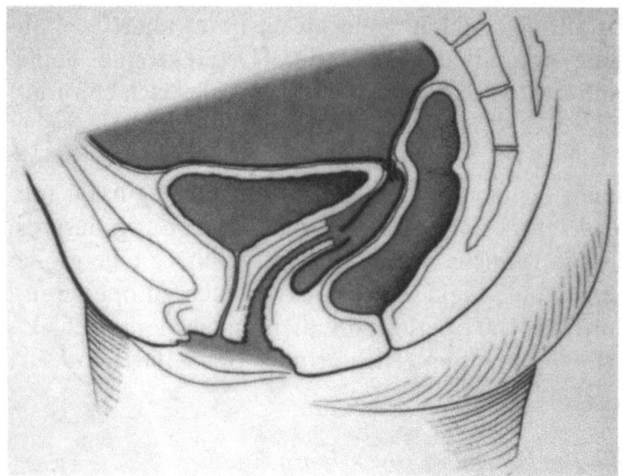

Abb. 1. Hohe Peritonisierung

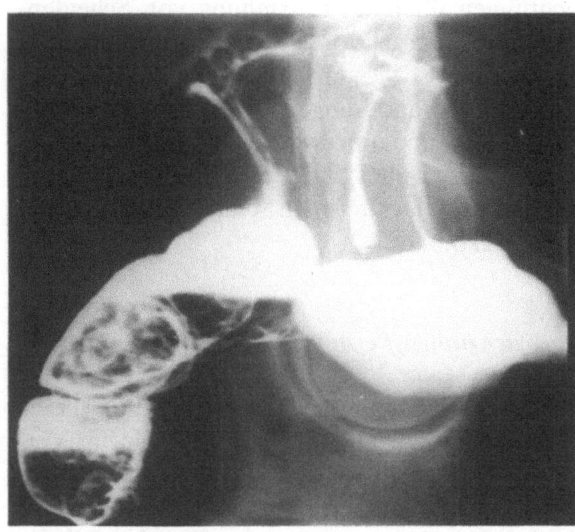

Abb. 2. Perineovaginale Verankerung einer vorgefallenen Neovagina. Viszerographie unmittelbar nach Entfernung der Olive

man von der Vorstellung aus, daß durch die hohe Peritonisierung im oberen Anteil praktisch eine Neovagina gebildet wird, ist es verständlich, daß durch diesen Akt über eine perineovaginale Vernarbung eine bessere Verankerung der Vagina erzielt wird. Diesen Mechanismus glauben wir plastisch belegt zu sehen bei einer Patientin, die wir kürzlich wegen einer prolabierten Neovagina nach der Methode von Vecchietti behandelten (Lentsch u. Terruhn 1989). Die zur Gänze prolabierte Scheide, ehemals entstanden durch die unblutige Dehnungsmethode nach Frank, wurde mit der Vecchiettischen Kunststoffolive nach kranial in das Spatium urethrovesicorectale hinaufgezogen und durch eine perineovaginale Entzündung mit anschließender Vernarbung in siut gehalten

(Richter u. Terruhn 1982). Nach anfänglicher Steilstellung der Scheide, bedingt durch den Zug des Scheidenvorfalles nach ventral durch den Vecchiettischen Spannapparat, legte sich die Vagina später in ihrer typischen S-förmigen Perinealkrümmung auf die Levatorplatte und blieb dort bis heute verankert (Abb. 2).

Schicksal des Douglasschen Raumes

Ein Scheidenblindsackvorfall wird begünstigt, wenn man eine augedehnte Douglassche Tasche bereits bei der Primäroperation nicht beachtet hat (Freund 1899; Moschcowitz 1912). Andere iatrogene Maßnahmen, die wegbahnend für einen Scheidenblindsackvorfall sein können, sind Operationen, die eine Desorientation der Scheidenachse verursachen. Dies gilt für Antefixationsmaßnahmen, auf deren Unsinn bereits vor 40 Jahren verwiesen wurde (Gosselin et al. 1958; Musset u. Loffredo 1958; Read 1951; Shaw u. O'Sullivan 1951) und auch für Inkontinenzoperationen, die allein eine Urethropexie – in Wirklichkeit eine Vaginopexie – zur Erzeugung des urethrovesikalen Winkels zum Ziele haben (Burch 1961; Moschcowitz 1912). Durch diese Techniken wird der Douglassche Raum im Zuge der Zeit immer mehr ausgeweitet, weil er sich dem abdominopelvinen Ungleichgewicht sozusagen als Zielscheibe bei jeder Druckerhöhung unausweichlich anbietet. Die mit Eingeweide ausgefüllte Excavatio rectouterina setzt sich fort zu einem physiologischen kapillären Spalt, der parallel zum Beckenboden verläuft und den Richter u. Frick (1985) treffend als Recessus rectovaginalis bezeichnen. Dieser kapilläre Raum wird in einer pathologischen Situation sozusagen als Reservespalt aufgedehnt, aufgestellt und somit in seiner Richtung geändert. Eine Enterozele, die sich jetzt in „statu nascendi" befindet, ist nicht mehr aufzuhalten. Die Douglassche Tasche kann sich monströs bis zur „grande fosse pelvienne" ausweiten und den Introitus vaginae überschreiten. Urethrozystopexien gehen von der nicht sehr effektiven Annahme aus, daß keine Scheidensenkung oder höchstens eine isolierte Senkung des Blasenhalses bestünde. Burch (1961), der diesen Eingriff der Zügelung am Ligamentum pubicum Cooperi vornimmt, hat auch stets den Douglasschen Raum verödet; dies scheint in Vergessenheit geraten zu sein. Urologen scheuen sich bei den Urethrozystopexien vor der Eröffnung der Bauchhöhle, den Douglasschen Raum zu veröden. Sie haben vor allem das Symptom Harninkontinenz, aber nicht die Senkung infolge des destruierten Beckenbodens im Auge.

Nach Langmade (1965) wäre es aber verfehlt, den Fehler immer nur beim Arzt und nicht auch beim schlechten Gewebe zu suchen, welches die Entstehung des Prolapses überhaupt ermögliche: altersbedingte Involutionsvorgänge mit ihrem Östrogenmangel, der Verschleiß des Gewebes durch übermäßige körperliche Arbeit und Traumata durch Geburten sowie die das abdominopelvine Ungleichgewicht begünstigende Adipositas sind als senkungsfördernd bekannt. Prolapszustände können sich darüber hinaus manifestieren, wenn zuvor große, den Douglasschen Raum aufdehnende Tumore – Uterus myomatosus, Ovarialneoplasien – entfernt wurden (Musset u. Loffredo 1958).

Diagnose

Inspektion

Das klinische Bild des Scheidenblindsackvorfalles ist schwer durchschaubar (Abb. 3). Scheidenblindsäcke sehen sich einander äußerlich ähnlich. Vor der Vulva liegt die ausgestülpte Vaginalhaut bis zur Größe eines Balles. Nach den charakteristischen Grübchen der vorgefallenen Scheidenwinkel und der Insertionsstelle der ausgeleierten parakolpanen Verankerung ist zu fahnden, wenn man sie nicht im Introitustor oder vor diesem erkennt. Die Scheidenhaut kann Ernährungsstörungen aufweisen: zusammen mit mechanischen Läsionen kommt es in der atrophischen vulnerablen Scheidenhaut, die teilweise von hyperkeratotischen Arealen umgeben ist, zu flachen, blutig-schmierigen Erosionen. In gestauter ödematöser Umgebung sieht man Substanzdefekte mit wallartigen Rändern. Diese typischen Prolapsgeschwüre erinnern durchaus an neoplastische Gebilde.

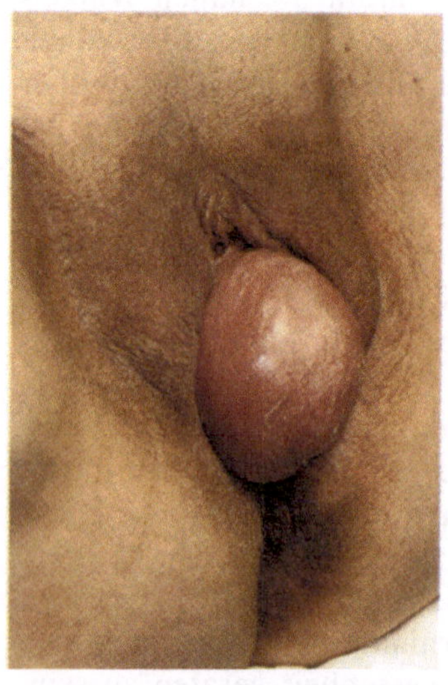

Abb. 3. Echter Scheidenblindsackvorfall

Palpation

Die Abtastung des Vorfalles kann selten weitere verläßliche Details ergeben; man weiß nicht, welche Organe sich disloziert in diesem Sack befinden. Rektozelen bieten den typischen Rektalbefund. Wölbt sich die proximale hintere Scheidenwand oberhalb der tastbaren Rektozele vor, vielfach abgegrenzt durch eine Furche, dürfte auch eine Enterozele vorliegen. Bei großem Enterozelensack und atrophischer Scheidenhaut ist bei längerer Betrachtung die Peristaltik des Darmes zu erkennen, und selten ist die körnige Konsistenz des Netzes durchzutasten. Manchmal gelingt es durch den rektal untersuchenden Finger einen Enterozelensack, außerhalb des Rektums befindlich, auszumachen – dann dürfte eine Enterozele so gut wie sicher sein.

Symptome

Die Beschwerden der Frauen sind leicht nachvollziehbar: Fremdkörper- und Senkungsgefühl, Kreuzschmerzen, erschwertes Sitzen sowie Behinderung der Kohabitation. Steht die Zystozele im Vordergrund, kann die Patientin über ständigen Harnverlust oder über erschwerte Entleerung sowie über zystische Beschwerden klagen. Durch die Unwegsamkeit der abgeknickten Harnröhre ist ein Quetschhahnmechanismus entstanden. Vorhandene Rektozelen führen zu Defäkationsbeschwerden, Enterozelen können tief-dumpfe, unangenehme abdominale Schmerzen hervorrufen; erstaunlich ist, daß es bei der atrophischen Scheidenhaut nur selten zur Ruptur der Enterozelenwand mit Austritt des Darmes kommt.

Zystoskopie

Anläßlich der Blasenspiegelung kann man diaphanoskopisch Zystozelen und Sanduhrblasen leicht erfassen. Ob nun die gesamte Blase vorgefallen ist – im Sinne einer Zystoptose – ist nur zu vermuten. Vorhandene Trabekel sprechen für eine seit längerem bestehende erschwerte Entleerung.

Ultraschall

Die Sonographie läßt pathologische Veränderungen im harnableitenden System erkennen, die, wenn notwendig, durch ein Ausscheidungsurogramm ergänzt oder bestätigt werden können.

Urodynamik

Urodynamischen Untersuchungen sind Grenzen gesetzt. Ebenso wie beim Uterovaginalprolaps, so ist auch beim Scheidenblindsackprolaps eine Beurteilung nur nach Reposition des Vorfalles möglich. Häufig verfälschen Artefakte die Zystotonometrie bis zur Unverwertbarkeit.

Viszerographie

Bei allen ausgeprägten Befunden reicht jedoch die klinische Untersuchung für die einwandfreie Identifizierung des Inhaltes der Vorfallsäcke oft nicht aus; überspitzt formuliert: „Sack ist nicht gleich Sack." Die Viszerographie deckt vier gänzlich verschiedene Formen auf. Es gibt reine Formen und Mischtypen. Bei den reinen Formen ist nur *ein* Hohlorgan disloziert, während andere Hohlorgane ihre normale Lage bewahren. Die Viszerographie in Form der Docht-Urethro-Zysto-Kolpo-Rekto-Anographie oder einer gleichwertigen Untersuchung liefert die für die Indikationsstellung, Prognose und Durchführung etwaiger Zusatzeingriffe wichtigen Details (Heinz 1983; Richter et al.

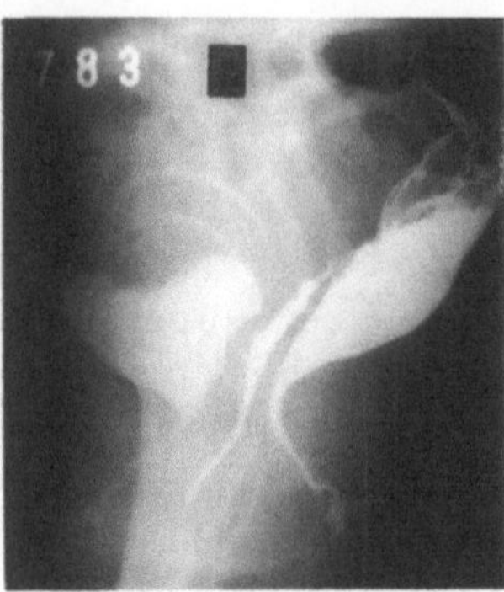

Abb. 4. Normales Viszerogramm

1974; Richter 1987). Die Untersuchung hat die Erfassung des dynamischen Bewegungsablaufes und der lagemäßigen Veränderung bei Belastung zum Ziel. Als ein weiteres Verfahren der „lebendigen Anatomie" sagt sie, wie die Ausgüsse (Viszeroplastiken), etwas über die wahren Verhältnisse aus. Aus ihr kann auf die Leistungsfähigkeit oder das Versagen der einzelnen für die Aufrechterhaltung des uro-rekto-genitalen Situs erforderlichen Faktoren auf anatomische Defekte und ihre Lokalisation geschlossen werden. Beabsichtigt man eine kausale Therapie des Scheidenblindsackvorfalles, dann ist die Viszerographie als kausale Untersuchung geeignet, aus ihr ein anatomisch begründetes und somit kausales Therapiekonzept zu entwickeln. Die Abb. 4 zeigt die normale Syntopie der Scheide und der benachbarten Hohlorgane. Die Vagina befindet sich in ihrer typischen perinealen Krümmung. Beim Pressen erkennt man die Levatorwirkung, die Verstärkung des Puborektaliseffektes und Verstärkung des anorektalen Winkels. Die Urethra ist normalerweise nach ventral konkav.

Die vier Typen des Scheidenblindsackvorfalles

Typ Zystozele (Abb. 5)

Die im Sinne einer Ptose, eines rotatorischen Deszensus oder einer Sanduhr vorgefallenen Blase füllt den Sack mehr oder minder aus. Die Harnröhre sinkt

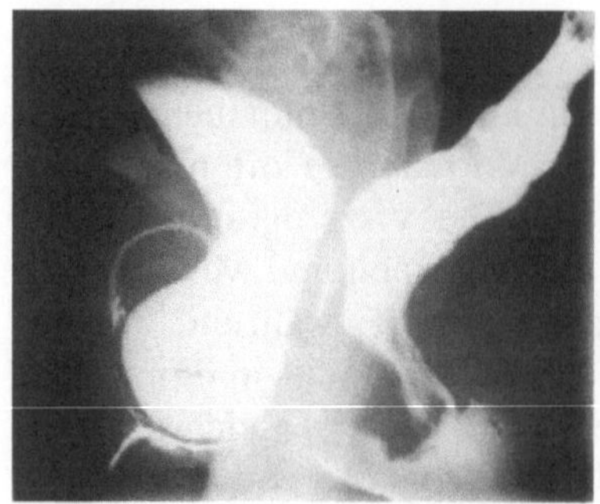

Abb. 5. Scheidenblindsackvorfall Typ Zystozele

dementsprechend zur Gänze oder nur im supradiaphragmatischen Anteil ab. Sie beschreibt einen abnormen *dorsal*-konkaven Bogen. Beim Pressen knickt sie angelhakenartig bis zu ihrer Unwegsamkeit ab; es entsteht der „Quetschhahnmechanismus". Vielfach erkennt man die Kontur der Harnblase unregelmäßig in Form einer Trabekulierung als Zeichen der muskulären Hypertrophie bei chronischer Abflußbehinderung.

Typ Rektozele (Abb. 6)

In verschiedener Höhe ausgebuchtet nimmt das Rektum größere und kleinere Anteile des Vorfallsackes ein. Die Ausweitung läßt sich in der Regel durch die rektale Untersuchung verifizieren (Wardscher Handgriff); dagegen ist das Bestehen einer Enterozele palpatorisch meist schwer auszumachen. Man vermutet sie eher. Beim Pressen vergrößert sich die Rektozele, beim Zurückhalten, d. h. bei der Betätigung des Levators, wird der Puborektaliseffekt kaum oder gar nicht wirksam. Das viszerographische Bild gleicht dem in Ruhe.

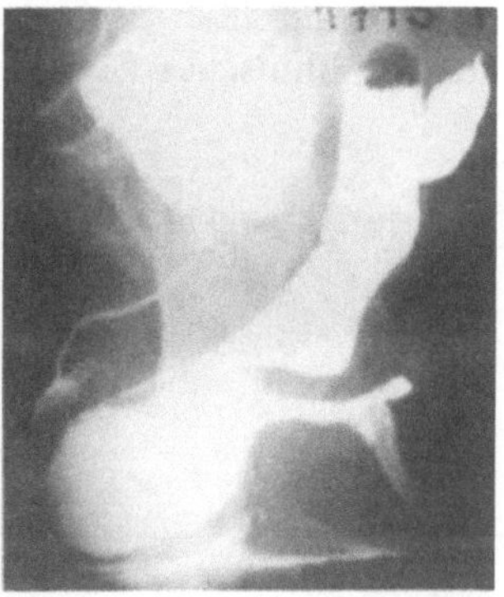

Abb. 6. Scheidenblindsackvorfall Typ Rektozele

Typ Enterozele (Abb. 7)

Zwischen den voneinander abnorm distanzierten Organen Blase und Rektum drängen sich nicht mit Kontrastmittel gefüllte und deshalb röntgenologisch nicht sichtbare Eingeweide (Dünndarm) in den Prolaps hinein. In der Preßaufnahme kann die Douglasozele so mächtig sein, daß das Rektum zur Seite gedrängt wird und auf der Aufnahme lateral fast nicht mehr zu erkennen ist. Es ist haltlos, gestreckt, nach abwärts hängend, wie ein heruntergefallener Strumpf. Der früher mehr oder minder spitze Winkel zwischen Analkanal und Rektum ist aufgehoben: die Perinealkrümmung des Enddarmes bzw. der anorektale Winkel ist verstrichen. Es ist verständlich, daß bei dieser Situation der „grande fosse pelvienne" die alleinige vaginale Korrektur inklusive der Vaginaefixatio nicht ausreicht. Eine Heilung kann nur erzielt werden, wenn durch zusätzlichen abdominalen Zugang eine Rektopexie mit Verödung des Douglasschen Raumes – nach Moschcowitz (1912) – durchgeführt wird.

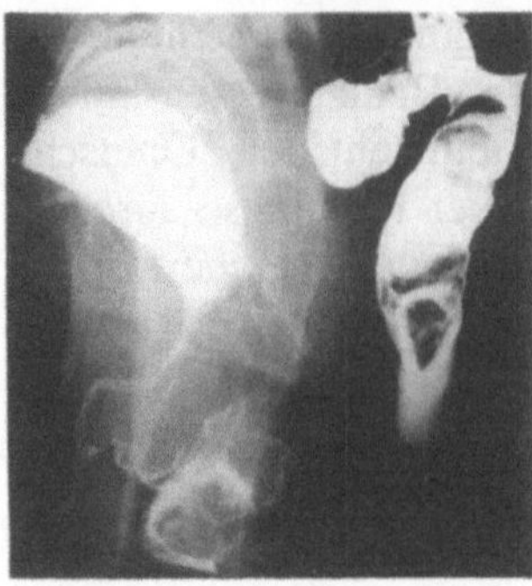

Abb. 7. Scheidenblindsackvorfall Typ Enterozele

Mischtypen (Abb. 8)

Kombinationen, in denen die für die einzelnen Formen charakteristischen Merkmale in unterschiedlichem Ausmaß sich vereinen, sind bei den echten Scheidenblindsackvorfällen am häufigsten vertreten. Das Viszerogramm präsentiert die überraschende Vielfalt und zwingt zur Korrektur vermeintlich sicherer klinischer Befunde.

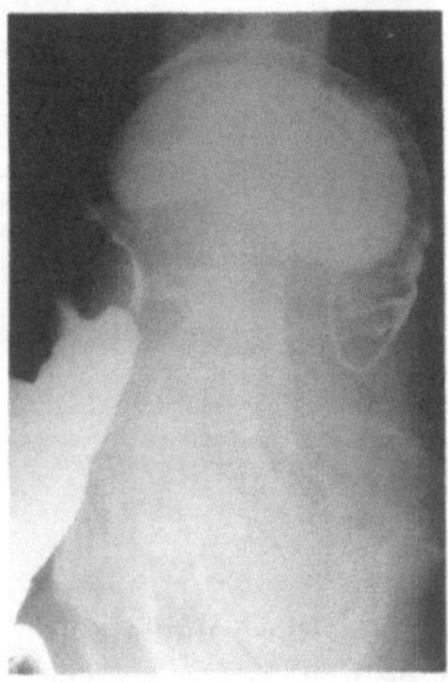

Abb. 8. Scheidenblindsackvorfall Mischtyp

Kausale Diagnostik und kausale Therapie

Die Viszerographie ist das Kernstück der präoperativen Diagnostik des Scheidenblindsackvorfalles. Die kausale Therapie bemüht sich um die Rückverlagerung der mit der Scheide vorgefallenen Organe in das Eingeweidepaket und um Wiederherstellung der Zügelung durch die Fascia pelvis visceralis. Amreich (1951) beabsichtigte „dem Beispiel der Natur folgend", die vorgefallene Vagina über die Levatorplatte zurückzuverlagern und ihr die physiologische

Perinealkrümmung wiederzugeben. Sicher ist die Verankerung des Blindsackes in möglichst physiologischer Position durch Erzeugung einer parakolpanen Narbe die hauptsächliche Aufgabe einer adäquaten operativen Behandlung des vorgefallenen Scheidenblindsackes. Sie bliebe Stückwerk, verfolgte sie – falls möglich – nicht gleichzeitig eine Verbesserung der stets vorhandenen Beckenbodeninsuffizienz. Die Vaginaefixatio sacrospinalis vaginalis ist keine Inkontinenzoperation, sondern sie bildet das Kernstück einer aus mehreren Eingriffen zusammengesetzten Operation, bei der je nach Vorfalltyp der eine oder andere Akt akzentuiert beachtet oder auch unterbleiben kann (Richter 1967). Was unterbleiben kann, vermittelt die Viszerographie, die somit in der Lage ist, die mit nicht notwendigen Maßnahmen verbundenen Gefahren abzuwenden: beispielsweise Korrekturen eines gut vorhandenen urethrovesikalen Winkels oder Verletzungen beim überflüssigen Versuch einer Eröffnung des nicht ausgeweiteten Douglasschen Raumes. Erst durch die Viszerographie erhält der Operateur exakte Kenntnis der individuell immer unterschiedlich pathologisch veränderten Topographie, die ihm helfen, den Eingriff mit vaginalem, abdominalem oder kombiniertem Zugang sicherer zu gestalten.

Die Zukunft wird zeigen, ob die röntgenologische Beckenviszerographie durch andere, noch weniger invasive Methoden abgelöst oder ergänzt werden kann. Erfolgversprechende Ansätze in der Sonoviszerographie und in der Technik des NMR's liegen vor.

Zusammenfassung

1. Das Symptom des Scheidenblindsackvorfalles bietet uniforme gynäkologische Befunde – unabhängig von den beteiligten Organen: jeder vorgefallene Bruchsack sieht gleich aus, die Inhalte sind verschieden.
2. Zur Behandlung ist individualisiertes Vorgehen angezeigt; dies kann nur in Kenntnis der anatomischen und funktionellen pathologischen Veränderungen optimal ausgewählt werden.
3. Um den richtigen operativen Zugang zu wählen – vaginal, abdominal oder kombiniert – muß der Operateur Kenntnisse haben über die Syntopie der verlagerten Organe im kleinen Becken. Einfache klinische Untersuchungen lassen sich nicht mit der notwendigen Genauigkeit die Unterscheidung von Zystozele, Rektozele und Enterozele bzw. deren Kombination zu.
4. Neben den obligaten apparativen Untersuchungen, wie Nierensonogramm, Zystoskopie, fakultativ Urogramm, halten wir die Röntgendarstellung der Hohlorgane des kleinen Beckens im Docht-Urethro-Kolpo-Zysto-Rektogramm (Viszerogramm) für angezeigt und in seinem Informationsgehalt für unerläßlich. Der Operateur erfährt bei dieser Hernienchirurgie des destruierten Beckenbodens, wo seine operativen Bemühungen besonders gefordert sind – je nachdem, welcher Typ des echten Scheidenblindsackes vorliegt.

Literatur

Amreich I (1951) Aetiologie und Operation des Scheidenstumpfprolapses. Wien Klin Wochenschr 63:74–77

Burch JC (1961) Urethrovaginal fixation to Cooper's ligament for correction of stress incontinence, cystocele, and prolapse. Am J Obstet Gynecol 81:281–290

Cordier G (1957) La place de l'hysterèctomie vaginale dans le traitemeint du prolapsus. CR Soc Franc Gynec 27:281–288

Freund WA (1899) Zur Anatomie, Physiologie und Pathologie der Douglastasche, insbesondere bei Infantilismus derselben. Beitr Geburtshilfe Gynäkol 2:333–350

Gosselin O, Ameline A, Hugier J (1958) Les prolapsus après hystèrectomie. Gynecol Obstet 57:133–154

Heinz F (1983) Zur Röntgendarstellung der Harnblase in der Gynäkologie – klinische Bedeutung, historische, anatomische und funktionelle Grundlagen. Dissertation, Universität München 1983

Langmade CF (1965) Cooper ligament repair of vaginal vault prolapse. Am J Obstet Gynecol 92:601–609

Ledermair O, Delucca A (1969) Zur Therapie des Deszensus oder Prolapses des Vaginalendes bei fehlendem Uterus. Zbl Gynäkol 91:812–814

Lentsch P, Terruhn V (1989) Zur Anatomie der nach Vecchietti formierten Neovagina. Vortrag anläßlich der 38. Tagung der Süddeutschen Gesellschaft für Kinderheilkunde Nürnberg, Juni 1989

Moschcowitz AV (1912) The pathogenesis, anatomy and care of prolapse of the rectum. Surg Obstet Gynecol 15:7–21

Musset R, Loffredo V (1958) Les èlytrocèles. Presse Mèd 66:86–90

Parsons L, Ulfelder H (1961) An atlas of pelvic operations. Saunders, Philadelphia

Peham H von, Amreich I (1930) Gynäkologische Operationslehre. Karger, Basel

Read CD (1951) Enterocele. Am J Obstet Gynecol 62:743–752

Richter K (1963) Die Prophylaxe und Therapie des Scheidenvorfalles nach Uterusexstirpation. Geburtshilfe Frauenheilkd 23:1016–1080

Richter K (1967) Die operative Therapie des prolabierten Scheidengrundes nach Uterusexstirpation: ein Beitrag zur Vaginaefixatio sacrotuberalis nach Amreich. Geburtshilfe Frauhenheilkd 27:941–954

Richter K, Hausegger K, Lissner J, Kümper HJ, Koch J, Macketanz J (1974) Die Dochtmethode: eine vervollkommnete Art der Kolpozystorektographie. Geburtshilfe Frauenheilkd 34:711–720

Richter K, Albrich W (1981) Long-term results following fixation of vaginal route (vaginafixatio sacrospinalis vaginalis). Am J Obstet Gynecol 141:811–816

Richter K, Terruhn V (1982) Zur klinischen und chirurgischen Anatomie der Aplasia vaginae. Morphol Med 2:81

Richter K, Frick H (1985) Die Anatomie der Fascia pelvis visceralis aus didaktischer Sicht. Geburtshilfe Frauenheilkd 45:282–287

Richter K (1987) Die Bedeutung der radiologischen Beckenviszerographie für eine rationelle Therapie der weiblichen Streßinkontinenz. Geburtshilfe Frauenheilkd 47:509–517

Shaw W, O'Sullivan JJF (1951) A perineorrhaphy operation and its use of the treatment of enterocele and rectocele. J Obstet Gynecol Br Emp 58:920–925

Die konservative Behandlung der Inkontinenz

E. Petri

Einleitung

Speicher- und Entleerungsfunktion der Harnblase und der Verschlußmuskulatur werden durch verschiedene Innervationssysteme mit spezifischen Rezeptoren und Neurotransmittern koordiniert. Über die zentrale Steuerung wirken hemmende und stimulierende Impulse auf diese Regelkreise ein. Fortschritte in der diagnostischen Technik zur Erfassung neurophysiologischer und neuroanatomischer Störungen brachten vor allem die Urodynamik, die funktionelle Röntgendiagnostik, sonographische Untersuchungstechniken und die Elektromyographie.

Der Vorteil der Weiterentwicklung dieser neurophysiologisch-technischen Diagnostikverfahren für die konservative Behandlung des unteren Harntraktes besteht in der Möglichkeit therapeutischer Beeinflussung durch medikamentöse Stimulation oder Inhibition neuromuskulärer Funktionskreise. Die Pharmaka greifen entweder direkt am Muskel oder an ganglionären und neuromuskulären Synapsen sowie spezifischen Rezeptoren an.

Zusätzliche physikalische und instrumentelle Behandlungsverfahren ergeben sich aus den neurophysiologischen Funktionsstörungen. Sie sind in der Kombination mit der Pharmakotherapie oder auch alleine anwendbar und bedürfen in der Regel der aktiven Mitarbeit des Patienten. Ihr Effekt ist im Sinne eines Biofeedbacks und der Konditionierung durch Training mit geeigneter Selbstkontrolle zu sehen.

Reizzustände der Harnblase (Dranginkontinenz)

Reizzustände der Harnblase sind durch gesteigerte sensible Impulse (sensorische Urge) oder durch eine gesteigerte Motorik des Detrusors (motorische Urge) charakterisiert. Die Schweregrade führen von Pollakisurie über imperativen Harndrang (Urge) bis zur Dranginkontinenz (Urgeinkontinenz).

Die Diagnose wird durch Zystomanometrie gesichert, wobei ein verfrühter erster Harndrang, eine reduzierte Blasenkapazität und – bei den motorischen Formen – unwillkürliche Detrusorkontraktionen nachgewiesen werden.

Therapie (Tabelle 1)

Bei idiopathischen Reizzuständen der Harnblase sowie zur kausalen Therapie von symptomatischen (sekundären) Formen ist eine medikamentöse Harnblasensedierung angezeigt. Dazu kommen Präparate aus der Gruppe der Parasympathikolytika (Anticholinergika), Spasmoanalgetika und Kalziumantagonisten in Betracht.

Methantheliniumbromid (Vagantin) und Emepronium (Uro-Ripirin) wirken als Parasympathikolytika durch kompetitive Hemmung von Azetylcholin an

Tabelle 1. Medikamentöse Therapie von Blasenentleerungsstörungen

Streßinkontinenz	
1. Sympathomimetika	
Midodrin *(Gutron)*	3mal 1 Tbl. oder 3mal 10 Trpf.
2. Cholinesterasehemmer	
Distigminbromid *(Ubretid)*	3mal 2,5 oder 1mal 10 mg
3. Hormonpräparate, vor allem natürliche Östrogene	
Dranginkontinenz	
1. Anticholinergika	
Oxybutynin *(Dridase)*	2- bis 3mal 1 Tbl.
Propanthelinbromid *(Corrigast)*	4- bis 6 mal 1–2 Drg.
Imipramin *(Tofranil)*	3mal 1 Tbl. (25 mg)
Butylscopolaminiumbromid *(Buscopan)*	3- bis 5mal 1–2 Drg.
2. Direkt muskelwirkende Relaxanzien	
Flavoxat *(Spasuret 200)*	3- bis 4mal 1 Drg.
3. Polysynaptische Inhibitoren	
Methantheliniumbromid *(Vagantin)*	3mal 1–2 Drg.
Emopronium *(Uro-Ripirin)*	3- bis 4mal 1 Tbl.
Trospiumchlorid *(Spasmex)*	1- bis 3mal 1–2 Tbl.
4. β-Adrenergika	
Terbutalin *(Bricanyl)*	2- bis 3mal 1–2 Tbl.
Clenbuterol *(Spiropent)*	2mal 1–2 Tbl.
5. Kalziumantagonisten	
Terodilin *(Mictrol)**	2mal 1–2 Tbl.
Detrusorschwäche	
Cholinergika	
1. Bethanechol *(Myocholine)*	4mal 25–4mal 50 mg
Carbachol *(Doryl)*	0,25 mg s. c. oder 3mal 2–4 Tbl.
2. Indirekte Parasympathikomimetika	
Distigminbromid *(Ubretid)*	3mal 2,5 mg oder 1mal 10 mg
Blasenentleerungsstörungen	
1. α-Sympathikolytika	
Phenoxybenzamin *(Dibenzyran)*	1mal- bis 3mal 10 mg
Prazosin *(Minipress)*	3mal 1mg
2. Antispastika	
Baclofen *(Lioresal)*	3mal 5–3mal 25 mg
Dantrolen *(Dantamacrin)*	100–200 mg

* Zulassung ruht z. Zt. (siehe Text)

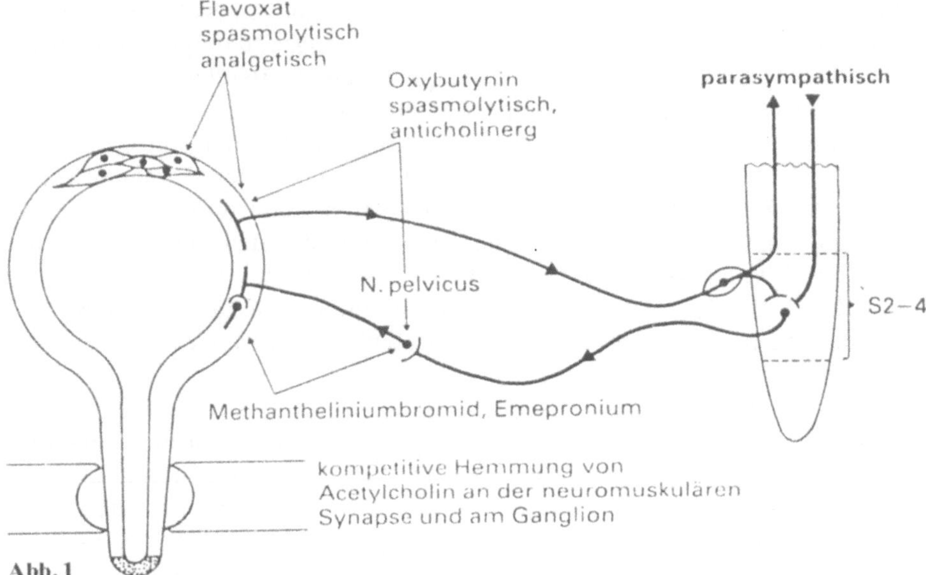

Abb. 1

der neuromuskulären Synapse und am Ganglion (Abb. 1). Die Dosierung beträgt für Vagantin 3 × 50 mg/Tag bis 3 × 100 mg/Tag, für Uro-Ripirin mindestens 3 × 200 mg/Tag bis 4 × 200 mg/Tag.

Flavoxat (Spasuret) greift direkt an der glatten Muskelzelle des Detrusors an (Abb. 1); eine papaverin-ähnliche spasmolytische Wirkung mit analgetischer Komponente erklärt die gute Wirksamkeit bei hyperaktivem Detrusor. Die übliche Dosierung beträgt 3 × 200 mg/Tag bis maximal 4 × 200 mg/Tag.

Oxibutynin (Dridase) besitzt zwei unterschiedliche relaxierende Wirkungen auf die glatte Muskulatur:

1. es wirkt spasmolytisch direkt an der glatten Muskulatur,
2. es hemmt die Wirkung von Azetylcholin an der glatten Muskulatur.

Darüber hinaus ist aufgrund der pharmakodynamischen Untersuchungen eine analgetische und lokalanästhetische Wirkung anzunehmen. Als Dosierung werden 2- bis 3× 5 mg/Tag angegeben.

Mictrol ist ein Kalziumantagonist mit anticholinergen Eigenschaften. Als Dosierung werden 2 × 1 bis maximal 2 Tbl./Tag empfohlen.

Das Präparat wurde wegen fraglicher schwerer kardiovaskulärer Nebenwirkungen vorübergehend aus dem Handel gezogen.

Alpha-Sympathomimetika

Alpha-Adrenergika mit Wirkung auf die Urethra sind *Ephedrin* und *Sympatol*. In Dosierungen von 25–50 mg 4 ×/Tag wurden auch in Doppelblindstudien Steigerungen des Urethraruhedruckes und des Urethraverschlußdruckes bei streßinkontinenten Frauen nachgewiesen. Ähnliche Behandlungserfolge wurden mit *Norephedrin* und *Phenylpropanolamin* und *Ornade* beschrieben. Aufgrund der nur kurzen Wirkungsdauer und der vielfältigen Nebenwirkungen sind diese Substanzen jedoch nur selten zu einer Langzeittherapie einsetzbar. Tachykardie, Herzrhythmusstörungen und pektanginöse Beschwerden schränken den Einsatz dieser Substanzgruppe wesentlich ein.

Als Alpha-Sympathomimetikum mit längerer Wirkdauer hat *Midodrin* (Gutron) in einer Dosierung von 3 × 5 mg/Tag in Form von Tabletten oder Tropfen über eine Anhebung des glattmuskulären Harnröhrentonus dieses Symptomatik der Streßinkontinenz günstig beeinflußt. Auch bei dieser Substanz stehen Blutdrucksteigerungen und eine sehr störende Gänsehaut durch Mitstimulation des M. erector pilii einer Langzeittherapie zumeist im Wege. Sie hat sich mir persönlich jedoch bei der Streßinkontinenz im Wochenbett als sehr effektiv bewährt.

Der Cholinesterasehemmer *Distigminbromid* (Ubretid) wird in einer Dosierung von 1 × 10 mg/Tag oder 3 × 2,5 mg/Tag zur Therapie der Streßinkontinenz empfohlen. Die günstige Beeinflussung der Symptomatik mit diesem indirekten Cholinergikum wird durch eine Tonisierung der Urethra durch cholinerge Stimulation und gleichzeitige Stimulation am sympathischen Ganglion erklärt. Auch hier ist die Halbwertszeit nur kurz, so daß eine effektive Dosierung wegen der unangenehmen Begleiterscheinungen (vor allem ausgeprägte Diarrhoen) nur selten erreicht werden kann.

Hormontherapie

Der günstige Einfluß von Östrogenen bei der Behandlung der Streßinkontinenz ist seit den 40er Jahren bekannt. Embryologisch überwiegend dem Genitalsystem entstammend und mit Östrogenrezeptoren besetzt, reagiert die Harnröhre auf eine entsprechende Substitutionsbehandlung mit einer gesteigerten Epithelproliferation, einer Steigerung der periurethralen Durchblutung, wobei der Kongestion der periurethralen Venenplexus wohl die größte Bedeutung zukommt. Insgesamt ist mit einer günstigen Beeinflussung der Symptomatik durch eines der genannten Pharmaka bei bis zu 2/3 der Patientinnen zu rechnen. Bei Therapieversagern kann ein Wechsel zu einem anderen Präparat oder eine Kombinationstherapie von Anticholinergika mit Spasmoanalgetika versucht werden. Die Behandlungsergebnisse lassen sich stabilisieren oder sogar verbessern, wenn die Pharmakotherapie von einem Miktionstraining begleitet wird. Dieses kann mit einfachen Miktionstabellen, bis hin zu einer Reedukation der Blase im Sinne eines Biofeedbacks erfolgen.

Viele Untersuchungen belegen die psychosomatische Komponente der idiopathischen Dranginkontinenz. Eine blasenspezifische Pharmakotherapie der Drangsymptomatik kann deshalb immer nur als begleitende Maßnahme verstanden werden; die hohe Rate an Behandlungsabbrüchen und Versagern der Langzeittherapie wird so verständlich.

Einige Psychopharmaka aus der Gruppe der trizyklischen Antidepressiva (Thymoleptika) sind geeignet die Blase ruhigzustellen. In speziellen Indikationen haben Neuroleptika und Tranquilizer einen muskelrelaxierenden Effekt.

Bei Therapieresistenz mit ausgeprägter aktiver Inkontinenz und Versagen begleitender Maßnahmen des Blasentrainings kommen schließlich chirurgische Maßnahmen in Frage, auf die hier nicht näher eingegangen werden soll.

Streßinkontinenz

Die Streßinkontinenz ist durch einen passiven Harnverlust unter Belastung bei insuffizientem Blasenverschlußmechanismus gekennzeichnet. Pathophysiologisch sind neben einer intakten glatten und quergestreiften Muskulatur, einer optimalen Gefäßversorgung, dem Kollagengehalt des Gewebes und der nervalen Versorgung vor allem die Topographie der Organe des kleinen Beckens bedeutsam.

Nachdem jede spezifische Therapie nur eine Komponente beeinflussen kann, wird verständlich, daß 100%ige Behandlungserfolge unmöglich sind.

Ansatzpunkte einer konservativen Therapie sind entweder die pharmakologische Beeinflussung der glattmuskulären Anteile des Verschlußmechanismus, die hormonelle Beeinflussung der lokalen Durchblutung und Verbesserung der Proliferation des Urethralepithels, die mechanische Repositionierung des Blasenhalses oder gezielte Obstruktion der Harnröhre oder aber der elektrotherapeutische Versuch einer Rekonditionierung und eines Trainings der Muskulatur.

Eine alpha-adrenerge Wirkung am Blasenhals ist pharmakologisch nachweisbar. Gleichzeitig besteht ein günstiger Effekt bei der sensorischen und motorischen Dranginkontinenz und Reizblase. Die vorliegenden Untersuchungen zur Östrogentherapie sind schwer zu beurteilen, da die Patientenzahlen klein sind und objektive Parameter entweder fehlen oder widersprüchlich ausfallen. So wurden sowohl Anstiege des Urethraverschlußdruckes und Verbesserung der Drucktransmission ebenso beschrieben, wie eine völlig fehlende objektive Verbesserung der urodynamischen Parameter.

Angewendet werden sollten nur die sog. natürlichen Östrogene wie die konjugierten Östrogene, das Estradiovalerat, das Estriol oder das Estriolsukzinat. Eine lokale Behandlung in Form von Vaginalsuppositorien oder Cremes ist wegen der hohen Resorptionsrate und guten proliferativen Wirkung auf das urethrale und vaginale Epithel der systemischen Gabe nicht zuletzt wegen der günstigen lokalen Effekte und der guten Akzeptanz überlegen.

Physiotherapie

Das Versagen der extrinsischen Faktoren, d. h. die Insuffizienz der Beckenbodenmuskulatur und aller die Organe des kleinen Beckens fixierenden Strukturen ist wesentlicher Grund für die Entstehung einer Streßinkontinenz. Deshalb bietet sich grundsätzlich eine physiotherapeutische Behandlung an. Aus der Erkenntnis, daß nur die Beanspruchung von Muskeln deren Inaktivitätsatrophie verhindern bzw. beseitigen kann und die Muskeln des Beckenbodens häufig unter Mangel an bewußter Betätigung leiden, wurde schon in den 40er

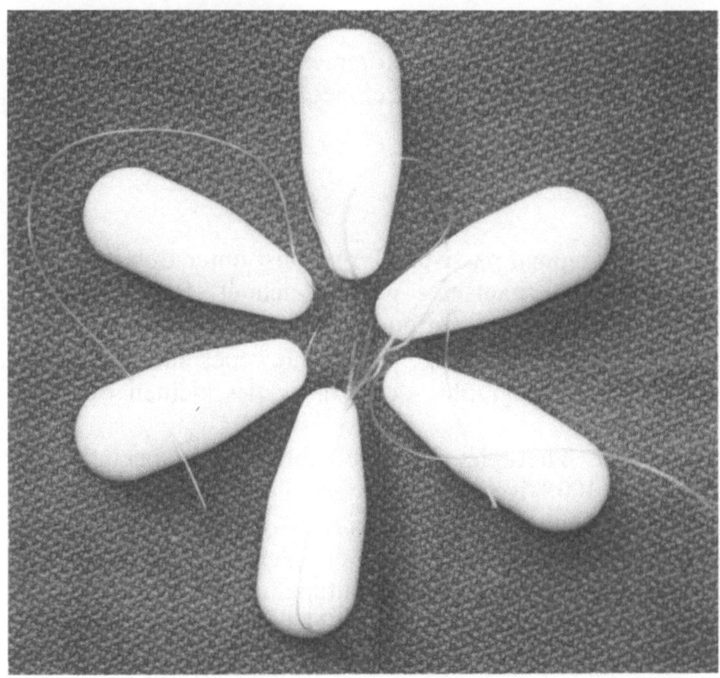

Abb. 2

Jahren ein Trainingsregime, z. B. von Kegel entwickelt. Ziel ist eine Kräftigung der Beckenbodenmuskulatur, welche es unter Belastungsbedingungen erlaubt, bestimmte zur Kontinenz beitragende Muskelgruppen gezielt zu aktivieren. Eine solche Behandlung bietet sich bei leichteren Formen der Harninkontinenz an, sollte immer aber Teil des perioperativen Behandlungskonzeptes sein. Wie im Wochenbett dient sie einer Rehabilitation der veränderten Beckenanatomie. Objektive Behandlungserfolge sind allenfalls bei leichten Formen der Harninkontinenz möglich, schwerere Formen mit entsprechenden funktionellen Veränderungen sind kaum zu beeinflussen.

Einen sehr günstigen Effekt bei guter Akzeptanz durch die Frauen zeitigen die mittlerweile auch bei uns erhältlichen Vaginalkonen, die von Plevnik schon in den 70er Jahren entwickelt wurden. 3–bis 4mal täglich für 15–20 min eingelegt, führt die Form der Konen dazu, daß ein Herausgleiten nur durch kontinuierliche Aktivierung der quergestreiften Beckenmuskulatur verhindert werden kann (Abb. 2).

Elektrostimulation

Die externe Elektrostimulation mit perinealen Nadelelektroden, Oberflächenelektroden, Vaginal- und Analelektroden, appliziert als kontinuierliche Stimulation, phasische Stimulation oder in einzelnen Sitzungen maximale Stimulation, beabsichtigt in der Therapie der Streßinkontinenz folgende Effekte:

1. unmittelbare Stimulation der quergestreiften Sphinkter- und Beckenbodenmuskeln mit Erhöhung des urethralen Auslaßwiderstandes,
2. Langzeiteffekt auf den urethralen Verschlußmechanismus infolge von Reedukation, verbesserter Reflexkontraktion, Konditionierung und Restauration des Beckenbodentonus,
3. verbesserte Detrusorinhibition.

Die Effizienz dieser Therapie wird unterschiedlich bewertet. Nach anfänglichem Enthusiasmus waren spätere Resultate weniger günstig als initial angenommen. Die wenigen systematischen Untersuchungen geeigneter Stimulationsparameter deckten prinzipielle Schwierigkeiten der Langzeitstimulation quergestreifter Muskeln auf:

Eine kontinuierliche Stimulation führt zur schnellen Ermüdung quergestreifter Muskeln, die den Stimulationseffekt alsbald reduziert, ihn jedoch selbst nach Stimulation über mehrere Stunden nicht völlig verschwinden läßt. Die Wirkung der chronischen Elektrostimulation erklärt sich als Trainingseffekt, vergleichbar dem der Kegelschen Therapie. Muskelhypertrophie und reduzierte Ermüdbarkeit einzelner Muskelfasergruppen durch Enzyminduktion mit verstärkter Utilisation oxidativer und glykolytischer Energie lassen sich nachweisen. Das Verständnis der Patientin für das Problem und ihre Kooperation sind Voraussetzung für eine erfolgreiche Behandlung.

Berücksichtigt man, daß die Insuffizienz des quergestreiften Anteils am Verschlußmechanismus nur eine Teilkomponente darstellt, so wird verständlich, daß vollständige Heilungen mit alleiniger Physiotherapie oder Elektrostimulationen selten sind. Ein komplexes physiotherapeutisches Programm erfordert ein hohes Maß an Zeit und Organisationsvermögen in einer entsprechenden Spezialsprechstunde.

Vaginale Prothesen

Vaginal applizierbare Prothesen zur Therapie von Beckenboden- und Sphinkterschwächen sollen über eine Anhebung des Blasenbodens mit Streckung der Urethra bis hin zur direkten Kompression der Harnröhre wirken. Neue Kunststoffmaterialien haben die Akzeptanz und Pflege der vaginalen Pessare wesentlich leichter gemacht (z. B. Arabin-Schalen- oder Urethrapessar). Derartige Prothesen sind jedoch nur applizierbar, wenn ein ausreichend hoher, tragfähiger Damm besteht. Regelmäßiger Wechsel und Reinigungen müssen vorgenommen werden, kolpitische Beschwerden und lokale Ulzerationen können zu pessarfreien Intervallen zwingen. Wesentliche Indikation für diese vaginalen Prothesen sind neben älteren und operationsunwilligen Frauen vor allem mehrfach voroperierte mit ungünstigen vaginalen Verhältnissen. Hier dienen weiche Pessare zur Vorbehandlung und Steigerung von Mobilität und Elastizität der Scheide vor einem nochmaligen Eingriff.

Zusammenfassung

Wenngleich die Erfolgsaussichten einzelner konservativer Maßnahmen z. T. sehr beschränkt sind, stellen sie doch wesentliche Bausteine in einem, der individuellen Situation der Patientin angepaßten therapeutischen Konzept dar. So müssen physiotherapeutische Übungen zur Kräftigung der Beckenbodenmuskulatur auch in Zusammenhang mit operativen Interventionen ebenso eingesetzt werden, wie die lokale Östrogenisierung bei peri- und postmenopausalen Frauen zur Steigerung der Proliferation und Durchblutung der lokalen Epithelien. Blasenretraining, unterstützt durch „blasensedierende" Pharmaka, dient der Beeinflussung ungehemmter Detrusorkontraktionen bei der Dranginkontinenz.

Weiterführende Literatur

Caine M (1984) The pharmacology of the urinary tract. Springer, Berlin Heidelberg New York Tokyo

Petri E (1989) Konservative Behandlung von Funktionsstörungen des unteren Harntraktes – Pharmakotherapie. Gynäkol Prax 13:289–300

Petri E (1990) Therapie der funktionellen Harninkontinenz – konservative Therapie. In: Retzke U, Methfessel HD (Hrsg) Funktionelle Harninkontinenz der Frau. Barth, Leipzig, S 75–82

Thüroff JW, Petri E (1983) Pharmakotherapie des unteren Harntraktes. In: Petri E (Hrsg) Gynäkologische Urologie. Thieme, Stuttgart, S 249–257

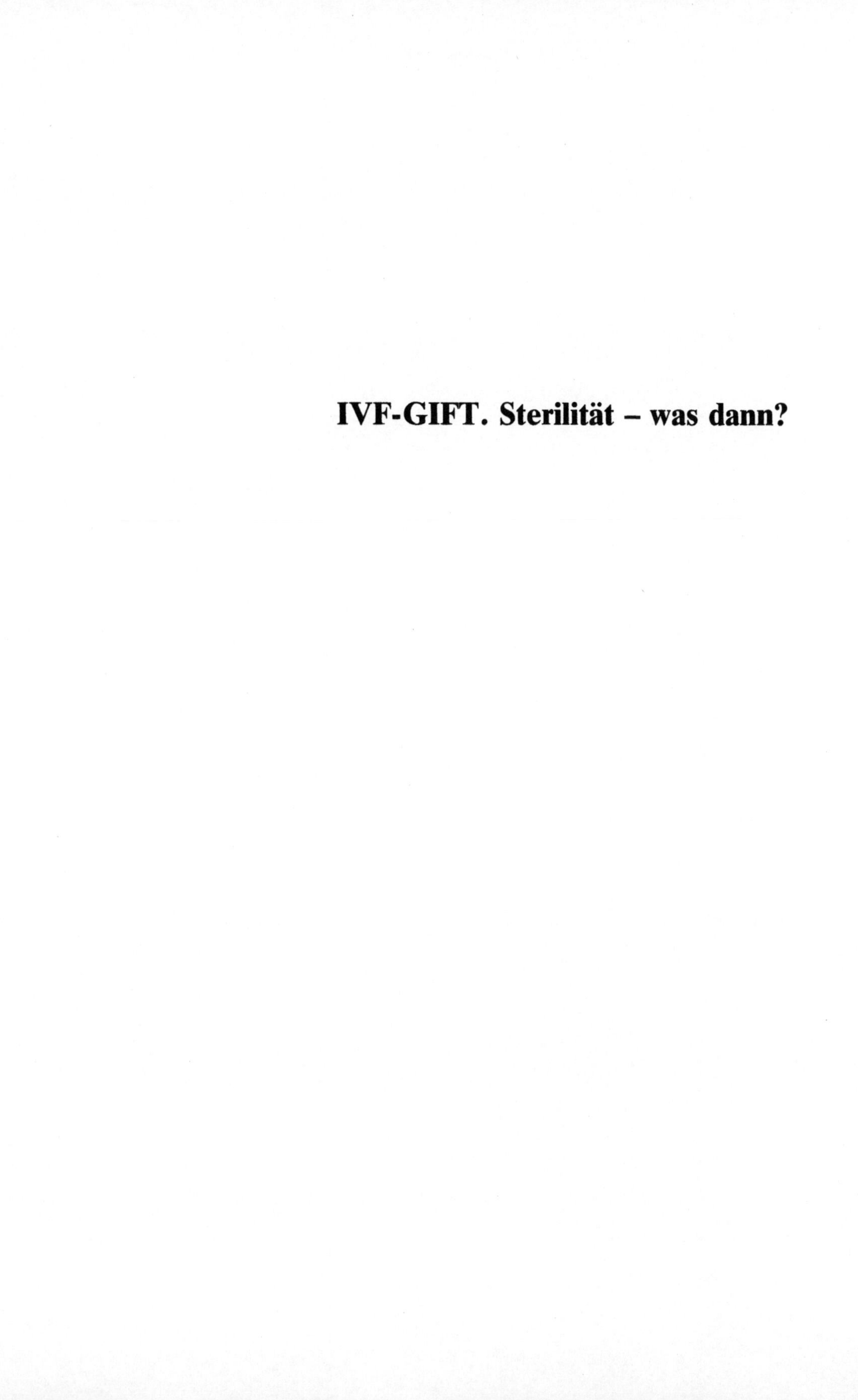

IVF-GIFT. Sterilität – was dann?

Sterilitätstherapie in der Praxis – Dauer und Grenzen

H. Gips

Die Zunahme der Sterilitätsproblematik führt zu einem Anstieg dieses Patientenkollektivs in der gynäkologischen Praxis. Da der Kinderwunsch heute meist erst nach abgeschlossener Berufsausbildung oder Studium mit dann folgender beruflicher und sozialer Sicherung eintritt, liegt bei den Patientenehepaaren mit Sterilitätsproblemen häufig bereits ein Alter vor mit beginnend abnehmender Konzeptionschance bei der Frau und Fertilität beim Mann .

Aufgrund dieser Altersproblematik sollten in der gynäkologischen Praxis die folgenden Grundsätze beachtet werden:

Kein passives vertröstendes Zuwarten mit der Gefahr der zunehmenden Überalterung und weiter abnehmender Fertilitätschance. Aufgrund des häufig bestehenden Kinderwunsches über bereits 1–2 Jahre vor Aufsuchen des Gynäkologen mit dieser Problematik, sollte daher ein aktives diagnostisches und therapeutisches Vorgehen erfolgen.

Neben einer gynäkologischen Basisuntersuchung sollte vor Beginn einer Sterilitätstherapie der andrologische Faktor durch die Erstellung eines aktuellen Spermiogramms erfolgen. Die Minimalanforderungen an dieses Spermiogramm beinhalten die Anzahl der Spermien pro ml Ejakulat, die Beweglichkeit in Angabe von Prozent, ebenso die prozentuale Angabe der normal konfigurierten Spermien. Akute Entzündungsparameter (Bakterien, Leukozyten, evtl. Cytur-Test und Elastase-Nachweis) sollten mituntersucht werden und insbesondere bei pathologischem Spermiogramm weiterführende Untersuchungen veranlaßt werden, wie die Abklärung einer Varikozele, die Untersuchung auf chronische Entzündungsparameter (z.B. Makrophagen im Ausstrich oder abnorme Anfärbungen der Flagella), ebenso die Durchführung einer Basishormonanalyse (Testosteron, LH, FSH und Prolaktin).

Als Basisdiagnostik zur Überprüfung des Zyklus der Frau sollte die Durchführung einer Basaltemperaturkurve gefordert werden. Die Basaltemperaturkurve gibt Informationen über den ungefähren Ovulationszeitpunkt, die Länge der hyperthermen Corpus-luteum-Phase, zusätzlich auch eine Information, ob die Ovulationstermine angenähert stabil an den gleichen Tagen der Zyklen ablaufen.

Auch wenn die Messung einer Basaltemperaturkurve von den Patientinnen als lästig empfunden wird, so erspart diese jedoch unnütze Arztbesuche. Insbesondere nach Vorliegen der ersten Basaltemperaturkurven ist eine Messung weiterer Basaltemperaturen in der frühen Follikelreifungsphase nicht notwendig. Hier kann bei normaler Zykluslänge häufig erst am 11. Tag begonnen werden, d. h. 3–5 Tage vor erwartetem Anstieg, da die frühe Basaltemperaturkurve vor diesem Zeitpunkt keine weitere Information gibt.

Zu beachten sind ebenfalls Blutungsstörungen im Sinne einer verlängerten Blutung (Menorrhagie), mitzyklische Blutungen oder prämenstruelle Blutungen. Diese Blutungsstörungen weisen auf mangelhaft ablaufende Follikelreifungen mit verminderter Produktion des Östradiol-17β und verzögerter Proliferation des Endometriums. Auch die mittzyklischen Blutungen geben Auskunft über ein mangelhaft proliferiertes Endometrium mit einsetzender Blutung bei präovulatorischem Abfall des Östradiol-17β.

Die prämenstruellen Blutungen weisen hingegen auf eine schnelle Luteolyse des Corpus luteum, d. h. auf eine Corpus-luteum-Insuffizienz, auch wenn in der Basaltemperaturkurve die Länge der hyperthermen Phase länger als 12 Tage ist.

Wenn sich in der Basaltemperaturkurve eine stabile Zykluslänge von 27–30 Tagen zeigt, die hypertherme Phase länger als 12 Tage ist und die Ovulationstermine, d. h. der Anstieg der Basaltemperaturkurve relativ konstant ist,

Tabelle 1. Therapieansatz I in der Sterilitätstherapie

- Stabile Zykluslänge von 27–30 Tagen
- Corpus-luteum-Phase > 12 Tage (n. BTK)
- Ovulationstermine reproduzierbar (n. BTK)
- Keine Blutungsstörungen
- Normales Hormonprofil
- Normales oder leicht eingeschränktes Spermiogramm

Ovulationsterminierung

Kohabitationsterminierung

(BTK, Follikulometrie)

Präovulatorische Mucuskontrolle

Postkoitaltest

Evtl. LH-terminierte Kohabitation/Insemination bei leicht eingeschränktem Spermiogramm

Keine Schwangerschaft nach 4 Zyklen

⇓

Abklärung des Tubenfaktors

⇓

Normaler Tubenfaktor

Beginn einer Stimulationstherapie

zusätzlich ein normales oder nur leicht eingeschränktes Spermiogramm vorliegt, sollte zunächst eine Aufklärung über die wahrscheinlichen Ovulationstermine erfolgen, mit zu empfehlender Kohabitation, wobei bei normalem Spermiogramm keine Karenzzeit einzuhalten ist. Die Ovulationstermine sollten eingegrenzt werden durch die Basaltemperaturkurve und durch Follikulometrie, wobei in einem Zyklus meist eine 1- bis 3malige sonographische Follikelmessung ausreichend ist. Unbedingt sollte auf präovulatorisch gute östrogenbetonte Mucusverhältnisse geachtet werden und ebenfalls frühzeitig ein Postkoitaltest durchgeführt werden (*Therapieansatz I* - Tabelle 1).

Wenn unter den aufgeführten Bedingungen nach 4–6 Zyklen keine Schwangerschaft eintritt, sollte der Tubenfaktor abgeklärt werden. Die Abklärung sollte unbedingt durch eine diagnostische Laparoskopie erfolgen und nicht durch eine Hysterosalpingographie oder transvaginale Kontrastsonographie, da diese Methoden lediglich die Durchgängigkeit der Tuben aufzeigen, jedoch nicht die Funktionalität, die durch peritubare Verwachsungen oder auch durch angeborene tubare Defekte beeinträchtigt sein kann. Nach Ausschluß eines pathologischen Tubenfaktors wäre dann auch bei sich in der Basaltemperaturkurve normal zeigenden biphasischen Zyklen der Beginn einer Stimulationstherapie zur Unterstützung der Follikelreifung sinnvoll.

Eine Stimulationstherapie zur Förderung der Follikelreifung ist ebenfalls primär sinnvoll bei instabilen Zyklen, insbesondere bei ausgeprägter Variabilität der Ovulationstermine biphasischer Zyklen oder bei ausgeprägter verlängerter Follikelreifungsphase, häufig gefolgt von einer verkürzten Corpus-luteum-Phase, ebenfalls auch bei Oligomenorrhoen (Menstruationsabstände länger als 35 Tage) bzw. bei einer Amenorrhoe. Liegen die beschriebenen Zyklus- und Blutungsstörungen vor, so ist eine Ursachenabkläkrung durch die Erstellung einer Hormonanalylse indiziert.

Basishormonanalyse bei Zyklusstörungen (Tabelle 2)

Bei der Hormonanalyse sollten lediglich Parameter bestimmt werden, die einen Hinweis auf die Ursache der Zyklus- und Blutungsstörungen geben, mit daraus dann resultierendem Therapieansatz.

Primär gemessen werden sollte das Prolaktin zum Ausschluß oder zur Erfassung einer Hyperprolaktinämie als störender Faktor der ovariellen Follikelreifung, ebenso auch einer Corpus-luteum-Insuffizienz. Zusätzlich sollten die ovariellen und adrenalen Androgene kontrolliert werden (Gesamttestosteron oder freies Testosteron, Androstendion, DHEAS), um polyzystische Ovarien als Ursache einer Zyklusstörung zu erfassen. Eine vermehrte ovarielle Androgenproduktion, bedingt durch polyzystische Ovarien, ist häufig vergesellschaftet mit einer vermehrten adrenalen Androgenproduktion, bedingt durch ein 3β-Steroiddehydrogenasemangel. Primär Auskunft über eine vermehrte adrenale Androgenproduktion gibt das Dehydroepiandrosteronsulfat (DHEAS).

Polyzystische Ovarien zeigen gehäuft eine Begleithyperprolaktinämie, wobei die Prolaktinkonzentrationen ausgeprägt schwankend sind, zumeist nur

Tabelle 2. Basishormonanalyse bei Zyklusstörungen

- Prolaktin
- FSH
- TSH
- Testosteron gesamt o. frei
- Androstendion
- DHEAS

leichte Konzentrationserhöhungen zeigen, partiell auch relativ hohe Konzentrationen. Da eine Hyperprolaktinämie ebenfalls durch eine Hypothyreose bedingt sein kann, ist als Basisdiagnostik der Schilddrüse ebenfalls die Messung des TSH wichtig, da Schilddrüsendysfunktionen ausgeprägte Zyklusstörungen induzieren können, zusätzlich insbesondere Hypothyreose Ursache von rezidivierenden Frühaborten sein kann. Liegt eine Amenorrhoe vor, so ist zusätzlich auch das FSH in die Hormondiagnostik miteinzubeziehen, um keine hypergonadotrope Ovarialinsuffizienz als Ursache zu übersehen. Bei der älteren Patientin über 40 Jahre sollte ebenfalls am Beginn eines Zyklus die Messung von LH, FSH und Östradiol-17β erfolgen, um hierdurch evtl. einen Hinweis auf eine bereits nachlassende Ovarialfunktion zu erhalten.

Insgesamt gibt eine Basishormonanalyse, bestehend aus der Messung von Prolaktin, FSH, TSH, Testosteron (gesamt oder frei), Androstendion und DHEAS, primär eine ausreichende Information über pathophysiologische Mechanismen der Zyklusstörungen mit daraus resultierender Sterilitätstherapie bei der Frau.

Medikamente in der Sterilitätstherapie

Eine Stimulation der Follikelreifung kann zum einen erfolgen durch Clomiphencitrat (CC), bedingt durch die Induktion einer vermehrten hypophysären Ausschüttung von LH und FSH. Einen ähnlichen, jedoch erheblich geringeren Effekt zeigt das Epimestrol.

Eine direkte Stimulation der Follikelreifung wird durch das humane Menopausengonadotropin (hMG = FSH und LH) hervorgerufen. Eine Stimulationstherapie mit reinem FSH ist primär bei polyzystischen Ovarien indiziert, mit relativem Mangel der endogenen FSH-Produktion bzw. erhöhter LH/FSH-Ratio.

Eine Therapie mit dem Gonadotropinreleaseinghormon (GnRH) in Form einer pulsatilen intravenösen Applikation über eine Infusionspumpe stellt ebenfalls einen Therapieansatz dar (Induktion der endogenen FSH- und LH-Sekretion), erfordert jedoch eine vorher relativ aufwendige Diagnostik und ist nur in Ausnahmefällen indiziert. Auf diese Form der Stimulationstherapie wird im folgenden nicht weiter eingegangen.

Eine Ovulationsinduktion kann mit dem humanen Choriongonadotropin (hCG) durchgeführt werden, wobei meistens 5000 I.E. hCG ausreichen, die Dosis jedoch partiell auch auf 10000I.E. erhöht werden muß.

Die Produktionsrate des Corpus luteum kann verbessert werden durch die Gabe von hCG, wobei dieses zum einen niedrig dosiert gegeben werden kann (1000–1500 I.E. im Abstand von 3–4 Tagen über insgesamt 2 Wochen, beginnend am 3. Tag nach Anstieg der Basalatemperaturkurve oder nach Gabe des hCG zur Ovulationsinduktion). Alternativ können auch ca. 1 Woche nach Anstieg der Basaltemperaturkurve oder hCG-Ovulationsinduktion 5000 I.E. hCG gegeben werden.

Eine Substitutionstherapie über 10 Tage kann mit der oralen Gabe von Dydrogesteron erfolgen oder mit intravaginaler Gabe von Progesteronsuppositorien, jeweils beginnend am 3. Tag nach Anstieg der Basaltemperaturkurve oder hCG-Ovulationsinduktion.

Ein weiterer Therapieansatz in der Sterilitätstherapie stellt die kombinierte hMG- oder FSH-Stimulationstherapie unter begleitender GnRH-Analogontherapie dar. Dieser Therapieansatz ist jedoch extrem kostenintensiv, zum einen durch das eingesetzte GnRH-Analogon, zum anderen durch den hohen Verbrauch an Gonadotropinen. Eine Indikation hierfür wird in der vorzeitigen Luteinisierung gesehen, ebenfalls auch bei polyzystischen Ovarien. Aufgrund des bisher noch fraglichen verbesserten Therapieerfolgs sollte diese Therapieform in der allgemeinen gynäkologischen Praxis nicht durchgeführt werden.

Bei einer Hyperprolaktinämie ist eine begleitende Suppressionstherapie mit Bromocriptin oder Lisurid notwendig. Bei einer nachgewiesenen Hyperandrogenämie ovarieller und/oder adrenaler Genese eine begleitende Suppressionstherapie der adrenalen Androgenproduktion mit Prednisolon, Prednison oder Dexamethason.

Prinzipien der Stimulationstherapie (Abb. 1)

Bei der Stimulationstherapie in der Praxis sollte primär eine Überstimulation verhindert werden. Ziel ist die Stimulation eines dominanten Follikels mit folgender Monoovulation, wobei die Stimulationstherapie, d. h. die Verbesserung der Follikelreifung, gleichzeitig zur Ausbildung eines qualitativ guten Corpus luteum führen sollte, mit ausreichender Produktionsrate des Progesterons und folgender ausreichender sekretorischer Transformation des proliferierten Endometriums. Legt man eine Rekrutierung von 20–30 Follikeln in einem Menstruationszyklus zugrunde, so sollte die Stimulationstherapie so erfolgen, daß eine Heranreifung mehrerer Follikel bis zur Dominanz vermieden wird, zur Verhinderung einer Polyovulation mit dem Risiko von Mehrlingsschwangerschaften und der Gefahr des Überstimulationssyndroms. Angestrebt wird entsprechend eine hohe Atresierate der rekrutierten Follikel, im Gegensatz zum Prinzip der Stimulationstherapie bei der In-vitro-Fertilisation, wo die Gewinnung mehrerer Ozyten angestrebt wird.

Die konservative Stimulationstherapie in der Praxis darf somit nicht zu früh in einem Zyklus begonnen und ebenso die Dosis des eingesetzten Medikaments nicht zu hoch gewählt werden. Ein sinnvoller Therapiezeitraum mit Clomiphencitrat ist daher die Gabe dieses Medikaments von Tag 5–9 in einem Zyklus, d. h. in der Selektionsphase der Follikel, wo im Mittel nur noch 2–3

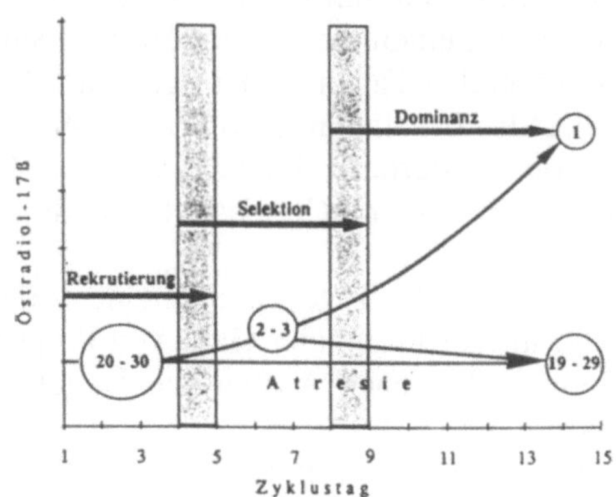

KONSERVATIVE THERAPIE IN DER PRAXIS		THERAPIE BEI IVF / GIFT	
Beginn:	**Selektionsphase** **Niedrige Dosis, Steigerung je nach ovarieller Sensitivität**	**Beginn:**	**Rekrutierungsphase** **Hohe Dosis**
Ziel:	**Stimulation des dominanten Follikels** **Monoovulation** **Hohe Atresierate** **Verhinderung der Überstimulation**	**Ziel:**	**Synchrones Wachstum mehrerer Follikel** **Verhinderung der Atresie** **Gewinnung mehrerer Oozyten** **Anstreben der Überstimulation**

Abb. 1. Prinzipien der Stimulationstherapie

Follikel stimulierbar sind, während bei der restlichen Anzahl bereits die Atresie abläuft. Die niedrigste effiziente Dosis des eingesetzten Medikaments ist individuell verschieden und muß entsprechend der ovariellen Sensitivität abgestimmt werden.

Zeigen sich in der Basaltemperaturkurve unter einer Clomiphentherapie Frühovulationen (vor Tag 12), so liegt der Hinweis vor auf eine frühe Selektion der Follikel, so daß eine Clomiphentherapie von Tag 3-7 sinvoll ist und auch bei dem dann frühen Stimulationsbeginn keine Überstimulation eintritt. Ein zu später Beginn einer Stimulationstherapie führt im Gegensatz zu einem nicht mehr effizienten Therapieeffekt.

Eine Gonadotropinstimulationstherapie wird überwiegend am Tag 3 begonnen – mit niedriger Dosis. Wenn sich bei diesem frühen Stimulationsbeginn eine multifollikuläre Reifung zeigt, so ist auch bei dieser Form der Stimulationstherapie ein späterer Beginn am Tag 5 sinnvoll. Dieser spätere Beginn einer Stimulationstherapie ist insbesondere bei polyzystischen Ovarien in Betracht zu ziehen, die eine erhöhte Rekrutierung von Follikeln mit entsprechend ausgeprägter Neigung zur Überstimulation aufweisen.

Grundsatz der Stimulationstherapie in der Praxis ist somit der Einsatz der niedrigsten effizienten Dosis des verwendeten Medikaments und ein nicht zu früher Beginn der Therapie, um hierdurch nur ein oder auch maximal zwei Follikel im Wachstum zu induzieren.

Die Stimulationstherapie in der gynäkologischen Praxis

Therapieansatz II (Tabelle 3)

Eine Stimulationstherapie mit Clomiphencitrat ist indiziert bei erfolglosem Therapieansatz I, bei primär instabilen ovulatorischen oder anovulatorischen Zyklen, bei einer Amenorrhoe mit positivem Gestagentest sowie bei einer verkürzten Corpus-luteum-Phase (< 12 Tage). Zusätzlich sollte sich ein normales Hormonprofil zeigen.

Die Unterstützung der Follikelreifung mit Clomiphen wird primär zwischen Tag 5 und 9 durchgeführt, wobei die Dosis je nach ovarieller Sensitivität zwischen 25–100 mg/Tag gewählt wird. Eine höhere Dosis sollte nicht eingesetzt werden, da der Antiöstrogeneffekt insbesondere am Mucus dann häufig sehr ausgeprägt ist und die clomipheninduzierte Dysmucorrhoe eine Spermienaszension verhindern kann.

Bei sich in der Basaltemperaturkurve zeigenden Frühovulationen ist der Stimulationszeitraum von Tag 3–7 sinnvoll.

Bei einer nachgewiesenen Größe des Leitfollikels von ca. 20 mm kann die Ovulation mit der Gabe von 5000–10000 I.E. hCG induziert werden.

Tabelle 3. Therapieansatz II in der Sterilitätstherapie

- Instabile ovulatorische oder anovulatorische Zyklen
- Amenorrhoe mit positivem Gestagentest
- Verkürzte CL-Phase (< 12 Tage)
- Normales Hormonprofil
- Therapieansatz I nicht erfolgreich

STIMULATIONSTHERAPIE

Clomiphencitrat (CC)
25–100 mg/die – Tag 5–9
Frühovulation – Tag 3–7

evtl.
Ovulationsinduktion
mit

5000–10000 I.E. hCG
Leitfollikel $\geq$ 20 mm

Begleitende Diagnostik wie Therapieansatz I

Keine stabilen, ovulatorischen Zyklen, zu lange Follikelreifungsphasen, zu kurze CL-Phasen

Kombinierte CC/hMG/hCG-Therapie

Mit einer Ovulation ist dann nach ca. 36–40 h zu rechnen. Diese Ovulationsinduktion ist zum einen sinnvoll, wenn eine reine Clomiphentherapie zum Heranreifen eines Follikels führt, jedoch eine Ovulation aufgrund eines ausbleibenden LH-Peaks nicht nachzuweisen ist, aber auch bei eingeschränktem Spermiogramm mit geplanten Inseminationen zur genauen Kalkulation des Ovulationstermins.

Unter einer Clomiphentherapie sollte unbedingt präovulatorisch der zervikale Mucus kontrolliert werden, um eine clomipheninduzierte Dysmucorrhoe rechtzeitig zu erkennen mit daraus folgender Änderung des Therapieansatzes. Primärer Therapieansatz bei einer clomipheninduzierten Dysmucorrhoe ist die Reduktion der Clomiphendosis. Wenn diese Dosis nicht effizient ist (25–50 mg/Tag), so sollte auf eine kombinierte Clomiphen-/hMG/hCG-Therapie übergegangen werden (Therapieansatz III).

Eine begleitende Therapie mit 20–40 μg Ethinylöstradiol ab Tag 8 oder 9 bis zum Zeitpunkt eines präovulatorisch herangereiften Follikels von 20–22 mm kann versucht werden, um hierdurch die zervikalen Mucusverhältnisse zu verbessern. Aufgrund der langen Rezeptorverweildauer des Clomiphencitrats führt jedoch auch diese Therapie häufig nicht zu einer Verbesserung des Mucus.

Bei ausgeprägter clomipheninduzierter Dysmucorrhoe ist ebenfalls eine kombinierte Epimestrol-/hMG/hCG-Therapie zu empfehlen, da das Epimestrol nur eine geringe antiöstrogene Wirkung hat (2 Tbl. Epimestrol von Tag 5–9 des Zyklus und ab Tag 8 täglich 1 Amp. hMG bis zur Größe des Leitfollikels von ca. 20 mm, dann Ovulationsinduktion mit 5000–10 000 I.E. hCG).

Führt eine Therapie mit 100 mg Clomiphencitrat nicht zu guten biphasischen Zyklen, so ist eine kombinierte Clomiphen-/hMG/hCG-Therapie der nächst folgende Therapieansatz.

Therapieansatz III (Tabelle 4)

Um bei der kombinierten Clomiphen-/hMG/hCG-Therapie eine Überstimulation zu vermeiden, sollten maximal 50 mg Clomiphen von Tag 5–9 gegeben werden. Die weitere Stimulation des Follikels erfolgt dann ab Tag 8 durch die Gabe einer Ampulle hMG jeden 2. Tag oder auch täglich, je nach ovarieller Sensitivität. Bei einer Größe des Leitfollikels von 20 mm ist die Ovulationsinduktion mit 5000–10 000 I.E. hCG sinnvoll.

Wenn die kombinierte Clomiphen-/hMG/hCG-Therapie nicht zu stabilen ovulatorischen Zyklen führt oder eine zu kurze Corpus-luteum-Phase nach der Ovulation folgt, so ist dann eine reine hMG/hCG-Therapie der weiterführende Therapieansatz.

Therapieansatz IV (Tabelle 5)

Eine hMG/hCG-Therapie ist ebenfalls der primäre Therapieansatz bei negativ ausfallendem Gestagentest sowie bei einer nachgewiesenen Hyperprolaktin-

Tabelle 4. Therapieansatz III in der Sterilitätstherapie

- Instabile ovulatorische oder anovulatorische Zyklen
- Normales Hormonprofil
- Therapieansatz II nicht erfolgreich

Kombinierte CC/hMG/hCG-Therapie

50 mg CC – Tag 5–9
1 Amp. hMG – ab Tag 8
jeden 2. Tag oder täglich

Ovulationsinduktion
mit
5000–10000 I.E. hCG
Leitfollikel ≥ 20 mm

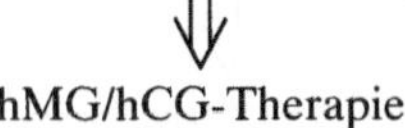

Keine stabilen, ovulatorischen Zyklen, zu lange Follikelreifungsphasen, zu kurze CL-Phasen

⇓

hMG/hCG-Therapie

ämie mit erfolgloser Suppressionstherapie, d.h. bei weiterhin bestehender Hyperprolaktinämie.

Die Injektionen des hMG werden am Tag 3 des Zyklus begonnen oder nach ausgelöster hormoneller Blutung bei Amenorrhoe. Um die Gefahr der Überstimulation zu vermeiden, sollte grundsätzlich die Dosis zunächst nicht höher als 1–2 Ampullen/Tag gewählt werden. Nach Injektion dieser Dosis über 4–5 Tage sollte das Östradiol-17β im Serum bestimmt werden. Zeigt sich eine Serumkonzentration von > 60 pg/ml, so sollte die hMG-Dosis nicht weiter gesteigert werden, da sich der Hinweis auf eine beginnende Aktivierung eines Follikels zeigt. Die weitere Kontrolle der Stimulationstherapie kann rein sonographisch erfolgen. Wenn das Östradiol-17β < 60 pg/ml liegt, so kann entweder die Dosis um eine Ampulle erhöht werden oder nach 2–3 Tagen noch einmal eine Kontrolle folgen; bei Anstieg kann die hMG-Dosis beibehalten werden. Wenn sich dann kein Anstieg zeigt, sollte die Dosis ebenfalls um eine Ampulle erhöht werden.

Insgesamt läßt sich sagen, daß ein Anstieg des Östradiol-17β über eine ermittelte Ausgangskonzentration grundsätzlich die Aktivierung eines Follikels anzeigt, so daß keine Dosiserhöhung des hMG dann mehr angezeigt ist. Eine zu frühe Erhöhung der hMG-Dosis kann auch bei sehr niedrigen Ausgangskonzentrationen des Östradiol-17β später zu einer ausgeprägten Überstimulation führen.

Zeigen sich sonographisch drei oder mehr Follikel mit einem Durchmesser von 18 mm und größer, so sollte vor der Ovulationsinduktion mit hCG noch einmal das Östradiol-17β im Serum gemessen werden. Wenn sich eine Konzen-

Tabelle 5. Therapieansatz IV in der Sterilitätstherapie

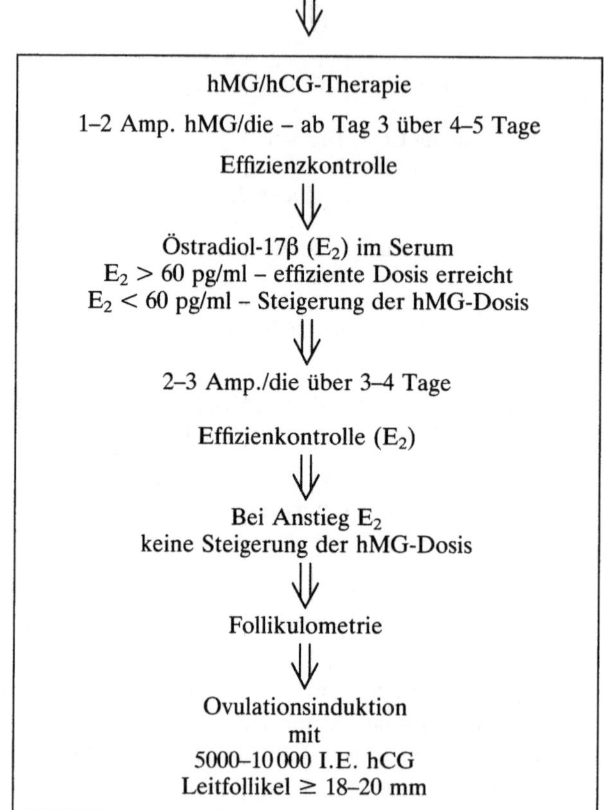

tration von > 1000 pg/ml zeigt, so sollte kein hCG zur Ovulationsinduktion gegeben werden, da dann der Hinweis vorliegt auf drei und mehr Follikel, die zur Ovulation kommen können – mit entsprechender Gefahr der Mehrlingsschwangerschaft sowie der Induktion des Überstimulationssyndroms.

Sterilitätstherapie bei Hyperprolaktinämie (Tabelle 6)

Ursachen der Hyperprolaktinämie können einmal hypothalamisch bedingt sein – durch Destruktion (Tumor, Enzephalitis) oder durch ein Dopamindefizit. Diese Form der Hyperprolaktinämie mag bei polyzystischen Ovarien vorliegen. Hypophysäre Ursachen sind Mikro- oder Makroprolaktinome sowie eine Hyperplasie laktotropher Zellen ebenso auch ein sog. Empty-Sella-Syndrom.

Weiterhin kommen erhöhte Prolaktinwerte vor bei einer Hypothyreose sowie bei Niereninsuffizienz, zusätzlich führen dopaminrezeptorblockierende

Tabelle 6. Hyperprolaktinämie – Sterilitätstherapie

BASISTHERAPIE

Bromocriptin
Lisurid

STIMULATIONSTHERAPIE

A. Prolaktin supprimiert < 450 mIU/ml

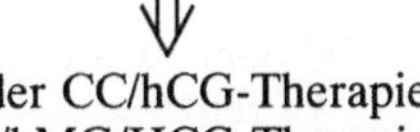

CC- oder CC/hCG-Therapie
CC/hMG/HCG-Therapie

B. Prolaktin nicht ausreichend supprimiert
(z. B. Mikroprolaktinom, Unverträglichkeit von Bromocriptin oder Lisurid)

⇓

hMG/hCG-Therapie

Medikamente, wie Phenothiazine (z. B. Chlorpromazin), Buthyrophenone (Haloperidol) und Benzamide (Metoclopramid, Supirid und Domperidon), zu einer Hyperprolaktinämie durch Blockade des endogenen Dopamineffekts.

Prinzip der Basistherapie mit Bromocriptin oder Lisurid ist die Suppression des Prolaktins in den Normbereich (< 450 µIU/ml). Bei dann weiterhin vorhandener Zyklusinstabilität ist eine Clomiphen-, Clomiphen-/hCG- oder Clomiphen-/hMG/hCG-Therapie weiterhin indiziert.

Läßt sich das Prolaktin nicht ausreichend supprimieren (häufig bei Prolaktinomen oder bei Unverträglichkeit von Bromocriptin oder Lisurid), so ist eine reine hMG/hCG-Therapie angezeigt, da dann eine Therapie mit Clomiphen nicht wirksam ist.

Sterilitätstherapie bei polyzystischen Ovarien (Tabelle 7)

Polyzystische Ovarien stellen heute wohl die häufigste Ursache von Zyklusstörungen dar, so daß, wie bereits aufgeführt, die Bestimmung der Androgene (Testosteron, Androstendion und DHEAS) im Serum bei Zyklusstörungen primär grundsätzlich indiziert ist.

Polyzystische Ovarien zeichnen sich aus durch eine hohe Rekrutierungsrate der Follikel mit entsprechender Neigung zur Überstimulation. Eine Stimulationstherapie sollte daher immer niedrig dosiert begonnen werden.

Bei Durchführung einer Gonadotropintherapie ist bei Neigung zur Überstimulation ein späterer Beginn dieser Therapie angezeigt (z. B. Beginn am Tag 5, anstatt Tag 3).

Die Suppression der adrenalen Androgenproduktion mit 2,5–5,0 mg Prednisolon, Prednison oder 0,25–0,5 mg Dexamethason täglich des Abends stellt

Tabelle 7. Polyzystische Ovarien – Sterilitätstherapie

BASISTHERAPIE
Suppression der adrenalen Androgenproduktion 2,5–5 mg Prednisolon/Prednison 0,25–0,5 mg Dexamethason täglich des Abends

STIMULATIONSTHERAPIE
CC oder CC/hCG CC/FSH/hCG EM/FSH/hCG FSH/hCG

⇓

Kein Stimulationseffekt
Laparoskopisch
Laser- oder Elektropunktkoagulation

CAVE: GnRH-A/FSH/hCG-Therapie
in der gynäkologischen Praxis

⇓

Hoher Kostenfaktor
Verbesserter Therapieeffekt bisher fraglich!

die Basisstherapie dar. Bei dann noch vorhandener Zyklusinstabilität ist wiederum eine Clomiphen- oder Clomiphen-/hCG-Therapie sinnvoll. Weitere Therapieformen sind, wenn eine Clomiphentherapie nicht erfolgreich ist, eine kombinierte Clomiphen-/FSH/hCG-Therapie, wobei bevorzugt das FSH anstatt hMG eingesetzt wird, aufgrund der meist vorhandenen hohen hypophysären endogenen LH-Produktion. Das FSH soll primär über eine Proliferation der Granulosazellen zu einer erhöhten Aromatisierung der von den Thecazellen produzierten Androgene führen, mit entsprechender follikulärer Östrogenproduktion und Verhinderung einer androgeninduzierten Atresie der Follikel.

Aufgrund der Neigung zur Überstimulation soll eine Clomiphentherapie grundsätzlich zunächst mit 25 mg/Tag begonnen werden. Da unter einer reinen Clomiphentherapie bereits ein polyfollikuläres Heranreifen induziert werden kann, d. h. eine Überstimulation, ist eine kombinierte Epimestrol-/FSH/hCG-Therapie bei ausgeprägter Neigung zur Überstimulation ein weiterer Therapieansatz (2 Tbl. Epimestrol von Tag 5–9 und ab Tag 8 oder 9 jeden 2. Tag oder jeden Tag 1 Ampulle FSH, bis zur Größe des Leitfollikels von 20 mm, dann Ovulationsinduktion mit 5000–10000 I.E. hCG).

Führen die geschilderten Therpapieformen nicht zu einer effizienten Follikelreifung, kann letztendlich eine reine FSH-Therapie versucht werden (Beginn zwischen Tag 3 und 5 des Zyklus mit 1 Ampulle FSH). Grundsätzlich sollte bei polyzystischen Ovarien anfänglich nicht mehr als 1 Ampulle FSH pro Tag gegeben werden. Sinnvoll ist zunächst die Beibehaltung einer Ampulle während des gesamten Stimulationszyklus, auch wenn sich erst spät eine Follikelreifung zeigt. Die niedrigdosierte FSH-Stimulationstherapie verhindert meist eine Überstimulation, die sich bei Steigerung der Ampullendosis ausgeprägt häufig zeigt. Die Ovulationsinduktion ist dann wiederum bei einer Größe des Leitfollikels zwischen 18 und 20 mm mit 5000–10000 I.E. hCG vorzunehmen.

Wenn die aufgeführten Stimulationsformen bei polyzystischen Ovarien keine Follikelreifungen induzieren, kann eine Laser- oder Elektropunktkoagulation der Ovarien laparoskopisch durchgeführt werden. Diese führt, wie bei den früher durchgeführten Keilexzisionen, zu einer Reduktion des androgenproduzierenden Ovarialgewebes, ohne jedoch tuboovarielle Verwachsungen zu induzieren und ohne den großen Eingriff einer Laparotomie. Im Anschluß sollte dann wiederum die oben aufgeführte Stimulationstherapie durchgeführt werden. Über einen Zeitraum von 4–6 Monaten zeigen sich dann häufig gute Follikelreifungen.

Eine kombinierte Therapie mit einem GnRH-Analogon sowie FSH und hCG ist sehr kostenintensiv und sollte in der gynäkologischen konservativen Sterilitätspraxis primär nicht durchgeführt werden.

Eine Suppressionstherapie der Ovarien mit einem antiandrogenhaltigen hormonalen Kontrazeptivum über 6 Monate vor Beginn der Stimulationstherapie kann zu einem verbesserten Stimulationseffekt führen. Diese Therapie führt zu einer Reduktion der hyperplastischen Thecazellen mit vorübergehend verminderter Androgenproduktion. Eine Stimulationstherapie ist im folgenden dann häufig effizienter.

Die Corpus-luteum-Insuffizienz

Typen der inadäquaten Lutealphase (Abb. 2)

Eine häufige Form der Corpus-luteum-Insuffizienz ist die frühe Luteolyse. Hierbei zeigt sich meist in den ersten 5–6 Tagen der Corpus-luteum-Phase eine ausreichende und gute Produktionsrate des Progesterons mit dann jedoch schnell abfallender Produktionsrate. Die Länge der Corpus-luteum-Phase zeigt sich in der Basaltemperaturkurve meist länger als 12 Tage.

Eine weitere Form der Corpus-luteum-Insuffizienz liegt vor bei ebenfalls normaler Länge von mehr als 12 Tagen, jedoch insgesamt verminderter Progesteronproduktion.

Eine dritte Form der inadäquaten Lutealphase zeigt eine verkürzte Länge (< 12 Tage). Hierbei ist auch die Progesteronproduktion vermindert.

Diagnostik der Corpus-luteum-Insuffizienz

Die hypertherme Phase der Basaltemperaturkurve gibt lediglich eine Auskunft über die Länge der Corpus-luteum-Phase, jedoch nicht über die Progesteron-

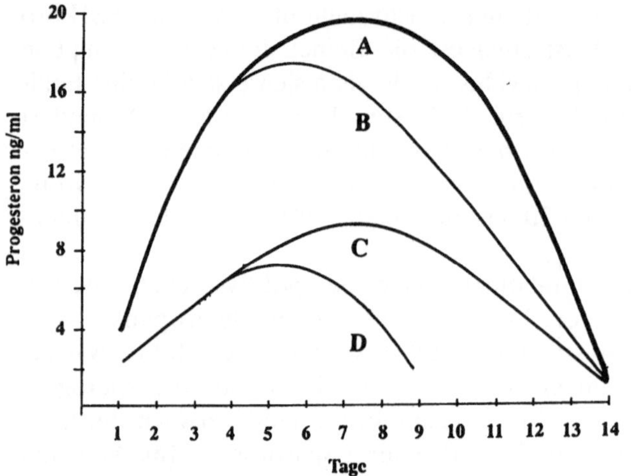

A. Adäquates Corpus luteum (CL)
Länge > 12 Tage
Progesteronproduktion ausreichend

B. Normale Länge > 12 Tage
Progesteronproduktion normal in der frühen CL-Phase, dann frühe Luteolyse

C. Normale Länge > 12 Tage
Progesteronproduktion vermindert, während der gesamten CL-Phase

D. Verkürzte Länge < 12 Tage
Progesteronproduktion vermindert

Abb. 2. Typen der inadäquaten Lutealphase

produktionsrate, so daß eine vorzeitige Luteolyse und ebenso eine verminderte Produktionsrate des Progesterons nicht erfaßt wird, da die Basaltemperaturkurve nach dem „Alles-oder-Nichts-Gesetz" reagiert und meist eine Progesteronkonzentration von > 3 ng/ml im Serum einen Temperaturanstieg bewirkt.

Die beste Information gibt das Rezeptororgan, d. h. das Endometrium. Eine Biopsie 2–3 Tage vor der erwarteten Menstruation zeigt, ob eine ausreichende sekretorische Transformation abgelaufen ist.

Die einmalige Bestimmung des Progesterons im Serum gibt nur eine eingeschränkte Information. Die Blutentnahme sollte dann in der Mitte der hyperthermen Phase der Basaltemperaturkurve erfolgen. Eine Konzentration über 15 ng/ml zeigt lediglich, daß zu diesem Blutentnahmezeitpunkt eine ausreichende Produktionsrate des Corpus luteum vorgelegen hat.

Eine bessere Aussage erhält man durch die Blutentnahmen an 3 Tagen der hyperthermen Phase der Basaltemperaturkurve, wobei die Blutentnahmen zwischen dem Tag 4 und 8 nach Anstieg der Basaltemperaturkurve erfolgen sollten. Das Serum dieser drei Blutentnahmen wird zu gleichen Teilen gemischt und eine Progesteronbestimmung durchgeführt. Wenn sich eine Konzentration im gepoolten Serum von > 10 ng/ml zeigt, so lag zumindest zum Zeitpunkt der

Blutentnahmen eine ausreichende Produktionsrate des Corpus luteum vor. Untersuchungen haben gezeigt, daß dann eine gute Korrelation zum ausreichend sekretorisch transformierten Endometrium vorlag.

Therapie der Corpus-luteum-Insuffizienz

Der primäre Therapieansatz einer Corpus-luteum-Insuffizienz ist die Förderung der Follikelreifung durch eine Stimulationstherapie. Die Stimulation der Follikelreifung führt zu einer Zunahme der LH-Rezeptoren auf dem Corpus luteum mit entsprechender verbesserter Stimulation und höherer Produktionsrate des Progesterons sowie adäquater Proliferation und Transformation des Endometriums. Die verbesserte Follikelreifung führt zu einer Förderung der Eizellqualität mit höherer Befruchtungsrate und Embryonenqualität. Eine verbesserte Nidation des Embryos im gut sekretorisch transformierten Endometrium führt zu einer höheren initialen hCG-Produktion und entsprechend zu einer frühen effizienten Stimulation des Corpus luteum graviditatis (Abb. 3).

Pathologische Faktoren, wie eine Hyperprolaktinämie oder Hyperandrogenämie, sollten durch eine Therapie mit Bromocriptin oder Lisurid bzw. durch eine Kortikoidtherapie korrigiert werden.

Eine Stimulation des Corpus luteum kann mit hCG erfolgen, niedrigdosiert intermittierend mit 1000–1500 I.E. i.m. über 2 Wochen im Abstand von 3–4

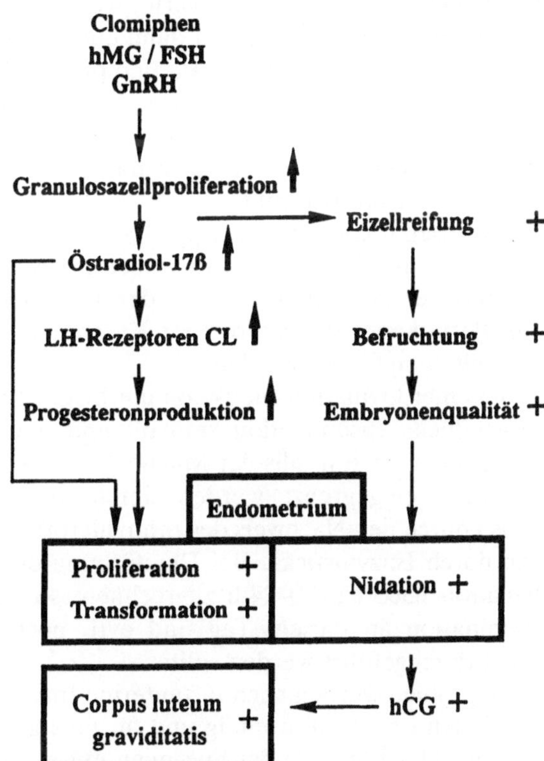

Abb. 3. Förderung der Follikelreifung als Therapie der Corpus-luteum-Insuffizienz (s. Text)

Tagen. Alternativ können auch 5000 I.E. hCG einmalig in der Mitte der Corpus-luteum-Phase, d.h. ca. am Tag 7 nach erfolgter Ovulation gegeben werden.

Eine Substitution des Corpous luteum ist zum einen möglich mit Dydrogesteron oral (10 mg/Tag) oder Progesteron-Supp. interavaginal (50 mg/Tag). Der Beginn dieser Substitutionstherapie folgt am 3. Tag nach Anstieg der Basaltemperaturkurve oder am 3. Tag nach hCG-Ovulationsinduktion. Die Dauer beträgt 10–12 Tage.

Pathologisches Spermiogramm – Vorgehen in der gynäkologischen Praxis

Bei Vorliegen eines pathologischen Spermiogramms sollte zunächst eine weiterführende Abklärung erfolgen, zumindest sollte eine Varikozele ausgeschlossen werden, ebenfalls akute oder chronische Entzündungsparameter. Eine Hormonanalyse sollte ebenfalls vorliegen. Wenn eine spezifische Therapie möglich ist, wie die Sklerosierung einer Varikozele oder eine antibiotische Therapie einer akuten Entzündung, sollte zunächst der Therapieeffekt abgewartet werden, bevor man mit einer Stimulationstherapie bei der Frau beginnt.

Bei Durchführung einer empirischen Therapie sollte ebenfalls ein Effekt abgewartet werden und die gynäkologische Sterilitätstherapie erst nach Besserung des Spermiogramms begonnen werden. Wenn nach 6- bis 9monatiger Therapie jedoch keine Besserung eintritt, sollte mit der gynäkologischen Sterilitätstherapie nicht mehr zugewartet werden.

Primärer Therapieansatz ist dann eine Zyklusstabilisierung und Ovulationsterminierung mit folgenden intra- und präzervikalen Inseminationen, evtl. auch eine LH- oder hCG-terminierte intrauterine Insemination. Die höchste Schwangerschaftsrate bei Inseminationen tritt innerhalb der ersten 4–6 Zyklen ein, danach sinkt der Erfolg auf Zufallsraten ab, so daß insgesamt 6–8 Inseminationszyklen sinnvoll sind.

Die Inseminationen in der gynäkologischen Praxis sollten primär intra- und präzervikal mit Splitejakulat durchgeführt werden. Die erste Ejakulatfraktion wird intrazervikal appliziert und der Rest des Ejakulats dann präzervikal in einer Portiokappe deponiert. Eine Karenzzeit von 4–5 Tagen vor der Insemination sollte empfohlen werden.

Bei einer Ovulationsinduktion mit hCG ist nach abendlicher hCG-Gabe die morgendliche Insemination sinnvoll und noch einmal am Morgen des darauffolgenden Tages, falls der Mucus dann noch östrogenbetont ist. Die Ovulation kann eingegrenzt werden durch die sonographische Follikulometrie, ebenso durch den Nachweis des präovulatorischen LH-Peaks im Serum oder im Urin durch Enzymsticks. Bei Blaufärbung dieses Sticks im Urin ist mit einer Ovulation nach ca. 20–24 h zu rechnen, so daß eine intra- und präzervikale Insemination an diesem Tag und evtl. noch einmal am folgenden Morgen darauf durchgeführt werden sollte.

Empfohlen werden auch intrauterine Inseminationen. Diese Form der Inseminationen ist sehr aufwendig und für eine gynäkologische Praxis daher wenig geeignet. Das Waschen der Spermien mit anschließendem sog. Swim-up erfordert einen hohen Material-, Geräte- und Zeitaufwand (Medien, Zentrifuge, Brutschrank und Begasung). Die Insemination muß LH-terminiert sein (z. B. 24 h nach Blaufärbung des LH-Sticks oder 24 h nach Feststellung des LH-Peaks im Serum) oder sollte 34–36 h nach hCG-Gabe zur Ovulationsinduktion durchgeführt werden. Bei intrauteriner Insemination zu anderen Zeitpunkten sinkt die Schwangerschaftsrate auf Zufallsraten ab. Wünschenswert ist hier eine Kooperation mit einem Zentrum, wobei die Patientinnen in der gynäkologischen Praxis stimuliert werden und zusätzlich auch die Ovulationsinduktion mit hCG des Abends vorgenommen wird. Am Morgen des übernächsten Tags, nach 34–36 h, sollte die intrauterine Insemination dann nach Aufbereitung der Spermien am Zentrum durchgeführt werden.

Dauer der Sterilitätstherapie in der gynäkologischen Praxis

Liegen unter einer Stimulationstherapie stabile biphasische Zyklen mit ausreichender Länge der Corpus-luteum-Phase vor, wurden ovulationsterminierte Kohabitationen oder Inseminationen durchgeführt, ein pathologischer Tubenfaktor ausgeschlossen, ebenso immunologische Faktoren einschließlich einer Minimalendometriose, lag ein normales oder nur leicht eingeschränktes Spermiogramm mit normaler Akrosinaktivität vor, so sollten maximal 24 überwachte und stimulierte Zyklen in der gynäkologischen Praxis durchgeführt werden. Wenn dann keine Schwangerschaft eintritt, so liegt eine idiopathische Sterilität vor, so daß eine Überweisung zur weiterführenden Therapie durch einen intratubaren Embryotransfer oder Transfer im Pronukleusstadium indiziert ist.

Kalkuliert man den dann bestehenden Kinderwunsch, so wird dieser im Mittel zwischen 3,5–4,5 Jahren liegen, wobei vor Aufsuchen des Gynäkologen aufgrund der Sterilität 1–2 Jahre vergangen sind, die Sterilitätstherapie 2 Jahre durchgeführt wurde und Pausen während dieser Therapie ca. ein halbes Jahr dauerten. Die Dauer der Sterilitätstherapie sollte sich auch nach dem Alter der Patientin richten. Folgt der Beginn mit dem 36. Lebensjahr oder danach, so sollten maximal 12–18 überwachte und stimulierte Zyklen durchgeführt werden ohne lange Therapiepausen. Dann sollte eine Überweisung zur weiterführenden Therapie erfolgen, d. h. zum intratubaren Embryotransfer oder Transfer im Pronukleusstadium, um keine Überalterung der Patientin aufkommen zu lassen, mit dann evtl. nicht mehr erfolgreicher Stimulationstherapie aufgrund einer Abnahme des Stimulationseffekts an den Ovarien (Abnahme rekrutierter Follikel pro Zyklus mit zunehmendem Alter).

Der intratubare transvaginale Embryotransfer

K. Diedrich

Die Entwicklungen der letzten 15 Jahre auf dem Gebiet der Reproduktionsmedizin bieten heute die Möglichkeit, Patienten mit unerfülltem Kinderwunsch zu behandeln, bei denen es früher keine Aussicht auf eine erfolgversprechende Therapie gab. Seit 12 Jahren wird die In-vitro-Fertilisation mit anschließendem Embryotransfer erfolgreich in der Behandlung der Sterilität eingesetzt (Steptoe u. Edwards 1978). In dieser Zeit konnten erhebliche Verbesserungen bei verschiedenen Schritten der extrakorporalen Befruchtung erzielt werden. Die ovarielle Stimulation konnte durch den Einsatz von GnRH-Agonisten und Gonadotropinen (Wildt et al. 1986) und die Behandlung mit reinem FSH (Diedrich et al. 1987) verfeinert werden. Die Gewinnung der Eizellen ist durch die transvaginale sonographisch kontrollierte Follikelpunktion (Gembruch et al. 1988), die ohne Narkose durchgeführt werden kann, für die Patienten deutlich erleichtert worden. Durch neue Aufarbeitungsmethoden für die Spermatozoen wurde die extrakorporale Befruchtung auch bei andrologischen Störungen einsetzbar (Diedrich 1987). Embryotransferraten zwischen 70 und 80% zeigen die Fortschritte bei der In-vitro-Fertilisation und der Kultivierung des Embryos.

Trotz der Fortschritte, die in den letzten Jahren erzielt werden konnten, liegen die Schwangerschaftsraten nach extrakorporaler Befruchtung pro Behandlungszyklus, auch in erfahrenen Arbeitsgruppen, kaum über 20% (Johnston 1985; Diedrich u. Krebs 1990). Tabelle 1 zeigt die Ergebnisse für die extrakorporale Befruchtung in Europa, die 1989 zusammengetragen wurden, und die Ergebnisse der Universitäts-Frauenklinik Bonn aus den Jahren 1981–1990. Es wurden in Europa bei 141 Arbeitsgruppen fast 3000 Behandlungszyklen zur In-vitro-Fertilisation durchgeführt. An der Universitäts-Frauenklinik Bonn wurden seit 1981 3400 Follikelpunktionen gemacht. In etwa 70% wurde ein Embryo transferiert und in beiden Kollektiven eine Schwangerschaftsrate zwischen 16 und 18% pro Follikelpunktion erreicht. Es ist somit immer noch eine deutliche Diskrepanz zwischen der Befruchtungsrate und der Schwangerschaftsrate erkennbar. Ein wichtiger Grund hierfür ist die langsame Entwicklungsgeschwindigkeit des Embryos unter In-vitro-Bedingungen nach den ersten Zellteilungen im Vergleich zu den In-vivo-Verhältnissen.

Nach den Follikelpunktionen wurden in Europa 4106 Kinder geboren. Dies entspricht einer Geburtenrate pro Behandlungszyklus von 12%, d.h. daß es bei ca. 20% der erzielten Schwangerschaften nach extrakorporaler Befruchtung zu einem Abort kam. Sowohl die Abortrate als auch die Geburtenrate pro Zyklus ist an der Universitäts-Frauenklinik Bonn vergleichsweise etwas günstiger, jedoch muß berücksichtigt werden, daß in dieser Sammelstatistik auch

Tabelle 1. In-vitro-Fertilisation und Embryotransfer: Ergebnisse Europa und Universitäts-Frauenklinik Bonn

	Europa (1989)	UFK Bonn (1981–1990)
Follikelpunktion	29644	3461
Embryotransferrate	71 %	76 %
Schwangerschaften	4713 (16 %)	635 (18 %)
Abortrate	26 %	18 %
Mehrlingsrate	20 %	13 %
davon > Drillinge	3 %	2 %
Kinder	4106	563
Geburtenrate pro Zyklus	12 %	14,6 %

Daten von Gruppen eingingen, die über geringere Erfahrungen auf diesem Gebiet verfügen. Bei der kritischen Beurteilung dieser Zahlen muß auch bedacht werden, daß ein Vergleich mit anderen Methoden der Sterilitätsbehandlung, wie z. B. der intrauterinen Insemination, kaum bessere Schwangerschafts- und Geburtenraten pro Behandlungszyklus erkennen läßt.

Eine Möglichkeit, die Bedingungen für den Embryo in der frühen Entwicklungsphase zu verbessern, könnte der intratubare Embryotransfer nach In-vitro-Fertilisation bieten. Hierbei können die Vorteile des physiologischen Tubenmilieus für die Embryonalentwicklung ausgenutzt werden. Über den intratubaren Zygotentransfer wurde erstmals 1986 von Devroey et al. berichtet. Es wird dabei nach transvaginaler Follikelpunktion und In-vitro-Fertilisation die Zygote einen Tag nach der Gewinnung der Eizellen per Laparoskopie in die Tube transferiert (Abb. 1).

Die Ergebnisse der Brüsseler Arbeitsgruppe um Devroey zeigen eine Schwangerschaftsrate von 30 % bei 245 Patienten nach laparoskopischem, intratubarem Zygotentransfer.

Bei Vorliegen einer andrologischen Störung besteht für den Gynäkologen das Behandlungsprinzip darin, den Kontakt zwischen Eizelle und Samenzelle zu erleichtern. Bei In-vitro-Fertilisation ist es möglich, nach Aufarbeitung wenige qualitativ gute Spermatozoen aus einem schlechten Ejakulat in einem tubenähnlichen Milieu zum optimalen Zeitpunkt mit einer befruchtungsfähigen Eizelle zusammenzubringen und damit die Chancen für eine Fertilisation zu optimieren (Cohen et al. 1985; van der Ven et al. 1987). Nach Ausschöpfung der übrigen andrologischen und konventionellen gynäkologischen Therapiemaßnahmen einschließlich mehrfacher intrauteriner Inseminationen erscheint uns die In-vitro-Fertilisation bei andrologischen Störungen aus zwei Gründen sinnvoll:

1. Als Therapiemöglichkeit mit einer Chance von 15–20 % zu einer Schwangerschaft zu kommen und damit das Behandlungsziel zu erreichen (Diedrich u. Krebs 1990).

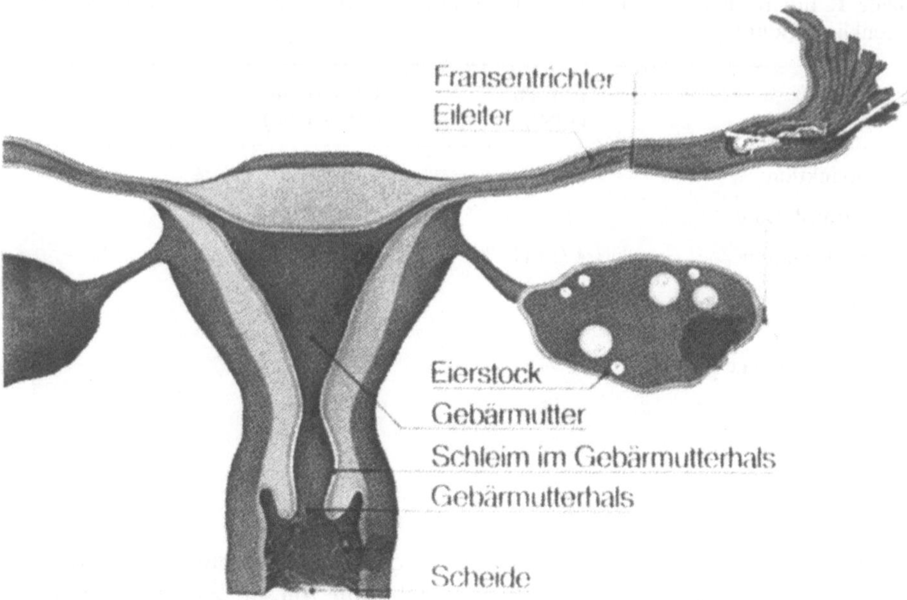

Abb. 1. Laparoskopischer Zygotentransfer

2. Als diagnostische Möglichkeit, um das Fertilisationsvermögen der Spermatozoen zu prüfen.

Heute wird als Erstmaßnahme nach erfolgloser intrauteriner Insemination die In-vitro-Fertilisation vorgezogen, da diese durch die transvaginale Follikelpunktion, die ohne Narkose durchgeführt werden kann, weniger aufwendig geworden ist als der intratubare Gametentransfer, der mit einer Pelviskopie verbunden ist. Zum anderen erhält man bei der In-vitro-Fertilisation die wichtige Information über die Fertilisationsfähigkeit der Spermatozoen. Wenn es in den Behandlungsversuchen zu einer erfolgreichen Fertilisation mit anschließendem Embryotransfer, jedoch ohne nachfolgende Schwangerschaft gekommen ist, ist bei nachgewiesener Fertilisationsfähigkeit der Spermien durchaus eine erneute Behandlung mit intrauteriner Insemination oder dem intratubaren Gametentransfer gerechtfertigt. Bei ausbleibender Fertilisation kann ein erneuter Behandlungsversuch erfolgen, wenn dieser gewünscht ist oder eine Beratung über alternative Möglichkeiten wie Adoption oder heterologe Insemination gegeben werden.

Bei der Beurteilung der Erfolgsrate einer Behandlungsmethode der ungewollten Kinderlosigkeit muß man sich immer wieder die Chance, in einem normalen Zyklus bei normalem Spermiogramm schwanger zu werden vor Augen halten. Eine Zusammenstellung aus der Literatur (Boklage 1990) zeigt, daß bei einer Befruchtungsrate unter In-vivo-Bedingungen von 60–70% nur 24% der so entstandenen Embryonen überleben und zu einer Schwangerschaft und Geburt führen. Diese Zahl verdeutlicht die hohe Verlustrate in dieser frühen Phase der Reproduktion. Die niedrige Geburtenrate im natür-

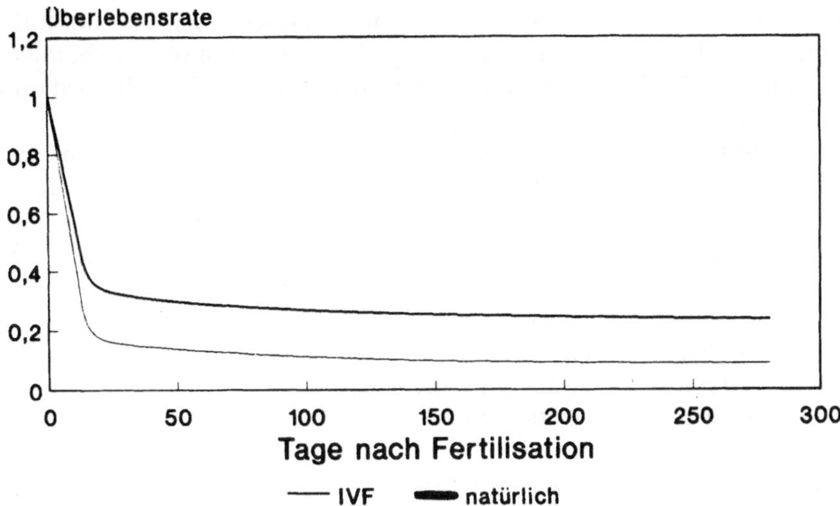

Abb. 2. Implantationsrate pro Embryo nach In-vivo- und In-vitro-Fertilisation. (Aus Boklage 1990)

lichen Zyklus läßt sich bisher durch keine konventionelle oder auch noch so moderne Behandlungsmethode der ungewollten Kinderlosigkeit übertreffen (Abb. 2).

Aus Abb. 2 geht ebenfalls hervor, daß die Entwicklungschancen eines Embryos bis zur Geburt, der nach In-vitro-Fertilisation entstanden ist, mit 11% noch deutlich unter den Möglichkeiten eines nach In-vivo-Fertilisation entstandenen Embryos steht. Hierfür können neben den auch heute noch nicht optimalen Kultivierungsbedingungen für die Fertilisation und frühe Entwicklung des Embryos auch die Nachteile des intrauterinen Transfers verantwortlich gemacht werden, da der Embryo zu früh in ein Milieu kommt, das nicht seinen physiologischen Bedingungen entspricht. Bei einem intratubaren Embryotransfer werden die Vorteile der In-vitro-Fertilisation – kontrollierte Fertilisationsbedingungen – mit den Vorteilen der Technik des intratubaren Gametentransfers – physiologisches Milieu für die frühe Embryonalentwicklung – kombiniert. Es wird über hohe Schwangerschaftsraten von über 30% (Devroey et al. 1986) berichtet. An der Universitäts-Frauenklinik Bonn wurde zunächst ebenfalls der Embryotransfer intratubar und laparoskopisch durchgeführt, es hat sich jedoch zunehmend der intratubare transvaginale Embryotransfer durchgesetzt, der erstmals von Jansen (1987) beschrieben wurde.

Material und Methoden

Die Indikation zur extrakorporalen Befruchtung bei alleiniger andrologischer Sterilität stieg in unserem Kollektiv seit 1981 von 3,2 auf 24% (1989) als Folge der verbesserten Fertilisationsraten bei eingeschränkter Spermatozoenqualität. Die nur gering verminderte Schwangerschaftsrate, bezogen auf die Embryotransfers bei andrologischer Störung im Vergleich zu der normospermen Gruppe, rechtfertigt die Einbeziehung dieser nur schwer zu therapierenden Patienten in das IVF-Programm. Allerdings ist die häufigste Indikation mit ca. 70% noch immer die tubar bedingte Sterilität.

Der intratubare Embryotransfer wurde bei 163 Patienten durchgeführt, bei denen die andrologische Störung als Ursache für die Sterilität deutlich im Vordergrund steht. Aus Tabelle 2 ist die Spermatozoenqualität in diesem Patientenkollektiv erkennbar. Insgesamt lagen folgende andrologische Diagnosen vor, die teilweise deutlich unter der Fertilitätsgrenze waren:
- Oligoasthenoteratozoospermie II. und III. Grades; 47 Patienten,
- Asthenozoospermie; 24 Patienten,
- Asthenoteratozoospermie; 18 Patienten,
- Oligozoospermie: 16 Patienten.

Zur Vorbereitung für die extrakorporale Befruchtung wurden hauptsächlich vier Therapieschemata zur ovariellen Stimulation eingesetzt (Diedrich et al. 1988):
1. Clomiphen/HMG/HCG,
2. HMG/HCG,
3. reines FSH/HCG,
4. GnRH-Agonisten/HMG/HCG.

Die Oozytengewinnung wird 36–38h nach der HCG-Gabe durchgeführt, wobei an diesem Patientenkollektiv ausschließlich eine transvaginale Follikelpunktion unter sonographischer Kontrolle vorgenommen wurde (Gembruch et al. 1988).

Die In-vitro-Fertilisation menschlicher Eizellen und die Kultivierung des Embryos wurden bereits früher beschrieben (Al-Hasani et al. 1986). 20h nach der Insemination der Eizellen wurde geprüft, ob eine Fertilisation mit Bildung der beiden Vorkerne stattgefunden hatte. Die Qualität des kultivierten Embryos wurde nach 40–48h morphologisch beurteilt. Embryonen mit gleich großen Blastomeren ohne Fragmente und anderen Unregelmäßigkeiten wurden als gut beurteilt. Die anderen Embryonen wurden als mittelgut und schlecht

Tabelle 2. Andrologische Sterilität und intratubarer Embryotransfer (M+se, Spanne)

	n	Spermatozoenzahl Mio/ml	Motilität %	Morphologie %
Oligoastheno-teratospermie	47	11,3 + 3,8 (3,6–15,4)	22 + 6 (16–32)	26 + 7 (18–34)
Asthenospermie	24	48 + 17 (37–83)	23 + 7 (17–34)	48 + 8 (41–59)
Asthenoterato-spermie	18	63 + 12 (42–95)	27 + 8 (21–34)	28 + 6 (19–33)
Oligozoospermie	16	7,5 + 4,3 (3,2–16,0)	43 + 7 (41–55)	46 + 5 (42–53)

bezeichnet, wenn Fragmentierungen, Granulationen und andere Veränderungen erkennbar waren.

Durchführung des intratubaren Embryotransfers

Während normalerweise bei der In-vitro-Fertilisation der Embryo im 4- bis 8-Zellstadium 2 Tage nach der Insemination in den Uterus transferiert wird, haben wir seit Mai 1987 bei 158 Patienten mit geprüfter Tubenfunktion die Embryonen in eine Tube transferiert. Der Transfer wurde bei 53 Patientinnen pelviskopisch durchgeführt, wobei ebenso vorgegangen wurde wie bei dem intratubaren Gametentransfer (van der Ven u. Diedrich 1987). Wir benutzen zur Durchführung des intratubaren Embryotransfers einen für den Embryotransfer entwickelten Metallkatheter als Führung und einen Venenkatheter als Embryotransferkatheter. Der starre Metallkatheter wird bei der Laparoskopie durch einen Zugang im Unterbauch in den Fimbrientrichter eingeführt. Wenn dieser Führungskatheter passiert ist, werden die zu transferierenden Embryonen mit dem Transferkatheter aufgenommen, ca. 2–3 cm in das Tubenlumen eingeführt und der Inhalt langsam eingespült. Als Medium für den intratubaren Transfer wird Ham's F10 mit Zusatz von 5 % Nabelschnurserum benutzt.

Während zunächst für den intratubaren Transfer die pelviskopische Technik eingesetzt wurde, hat sich jetzt zunehmend an der Universitäts-Frauenklinik Bonn der transvaginale intratubare Embryotransfer durchgesetzt.

Durch den transvaginalen intratubaren Embryotransfer ist es möglich geworden, ohne Narkose und atraumatisch bei geprüfter Tubenfunktion die Embryonen in optimale und physiologische Milieus zu bringen. Die Patientin wird dabei in Steinschnittlage gelagert und die Portio mit einer Kugelzange fixiert. Hierdurch ist eine relative Streckung des Zervikalkanals und des intrakavitären Lumens zu erzielen. Es erfolgt eine vorsichtige Sondierung und Dilatierung des Zervikalkanals bis Hegar 2. Zum Transfer wird das Jansen-Anderson-Transferset der Fa. Cook benutzt.

Der Teflonkatheter (Abb. 3) wird zunächst verstärkt durch den Teilobturator in die Zervix bis über den inneren Muttermund eingeführt. Nun wird zur Vermeidung von Endometriumsverletzungen der metallene Führungsstab entfernt, um die Starrheit des Systems aufzuheben. Durch vorsichtiges Vorschieben wird der flexible, etwas konisch zulaufende Teflonkatheter in den zipfelförmigen Tubenwinkel geführt. Dies wird erleichtert durch das vorgeformte, gekrümmte Mandrinende. Nach Erreichen des Widerstandes im Tubenwinkel erfolgt zur besseren Fixierung ein weiteres Vorschieben um etwa 1–2 mm. Dadurch gerät der Mandrin aufgrund seiner Elastizität etwas unter Spannung – eine Dislokation wird verhindert. Jetzt erfolgt das Aufziehen des Embryos in den inneren Katheter, dessen distales Ende über 3 cm Länge auf 0,6 mm verjüngt ist. Beim Aufziehen ist darauf zu achten, daß diese 3 cm nur mit Medium gefüllt sind und die Embryonen erst in dem überliegenden Segment folgen. Hierdurch wird verhindert, daß bei einem eventuellen Fehlversuch die Embryonen versehentlich ausgestreift werden. Zur Kontrolle, daß der Führungskatheter unmittelbar vor dem Tubenostium liegt, wird nun über diesen

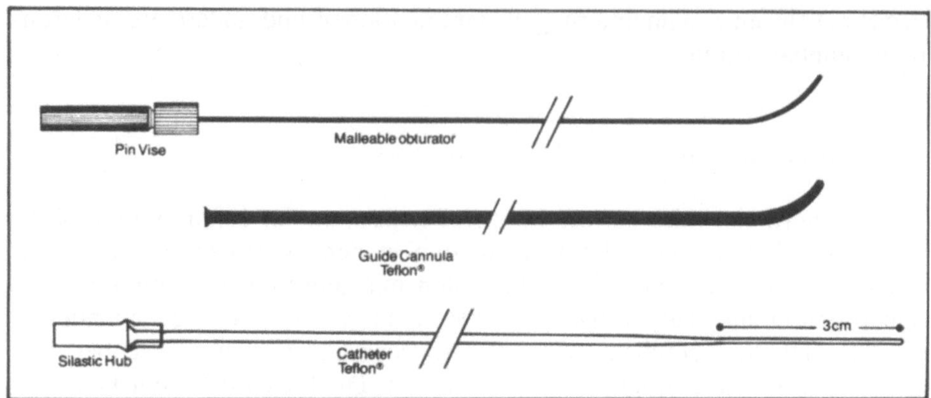

Abb. 3. Transvaginales, intratubares Transferbesteck

ein mit einer ganz weichen Platinspitze versehener Führungsdraht vorgeschoben. Dieser läßt sich mühelos transabdominal sonographisch darstellen.

Nach Entfernung des Führungsdrahtes wird jetzt der eigentliche Transferkatheter über den Teflonkatheter vorgeschoben. Bei Verlassen des Führungskatheters und Übergang in den kornualen Tubenanteil ist ein leichter Widerstand zu verspüren. Zusätzlich geben die Patientinnen jetzt einen strengen, seitenlokalisierten Schmerz an, der so lange anhält, wie der Transferkatheter vorgeschoben bzw. bewegt wird. Dieser Schmerz wird typischerweise nur berichtet, wenn die Tuben erfolgreich katheterisiert wurden.

Bei ängstlichen Patientinnen kann ein Analgetikum appliziert werden. Dadurch wird allerdings die wichtige Patienteninformation, die Schmerzlokalisation als Hinweis auf die erfolgreiche Katheterisierung des Tubenlumens nur unklar angegeben.

Die sonographisch gesteuerte Katheterisierung der Tuben, wie dies von Jansen et al. (1987) vorgeschlagen wird (Abb. 4), erscheint uns nur zu Beginn mit diesem Transfer wegen der Übungsphase erforderlich, um sicher zu sein, daß man auch wirklich in der Tube ist. Dies kann z. B. bei intratubaren Inseminationen geübt werden. Jedoch ist dies mit zunehmender Erfahrung nicht mehr nötig, wodurch die zusätzliche Belastung für die Patientin – volle Blase für den abdominalen Schall – oder die gleichzeitige Belastung durch den Vaginalschall entfällt.

Nach dem intratubaren Transfer ist an dem Transferkatheter selbst klar zu erkennen, ob dieser intratubar plaziert war und eine entsprechende Krümmung aufweist, oder ob er abgeknickt ist, was dann eher für einen falschen Transferweg spricht.

Ergebnisse

Bis Ende 1990 wurden 53 pelviskopische, intratubare Embryotransfers an der Universitäts-Frauenklinik Bonn durchgeführt. Es wurden dabei durchschnitt-

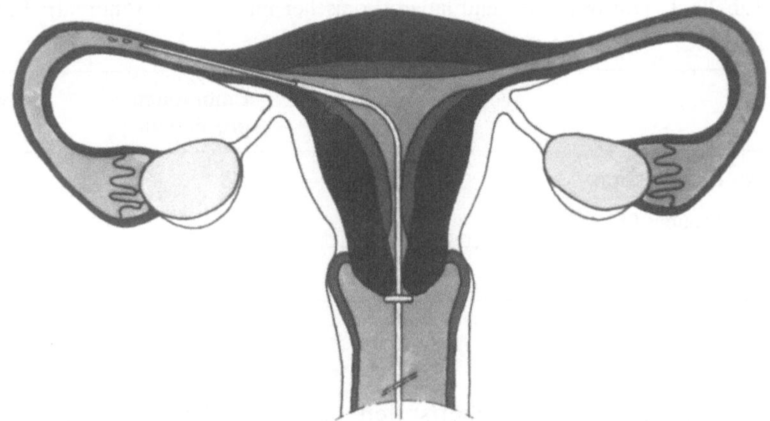

Abb. 4. Schematische Darstellung der intrakavitären Katheterplazierung

lich 2,8 Embryonen pro Patientin transferiert. In 15 Fällen (28%) kam es zu einer Schwangerschaft.

Der transvaginale intratubare Embryotransfer wurde bei 186 Patienten versucht. In 168 Fällen waren eine erfolgreiche transvaginale intratubare Katheterisierung und ein Embryotransfer möglich. In 18 Fällen konnte die Tube nicht aufgefunden werden, so daß der Embryotransfer intrauterin durchgeführt werden mußte. Dies entspricht einer Mißerfolgsrate von 15% (Tabelle 3).

Bei 168 Patientinnen, bei denen ein intratubarer, transvaginaler Embryotransfer durchgeführt wurde, wurden insgesamt 1103 Oozyten gewonnen, das entspricht 6,7 Oozyten pro Patientin. Da es sich bei diesen Patienten um eine andrologische Indikation zur In-vitro-Fertilisation handelte, war die Fertilisationsrate mit 34% (368 Embryonen) entsprechend niedrig. Bei tubarer Sterilität und Normozoospermie liegt die Fertilisationsrate pro Oozyte bei 72%.

Es konnten 47 Schwangerschaften nach transvaginalem, intratubaren Embryotransfer erzielt werden. Dies entspricht einer Schwangerschaftsrate von 29%. Bei 58 erkennbaren Chorionsäcken im Ultraschall bedeutet dies eine Schwangerschaftsrate von 16% pro transferiertem Embryo (Tabelle 4).

Ein Vergleich der Implantationsraten pro Embryo nach intrauterinem und intratubarem Embryotransfer bei andrologischer Sterilität zeigt, daß die Ergebnisse bei der intratubaren Transfertechnik deutlich günstiger liegen. Während

Tabelle 3. Transvaginaler, intratubarer Embryotransfer

186	Patienten
168	erfolgreiche transvaginale intratubare Embryotransfers
21	erfolglose transvaginale intratubare Embryotransfers (Mißerfolgsrate 15%)

Tabelle 4. Transvaginaler und laparoskopischer intratubarer Embryotransfer bei andrologischer Sterilität

	Zyklen	Embryonen pro Patient	Schwangerschaften n	%
pro Laparoskopie	53	2,8	15	28
transvaginal (TV-TEST)	163	2,4	47	29
total	216	2,5	62	29

sowohl die Schwangerschaftsraten bei dem intratubaren Embryotransfer mit 29% im Vergleich zu 22% bei dem intrauterinen Transfer besser sind, ist auch die Implantationsrate pro transferiertem Embryo von 10 auf 16% durch den intratubaren Transfer zu steigern. Dieses deutet an, daß das physiologische Tubenmilieu für die frühe Entwicklung des Embryos günstigere Bedingungen bietet als das intrauterine. Es erscheint daher sicherlich lohnenswert, diesen Weg des transvaginalen, intratubaren Embryotransfers weiterzuverfolgen. Es muß jedoch in randomisierten Studien geprüft werden, ob dieser Weg wirklich erfolgversprechender ist (Tabelle 5).

Tabelle 5. Schwangerschafts- und Implantationsrate nach intrauterinem und intratubarem* laparoskopischem und transvaginalem Embryotransfer bei andrologischer Sterilität

	intrauterin	intratubar laparoskopisch		intratubar transvaginal
Anzahl der Transfers	143	53		163
Anzahl der Embryos	2,2	2,8		2,4
Anzahl der Schwangerschaften	31	15		47
Schwangerschaftsrate	22%	28%		29%
			29%	
Implantationsrate pro Embryo	10%	16%		16%

* laparoskopisches und transvaginales Vorgehen

Diskussion

Es werden die ersten Ergebnisse über den intratubaren Transfer im Pronukleus- und Embryonalstadium erläutert. Voraussetzung für die Durchführung dieses Transfers ist eine geprüfte und normale Tubenfunktion, zumindest einer Tube. Diese neue Behandlungsmethode wurde eingesetzt für die Behandlung der andrologisch bedingten Sterilität. Jedoch wurde die Entscheidung hierzu nur getroffen, wenn alle übrigen therapeutischen Möglichkeiten, wie z. B. die andrologische Behandlung oder die intrauterine Insemination, nicht zu einer Schwangerschaft geführt haben.

Der intratubare Embryotransfer ist möglicherweise die sinnvolle Weiterentwicklung des intratubaren Gametentransfers (GIFT), da hierbei die Vorteile der In-vitro-Fertilisation mitgenutzt werden können (Devroey et al. 1986; Yovich et al. 1987). Gegenüber der GIFT-Technik bietet die In-vitro-Fertilisation eine Reihe von Vorteilen. Sie gibt eine direkte Information über das Fertilisationsvermögen der Gameten, denn bei Ausbleiben einer Schwangerschaft nach einem intratubaren Gametentransfer ist eine Aussage über die Qualität der Spermatozoen/Eizell-Interaktion bzw. des Befruchtungsvorgangs nicht möglich. Weiterhin erscheint der intratubare Gametentransfer nur beim Einsatz von reifen, präovulatorischen Eizellen erfolgversprechend, während bei der In-vitro-Fertilisation eine gezielte Präinkubation auch unreifer Eizellen möglich ist und damit eine Steigerung der Befruchtungsrate und Reduktion der Triploidierate erzielt werden kann (Asch 1986; Trounson et al. 1982; van der Ven et al. 1987).

Bei der andrologischen Sterilität zeigt sich eine deutliche Abhängigkeit des Spermatozoen/Eizell-Kontakts und der Befruchtungsrate vom Ausmaß der Reproduktion der Spermaqualität. Während bei der In-vitro-Fertilisation mit anschließendem Embryotransfer die Schwangerschaftsrate bei alleiniger andrologisch bedingter Sterilität pro Zyklus bei 16% liegt (Diedrich 1987), zeigen die Ergebnisse einer kooperativen Studie über den intratubaren Gametentransfer bei andrologischer Sterilität eine Schwangerschaftsrate von 18%. Hier fehlt jedoch häufig eine genaue Aufschlüsselung der andrologischen Diagnostik (Asch et al. 1986). Von einigen Arbeitsgruppen werden auch höhere Schwangerschaftsraten bei andrologisch bedingter Sterilität mit der GIFT-Methode berichtet (Noss 1987).

Der Vorteil der In-vitro-Fertilisation insbesondere bei andrologischer Störung liegt in dem engen Spermatozoen/Eizell-Kontakt, der unter kontrollierten Bedingungen im Gegensatz zum intratubaren Gametentransfer stattfindet. Bei der In-vitro-Fertilisation können zahlreiche reife Eizellen nach Präinkubation mit Spermatozoen in geringen Mediummengen inkubiert werden, und es kann dadurch ein langfristiger und enger Spermatozoen/Eizell-Kontakt hergestellt werden. So gelingt es auch, eine In-vitro-Fertilisation in einem Kapillarröhrchen mit einem Volumen von ca. 10 µl noch mit weniger als 1000 Spermatozoen durchzuführen (van der Ven et al. 1987). Hingegen werden bei der GIFT-Technik möglicherweise nicht vollständig ausgereifte Eizellen mit Spermatozoen in das vergleichsweise weiträumige Tubenlumen eingespült, wobei die Bedingungen für den Spermatozoen/Eizell-Kontakt sicherlich nicht so günstig sind wie in den oben beschriebenen Verfahren.

Im Vergleich zur In-vitro-Fertilisation bietet die GIFT-Technik jedoch den eindeutigen Vorteil, daß die Embryoentwicklung unter physiologischen Bedingungen im Eileiter abläuft. Die derzeitigen In-vitro-Embryokulturbedingungen sind trotz zahlreicher Modifikationen des Kulturmediums nicht als optimal zu bezeichnen und führen in Tierversuchen im Vergleich zur In-vivo-Situation zu einer Entwicklungsverzögerung und Erhöhung der Mortalität in der frühen Embryonalphase (Harlow u. Quinn 1982). Als weiterer Nachteil der In-vitro-Fertilisation im Vergleich zum intratubaren Gametentransfer kann angeführt werden, daß der Embryo zu früh und damit unphysiologisch in den Uterus transferiert wird und die mögliche mechanische Irritation des Endometriums und der Gebärmutter während des Embryotransfers, die sogar zu Kontraktionen und dem Auspressen des transferierten Embryos führen kann, eine Implantation verhindern (Schulman 1986).

Der Befruchtungsvorgang ist demgegenüber in relativ einfachen Kulturmedien durchführbar, denn Eizellen und Spermatozoen sind für eine erfolgreiche Befruchtung im Gegensatz zur Embryonalentwicklung in geringerem Maße auf eine spezifische exogene Substratzufuhr bzw. spezifische Milieufaktoren angewiesen. Erst zwischen dem 4- und 8-Zellstadium der frühen Embryonalentwicklung kommt es zu wesentlichen Veränderungen des Metabolismus und der Wachstumsrate unter In-vitro-Bedingungen im Vergleich zu In-vivo-Bedingungen (Wales 1975; Bavister 1981). Zahlreiche tierexperimentelle Untersuchungen und auch die Erfahrungen mit der menschlichen In-vitro-Fertilisation haben gezeigt, daß eine Fertilisation bei Vorhandensein reifer Eizellen und befruchtungsfähiger Spermatozoen in 80–95% ablaufen kann. Hierbei können eine Vielzahl verschiedener Kulturmedien benutzt werden, wobei Kulturmedien mit ähnlicher Zusammensetzung wie die Tubenflüssigkeit vorteilhaft zu sein scheinen. Eine wesentliche Steigerung der Befruchtungsrate innerhalb des Eileiters ist daher u. U. nicht anzunehmen, falls nicht bisher unbekannte fertilisationsfördernde Faktoren im Tubensekret vorhanden sein sollten. Ein in einigen Spezies befruchtungsfördernder Effekt von Follikelflüssigkeit konnte am menschlichen Spermatozoen dagegen nicht gezeigt werden (Quinn et al. 1985; Magier et al. 1986).

Zusammenfassend kann gesagt werden, daß der intratubare Transfer im Pronukleus- und Embryostadium die Vorteile der In-vitro-Fertilisation und des intratubaren Gametentransfers sinnvoll vereinigt: Nach beobachteter und gesicherter Fertilisation der Eizellen wird der Embryo aus dem ungünstigen Milieu im Reagenzglas in das physiologische Milieu der Tube transferiert. Mit der neuen Technik des transvaginalen intratubaren Embryotransfers kann dabei selbst auf die Laparoskopie verzichtet werden und der Eingriff mit wenig Aufwand ohne Narkose durchgeführt werden. Die ersten Ergebnisse mit dem transvaginalen intratubaren Embryotransfer sind vielversprechend. Es ist sicherlich lohnenswert, diesen Weg weiterzuverfolgen, um zusätzliche Verbesserungen der Leistungen für die Patienten zu erreichen.

Literatur

Al-Hasani S, Balerna M, Barkay J et al (1986) Spermakonservierung, Insemination, in vitro Fertilisation. Urban & Schwarzenberg, München

Asch R (1986) Gamete intrafallopian transfer (GIFT). Results from multicentre studies. 12. World Congress on Fertility and Sterility, Singapure 1986

Asch RH, Balmaceda JP, Ellsworth LR, Wong PC (1986) Preliminary experience with gamete intrafallopian transfer (GIFT). Fertil Steril 45:366

Bavister BD (1981) Analysis of culture media for in vitro fertilization and criteria for success. In: Mastroianni L, Biggers JD (eds) Fertilization and embryonic development in vitro. Plenum Press, New York, p 41

Boklage J (1990) Survival probability of human conceptions from fertilization to term. Int J Fertil 35 (2):75

Cittadini E (1988) The use of GnRH: Comparison between the results of IVF and GIFT. International Symposium on GnRH Analogues in Cancer and Human Reproduction. Geneva, Switzerland, 18.–21. February, 1988

Cohen J, Edwards R, Fehilly C et al (1985) In vitro fertilization: a treatment for male infertility. Fertil Steril 43:422

Devroey P, Braeckmans P, Smitz J et al (1986) Pregnancy after translaparoscopic zygote intrafallopian transfer in a patient with sperm antibodies. Lancet I:1329

Diedrich K (1987) Aktuelle Probleme der in-vitro-Fertilisation: Andrologische Probleme. Arch Gynecol Obstet 242:1–4

Diedrich K, Diedrich C, Wildt L, van der Ven H, Al-Hasani S, Werner A, Krebs D (1987) Ovarielle Stimulation mit reinem FSH in einem In-vitro-Fertilisationsprogramm. Geburtshilfe Frauenheilkd 47:612

Diedrich K, Krebs D (1990) Indikation und Ergebnisse zur in vitro Fertilisation (IVF), intratubarem Gameten-(GIFT) und Embryotransfer (EIFT). Gynäkologe 23:186–195

Diedrich K, Krebs D, Al-Hasani S, van der Ven H, Pless V (1986) Verbesserung der Implantationsrate nach Embryotransfer in einem In-vitro-Fertilisationsprogramm. Geburtshilfe Frauenheilkd 46:821

Diedrich K, van der Ven H, Al-Hasani S, Krebs D (1988) Ovarian stimulation for in-vitro fertilization. Hum Reprod 3 (1):39–44

Gembruch U, Wahode J, Diedrich K, Welker B, Al-Hasani S, van der Ven H, Krebs D (1988) Transvaginale Follikelpunktion zur Eizellgewinnung im Rahmen des IVF-Programms. Geburtshilfe Frauenheilkd 48:617

Harlow GM, Quinn P (1982) Development of preimplantation mouse embryos in vivo and in vitro. Aust J Biol Sci 35:187

Jansen RPS, Anderson JC (1987) Catheterising the human fallopian tubes from the vagina. Lancet II:309

Johnston J (1985) Results of IvF-treatment. Vortrag IV. Weltkongreß für in vitro Fertilisation, Melbourne, Nov. 1985

Noss U (1987) Intratubarer Gametentransfer. 16. Jahrestagung der Deutschen Gesellschaft zum Studium der Fertilität und Sterilität. Bonn 1987

Magier S, van der Ven H, Al-Hasani S, Diedrich K, Krebs D (1986) Menschliche Follikelflüssigkeit reduziert das Fusionsvermögen menschlicher Spermatozoen mit denudierten Hamstereizellen: 46. Tagung der Deutschen Gesellschaft für Gynäkologie und Geburtshilfe. Düsseldorf 1986

Quinn P, Kerin JF, Warnes M (1985) Improved pregnancy rate in human in vitro fertilization with the use of a medium based on the composition of human tubal fluid. Fertil Steril 44:493

Schulman JS (1986) Delayed expulsion of transfer fluid after IVF/ET. Lancet I:44

Steptoe PD, Edwards RC (1978) Birth after re-implantation of a human embryo. Lancet II:366

Trounson AO, Mohr LR, Wood C, Leeton JF (1982) Effect of delayed insemination on in vitro fertilization, culture and transfer of human embryos. J Reprod Fertil 64:285

Ven H van der, Diedrich K (1987) Der intratubare Gametentransfer. In: Diedrich K (Hrsg) Neue Wege in Diagnostik und Therapie der weiblichen Sterilität. Bücherei des Frauenarztes. Enke, Stuttgart

Ven H van der, Al-Hasani S, Diedrich K, Hamerich U, Lehmann F, Krebs D (1985) Polyspermy in in vitro fertilization of human oocytes; Frequency and possible causes. NY Acad Sci 442:88

Ven H van der, Hoebbel K, Al-Hasani S, Diedrich K, Krebs D (1987) Befruchtung menschlicher Eizellen in Kapillarröhrchen mit sehr geringen Spermatozoenzahlen. Geburtshilfe Frauenheilkd 47:630

Wales RG (1975) Maturation of the mammalian embryo: biochemical aspects. Biol Reprod 12:66

Wildt L, Diedrich K, Hubner H, Klasen R (1986) Ovarian hyperstimulation for in vitro fertilization controlled by GnRH-agonist administered in combination with human menopausal gonadotropin. Hum Reprod 1:38

Yovich JL, Blackledge DG, Richardson PA, Matson PL, Turner SR, Draper R (1987) Pregnancies following pronuclear stage tubal transfer. Fertil Steril 48:851

Der Erfolg in GIFT und IVF – auch ein Maßstab ethischen Handelns

D. Krebs

Der Arzt bezieht die Rechtfertigung für sein therapeutisches Handeln aus dem Heilauftrag der Patientin. Der Patient, die Patientin wendet sich wegen eines bestimmten Problems an den Arzt und bittet ihn um Hilfe. Er erwartet, daß der Arzt sein Problem analysiert, eine Diagnose stellt, ihn über die Art seiner Erkrankung aufklärt und mit ihm die Möglichkeiten einer Therapie und deren Erfolgsaussichten bespricht. Der Arzt ist nicht in jedem Fall zur Hilfeleistung verpflichtet, er kann eine Behandlung ablehnen, wenn sie ihm nicht sinnvoll erscheint, wobei er seine Gründe dem Patienten darlegen sollte. Er kann den Patienten auch an einen Kollegen überweisen, wenn er der Meinung ist, daß dies für den Patienten besser wäre. Richtschnur seines Handelns kann aber nicht die durchschnittliche Erfolgsrate einer Behandlung darstellen. Eine Reihe von anderen Faktoren, wie Beeinträchtigung des Patienten durch die Behandlung, Zahl der Komplikationen, Befinden des Patienten nach erfolgreicher wie auch nach nichterfolgreicher Behandlung sind zu bedenken, und in manchen Fällen ist es auch notwendig zu überlegen, was eine derartige Behandlung oder aber ihre Einführung für die Allgemeinheit bedeuten könnte.

Bei der Sterilitätstherapie haben wir eine besondere Situation vor uns. Erstens kommt nicht ein einzelner Patient zu uns, sondern ein Paar, das vielleicht unterschiedliche Wünsche und Ansichten über eine Behandlung hat. Zweitens kann das Krankheitsgefühl für das einzelne sterile Paar sehr unterschiedlich ausgeprägt sein. Vom fanatischen Kinderwunsch bis zum sog. Normalfall sind alle Nuancen möglich, und eine Vielzahl von äußeren Faktoren wie z. B. die Familie oder die nähere Umgebung spielen bei der Bewußtseinsbildung des Kinderwunsches eine entscheidende Rolle. Drittens schlagen hier natürlich die Auswirkungen einer Behandlung besonders zu Buche. Bei einer lebensnotwendigen Therapie wie z. B. einer Krebskrankheit heilt die Behandlung und schenkt dem Patienten Jahre seines Lebens, bei Nichterfolg haben Patient und Arzt den Kampf verloren. Bei der Sterilitätsbehandlung setzen wir voraus, daß das geborene Kind die Erfüllung der Wünsche bedeutet – in der gleichen Art wie bei der spontan eingetretenen Schwangerschaft. Bei erfolgloser Sterilitätsbehandlung wird dagegen eine u. U. verschlechterte Lebenssituation herbeigeführt.

Viertens haben wir das Wohl des Kindes im Auge zu haben, das durch den Erfolg unserer Behandlung geboren wird. Diese Punkte zeigen, daß sicher nicht allein die Erfolgsrate der Maßstab unseres Handelns sein kann, sondern eine individuelle Analyse des Einzelfalles nötig ist, um die Grundsätze ärztlichen Handelns zu erfüllen.

Tabelle 1. Mikrochirurgie vs In-vitro-Fertilisation: Schwangerschaftsrate/Patient

Mikrochirurgie:	
Salpingostomie	30–60 %
Reanastomose	
(nach Tubenkoagulation)	40–60 %
Adhäsiolyse	
beidseits verschlosene Tuben	
Fimbriektomie	> 10 %
Tuben < 4 cm	
In-vitro-Fertilisation:	
Tubare, andrologische, idiopathische Sterilität	42 %
2803 Zyklen bei 1173 Patienten =	
2,4 Punktionen/Patient	
504 Schwangerschaften	

Schaut man sich unter diesen Gesichtspunkten die heutige Situation der Sterilitätsbehandlung an, so muß man feststellen, daß leider immer häufiger sehr schnell der Weg zur assistierten Reproduktion also zu GIFT und IVF beschritten wird, als dies vielleicht nötig wäre. Sterilitätsbehandlung ist aber eine ursachenorientierte Behandlung, und jeder Therapie hat zunächst eine gründliche Diagnostik vorauszugehen. Nur bei klarer Indikation oder in Fällen, in denen jede andere Behandlungsmöglichkeit ausgeschöpft ist, sollte nach eingehender Beratung mit dem Ehepaar die Anwendung von IVF oder GIFT diskutiert werden.

Die klassische Indikation ist nach wie vor der mikrochirurgisch nicht behebbare Tubenschaden. Auch wenn die Methode der In-vitro-Fertilisation inzwischen in der Kumulation von mehreren Zyklen die Erfolge der Mikrochirurgie erreicht (Tabelle 1), so ist im individuellen Falle der Versuch der Wiederherstellung der Tubenfunktion vorrangig. Allerdings können die Aussichten bezüglich der Durchführung einer Mikrochirurgie am besten von einem Mikrochirurgen laparoskopisch abgeschätzt werden. Es empfiehlt sich daher, eine Patientin, bei der andere Sterilitätsursachen ausgeschlossen sind und bei der der Verdacht auf einen Tubenschaden besteht, in ein mikrochirurgisch eingerichtetes Krankenhaus einzuweisen, damit der Mikrochirurg die Laparoskopie vornimmt und bei behebbarer Störung gleich die Laparotomie vornimmt.

Neben dieser klassischen tubaren Indikation hat sich in den letzten Jahren eine Reihe von anderen Indikationen herausgebildet. Insbesondere hat die andrologische Indikation zugenommen und daneben die Behandlung der idiopathischen Sterilität durch GIFT und IVF. Sowohl bei den eigenen Patientinnen (Tabelle 2) wie auch im Kollektiv der deutschen IVF-Arbeitsgruppen kommt diese Steigerung anderer Indikationen zum Ausdruck (Abb. 1). Hier wird es in Zukunft darauf ankommen, die Indikationen klarer zu fassen, um Anhaltspunkte dafür zu gewinnen, wann wirklich IVF und GIFT eingesetzt werden.

Betrachtet man die Belastung des einzelnen Paares durch die Behandlung, so kann festgestellt werden, daß hinsichtlich der technischen Durchführung die

Tabelle 2. Indikationen zur In-vitro-Fertilisation (n = 2803)

Sterilität	1981–1984	1985–1987	1988–7/1989
tubar	92%	75%	67%
andrologisch	3%	18%	24%
idiopathisch	5%	7%	9%

(Universitäts-Frauenklinik Bonn)

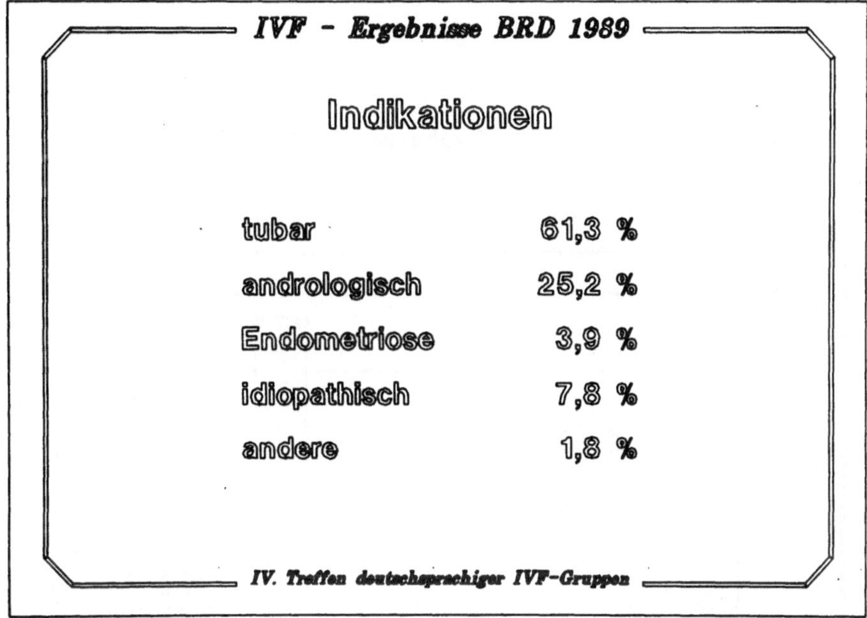

Abb. 1. IVF-Ergebnisse in der Bundesrepublik Deutschland im Jahre 1989 (Indikationen)

Methode unzweifelhaft verbessert worden ist – durch die Einführung der transvaginalen ultraschallgesteuerten Punktion. Dabei hat sich gezeigt, daß die Resultate hinsichtlich Eizellgewinnungsrate, Fertilitätsrate und Embryotransferrate bei der Laparoskopie und der transvaginalen Punktion identisch sind (Tabelle 3). Aufwendiger ist die hormonelle Vorbehandlung geworden (Abb. 2). Immer häufiger werden eingreifende Behandlungsverfahren, wie Gonadotrine und LHRH-Analoga eingesetzt, ohne daß überzeugende Unterschiede in den Schwangerschaftsraten nachzuweisen sind. Hier sollte darauf geachtet werden, daß auch die Art der hormonellen Stimulationsbehandlung einer Indikation bedarf, so wie z. B. die Behandlung mit LHRH-Analoga den Patientinnen mit früherem vorzeitigen LH-Anstieg und bestimmten Formen der andrologisch bedingten Sterilität vorbehalten bleiben sein sollten. Auch die Rückkehr zum Spontanzyklus, wie sie von der Münchener Arbeitsgruppe von Herrn Noss

Tabelle 3. Vergleich der transvaginalen und laparoskopischen Follikelpunktion

	Laparoskopische Follikelpunktion	Transvaginale, sonographische Follikelpunktion
Zahl der Punktionen	405	588
Zahl der Punktionen ohne Eizelle	29 (7,1%)	46 (7,8%)
Zahl der aspirierten Eizellen	1741	3164
Eizellen/Punktion	4,3	5,4
Fertilisationsrate der Eizellen	48,2%	55,1%
Zahl der Embryotransfers	320	447
Embryotransferrate pro Punktion	79,0%	76,0%

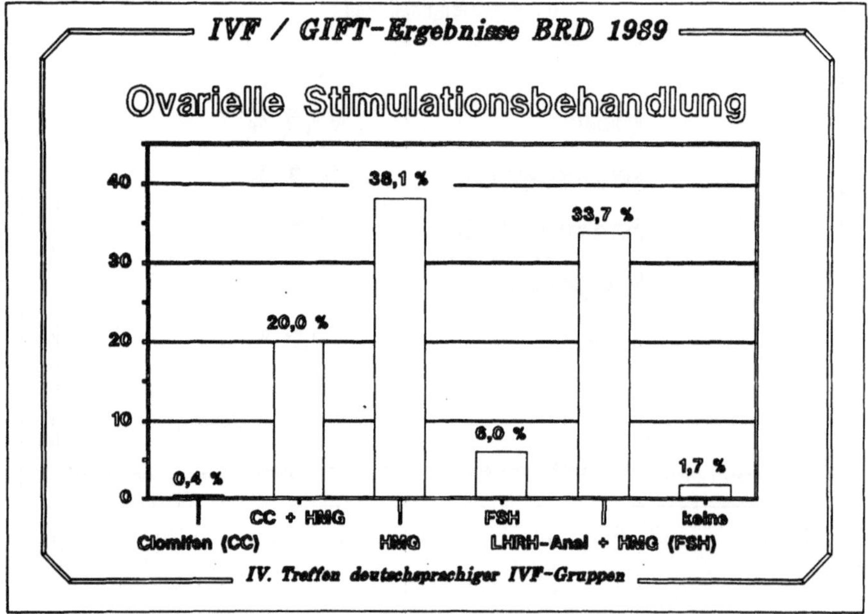

Abb. 2. IVF/GIFT-Ergebnisse in der Bundesrepublik Deutschland im Jahre 1989

propagiert wird, sollte einer genaueren Prüfung unterzogen werden. Gleichgeblieben ist sicher die psychische Situation der Patientinnen, obwohl wir selbst bei einer Studie an über 1000 Sterilitätspaaren in Zusammenarbeit mit der Medizinischen Psychologie, den Eindruck gewonnen haben, daß viele emotional bedingte Einflüsse inzwischen abgebaut worden sind.

Welche Schwangerschaftsraten können der Patientin im Informationsgespräch genannt werden? Zunächst erscheint es wichtig, daß sowohl IVF wie auch GIFT jeweils mit den Erfolgsraten eines einzelnen Spontanzyklus verglichen werden müssen und dementsprechend auf die Wiederholungsmöglichkeit hinzuweisen ist. Betrachtet man den einzelnen Zyklus, so gibt es z. Z. viele

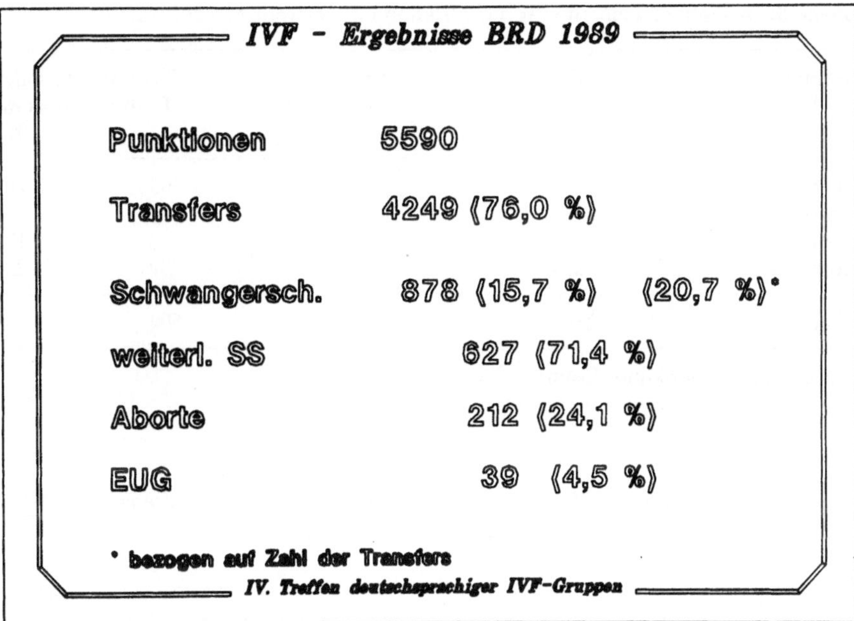

Abb. 3. IVF-Ergebnisse in der Bundesrepublik Deutschland im Jahre 1989

Tabelle 4. In-vitro-Fertilisation und Embryotransfer: Ergebnisse Europa und UFK Bonn

	Europa (1989)	UFK Bonn (1981–1990)
Follikelpunktion	29644	3461
Embryotransferrate	71%	76%
Schwangerschaften	4713 (16%)	635 (18%)
Abortrate	26%	18%
Mehrlingsrate	20%	13%
davon > Drillinge	3%	2%
Kinder	4106	563
Geburtenrate pro Zyklus	12%	14,6%

Statistiken mit unterschiedlichen Angaben (Abb. 3 und Tabelle 4). Alle diese Statistiken haben den großen Nachteil, daß bei Sammelstatistiken Gruppen mit geringerer Erfahrung mit eingehen und sowohl in Sammel- wie auch Klinikstatistiken die Zusammensetzung des Patientengutes die Schwangerschaftsrate bestimmt (Tabelle 5). Insbesondere bei der andrologischen Sterilität wird naturgemäß die Schwangerschaftsrate in Abhängigkeit von der andrologischen Ausgangssituation zu sehen sein (Tabelle 6).

Tabelle 5. Indikationen zur In-vitro-Fertilisation und Schwangerschaftsraten

Sterilitäts-ursache	Zahl der Punktionen *n*	Embryo-transferrate %	Schwangerschaft/ Embryotransferate *n*	%
Tubar	1654	84	363	26
Andrologisch	336	64	42	19
Tubar-androl.	589	58	60	17
Idiopathisch	224	79	39	22
Gesamt	2803	76	504	23

(Universitäts-Frauenklinik Bonn)

Tabelle 6. Einschränkung der Spermatozoenqualität bei Schwangerschaften nach IVF ($n = 98$)

		Schwanger-schaften			Schwanger-schaften
Asthenozoospermie		: 34	*Oligozoospermie*		: 24
	< 10%	: 4		< 5	: 5
Motilität	< 20%	: 11	Zahl/ml × 10^6	< 10	: 8
	< 40%	: 19		< 20	: 11
Teratozoospermie		: 32	*Polyzoospermie*		: 8
	< 10%	: 1			
Morphologie	< 20%	: 15			
	< 40%	: 16			

Gleiches gilt für die Statistiken der GIFT-Behandlung. Die deutschen Arbeitsgruppen geben eine Schwangerschaftsrate von 24% an (Abb. 4). Schlüsselt man die Resultate auf, wie in einer internationalen kooperativen Studie (Tabelle 7), so sieht man die Abhängigkeit von der Indikation. Auch hier gilt natürlich bezüglich der andrologischen Sterilität das gleiche wie zuvor bezüglich des IVF festgestellt.

Ebenfalls abhängig ist die Schwangerschaftsrate von der Zahl der transferierten Embryonen (Tabelle 8). Es zeigt sich, daß mit drei transferierten Embryonen die Schwangerschaftsrate am höchsten ist, zugleich aber auch die Rate der Mehrlingsschwangerschaften deutlich ansteigt. Dies ist im Beratungsgespräch dem Ehepaar deutlich zu machen. Allgemein wird heute davon ausgegangen, daß nicht mehr als drei Embryonen transferiert werden sollten.

Nach wie vor sind IVF und GIFT wie alle Sterilitätsbehandlungen von einer hohen Abortrate begleitet (Tabelle 9). Auch die ganze Problematik der Mehrlingsschwangerschaft mit ihren Schwangerschaftsverläufen, ihre Frühgeburten

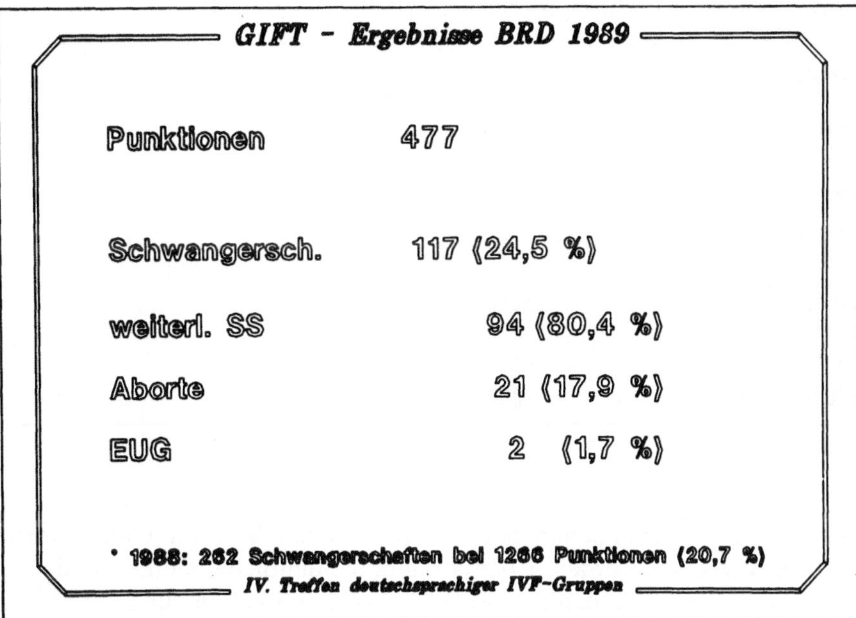

Abb. 4. GIFT-Ergebnisse in der Bundesrepublik Deutschland im Jahre 1989

Tabelle 7. Ergebnisse kooperative Studie „GIFT"-Indikationen und Schwangerschaftsrate (n = 800)

Indikationen	Schwanger-schaftsrate %
Idiopathische Sterilität	35
Endometriose	38
Andrologisch bedingte Sterilität	18
Übrige (Zervixfaktoren, Adhäsionen usw.)	19

Tabelle 8. Zahl der Embryonen und Schwangerschafts- und Mehrlingsraten nach In-vitro-Fertilisation (Australien 1979–1987) 3136 Schwangerschaften

Zahl der Embryonen	Schwanger-schaftsrate %	Mehrlingsrate (in %)		
		Zwillinge	Drillinge	Vierlinge
1	9,8			
2	21,9	12,6		
3	33,8	23,9	4,1	
4	31,5	23,8	5,9	0,1
5 (und mehr)	24,3	14,6	4,9	0,2

Tabelle 9. Verlauf der Schwangerschaften nach IVF (Europa 1987)

Schwangerschaften	$n = 4713$
Abortrate	26%
< 12 SSW	23%
Extrauteringravidität	4,9%
Mehrlingsrate	20%
davon → Drillinge	3% (32% < 32 SSW)
Geburten: spontan	52%
vag. operativ	14%
Sectio	34%
Mißbildungen	2,3%

und der damit verbundenen höheren perinatalen Mortalität und Morbidität darf nicht vergessen werden. Ebenfalls gibt die deutlich höhere Zahl der operativen Entbindungen zu denken, wobei hier die Indikation zur Sectio unter der Indikation: langwährende Sterilitätsbehandlung, Wunschkind, sicherlich zu häufig gestellt wird.

Versucht man eine zusammenfassende Bewertung, so darf man feststellen, daß die Probleme der Behandlung mit IVF und GIFT noch nicht gelöst sind. Eine weniger belastende Methodik hat eine Verbesserung der Schwangerschaftsraten im Vergleich zu früher erbracht. Diese sind mit einer Geburtenrate zwischen 12 und 18% pro Embryotransfer trotzdem noch zu gering. Die Schwangerschaftsverläufe sind häufiger kompliziert, insbesondere durch den hohen Anteil an Mehrlingsschwangerschaften. Ist nun unter einem solchen Aspekt die Behandlung mit IVF und GIFT ethisch vertretbar? Die Antworten werden verschieden sein. Ich persönlich halte diese Behandlungsmethode als eine Methode in der breiten Palette der Sterilitätsbehandlungen für sinnvoll und vertretbar, wenn nach verantwortungsbewußter Indikationsstellung und sorgfältiger Aufklärung des Ehepaares unter Berücksichtigung der individuellen Situation des Paares eine solche Methode angewandt wird, die u. U. Ehepaaren ein Kind schenkt, das sie sonst nicht bekommen würden.

Zur Psychologie der In-vitro-Fertilisation

M. Stauber

Wenn wir über die Psychologie der In-vitro-Fertilisation sprechen, so ist es hilfreich, die Punkte der Kinderwunschbehandlung einleitend zu erwähnen, die damit in engem Zusammenhang stehen. Ich darf dies mit einigen zusammenfassenden Übersichten tun. Tabelle 1 soll verdeutlichen, daß aus mehreren Gründen eine psychosomatische Betrachtung des unerfüllten Kinderwunsches sinnvoll ist.

Tabelle 1. Kinderwunschbehandlung

Psychosomatische Sichtweise ist erforderlich, da

1. der unerfüllte Kinderwunsch häufig eine schwere Lebenskrise für das Paar darstellt (gestörte Lebensperspektive, starker Leidensdruck, Umgang mit möglichem Verzicht)
2. die Sterilität/Infertilität psychisch bedingt oder mitbedingt sein kann, z.B. in Form der idiopathischen Sterilität oder symptomatisch über Sexualstörungen, endokrine Störungen, Subfertilität
3. die diagnostischen und therapeutischen Verfahren (z.B. IVF/Insemination) psychisch sehr belastend sein können, so daß eine psychische Führung indiziert ist

Bei der Betreuung von Kinderwunschpaaren in der gynäkologischen Sprechstunde geht es um eine integrierte psychosomatische Behandlung, die

1. psychische Sterilitätsursachen erfassen soll und
2. bei belastenden diagnostischen und therapeutischen Eingriffen stützen soll.

Da die In-vitro-Fertilisation bei einer psychogenen Sterilität nicht indiziert werden sollte, werden die Erscheinungsformen in Tabelle 2 nochmals dargelegt.

Ergänzend soll noch erwähnt werden, daß die Diagnose einer psychogenen Sterilität oft schwierig ist und erst nach längerer Betreuung von Paaren deutlich werden kann.

Das Problem des „überwertigen Kinderwunsches“ erfordert nicht nur aus psychischen Gründen eine Risiko-Nutzen-Abwägung. Wie Tabelle 3 darlegt, ist ein Kind um jeden Preis aus medizinischen, psychischen und ethischen Gründen bei der IVF zu überdenken.

Tabelle 2. „Psychogene Sterilität" (im weiteren Sinne)

Phänomenologie:
- symptomlos („idiopathisch")
- symptomatisch, z.B. Amenorrhoe, Anovulation, Sexualstörungen, Spermaqualitätsminderungen

Pathogenese:
- über Hormonsystem bzw. Neurovegetativum

Ätiologie:
- psychischer Konflikt, z.B. unbewußte Ablehnung einer Gravidität, Problem der Geschlechtsidentität

Tabelle 3. Ein Kind um jeden Preis? Probleme der Grenzziehung

1. Medizinisch:	Risiko – Nutzen – Abwägung Indikation? Befunde? Alter? (zu geringe Erfolgschance: „problematische Allianz zwischen Arzt und Patientin")
2. Psychisch:	Gefahren für Mutter und Kind Psychose? Sucht? Ambivalenz? stabile Partnerschaft? psychogene Sterilität? („Idiopathisch" → psychosom. Zusatzuntersuchung)
3. Ethisch:	Verlassen der Familienstruktur? (z.B. Gameten-, Embryospende, Surrogatmutter) Manipulation am Embryo? (z.B. Teilung, Fusion, Chimärenbildung, Forschung)

Tabelle 4. Der sehr späte Kinderwunsch (♀: 40–50 Jahre)

Aktualisiert durch:	übergroße Hoffnungen in die modernen Reproduktionstechniken (z.B. IVF)
Äußeres Bild:	– extremer Leidensdruck – Drängen auf invasive Eingriffe – grenzenlose Risikobereitschaft – primäre Abwehr psychosom. Interventionen
Psychodynamik:	KW als „Lösungsversuch"' eigener Konflikte
Therap. Eingriff:	„Scheinlösung" verdeutlichen

Eine besondere Form des „überwertigen Kinderwunsches" ist der sehr späte Kinderwunsch. Wir haben vor allem seit der IVF-Ära eine zunehmende Anzahl von Frauen in der Sprechstunde, die bereits über 45 Jahre alt und problematisch für die IVF-Indikation sind. In einer weiteren Übersicht (Tabelle 4) sind äußeres Bild, Psychodynamik und Therapie dieser Patientengruppe dargestellt.

Nun hat die IVF eine neue Dimension in die Medizin gebracht. Man konnte erstmals einer Reihe von Paaren helfen, vor allem Frauen mit irreparablen Tubenschäden. Die IVF-Praxis zeigt auch negative Aspekte, z. B. durch das einseitige Machen, ohne Einbeziehung psychosomatischer Erkenntnisse. Und so kam es, von der strengen Indikation der IVF, zu oft verschwommenen (idiopathischen) Indikationen; von wenig spezialisierten Arbeitsgruppen zur Praxismedizin mit evtl. kommerziellen Interessen und schließlich von der Heiltechnik zur Basis der Embryonenforschung. Dieser letzte Punkt betrifft z. Z. nicht den deutschen Raum (Embryonenschutzgesetz 1. 1. 1991), sondern mehr die internationale Ebene.

In der Berliner Arbeitsgruppe an der Universitäts-Frauenklinik Charlottenburg läuft seit 1982 ein psychosomatisches Begleitprogramm zur IVF, das gemeinsam mit Kentenich, Maaßen, Dincer, Spielmann und Kindermann aufgebaut wurde. Die folgenden Begleitschritte zur IVF-Behandlung (Tabelle 5) wurden routinemäßig eingesetzt.

Einige Ergebnisse hieraus sollen nun zusammengefaßt dargestellt werden: Medizinische Risiken der IVF, die mögliche psychische Auswirkungen haben, können einmal bei der Vorbereitung und Durchführung auftreten. So gibt es sowohl Stimulationsrisiken (z. B. Überstimulation), Punktionsrisiken (Läsionen, Blutungen) sowie Transferrisiken (z. B. Infektionen). Wenn diese Risiken auch seltener geworden sind, so darf man die in der Literatur beschriebenen Todesfälle bei IVF nicht ohne Bewertung lassen.

Weitere medizinische Risiken der IVF bestehen nach erfolgter Konzeption. Dabei haben vor allem folgende Auswirkungen eine psychische Bedeutung:

- die hohe Abortrate (ca. 25 %),
- die hohe EU-Rate (ca. 4 %),
- die hohe Rate von Schwangerschaftskomplikationen,
- die hohe Frühgeburtenrate (ca. 20 %),
- die hohe Kaiserschnittrate (ca. 40 %)

und besonders
- die hohe Mehrlingsrate (15 %).

Ein weiteres medizinisches Problem mit starken psychischen Auswirkungen sind die höhergradigen Mehrlinge. Mutter und Kind können dabei vital gefähr-

Tabelle 5. Konzept zur psychosomatischen Begleitbetreuung von „IVF-Paaren"

1. Aufnahmegespräch mit Einbeziehung psychosomatischer Aspekte
2. Psychosomatische Zusatzuntersuchung
3. Aufzeichnung psychisch relevanter Daten in den Sprechstundengesprächen
4. Aufzeichnung von psychischen Reaktionen bei der IVF-Behandlung
5. Fragebogen über Gedanken, Phantasien, Ängste bei IVF
6. Nachuntersuchung bei erfolgloser IVF-Behandlung
7. Nachuntersuchung bei erfolgreicher IVF-Behandlung

det werden. Vor allem die hohe kindliche Todes- und Dauerschadensrate ist zu betonen.

Psychische Probleme bei der Durchführung der In-vitro-Fertilisation entstehen durch die große Anspannung während des Verfahrens. Auch die Mechanisierung der Sexualität ist für manche Paare problematisch. Während der Zeit der Inkubation im Reproduktionslabor berichten viele Patientinnen und Patienten von Ängsten einer Keimzellverwechslung. Auch solche Ängste bedürfen der Bearbeitung.

Im Erleben der IVF-Behandlungsschritte bei den beteiligten Männern wurden verschiedenste Ängste berichtet, die ihre Partnerin betreffen. So erleben sie Mitgefühl und Angst bei der Narkose und Punktion. Eigene Ängste schilderten sie in 29% bei der Masturbation. Es könnte ja zum notwendigen Zeitpunkt „nicht klappen" und der gesamte Behandlungszyklus würde gefährdet sein.

Persönliche Schwierigkeiten bei der Behandlung berichteten die Frauen in 85%. Dabei schilderten sie vor allem die depressiven Reaktionen nach frustranen Befruchtungsversuchen. Weiterhin werden der Schmerz und die sexuelle Problematik von den Frauen registriert und zu verarbeiten versucht.

Im Laufe der Schwangerschaft verhalten sich die Patientin und ihr Partner sehr verantwortungsbewußt. Sie berücksichtigen hier in den meisten Fällen die Notwendigkeiten der Schwangerenvorsorge und verwirklichen die Möglichkeiten der Psychohygiene (Vater bei der Geburt, Stillen usw.).

Die ersten Nachuntersuchungen an den Kindern ergeben keine negativen Auffälligkeiten. Es fiel jedoch auf, daß ein großer Teil der Frauen die In-vitro-Fertilisation als Geheimnis wahren will. Während die ersten in-vitro-gezeugten Kinder noch sensationell in der Öffentlichkeit bewundert wurden, versuchen mehr und mehr Paare, dieses Behandlungsverfahren in ihren intimen Bereich einzuschließen. Dies erscheint primär verständlich, kann aber zum Problem werden, wenn es die engste Familie und vor allem das eigene Kind betreffen soll. Es sind immerhin 57% der Frauen, die ihrem Kind voraussichtlich einmal nicht erzählen wollen, daß es auf dem Weg der IVF gezeugt wurde. Oberflächlich betrachtet würde man vielleicht sagen: „Warum auch eigentlich?" Tiefenpsychologisch betrachtet weiß man aber, daß Geheimnisse in engsten Beziehungen, wie sie z. B. durch die Mutter-Kind-Beziehung gegeben ist, Lebenslügen darstellen, die gefühlsmäßig Unsicherheit und Mißtrauen in die Charakterbildung bringen. Insofern sollte man auch aufklärend den Patientenpaaren gegenübertreten, wenn solche Fragen aktuell werden. Eigentlich bräuchten sich ja auch Paare nicht davor verstecken, daß sie große Strapazen für die Erfüllung ihres Kinderwunsches auf sich genommen haben. Das eigene Kind könnte später dies doch vorwiegend positiv sehen.

Ein Problem der Arzt-Patient-Beziehung soll noch diskutiert werden: Wir wissen alle, daß eine positive Gefühlsübertragung zur Patientin grundsätzlich günstig für ein Behandlungsbündnis ist. Trotzdem kann dies – vor allem bei Kinderwunschpatientinnen – zu einer „unheilvollen Allianz" zwischen Arzt und Patientin führen. Gemeint ist das Problem, daß die Patientin einen überwertigen Kinderwunsch hat und sich den Arzt sucht, der alles für sie macht.

Die Psychosomatiker sagen hier gerne, daß der beste Arzt für die Patientin der ist, der ihre seelische Ebene nicht berücksichtigt und somit auf der falschen Fährte ist. Es handelt sich hierbei um den Arzt, der nur das Kind als Erfolg der Behandlung ansieht und nicht auch eine andere Lösung der Kinderwunschproblematik, z. B. in Form der Adoption, oder auch in Form des Verzichtes und der Suche einer anderen Lebensperspektive anstrebt. Die modernen Alternativkonzepte mit dem Hinweis „eine Frau muß sich nicht unbedingt durch ein Kind definieren", können hier helfend sein.

Abschließend soll noch auf die neuen Richtlinien eingegangen werden, die am 14. 8. 1990 vom Bundesausschuß der Ärzte und Krankenkassen verabschiedet wurden. Da ich selbst in diesen Kommissionen den psychosomatischen Aspekt vertreten habe, möchte ich auf die Chance hinweisen, die diese neuen Richtlinien für eine „Reproduktionsmedizin mit Augenmaß" haben.

Die Beratung nach Nr. 7 soll sich gezielt auf die individuellen medizinischen, psychischen und sozialen Aspekte der künstlichen Befruchtung beziehen. Dabei sollen nicht nur die gesundheitlichen Risiken und die Erfolgsquoten der Behandlungsverfahren angesprochen, sondern auch die körperlichen und seelischen Belastungen insbesondere für die Frau sowie mögliche Alternativen zum Kind (z. B. Adoption) eingehend erörtert werden. Über die erfolgte Beratung ist eine Bescheinigung auszustellen, die zusammen mit der Überweisung dem Arzt vorgelegt werden soll, der die Maßnahmen der künstlichen Befruchtung durchführt.

Diese Beratungen sind in der Praxis vorwiegend an den Frauenarzt gebunden, der den Nachweis der Berechtigung zur Teilnahme an der psychosomatischen Grundversorgung hat. Da diese Berechtigung zur psychosomatischen Grundversorgung aufgrund der zahlreichen Fortbildungstagungen für psychosomatische Geburtshilfe und Gynäkologie besonders häufig anzutreffen ist, dürften kaum Engpässe eintreten. Das wesentliche dieser Beratung ist eine objektive Klärung der Gesamtsituation. Daß dies von einem unabhängigen Arzt erfolgt – ähnlich einem Zweiturteil vor einer relativ indizierten Uterusexstirpation –, erscheint einleuchtend. Schließlich handelt es sich bei der assistierten Befruchtung um einen äußerst sensiblen Bereich, der auch von gesellschaftlicher Seite sehr mißtrauisch beobachtet wird. Gerade gegenüber den Angriffen von seiten der Juristen, Theologen, Soziologen, Psychologen usw. läßt sich durch diese Beratung verdeutlichen, daß in der modernen Reproduktionsmedizin „nicht nur gemacht, sondern auch gedacht wird". Das Signal in Form einer neutralen Beratung an die Kritiker der modernen Reproduktionsmedizin schafft voraussichtlich in Zukunft wieder mehr Vertrauen zu den behandelnden Ärzten. Der Einwand, daß doch eine Patientin mit einer Tubensterilität nicht primär eine Beratung für die IVF bräuchte, kann so beantwortet werden, daß einmal der Eingriff selbst als psychische Belastung anzusehen ist und zum andern ein großer Teil dieser Patientengruppe mit Tubenschäden trotz dieser Behandlung nicht zu einem eigenen Kind gelangt und somit Verzicht leisten muß. Gerade hierfür kann eine solche Beratung Signalwirkung haben.

Im Rahmen der Sitzungen im Bundesausschuß der Ärzte und Krankenkassen wurden von mir noch konkrete Inhalte angegeben, die als Leitfaden für einen beratenden Arzt dienen können. Unterteilt in den medizinischen, psychischen und sozialen Aspekt ist dies in der folgenden Übersicht dargelegt.

Psychosomatische Beratung zur künstlichen Befruchtung

(Ergänzung zum Bundesbeschluß der Ärzte und Krankenkassen vom 14. 8. 1990)

Unter Berücksichtigung der individuellen medizinischen, psychischen und sozialen Situation erscheinen folgende Inhalte wichtig:

Medizinischer Aspekt

* die Erfolgsrate der eingesetzten Verfahren
* die Komplikationsmöglichkeiten bei den einzelnen Behandlungsschritten (z. B. Stimulation, Punktion, Laparoskopie, Transfer)
* Risiken und Belastungen durch die erhöhte Abortrate, EU-Rate, Frühgeburtenrate, Mehrlingsproblematik usw.

Psychischer Aspekt

* Aufklärung über die psychische Belastung durch das jeweilige Verfahren
* mögliche Auswirkungen auf die Sexualität
* mögliche reaktive Depressionen bei Mißerfolg
* mögliche Steigerung des Leidensdruckes
* Möglichkeiten zur grenzenlosen Risikobereitschaft
* Ausschluß von absoluten und relativen Kontraindikationen: z. B. Psychosen, Sucht, Ambivalenz, instabile Partnerschaft
* Ansprechen eines evtl. vorliegenden überwertigen Kinderwunsches

Sozialer Aspekt

* aktueller Stand über Adoptionsmöglichkeiten (Neugeborene, ältere Kinder, ausländische Kinder)
* Hinweis auf familiäre und berufliche Stressoren, die Auslöser für Subfertilität und Sexualstörungen sein können
* Kinderwunschmotivation (familiärer Druck, Religion, Sonstiges)

Zusammenfassend soll zur Psychologie der In-vitro-Fertilisation folgendes gesagt werden: „Es geht an erster Stelle um das Verständnis des individuellen Kinderwunsches und der daraus resultierenden Lebenskrise. Weiterhin ist das Erkennen und Behandeln psychischer Ursachen bei sterilen Paaren sowie die Begleitung bei belastenden Eingriffen notwendig. Schließlich muß sich das Behandlungsteam auch um die Unterstützung bei der Bewältigung des frustran bleibenden Kinderwunsches bemühen."

Was die vom Bundesausschuß der Ärzte und Krankenkassen am 20. 8. 1990 verabschiedete psychosomatische Zusatzberatung betrifft, so gibt sie – trotz der organisatorischen Belastung – die Chance für eine „Reproduktionsmedizin mit mehr Augenmaß". Diese Chance betrifft:

- einmal das sterile Paar, das von neutraler Seite eine individuell angepaßte Beratung über die medizinischen, psychischen und sozialen Aspekte der In-vitro-Fertilisation oder ähnlicher Verfahren erfährt;

- die behandelnden Ärzte, die mehr Offenheit und Transparenz in ihre Tätigkeit bringen und schließlich
- unsere ganze Gesellschaft, die das Mißtrauen im sensiblen Bereich der Reproduktionsmedizin zunehmend abbauen kann.

Literatur

Stauber M (1989) Psychosomatik der sterilen Ehe, 2. Aufl. Grosse-Verlag, Berlin

Nützliches für den Gynäkologen – Besonderes in der Gynäkologie und Geburtshilfe

Hormontherapie in der Postmenopause – Warum, womit, wie und wie lange?

T. von Holst und B. Runnebaum

Einleitung

Das Klimakterium der Frau ist gekennzeichnet durch die zunehmende Insuffizienz der Ovarien. In der Regel findet sich zunächst eine Instabilität der Zyklen bedingt durch Corpus-luteum-Insuffizienz oder Anovulation. Schließlich kommt es zu einem kontinuierlichen Abfall der Östrogenkonzentrationen im Blut und zur Amenorrhoe. Rückkopplungsmechanismen führen zu einer Steigerung der Gonadotropinsekretion, wobei die postmenopausalen Werte von FSH gegenüber der Prämenopause etwa 10fach höher liegen. Diese Veränderungen spielen sich nach unseren Ergebnissen in der Regel zwischen dem 49. und 54. Lebensjahr ab. Dabei fallen die Östrogen-Serumspiegel auf Werte um 35 pg/ml Serum für Östron und etwa 10 pg/ml für Östradiol ab (von Holst 1991) (Abb. 1). Der Schnittpunkt der Kurven für die Östrogene und für FSH liegt nach unseren Daten zwischen dem 51. und 52. Lebensjahr der Frau und

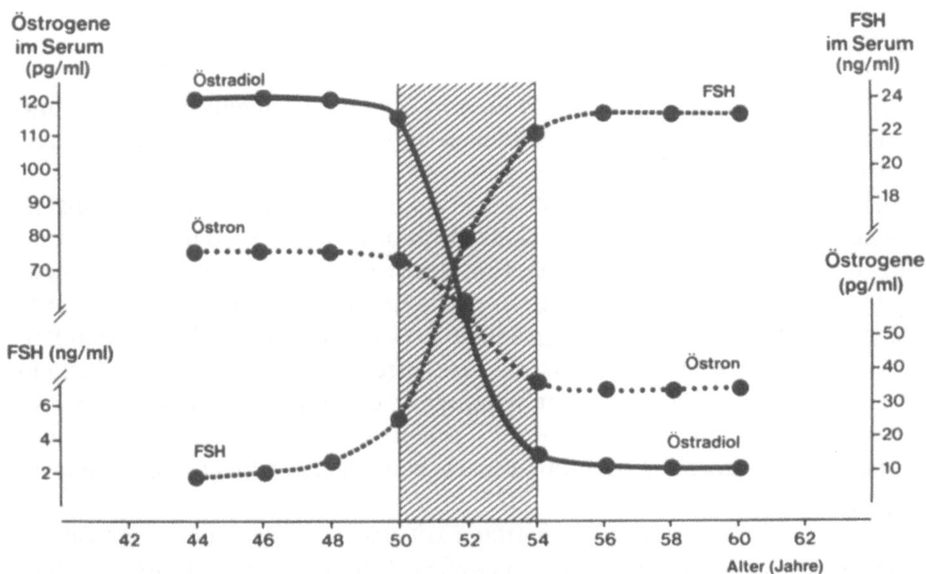

Abb. 1. Medianwerte von Östradiol, Östron und FSH von 250 gesunden normalgewichtigen Frauen (1 ng = 2 mE)

entspricht damit dem Menopausenalter in Europa (Jaszmann et al. 1969). Ähnliche Östrogenkonzentrationen finden sich auch noch nach Ovarektomie (Judd et al. 1976), d. h. sie entstehen durch die sog. periphere Konversion aus den Androgenen der Nebennierenrinde; dabei wird Androstendion zu Östron und Testosteron zu Östradiol metabolisiert (Longcope et al. 1976). Da die Nebennierenrinde – wie andere endokrine Organe auch – bis ins hohe Alter funktionsfähig bleibt, finden sich die genannten Östrogenkonzentrationen auch noch bei sehr alten Frauen (Eggert-Kruse et al. 1990; von Holst 1989). Dagegen führt eine Suppression der Nebennierenrindenfunktion – etwa im Rahmen einer Kortisonbehandlung beim Asthma bronchiale – zu einem drastischen Abfall der Androgene und dadurch auch der Östrogene, die dann an der Grenze der Nachweisbarkeit liegen (Crilly et al. 1978). Die Auswirkungen an den Zielorganen durch die Senkung der genannten Steroidhormonspiegel können entsprechend dramatisch aussehen, wie z. B. bei der kortikosteroid-induzierten Osteoporose.

Warum behandeln?

Mit dem weitgehenden Ausfall der Ovarialfunktion und den dadurch bedingt niedrigen Östrogen-Serumspiegeln kann es zu vielfältigen Krankheitsbildern mit unterschiedlichen Beschwerden kommen; der Komplex des klimakterischen Syndroms umfaßt im wesentlichen fünf Beschwerdebilder:

1. Vegetative Beschwerden
2. Psychogene Störungen
3. Urogenitale Beschwerden
4. Demineralisation der Knochen
5. Herz-Kreislauf-Erkrankungen.

Die angesprochenen Beschwerden treten in sehr unterschiedlicher Stärke und vor allem in unterschiedlichem zeitlichen Intervall zum Östrogenabfall auf; man spricht von einer sog. Latenzzeit.

Die typischen psychovegetativen Beschwerden wie Hitzewallungen, Schweißausbrüche, Gereiztheit, Konzentrationsschwäche, depressive Stimmungslage usw. machen sich beim Einsetzen des Östrogenmangels meistens sofort bemerkbar, wenn auch unterschiedlich heftig und nicht bei allen Frauen. In schweren Fällen führen die vegetativen Attacken zu chronischem Schlafdefizit, weil Tiefschlafphasen selten oder nie erreicht werden. Dieser Zustand verstärkt das Krankheitsbild nicht selten ganz erheblich. Es konnte überzeugend gezeigt werden, daß die verschiedenen Symptome bei Frauen in der Postmenopause und bei Patientinnen nach beiderseitiger Ovarektomie gleichhäufig genannt werden (Lauritzen 1972).

Die urogenitalen Beschwerden treten oft erst nach Monaten oder Jahren des Östrogenmangels auf und müssen häufig erfragt werden. Das Östrogendefizit führt zu Atrophie der Scheide mit Trockenheit, Juckreiz, Schmerzen und insbesondere zur Dyspareunie. Fragen nach dem Sexualleben in der Postmenopause sind bei uns noch häufig tabuisiert. Die Patientinnen sind aber in der

Regel dankbar, wenn diese Probleme angesprochen werden und eine medikamentöse Hilfe angeboten werden kann.

Osteoporose und Herz-Kreislauf-Erkrankungen treten erst nach einem Östrogendefizit von Jahren oder Jahrzehnten auf.

Die Osteoporose wird bei Östrogenmangel über verschiedene Mechanismen induziert. Über Östrogenrezeptoren gesteuert führt das Östrogendefizit zum Abbau von Kalzium aus dem Knochen und damit zu einem Serum-Kalziumanstieg, zu einem erhöhten Kalziumverlust über die Niere und damit zu einer negativen Kalzium- und Skelettbilanz. Gleichzeitig wird durch Senkung der Kalzitoninkonzentrationen dieser Effekt am Knochen noch verstärkt. Schließlich führen die erhöhten Serum-Kalziumspiegel zu einem Abfall von Parathormon und damit zu einer reduzierten Bildung von Vitamin D.

Die Frage, ob eine Frau eine Osteoporose tatsächlich erlebt, hängt von sehr verschiedenen Faktoren ab. Neben genetischen und nutritiven Faktoren, interessieren den Gynäkologen insbesondere Fragen zur Zyklusstabilität. Späte Menarche, instabile Zyklen und frühe Menopause wirken sich negativ auf die Knochenmasse aus. Auch mangelnde körperliche Aktivität und geringe Lichtexposition (verminderte Bildung von Vitamin D) sind ungünstig für die maximal erreichbare Knochenmasse. Schließlich spielt die Geschwindigkeit des Knochenmassenverlustes in der Postmenopause eine wesentliche Rolle; sie beträgt bei großer individueller Variation etwa 1% Knochenmasse pro Jahr. Von ganz entscheidender Bedeutung ist daher die Zeitspanne, in der eine Frau im Zustand des Östrogenmangels lebt, d.h. der Zeitpunkt der Menopause und das zu erwartende Lebensalter der Frau. Diese durchschnittliche Lebenserwartung liegt z.Z. in Europa bei über 81 Jahren; das bedeutet, daß eine Frau heute durchschnittlich 3 Jahrzehnte in der Postmenopause lebt. Damit ergibt sich ein ganz erhebliches Risiko, die Folgen einer manifesten Osteoporose zu erleben. Letztlich ist es so, daß jede Frau eine Osteoporose bekommt, wenn sie nur alt genug wird. Tatsächlich findet man unter den 100jährigen keine Frau ohne eine Osteoporose.

Bei den Herz-Kreislauf-Erkrankungen ist der Östrogenmangel über verschiedene Mechanismen wirksam. Am besten untersucht sind die Veränderungen der Lipide. Postmenopausal findet sich ein Anstieg des Gesamtcholesterins, der Triglyzeride sowie der ungünstigen Low-density-Lipoproteinfraktion (LDL); zusätzlich findet sich ein Abfall der gefäßprotektiven High-density-Lipoproteinfraktion (HDL). Diese ungünstigen Veränderungen sind unter einer geeigneten Östrogenbehandlung reversibel; dabei ist die sog. erste Leberpassage nicht ungedingt notwendig, d.h. auch transdermale Systeme zeigen bei ausreichender Therapiedauer den gewünschten Effekt (von Holst et al. 1990). Darüber hinaus scheint es auch Angriffspunkte der Östrogene an der Gefäßwand direkt zu geben; jedenfalls finden sich unter Behandlung mit natürlichen Östrogenen in den ersten 20 Jahren nach der Menopause niedrigere systolische Blutdrucke als bei unbehandelten Frauen (Kannel et al. 1976).

Tabelle 1. Wirksamkeit verschiedener Östrogene auf die Zielorgane

	Äthinyl-östradiol* per os	17β-Östradiol per os	Konjugierte Östrogene per os	17β-Östradiol transdermal	Östriol per os
Tagesdosis →	20–50 μg	1–2 mg	0,6–1,25 mg	50–100 μg	1–2 mg
Zielorgan ↓					
Psycho-vegetativum	+	+	+	+	(+)
Urogenital-system	(+)	(+)	(+)	(+)	+
Knochen	+	+	+	+	∅
Lipide	–	+	+	+	∅
Endometrium	+	+	+	+	∅

* in der Postmenopause nicht zu empfehlen

Womit behandeln?

In der Postmenopause sollten nur natürliche Östrogene zur Anwendung kommen, in erster Linie 17β-Östradiol oder die konjugierten equinen Östrogene. Bei Beschwerden im Bereich des Genitale ist der Einsatz von Östriolpräparaten besonders wirksam; es muß aber darauf hingewiesen werden, daß Östriol in üblicher Dosierung nicht knochenprotektiv ist. Die peripheren Östradiolkonzentrationen sollten 40 pg/ml Serum unter dem Gesichtspunkt der Osteoporoseprävention nicht unterschreiten (Lindsay 1990). Depotpräparate sind wegen der hohen Hormonanflutung und ihrer schlechten Steuerbarkeit Ausnahmefällen vorbehalten. Eine Übersicht der Wirksamkeit verschiedener Östrogene auf die Zielorgane sowie die jeweilige Tagesdosis ist aus der Tabelle 1 zu entnehmen.

Wie behandeln?

Eine Hormonbehandlung in der Postmenopause sollte grundsätzlich als kombinierte Östrogen-Gestagen-Therapie durchgeführt werden. Dabei kommt eine Zweiphasenbehandlung mit einer Therapiepause oder eine Dreiphasenbehandlung mit reduzierter Östrogendosis in der dritten Behandlungsphase in Frage. Die Gestagenphase sollte mindestens 10, besser aber 12 Tage andauern. Die Gestagene sollten möglichst keine androgene Restwirkung haben; in bestimmten Fällen ist sogar eine Antiandrogenwirkung wünschenswert (Chlormadinonazetat, Cyproteronazetat). Die Gestagendosis ist für die verschiedenen Gestagene sehr unterschiedlich; letztlich ist sie abhängig von der Potenz, ein proliferiertes Endometrium vollständig sekretorisch umzuwandeln. Schließlich ist zu erwähnen, daß die Gestagene an den verschiedenen Zielorganen unterschiedliche Wirkungen haben, z. T. positiv wie am Endometrium oder am Knochen, z. T. aber negativ wie auf die Lipidprofile im Blut. Bei den üblichen Östrogen-Gestagen-Kombinationspräparaten überwiegt aber auch bei den Lipiden der insgesamt günstige Effekt hinsichtlich der Prävention einer Atherosklerose.

Bei Behandlungbeginn in der späteren Postmenopause (mehr als 3 Jahre nach der Menopause) kann die Behandlung auch als kontinuierliche Östrogen-Gestagen-Substitution durchgeführt werden; hierdurch wird in den meisten Fällen eine Blutung vermieden; die kontinuierliche Therapie führt – trotz der niedrigen Gestagendosis – zur Atrophie des Endometriums, ohne daß die Wirkung der Östrogene an den anderen Zielorganen vermindert wird.

Bei hysterektomierten Frauen kommt auch eine kontinuierliche oder zyklische Östrogenbehandlung ohne Gestagenzusatz in Frage; diese Form der Behandlung sollte aber den Frauen vorbehalten sein, bei denen die Gestagenphase mit Beschwerden wie depressiver Verstimmung, Migräne oder Mastodynie einhergeht.

Zur Frage der Hormontherapie in der Postmenopause im Hinblick auf ein Karzinomrisiko ist zu bemerken, daß heute allgemeine Übereinstimmung besteht, daß unter einer Östrogen-Gestagen-Behandlung das Risiko für ein Endometriumkarzinom vermindert wird. Die Situation ist beim Mammakarzinom schwieriger, weil es „das Mammakarzinom" nicht gibt. Unterschiede der Histologie, der Stadien und des Rezeptorstatus lassen die Ergebnisse verschiedener Studien nur in beschränktem Maße vergleichen. Auch die kürzlich publizierten Ergebnisse einer Untersuchung, bei der unter einer Östradiol-Gestagen-Behandlung das Risiko einer malignen Brusterkrankung erhöht war, dieser Effekt bei den konjugierten Östrogenen aber nicht gezeigt werden konnte, haben erhebliche statistische Mängel und nach unserer Meinung keine Relevanz (Bergkvist et al. 1989). Dagegen zeigen prospektive Studien einen protektiven Effekt z. T. bei alleiniger Östrogenbehandlung und deutlicher bei Östrogen-Gestagen-Kombination (Gambrell et al. 1983; Lauritzen 1989). Es kann aufgrund der bisher vorliegenden Untersuchungen nicht festgestellt werden, daß Östrogen oder Gestagene ein Mammakarzinom induzieren; denkbar ist aber, daß ein okkultes, rezeptorpositives Karzinom durch eine Östrogen-Gestagen-Therapie im Wachstum beschleunigt werden kann.

Wie lange behandeln?

Bei Frauen mit dysfunktionellen Blutungen sollte die Therapie bereits in der Perimenopause einsetzen; bei den übrigen Frauen beginnt die Behandlung mit dem Einsetzen klimakterischer Symptome. Frauen mit erhöhtem Risiko für Osteoporose oder Herz-Kreislauf-Erkrankungen (Zyklusanamnese, Knochendichtebestimmung, Lipidprofil) sollten im Sinne einer Prophylaxe auch ohne die typischen Östrogenmangelsymptome substituiert werden. Die Behandlung sollte solange wie möglich, wenigstens aber 10 Jahre durchgeführt werden. Die Dauer der Behandlung hängt letztlich von der Empfindlichkeit der Zielorgane für die genannten Hormone ab; diese ist z. B. für den Knochen auch noch nach

20 Jahren vorhanden. Da sich die Frakturrate in der Postmenopause alle 5 Jahre verdoppelt (Ringe 1990), bedeutet eine Behandlung über 10 Jahre eine statistische Reduktion des Frakturrisikos auf ein Viertel.

Zusammenfassend sind wir der Meinung, daß eine Östrogen-Gestagen-Substitution möglichst allen Frauen in der Postmenopause angeboten werden sollte. Auf diese Weise können das Wohlbefinden und der Gesundheitszustand vieler Frauen entscheidend verbessert werden. Die Vorteile der Therapie für die Betroffenen und für die Gesellschaft sind eine deutliche Reduzierung von ernsthaften Erkrankungen des Herz-Kreislauf-Systems, die Vermeidung einer Osteoporose mit ihren Folgen sowie eine Steigerung der Leistungsfähigkeit. Insgesamt übersteigen die Kosten der Behandlung für die genannten Erkrankungen die Kosten einer generellen Östrogen-Gestagen-Behandlung um ein Vielfaches.

Literatur

Bergkvist L, Adami HO, Persson L, Hoover R, Schairer C (1989) The risk of breast cancer after estrogen and estrogen-progestin replacement. N Engl J Med 321:293–297

Crilly RG, Horsmann A, Marshall DH, Nordin BEC (1978) Postmenopausal and corticosteroid-induced osteoporosis. In: Lauritzen C, van Keep PA (Hrsg) Estrogen Therapie, Front. Hormone Res., Bd 5. Karger, Basel, S 53–75

Eggert-Kruse W, Runnebaum B, Kruse W (1990) Hormonprofile in der späten Postmenopause. In: Lauritzen C (Hrsg) Menopause. Hormonsubstitution heute, Bd 3. Edition Informed, München, S 18–25

Gambrell RD, Maier RC, Sanders BI (1983) Decreased incidence of breast cancer in postmenopausal estrogen-progestogen users. Obstet Gynecol 62:435–443

Holst T von (1989) Nebennierenrindenfunktion in der Postmenopause und im Senium. In: Lauritzen C (Hrsg) Menopause. Hormonsubstitution heute, Bd 2. Edition Informed, München, S 9–15

Holst T von, Salbach B, Rabe T, Klinga K, Runnebaum B (1990) Effects of trancutaneous therapy with 17β-estradiol on blood lipids. 6th International Congress on the Menopause, Bangkok, Thailand

Holst T von (1991) Endokrinologie der Peri- und Postmenopause. Zentralbl Gynäkol 113:237–244

Jaszmann L, van Lith ND, Zaat JCA (1969) The age of menopause in the Netherlands: The statistical analysis of a surgery. Med Gynaec Sociol 4:256–262

Judd HL, Lucas WE, Yen SSC (1976) Serum 17β-estradiol and estrone levels in postmenopausal women with and without endometrial cancer. J Clin Endocrinol Metab 43:272–278

Kannel WB, Hjortland MC, McNamara PM, Gordon T (1976) Menopause and risk of cardiovascular disease. The Framingham Study. Ann Intern Med 85:447–452

Lauritzen C (1972) Pathologie des Klimakteriums. In: Knörr K, Beller FK, Lauritzen C (Hrsg) Lehrbuch der Gynäkologie. Springer, Berlin Heidelberg New York Tokyo

Lauritzen C (1989) Praktische Empfehlungen zur Östrogenprophylaxe in der Prä- und Postmenopause. Gynäkol Prax 14:679–688

Lindsay R (1990) Overview of prevention strategies. Third International Symposium on Osteoporisis, Copenhagen, Denmark 1990

Longcope C, Pratt JH, Schneider SH, Fineberg SE (1976) In vivo studies on the metabolism of estrogens by muscle and adipose tissue of normal males. J Clin

Endrocrinol Metab 43:1134–1145

Ringe JD (1990) Morbidität und Mortalität der senilen Osteoporose – Spätfolgen verpaßter Prävention. In: Lauritzen C (Hrsg) Menopause. Hormonsubstitution heute, Bd 3. Edition Informed, München, S 92–99

Einholung einer Zweitmeinung bei erheblichen chirurgischen Eingriffen („second opinion")

K. Hempel

Akuter Anlaß, sich mit dieser Problematik zu beschäftigen, war der Auftrag des Gesetzgebers in § 137 Satz 5 SGB V an die Kassen-/Ersatzkassenverbände sowie an die Verbände der Krankenhausträger, auf Landesebene in Verträgen nach § 112 SGB V auch zu regeln, „in welchen Fällen Zweitmeinungen vor erheblichen chirurgischen Eingriffen einzuholen sind". Im Rahmen der Qualitätssicherung hat der Gesetzgeber im § 137 des Gesundheitsreformgesetzes dies gefordert.

Wie man in der Zeitschrift *Der Frauenarzt* lesen konnte, fand mit Unterstützung des Fachverbandes medizinischer Berufe auf Initiative des Berufsverbandes der Deutschen Chirurgen am 17. 11. 1989 in Hamburg gemeinsam mit Vertretern der Berufsverbände der Anästhesisten, der Frauenärzte, der Orthopäden und der Urologen sowie mit am Thema interessierten Gästen ein Workshop zum Thema „Second opinion" statt. Bislang gab es nur im Schrifttum der Vereinigten Staaten von Amerika Hinweise auf das Second-opinion-Verfahren. 1974 berichteten im *New England Journal of Medicine* MacCarthy und Widmer über erste Erfahrungen mit der „second opinion". Die Autoren ließen die Indikationen zu vorgesehenen operativen Eingriffen durch qualifizierte Fachärzte überprüfen. 1356 Patienten, bei denen eine Operationsindikation gestellt war, wurden überprüft. Bei ca. 24 % aller Eingriffe konnte eine Operationsindikation nicht bestätigt werden. So wurde das Konzept des chirurgischen Second-opinion-Programmes geboren, das zunächst sowohl für den Patienten als auch für Versicherungsgesellschaften in ökonomischer und medizinischer Hinsicht Vorteile zu bieten schien. Mit großer Begeisterung ist dieses hauptsächlich von den Kostenträgern initiierte Second-opinion-Programm in den USA durch die Ärzteschaft nicht aufgenommen worden.

Ich möchte zunächst die Problemstellung erklären, dann ein Grundkonzept der Meinungsbildung, das auf dem besagten Workshop erhoben wurde, sodann Thesen zur Zweitmeinungsbildung, die durchaus zur Diskussion gestellt sind.

Der Gesetzgeber in der BRD gibt weder Hinweise zur Abgrenzung der „erheblichen chirurgischen Eingriffe" noch Anhaltspunkte dafür, wie die Fälle näher bestimmt werden sollen, in denen die Zweitmeinung einzuholen ist. Offen bleibt weiterhin auch, auf wessen Initiative die Zweitmeinung einzuholen ist, wer sie einzuholen hat, bei wem sie einzuholen ist und welche Konsequenzen zu ziehen sind, wenn die Zweitmeinung von der Erstmeinung des behandelnden Arztes abweicht.

Nun zu einem Grundkonzept der Meinungsbildung. Zunächst zum Begriff des „erheblichen chirurgischen Eingriffs":

Es gibt Eingriffe und Eingriffsgruppen, die wegen ihrer Art und Schwere generell als erheblich bezeichnet werden müssen. Auch kleinere Eingriffe können jedoch durch die Umstände des Einzelfalls, z. B. Vor- und Begleiterkrankungen des Patienten, ein erhebliches Gewicht gewinnen. Ich meine, daß eine Begriffsbestimmung durch eine abschließende Enumeration von Operationen deshalb wohl nicht möglich ist.

Ein weiteres Problem ist die Abgrenzung der Fälle, in denen die Zweitmeinung einzuholen ist:

Der Auftrag des Gesetzgebers, in Verträgen nach § 112 zu regeln, in welchen Fällen eine Zweitmeinung eingeholt werden soll, gibt den Vertragsparteien einen weiten Ermessensspielraum. In Betracht kommt z.B. der Ausschluß aller dringlichen Operationen, aber auch eine Begrenzung auf bestimmte Eingriffe und bestimmte Eingriffsgruppen, etwa Wahleingriffe. Unabhängig von solchen Selektionsmöglichkeiten und auch in Kombination mit ihnen erscheint eine Begrenzung der Verpflichtung zur Einholung einer Zweitmeinung auf die Fälle geboten, in denen dies dem Wunsch des Patienten entspricht.

Die Zweitmeinung dient der Abklärung einer medizinischen Entscheidungssituation. Dies ist die wortwörtliche Begründung zur Vorschrift in § 146 des Regierungsentwurfs. Es geht dabei um die medizinisch-fachliche Frage, ob der vom behandelnden Arzt vorgesehene Eingriff indiziert ist.

Der Schutz von Leben und Gesundheit, ein essentielles Ziel jeder Qualitätssicherung, hat hier den Vorrang vor Erwägung der Wirtschaftlichkeit.

Bei Abwägung der Interessen der Beteiligten (Patient, behandelnder Arzt, Krankenhausträger, Kostenträger) kann die Einholung der Zweitmeinung nur als Patienten*recht.* nicht als Patienten*pflicht* angesehen werden. Der Patient entscheidet aufgrund seiner verfassungsrechtlich verbürgten Persönlichkeitsrechte nicht nur, ob er sich einem ärztlichen Eingriff unterzieht, sondern auch, von welchen Umständen er seine Entscheidung abhängig machen will.

Vertraut er der Indikationsentscheidung des behandelnden Arztes, so sollte er sich vor erheblichen Eingriffen nicht zusätzlichen psychischen Belastungen aussetzen müssen. Stehen dagegen Behandlungsalternativen ernsthaft zur Wahl und ist sich der Patient nicht sicher, ob er dem Vorschlag des Operateurs folgen soll, so kann ihm die Einholung der Zweitmeinung als Entscheidungshilfe dienen. Es ist nach den Rechtsprechungsgrundsätzen der ärztlichen Aufklärungspflicht schon heute Aufgabe des behandelnden Arztes, den Patienten über ernsthaft in Betracht kommende Behandlungsalternativen aufzuklären. Damit wird, falls man der hier vertretenen Auffassung folgt, künftig der Hinweis auf die Möglichkeit der Einholung der Zweitmeinung zu verbinden sein.

Die Verpflichtung, die Zweitmeinung in den Fällen einzuholen, in denen dies die Verträge nach § 112 SGB V vorsehen, wird den Krankenhausträger treffen!

Er verfügt über die Krankenunterlagen, und nur ihm wird es im Regelfall möglich sein, die mit der Einholung der Zweitmeinung verbundenen organisatorischen Aufgaben in angemessener Zeit zu erledigen.

Die Wahl des Arztes, dessen Zweitmeinung einzuholen ist, sollte dem Patienten überlassen bleiben, um das Prinzip der freien Arztwahl zu wahren.

Das verfassungsrechtlich verbürgte Selbstbestimmungsrecht des Patienten gebietet es, ihm die Entscheidung zu überlassen, sich trotz einer abweichenden Zweitmeinung dem vom behandelnden Arzt vorgesehenen Eingriff zu unterziehen, oder die Einwilligung in den Eingriff zu versagen.

Nun zu den Thesen zur Zweitmeinung, die auf dem Workshop erarbeitet wurden:

Die Definition der „erheblichen chirurgischen Eingriffe"

Chirurgische Eingriffe im Sinne des § 137 Satz 5 SGB V sind diagnostische und therapeutische Interventionen jeder Art, auch z. B. die Dilatation von Herzkranzgefäßen mit dem Ballonkatheter und Eingriffe unter Einsatz des Lasers.

Erheblich sind chirurgische Eingriffe, die für die Lebensführung des Patienten von nachhaltiger Bedeutung sind. Erheblich kann ein Eingriff auch sein, wenn er generell oder nach den besonderen Umständen des Einzelfalles mit notwendigen oder möglichen nachteiligen Folgen oder mit nach Zahl und Art gewichtigen Risiken verbunden ist.

Zu den erheblichen chirurgischen Eingriffen gehören zum Beispiel Skoliose- und Bandscheibenoperationen, die Hüftendoprothese, Operationen, die zum Verlust der Eierstockfunktion führen, große onkologische Operationen, Organtransplantationen, Operationen mit Hilfe der Herz-Lungen-Maschine, die Implantation von Kunststoffprothesen, Gefäßverschlüssen sowie generell Operationen mit notwendigen oder möglichen Organverlusten und/oder Einschränkung wesentlicher Organfunktionen.

Einholung der Zweitmeinung

Die Einholung der Zweitmeinung vor erheblichen chirurgischen Eingriffen ist ein Patientenrecht und nicht eine Patientenpflicht. Es geht um den Anspruch des Patienten auf eine Entscheidungshilfe, ob er sich dem vom behandelnen Arzt vorgeschlagenen Eingriff unterziehen soll.

Wahl des Gutachters

Dem Patienten steht es frei, den Arzt zu wählen, dessen Zweitmeinung einzuholen ist. In Verträgen nach § 112 SGB V sollten Qualifaktionsmerkmale für die ärztlichen Gutachter des gleichen Gebietes bzw. des Teilgebietes festgelegt werden, zwischen denen der Patient frei wählen kann. Dazu sollten die wissenschaftlichen Gesellschaften gehört werden.

Aufklärung des Patienten

Der behandelnde Arzt hat den Patienten in Fällen, in denen eine ernsthafte Entscheidungsalternative zur Wahl steht, im Rahmen des Aufklärungsgespräches darüber zu informieren, daß er eine Zweitmeinung einholen kann.

Entscheidung des Patienten

Dem Patienten bleibt die freie Wahl, sich trotz einer ablehnenden Zweitmeinung dem vom behandelnden Arzt vorgeschlagenen Eingriff zu unterziehen.

Interessant ist, daß auch im Jahresgutachten 1989 des Sachverständigenrates für die Konzertierte Aktion im Gesundheitswesen unter Qualität, Qualitätskontrollen, qualitätssichernden Maßnahmen, Qualitätssicherungsprogramm ausgeführt ist, daß „qualitätssichernde Maßnahmen wie Todesfallkonferenz, Einholung von Zweitmeinung, Aufstellung oder Modifikation interner Standards oder individueller Fortbildungsprogramme geeignet sind, die Qualität gezielt zu verbessern". Weiter führt der Sachverständigenrat aus, daß „Qualitätssicherungsprogramme wegen ihrer Komplexität auf ärztlichen Sachverstand angewiesen sind. Der Einsatz qualitätssichernder Maßnahmen ist daher unabhängig von den Wirtschaftlichkeitsprüfungen vorzunehmen, soweit diese auf einer Durchschnittsprüfung beruhen".

Der Leser wird sich sicher fragen, warum ich mich so intensiv mit diesen Fragen beschäftige, die in der Bundesrepublik Deutschland bis heute kaum eine Rolle spielen. Ein bekanntes Sprichwort sagt ja, daß man schlafende Hunde nicht wecken solle.

Anfang der 80er Jahre habe ich begonnen, mich mit sozioökonomischen Problemen in der Chirurgie zu befassen. Im Rahmen von Literaturstudien stieß ich hierbei auf I. M. Rutkow von der Medical School in New Jersey, früher Johns Hopkins Hospital in Baltimore.

Von ihm herausgegeben ist auch das sehr lesenswerte Buch „Socioeconomics of surgery". Damals, d.h. Anfang der 80er Jahre, spielten schon die „second opinion" und vor allen Dingen die „unnecessary surgery" eine bedeutende Rolle. Beides hängt eng miteinander zusammen. Letztlich gab dann den Ausschlag, einen weiteren Kreis von operativ tätigen Ärzten auch hier bei uns in der Bundesrepublik Deutschland mit der Problematik vertraut zu machen, ein Hinweis aus Kreisen des Medizinischen Dienstes. Sie wissen, der Medizinische Dienst, der früher den Landesversicherungsanstalten unterstand, ist jetzt den Kostenträgern, sprich Krankenkassen, zugeordnet. Teils aus Mangel an Beschäftigung, teils vielleicht auch aus großer Gesetzestreue wird er auch das Problem der Zweitmeinung aufgreifen.

Im folgenden möchte ich über den gegenwärtigen Stand der Debatte über die Gesundheitsversorgung in den USA hinsichtlich „second opinion" und „unnecessary surgery" berichten. Beide Programme spielen für die Zukunftsperspektiven der Chirurgie in den USA eine integrale Rolle. Zur Zeit wird immer noch diskutiert, ob es unnötige oder vermeidbare Operationen tatsächlich gibt und wie dieser Begriff definiert werden muß.

Der Begriff „unnötige Operation“ ist erst durch die sozioökonomischen Veränderungen der letzten Jahre in die Öffentlichkeit getragen worden. Immerhin erschien Mitte der 70er Jahre in der *New York Times* auf der Titelseite ein Artikel mit der Überschrift „Unnecessary Surgery“, weil ein stetiges Ansteigen elektriver Chirurgie zu konstatieren war. Damals betrug z. B. die Zuwachsrate von 1971–1978 25 %!

Die Diskussion über die Problematik geht bis in den Anfang der 20er Jahre zurück. Schon damals wurden „minimum standards“ versucht festzulegen, um zu kontrollieren – ich zitiere – „ob in einem Krankenhaus unnötig chirurgische Eingriffe durchgeführt oder ob chirurgische Eingriffe inkompetent ausgeführt werden“. Der Präsident des American College of Surgeons, William Haggard, äußerte sich 1922 wie folgt zu diesem Problem: „Es gibt immer noch Männer, denen Urteilskraft und Erfahrung fehlen und die in bester Absicht den Fehler begehen, eine operative Behandlung von Patienten auf der Basis insuffizienter klinischer Befunde und inadäquater pathologischer Kriterien durchzuführen.“ Er sagte weiter: „Und es gibt bedauerlicherweise jene gewissenlosen Glücksritter, die jeden operieren würden, der stillhält. Jedes Krankenhaus sollte sich bemühen, solche Leute zu entferen.“

Bekannt ist auch, daß durchaus regionale Häufigkeitsunterschiede bestehen, was elektive chirurgische Eingriffe anbelangt. Die amerikanische Presse zitierte, vielleicht etwas bösartig: „Krankenhausaufnahmen zur chirurgischen Therapie nehmen zu, um Betten und Operationssäle zu füllen und das Heer der Chirurgen zu vermehren.“

Wie ich schon ausführte, ist die Definition des „unnötigen Eingriffs“ schwer zu erstellen. Es gibt einen staatlich inaugurierten Bericht über die „Untersuchung der chirurgischen Versorgung in den USA“. Man hat hier versucht, 6 Kategorien von unnötigen Operationen aufzuzeigen:

1. Operationen, bei denen kein krankhaftes Gewebe entfernt wird.
2. Operationen, deren Indikation auf rein persönlicher Einschätzung beruht.
3. Operationen, um erträgliche oder zumutbare Beschwerden zu beheben.
4. Willkürliche Operationen sind asymptomatische, nichtpathologische und nichtbedrohliche Zustände.
5. Operationen nach veralteten, obsoleten oder abgelehnten Verfahren.
6. Operationen, die nach Lage der klinischen, röntgenologischen und laborchemischen Befunde kaum gerechtfertigt sind.

Im Rahmen der ständigen Kostensteigerung gerade der operativen Medizin wurde unterstellt, daß solche Operationen zu einem großen Teil für die stark angestiegenen Kosten im Gesundheitswesen verantwortlich seien.

Die Diskussion um die „unnecessary surgery“ wird so lange kein Ende finden, solange keine Einigung über eine eindeutige Definition des Begriffes besteht. Ich setze allerdings voraus, daß die Indikationen zu chirurgischen Eingriffen mit größerer Präzision gestellt werden als derzeit üblich. Man kann sagen, daß es zum jetzigen Zeitpunkt kein allgemein anerkanntes Verfahren dafür gibt, den Anteil unnötiger Operationen zu bestimmen.

Von besonders großem Interesse ist derzeit in den USA die Analyse geographischer Unterschiede in der Häufigkeit chirurgischer Eingriffe und ihre

Bedeutung für die Feststellung der Häufigkeit unnötiger Operationen. Solche Unterschiede bestehen auf internationaler, nationaler und regionaler Vergleichsebene und bedürften einer eingehenden Untersuchung. Wahrscheinlich werden solche Unterschiede von einer Vielzahl von Faktoren beeinflußt. Die festgestellten Unterschiede in der Häufigkeit bestimmter Operationen können dabei nicht per se als Beweis dafür interpretiert werden, daß in Ländern einer hohen Operationsfrequenz auch entsprechend viele unnötige Operationen durchgeführt werden. Es existieren derzeit keine gültigen Beurteilungskriterien, nach welchen eine tatsächlich erforderliche Operationsfrequenz ermittelt werden kann. Es kann daher durchaus sein, daß höhere Operationszahlen lediglich einen früher nicht erfüllten Bedarf an chirurgischer Therapie repräsentieren.

Dagegen könnte eingewandt werden, daß Regionen mit niedriger Operationsfrequenz keine signifikant höheren Letalitätsziffern ausweisen und daß damit für die höheren Operationsraten kein Bedarf besteht. Man muß sich dabei jedoch immer vor Augen halten, daß die Indikation zum chirurgischen Vorgehen zahlenmäßig nur selten mit der Entscheidung über Leben und Tod verbunden ist.

Es wird also am Ende dieser Betrachtung über unnötige Chirurgie offensichtlich, daß viele Fragen bisher nicht schlüssig beantwortet werden können. Dabei ist das Fehlen einer exakten Definition dessen, was als unnötige Chirurgie zu betrachten ist, das größte und bisher nicht überwundene Hindernis auf dem Weg zu einem klaren Verständnis der Problematik. Ist die wahrscheinliche Folge, daß eine Operation zu einem nützlicheren und angenehmeren Leben führt, ausreichende Berechtigung, ein Letalitätsrisiko von 1:1000, 1:100 oder gar 1:10 auf sich zu nehmen? Wird es überhaupt jemals möglich sein, Einvernehmen darüber herzustellen, was unter dem Begriff „unnötige Chirurgie“ zu verstehen ist? Ernsthafte Kritiker meinen, daß die anhaltende Debatte über unnötige Operationen lediglich dazu dient, die wirklichen Aufgaben und Probleme zu verschleiern. Der Begriff habe kaum mehr Bedeutung als ein politisches Schlagwort. Die wirklichen Fragen der Qualitätssicherung, Arbeitserlaubnis, Überwachung und Disziplinierung nachlässiger Chirurgen bzw. Operateure, Kostenbegrenzung und Zugang der Patienten zu Informationen sollten mehr direkt angesprochen werden.

Der Übergang zur „second opinion“ ist also fließend. Die ursprünglich aktivierten Second-opinion-Programme waren dabei nicht nur von rein finanziellen Erwägungen bestimmt, sondern auch von der Vorstellung getragen, daß hierdurch eine Verbesserung der Qualität der chirurgischen Versorgung erreicht werden könne. Natürlich bestand auch die Hoffnung, daß chirurgische Experten als Zweitgutachter effektiv zur Kostensenkung beitragen könnten, indem sie potentiell inadäquate chirurgische Eingriffe herausfiltern würden.

Nach wie vor ist die Reaktion der Ärzteschaft in den USA keineswegs enthusiastisch. In gewisser Weise stellen daher die Zweitgutachtenprogramme einen Angriff auf das Arzt-Patienten-Verhältnis dar. Wie und warum ein Chirurg zu einer bestimmten klinischen Entscheidung kommt, ist das Resultat komplexer Vorgänge und Überlegungen. Es ist bekannt, daß auch ausgesprochen erfahrene und geschickte Chirurgen bei der Untersuchung desselben Patienten oft ganz unterschiedliche klinische Befunde erheben. Solche Unterschiede allerdings, die eigentlich nur Ausdruck der mangelnden Zuverlässigkeit klinischer Methoden und Befunde dokumentieren, stellen die konzeptionelle Basis der chirurgischen Zweitgutachten-Programme dar. Obwohl die chirurgischen Zweitgutachten-Programme ursprünglich nicht dazu konzipiert wurden, Unterschiede in der klinischen Einschätzung zu quantifizieren, haben sie im Endeffekt doch genau das erreicht.

Eine ganz pragmatische Frage ist, wie es um die Verläßlichkeit und Reproduzierbarkeit der chirurgischen Entscheidungsfindung bestellt ist. Studien haben gezeigt, daß in einigen elektiven chirurgischen Standardsituationen die Entscheidungen verschiedener Chirurgen erheblich voneinander abweichen und auch, daß Entscheidungen eines einzelnen Chirurgen, im zeitlichen Verlauf betrachtet, nicht konstant sind. In den USA bestehen z. Z. zwei grundlegend verschiedene Typen von Zweitgutachten-Programmen: das freiwillige und das obligatorische. Das erste verläßt sich auf die Initiative der Beteiligten, eine zweite Meinung einzuholen. Diese Möglichkeit wird in aller Regel nur von weniger als 5 % der in Frage kommenden Berechtigten wahrgenommen. Diese 5 % bestehen aus Patienten, bei denen größere Eingriffe anstehen, zweitens aus solchen Patienten, die schon a priori Zweifel am Nutzen der empfohlenen Therapie besitzen, letztlich auch aus den Patienten, die generell jeglicher chirurgischen Therapie mißtrauen. Ein Teil dieser Patienten ist möglicherweise aufgrund irrationaler Ängste vor einer Operation zur Einholung des Zweitgutachtens motiviert.

Dann gibt es Versicherungspläne, in denen die Einholung eines Zweitgutachtens obligat vorgeschrieben wird. Diese zielen darauf ab, die finanziellen Belastungen des Krankenhausaufenthaltes und auch der ärztlichen Honorierung zu minimieren.

Obwohl die Zahl der Zweitgutachten-Programme in den USA in der Zwischenzeit, also seit November 1989, erheblich zugenommen hat, bleibt ungeklärt, ob Zweitgutachten-Programme tatsächlich die Zahl chirurgischer Eingriffe verringert haben. Es kann auch nicht nachgewiesen werden, daß die Qualität chirurgischer Versorgung verbessert wurde, oder daß sich Morbidität und Letalität definierter Erkrankungen geändert hätten. Definitive Schlußfolgerungen im Hinblick auf die chirurgischen Zweitgutachten-Programme bereiten große Schwierigkeiten. Zweitgutachten-Programme hatten, wie bereits erwähnt, auch das Ziel verfolgt, die Kosten im Gesundheitswesen zu beschränken. Für zahlreiche elektiv durchzuführende chirurgische Eingriffe ist es sicherlich überflüssig, eine zweite Meinung einzuholen. Konsultationen wegen offensichtlicher Leistenhernie oder Restharnbildung auf dem Boden einer Prostatahypertrophie bedeuten nichts weiter als eine Verdoppelung individueller Bemühungen unter Verwendung von Geldern für unnötige und auch unsinnige Zweitmeinungen. Es gibt z. Z. wenige veröffentlichte Untersuchungen über den gegenwärtigen Stand von Zweitgutachten-Programmen, die schon über einen längeren Zeitraum durchgeführt werden. Es stellt sich die Frage, warum sowohl größere Versicherungsgesellschaften als auch Bundes- und Staatsregierung in den USA in jüngster Zeit darauf verzichtet haben, über die erwarteten günstigen *wirtschaftlichen* Folgen chirurgischer

Zweitprogramme zu berichten. Es steht zu vermuten, daß solche Folgen nicht gefunden werden konnten.

Dies war im wesentlichen ein Erfahrungsbericht über die Second-opinion-Programme in den USA.

Bei uns in der Bundesrepublik Deutschland hat sich seit dem Workshop vom November 1989 zur Zweitmeinungserhebung noch nichts Wesentliches ereignet. Wir haben es für richtig gehalten, daß die operativen Fächer zunächst schon einmal ein Konzept erstellen, an dem sich dann weitere Vorschläge und Konzepte messen müssen. Immer besser, als dann erst zu reagieren, wenn bereits Vorgaben erstellt sind, die sehr häufig ohne sachkundigen ärztlichen Einfluß erfolgen.

Praxismanagement – Praxisgestaltung – Praxisablauf

G. J. Dhom und U. F. Weber

Praxismanagement ist ein umfassender Begriff, der am besten am kybernetischen Modell das Management-Regelkreises dargestellt werden kann (Abb. 1). Das Praxismanagement bestimmt sowohl Ihren Praxisablauf als auch Ihre Praxisgestaltung.

Den Einstieg in das Praxismanagement erreichen Sie nur durch eine Ausarbeitung Ihrer Ziele. Unabhängig von Ihrer augenblicklichen Situation sollten Sie jeden Entscheidungsprozeß mit der Frage beginnen:

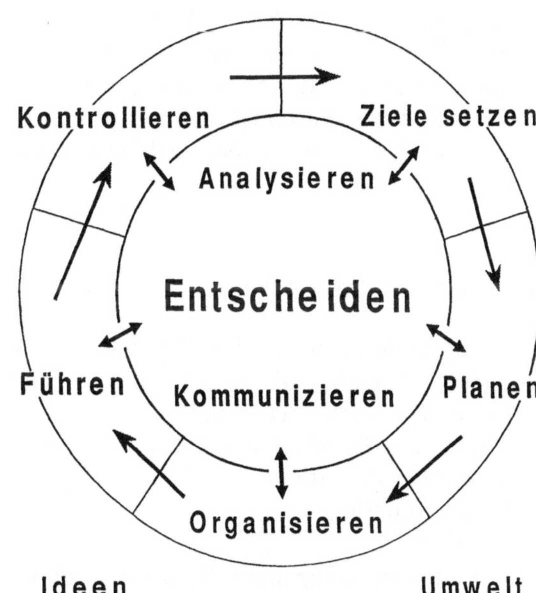

Abb. 1. Management-Regelkreis

Was sind meine persönlichen und beruflichen Ziele?

Was will ich eigentlich werden?
Was für eine Art Praxis möchte ich haben?
Welche Patientenstruktur möchte ich in die Praxis bekommen?
Wieviel Zeit möchte ich in der Praxis verbringen?
Welche Behandlungen möchte ich meinen Patienten anbieten?

Welche Bedeutung haben Familie, Freunde und Freizeit für mich?
Welche Hobbies möchte ich gerne pflegen?
usw.

Wenn Sie sich hierüber im Klaren sind, ist es erforderlich alle Ziele nach den 3 Zielkriterien zu analysieren und zu definieren. Jedes Ziel muß die Anforderungen

1. meßbar
2. planbar
3. realistisch

erfüllen, um umsetzbar zu sein.

Beispiel für eine korrekte Zielformulierung:

Ich werde bis zum 31. 12. dieses Jahres dafür gesorgt haben, daß meine Mitarbeiterinnen und ich, wenigstens an 4 Tagen in der Woche pünktlich Feierabend haben.

Meßbar? – ja; planbar? – ja; relaistisch? – ja – Es liegt an Ihnen!

Es mag Ihnen etwas ungewöhnlich erscheinen, sich auf diese Art mit dem Thema Ziele zu beschäftigen, doch erfolgreiche Menschen haben längst erkannt: darin liegt der Schlüssel zum Erfolg.

Ziele zu vereinbaren ist eine der wichtigsten Praxismanagement-Aufgaben. Denn erst dann können Sie sich mit den ersten Schritten der Umsetzung zuwenden.

Planung und Organisation

In dieser Stufe brauchen Sie die richtigen Arbeitstechniken zur Planung und Organisation. Dabei gibt es sinnvolle Hilfsmittel und Anregungen.

1. Planen Sie immer schriftlich.
2. Nutzen Sie die Möglichkeit von Checklisten und Aktivitätenplänen.
3. Setzen Sie Prioritäten.
4. Delegieren Sie.

Zeit- und Zielmanagement-Seminare befassen Sie sich ausführlich mit dem Thema der persönlichen Arbeitstechniken und Zielsetzung (Abb. 2 und 3).

Bei dem Bereich „Organisieren" sind Sie in die Materie schon sehr tief eingestiegen. Sie organisieren für alle Arbeitsabläufe und Ziele das – *Wie!*

Spätestens bei dem – wie – oder der Delegation werden Sie weitere Personen in den Management-Regelkreis integrieren. Nun sind Sie auch schon bei einer weiteren zentralen Aufgabe als Praxisinhaber angelangt. Es geht um Mitarbeiterführung (Abb. 4 und 5).

A muß getan werden -
sehr wichtig (selbst tun!)

B soll getan werden -
wichtig, terminieren!

C Routineaufgaben -
delegierbar? terminieren?

Abb. 2. Prinzip der Prioritätensetzung

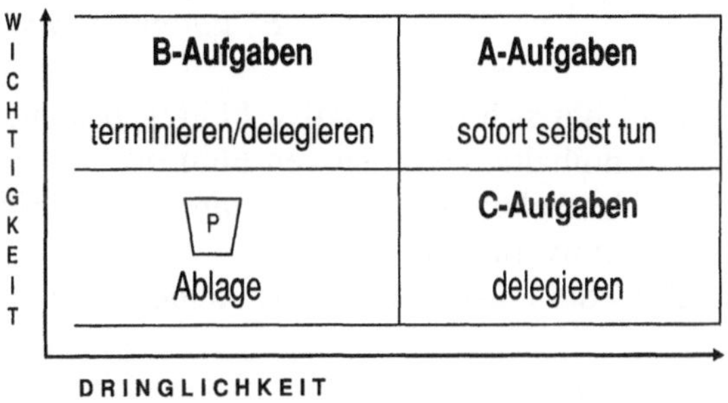

WICHTIGKEIT

B-Aufgaben terminieren/delegieren	**A-Aufgaben** sofort selbst tun
P Ablage	**C-Aufgaben** delegieren

DRINGLICHKEIT

Abb. 3. Eisenhower-Prinzip

☞ Aufgabenplan erstellen

☞ Betriebsmittel organisieren

☞ Organisation der menschlichen Arbeit

☞ Organisation des zeitlichen Ablaufes

Abb. 4. Grundsätze der Organisation

Personal:
Planung, Einstellung, Stellenbeschreibung, Mitarbeiter-Gespräche, Mitarbeiter-Beurteilung, Arbeitseinsatz der Mitarbeiter

Verhandlungen:
Lieferanten, Labor, Patienten

Abb. 5. Organisieren

Führung

Ihre Mitarbeiter gehören zu Ihrem wichtigsten Kapital in der Praxis. Von ihnen hängt es entscheidend mit ab, ob Sie Ihre Ziele erreichen oder nicht. Möchten Sie z. B. eine möglichst patientenorientierte Behandlungsweise erreichen, so ist der Umgang Ihrer Mitarbeiter mit den Patienten am Telefon, bei der Anmeldung oder in der Assistenz genauso wichtig wie Ihre Leistung. Sie als Chef sind verantwortlich dafür, Ihre Mitarbeiter so zu führen und zu motivieren, daß Ihre Zielsetzungen erreicht werden und die Mitarbeiter auch einen Sinn und Nutzen in ihrer Tätigkeit sehen. Nun sind Mitarbeiter aber keine Maschinen, die alle gleich laufen, wenn sie eingeschaltet werden. Es gilt zu erkennen, welche Art und welcher Grad der Führung bei jedem einzelnen angezeigt ist. *Es gibt nicht den richtigen Führungsstil sondern:*

Es kommt darauf an.

Hier hat sich das situative Führen bestens bewährt. Die Abb. 6 vermittelt die Kerninhalte des situativen Führens.

Doch denken Sie daran: Wann immer Sie delegieren, Sie haben dennoch die Gesamtverantwortung.

D. h. Sie müssen als Praxisinhaber auch

Kontrollieren.

Kontrollieren heißt nicht permanent überwachen. Die Bedeutung der Kontrolle ist vielmehr:

Sind die Aktivitäten wie geplant durchgeführt worden?
Haben die geplanten und durchgeführten Aktivitäten zum Ziel geführt?

Um den Überblick nicht zu verlieren helfen Ihnen auch hier wieder Checklisten. Stellen Sie Abweichungen fest, beginnt der Management-Regelkreis u. U. von vorne.

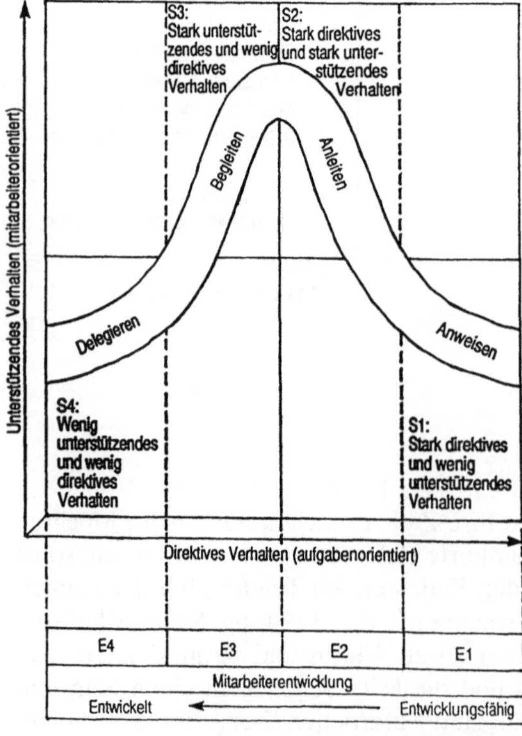

Abb. 6. Situatives Führen. (Modifiziert nach Hersey)

Entscheidungen

Ohne Entscheidungen kein Erfolg. Entscheidungen sind immer nötig und überlagern jeden Prozeß. Doch wenn Sie genau wissen, was Sie wollen, oder wohin Sie wollen, dann fällt das Entscheiden nicht so schwer. Nach der russischen Philosophin Ayn Rand gibt es zwei Sünden im Leben eines Menschen:

1. *Zu wünschen ohne zu handeln.*
2. *Zu handeln ohne Ziel.*

Weitaus schwieriger als Entscheidungen zu treffen, ist jedoch deren Transfer. Hier kommt es zum einen stark auf die Art Ihrer Führung an. Doch genauso wichtig ist das *Wie!*

„Wie sage ich es meinen Mitarbeiterinnen?"
„Wie sage ich es meinen Patienten?" usw.

Gemeint ist die Kommunikation. Jede Menge Veröffentlichungen und Bücher beschäftigen sich mit diesem Thema. Ein Mittel um die Kommunikation in der Praxis zu verbessern ist das sog. Struktogramm-Training. Das Struktogramm basiert auf der Grundlage der modernen Gehirnforschung und wird vor allem im Rahmen der Persönlichkeitsentwicklung und Personalschulung sehr erfolgreich eingesetzt. Durch das Erkennen der Persönlichkeits-Struktur der eigenen Person und der Mitmenschen schaffen Sie sich die beste Basis für einen besseren Umgang mit Menschen. Jeder hat die Möglichkeit eigene Stärke zu stärken und Schwächen zu schwächen.

Soviel in Kürze zu dem umfassenden Bereich des Praxismanagements. Selbstverständlich legen Sie so auch die gesamten Entscheidungen für Ihre

Praxiseinrichtung und das Praxismarketing fest.

Wenn Sie sich mit dem Thema Praxismanagement weiter auseinandersetzen und die vorgestellten Methoden ganz oder teilweise in Ihre Praxis umsetzen, dann haben Sie es geschafft und Sie gehören zum erfolgreichen Kreis der

Praxismanagement-Profis.

Informationen erhalten Sie bei
PRAXISERFOLG, Management Institut, Bismarckstr. 54, 6700 Ludwigshafen
Tel.: 0621-623662

Neue Aspekte der betriebswirtschaftlichen Praxisführung

K.-G. Mothes

In den guten alten Zeiten, die noch gar nicht so lange her sind, brachte wachsender Wohlstand in der Bundesrepublik Deutschland den Praxen eine ungeahnte Blütezeit. Es gab eine ständig steigende Nachfrage, und das Einzelvergütungsverfahren ließ die Umsätze derart steil klettern, daß die Kosten eine untergeordnete Rolle spielten. Durch die drastische Ausweitung der ärztlichen Leistungen im Laborbereich und der Gerätemedizin, von den Kassen selbstverständlich angemessen honoriert, gelang es, auch ohne größere Personalausweitungen die Rentabilität der Praxis noch mehr zu steigern.

In diesen rosigen 70er und 80er Jahren entwickelte sich ein vorzüglicher privater Wohlstand. Sowohl etablierte Ärzte als auch Berufsanfänger stellten sich auf diese Situation in ihrem Anspruchdenken für die Zukunft ein.

Fast über Nacht kam aber alles anders. Die sich drastisch verschlechternden betriebswirtschaftlichen Rahmenbedingungen schlagen daher jetzt in diese Idylle wie ein Blitz ein.

Die gesetzlichen Rahmenbedingungen durch das Gesundheitsreformgesetz, der EBM und der Regreßdruck der Kassen führen zu einer weiteren Verschärfung der Situation (Abb. 1).

Die Schwierigkeit der Ärzte, mit dieser total veränderten Situation fertigzuwerden, dokumentiert sich gegenwärtig in der relativ großen Zahl von Praxispleiten und der immer größer werdenden Zahl von Ärzten, die unter Bankaufsicht stehen.

Während der Umsatz der Frauenarztpraxen in den letzten Jahren nahezu stagnierte, vergrößerte sich der Betriebskostenanteil. Trotzdem liegt das Einkommen vor Steuern bei Frauenärzten über dem Durchschnitt aller Ärzte (Abb. 2).

Als Folge der politisch durchgesetzten Reduzierung der Kosten für das Gesundheitswesen und der sog. Arztschwemme wird der durchschnittliche Praxisumsatz in den nächsten Jahren weiter spürbar zurückgehen. Daran werden auch die geschickten politischen Versprechen nichts ändern, die suggerieren, daß Ärzte künftig ein höheres Honorar beanspruchen können, wenn sie weniger verordnen. Ärzte müssen sich deshalb jetzt klarmachen, daß sie gezwungen sein werden, sich strategisch stärker als bisher an ihren Kosten zu orientieren, um mittelfristig überleben zu können.

Das Motto der Kostenstrategie für die gynäkologische Praxis sollte lauten: Optimierung des kurzfristigen Ertrages durch Minimierung der Kosten unter Beibehaltung des Praxisumsatzes (Scheinzahl). Dies erscheint auf den ersten

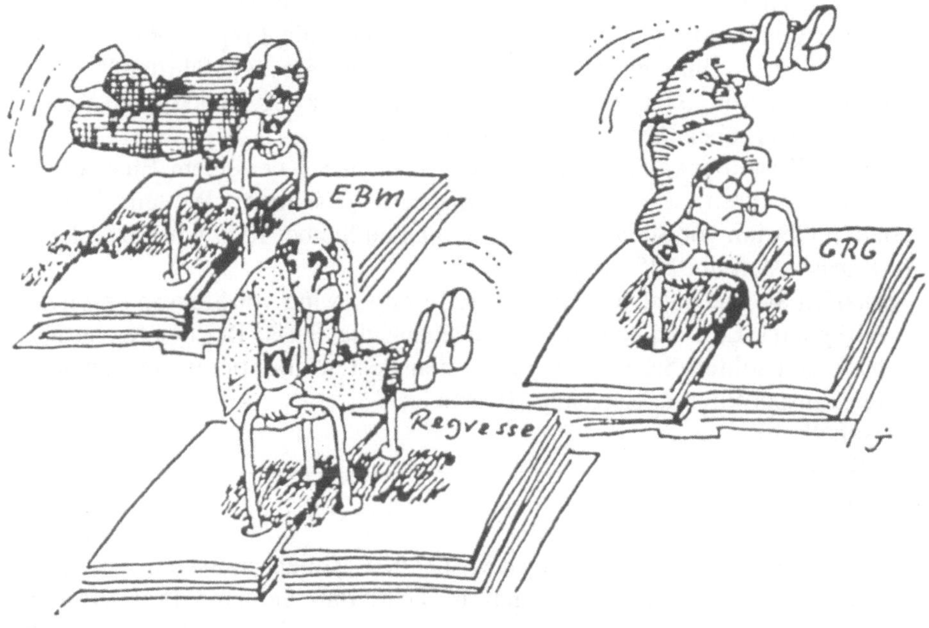

Abb. 1

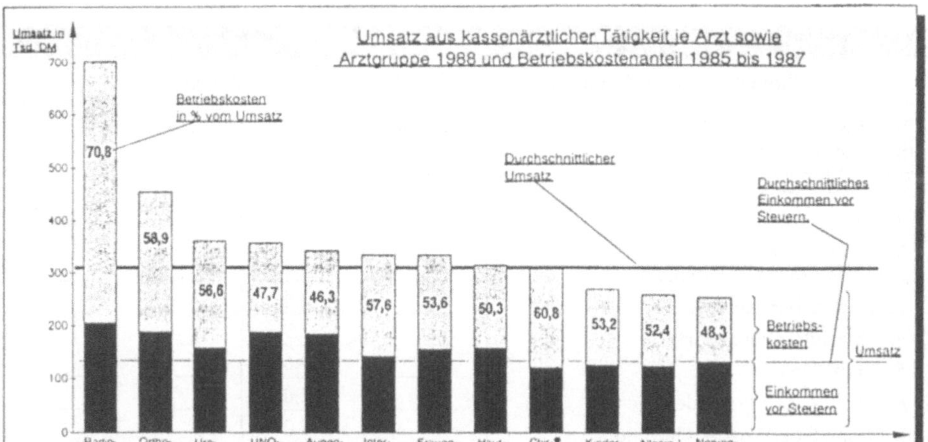

Umsatz aus kassenärztlicher Tätigkeit je Arzt sowie Arztgruppe 1988 und Betriebskostenanteil 1985 bis 1987

Umsatz in Tsd. DM

700
600
500
400
300
200
100
0

Betriebskosten in % vom Umsatz

Durchschnittlicher Umsatz

Durchschnittliches Einkommen vor Steuern.

70,8
58,9
56,6
47,7
46,3
57,6
53,6
50,3
60,8
53,2
52,4
48,3

Betriebs-kosten
Umsatz
Einkommen vor Steuern

Radiologen
Orthopäden
Urologen
HNO-Ärzte
Augenärzte
Internisten
Frauenärzte
Hautärzte
Chirurgen*
Kinderärzte
Allgem./Prakt. Ärzte
Nervenärzte

Arztgruppe

Quelle: Statistik der KBV, Kostenstrukturanalyse des ZI 1989, * Zirka 30% des Gesamtumsatzes werden durch die gesetzliche Unfallversicherung getragen.

Abb. 2

Blick widersprüchlich. Wie soll man denn den Umsatz halten, wenn man auf der anderen Seite Einsparungen vornehmen muß?

Die Fähigkeit mit diesen ernsten Problemen fertigzuwerden, wird in den nächsten Jahren zur Überlebensfrage. So, wie sich die Arztkollegen in den

USA immer mehr mit juristischen Fragen befassen müssen, drängen bei uns betriebswirtschaftliche Belange der Ärzte die medizinisch-fachliche Seite in den Hintergrund. Für jeden Arzt stellt sich somit die Frage: „Wo kann ich wieviel einsparen, ohne meinen aktuellen Praxisumsatz zu gefährden?"

Mit dem in Abb. 3 dargestellten Praxiskostenstrukturbogen können Sie sich einen Überblick über Ihre Kostenstruktur verschaffen.

Da die Kosten etwa 50% ausmachen, können Sie bei einem Einsparvolumen von 5% Ihren Gewinn vor Steuern um 10% steigern. Wollen Sie Ihren absoluten Gewinn vor Steuern halten, so müssen Sie bei 10% Umsatzrückgang Ihre Praxiskosten um 20% reduzieren.

Schaffen Sie das nicht, verringern Sie Ihren Gewinn vor Steuern und damit Ihr verfügbares Einkommen, d. h. Ihre finanzielle Basis. Bei der Suche nach Einsparungen sollten Sie sich zuerst an den Posten orientieren, in denen die größten Einsparpotentiale stecken. Beispiele:

- Personalkosten,
- Mietkosten,
- Gerätekosten.

Wenn Sie substantielle Einsparungen vornehmen wollen, müssen Sie in diesen Bereichen strategisch Kosten einsparen. D. h. daß Sie eine Praxisstrategie einschlagen sollten, die Ihnen hilft, den Kostenanteil dieser Schlüsselbereiche

FÜR SIE PERSÖNLICH				
Ihre Praxiskosten-Struktur, die Sie sich selbst zusammenstellen können				
Praxis-Kosten (in Prozent von Einnahmen)	**aktuelle Praxis-Kosten**	**Vergleichs-Standard**	**Ziel**	**Einsparungen**
1. Personal	___	25,8	___	___
2. Praxis-Miete oder Kosten Praxis-Räume im Eigentum	___	5,4	___	___
3. Abschreibungen	___	3,4	___	___
4. Material/Laborbedarf	___	2,9	___	___
5. Autokosten	___	3,6	___	___
6. Schuldzinsen, Praxisdarlehen	___	2,0	___	___
7. Strom, Gas, Wasser, Heizung	___	2,0	___	___
8. KV-Verwaltungs-Kosten	___	1,7	___	___
9. Einrichtungsgegenstände bis 800 Mark Anschaffungswert	___	0,7	___	___
10. Versicherungsprämie	___	0,7	___	___
11. Fremde Laborarbeiten	___	2,3	___	___
12. Arztkongresse, Fortbildung, Fachliteratur	___	0,9	___	___
13. Beiträge zur Berufsorganisation	___	0,8	___	___
14. Sonstige Kosten	___	4,1	___	___
Praxis-Kosten-Gesamt:	___	56,3	___	___

Abb. 3

sukzessive zu senken. Sie sollten sich überlegen, wie Sie beispielsweise Ihre Personalkosten deutlich senken können. Rationalisieren Sie den Ablauf in Ihrer Praxis so, daß Sie zukünftig mit weniger vollbeschäftigtem Fachpersonal auskommen und teilweise auf anzulernende Teilzeitkräfte umstellen, evtl. auf der Basis der steuerbegünstigten 480,–DM-Kräfte (1992 500,– DM).

Ersetzen Sie Ihre kostenintensiven Kräfte durch einen AIP der Sie persönlich weitaus mehr entlasten kann, als eine Arzthelferin. Dies mag auf den ersten Blick unsozial klingen. Aber bedenken Sie immer, daß es der Gesetzgeber ist, der Sie zu diesen Maßnahmen zwingt.

Ziehen Sie auch in Betracht, ob Sie nicht für Ihre Praxis in der unmittelbaren Nähe Räumlichkeiten mit geringerem Mietzins finden können. Vielleicht benötigen Sie aufgrund der veränderten Marktsituation zukünftig weniger Praxisfläche. Prüfen Sie mit Ihrem Steuerberater, inwieweit Sie Ihre Miete durch langfristig finanzierte eigene Räumlichkeiten steuergünstig senken können.

Klären Sie ganz genau ab, welche Geräte sich für die zukünftigen Verhältnisse in Ihrem direkten Patientenmarkt noch rentieren. Trennen Sie sich gezielt von allen Geräten, die Sie nicht mit Gewinn nutzen können. Die Zeiten, in denen Sie unrentable Technik aus dem Überschuß finanzieren konnten, dürften ein für alle Mal vorbei sein.

Schaffen Sie Geräte nur nach streng wirtschaftlichen Gesichtspunkten an, auch wenn Ihnen das aus Ihrer ärztlichen Fürsorge für Ihre Patienten schwerfällt. Die soziale Kostensenkung im Gesundheitswesen wird zu einem erbarmungslosen Wettbewerb unter Ärzten führen, da Sie sich mit Ihren Kollegen einen in seiner Relation deutlich verkleinerten Kuchen aufteilen müssen.

Versuchen Sie deshalb auch bei den Verbrauchsmaterialien zu sparen, beispielsweise durch gezielten Einkauf und Reduzierung unnützer Verschwendung durch Sie und Ihr Personal. Auch kleinere Einzelposten summieren sich.

Denken Sie bitte daran, wie auch der Einzelhandel durch die immer größer werdenden Restriktionen auf gesetzlicher Seite und die wachsenden Anforderungen auf der Kundenseite in Existenznot geriet. Auch hier haben nur diejenigen überlebt, die sich betriebswirtschaftlich rational verhalten haben.

Bei der Kostenstrategie orientieren Sie Ihr Patienten-Leistungs-Angebot in erster Linie an den vertretbaren Kosten in Relation zu Ihrem Patientenaufkommen. Wenn Sie ein kleineres Patientenklientel für die Zukunft erwarten, müssen Sie zunehmend mehr kostengünstige Dienstleistungen aufnehmen. Kostenintensive Leistungen können Sie sich nur noch dann erlauben, wenn sie aufgrund Ihrer Praxisgröße entsprechend umgelegt werden können. Darüber hinaus müssen Sie sich darüber im Klaren sein, daß neben dem fachlichen Gesichtspunkt die betriebswirtschaftliche Praxisführung zu einem wichtigen Erfolgsfaktor für Ihre Praxis wird. Wie unklar nach wie vor das Verständnis zum Begriff der betriebswirtschaftlichen Praxisführung unter Ärzten ist, erfuhren wir aus einer Befragung von Ärzten. Auf die Frage: „Woran denken Sie als Ärzte, wenn Sie den Begriff betriebswirtschaftliche Praxisführung lesen oder hören?“ antworteten Ärzte: „Ich bin doch kein Kaufmann.“ „Die wirtschaftliche Seite meiner Praxis regelt mein Steuerberater.“ „Ich kann nicht nur auf die Kosten achten.“ „Ich muß den Patienten etwas bieten, sonst bleiben sie ganz weg.“ „Bisher hat meine Praxis immer noch wirtschaftlich gut genug funktioniert.“ „Soll ich mich jetzt auch noch mit den wirtschaftlichen Zahlen der Praxis rumschlagen, der EBM reicht mir schon.“ „Wo komme ich denn hin, wenn ich mir neben den Preisen der Präparate, den EBM-Ziffern jetzt auch noch die Zahlen der Praxis merken muß.“

BETRIEBSWIRTSCHAFT IN DER PRAXIS

DIE ZEHN GOLDENEN REGELN

1 Stellen Sie sich von einer Einnahme-Überschuß-Rechnung auf eine Bilanzierung um.

2 Halten Sie Ihre Betriebskosten im Auge, insbesondere die Personal- und Investitionskosten.

3 Planen Sie Ihre Investitionen langfristig im voraus.

4 Bevorzugen Sie langfristig Finanzierungen mit niedrigeren Zinsen anstelle von kurzfristigen Finanzierungen mit hohen Zinsbelastungen.

5 Bilden Sie rechtzeitig Rücklagen für die Steuerzahlungen.

6 Bauen Sie sich Geldreserven zur Überbrückung von vorhersehbaren oder nicht planbaren finanziellen Engpässen auf.

7 Steigern Sie Ihren Privatkonsum nur in angemessener Art und Weise zum Gewinn nach Steuern.

8 Vermeiden Sie ein Engagement in steuersparenden Anlagen, wenn Ihre Eigenkapitalausstattung dazu nicht ausreicht und Sie Ihre Liquidität mittelfristig belasten müssen.

9 Sorgen Sie für eine klare und deutliche Trennung zwischen Ihrem Privat- und Betriebsvermögen (auch durch Gütertrennung).

10 Öffnen Sie sich gegenüber sinnvoller betriebswirtschaftlicher Beratung von anerkannten Organisationen, und meiden Sie jene Vermögens- oder Anlageberater, die nur an den Objekten und nicht an der Beratung verdienen.

Abb. 4

Wichtig ist es, wenn Sie trotz großem persönlichen Einsatz, hohem Patientenzustrom und noch guten Erträgen das Überleben Ihrer Praxis absichern wollen, daß Sie ab sofort wenigstens die wichtigsten betriebswirtschaftlichen Eckwerte Ihrer Praxis kennen.

Betriebswirtschaftliche Eckwerte für die niedergelassene Arztpraxis sind:

- Die Entwicklung des Praxisumsatzes über die Jahre, d.h.: Umsatz pro Patient (Fallwert) mehrjährig.
- Der Kostenanteil (in Prozent) vom Umsatz der verschiedenen Kostenarten (Personalkosten, Miete, Praxisbedarf, Instandsetzung – Wartung, Investitionen, Abschreibung). Die Kostenumlage pro Patient (Kostenanteile am Fallwert).
- Die Entwicklung des Bruttogewinns über die Jahre.
- Die Entwicklung des Gewinns pro Patient (Fallwert) über die Jahre.
- Der Umsatz pro Mitarbeiter über die Jahre.

Aus dem rechnerischen Vergleich dieser Werte können Sie künftig wichtige Entwicklungen und Tendenzen Ihrer Praxis ablesen und die entsprechenden Konsequenzen ziehen, um wieder auf den Weg des betriebswirtschaftlichen Praxiserfolges zurückzufinden.

Praktische Erfahrung bei der Bewertung der betriebswirtschaftlichen Güte vieler Praxen haben gezeigt, daß Sie gut beraten sind, wenn Sie die „Zehn Goldenen Regeln“ (Abb. 4) beachten. Bedenken Sie bitte:

Verstöße gegen diese zehn Tips haben bereits viele Ärzte in die Pleite getrieben – obwohl die Praxis gut lief. Deshalb sollten Sie in guten Zeiten, solange es noch keine Schwierigkeiten gibt, immer daran denken, sich mit den Eckwerten Ihrer Praxis näher zu befassen.

Wenn die Ausführungen zu der betriebswirtschaftlichen Praxisführung den einen oder anderen etwas schockiert haben sollten, so handeln Sie nach dem Erfolgsrezept aller selbständigen Unternehmen, das in Abb. 5 wiedergegeben ist, und denken Sie stets daran, daß Ihnen keiner verbieten kann, morgen als Arzt noch erfolgreicher zu sein.

Sollte Sie dieses Referat zur betriebswirtschaftlichen Praxisführung angeregt haben über Ihre Praxis als betriebswirtschaftliches Unternehmen nachzudenken, so können Sie beim Ärzte-Magazin *Status* Kopien von Artikeln anfordern, die unter dem Titel „Der Schlüssel zum Erfolg“ in den Jahren 1988–1990 veröffentlicht wurden.

Erfolgs - Rezept

immer locker bleiben!

in Chancen denken!

Abb. 5

Lasertherapie in der Gynäkologie und Geburtshilfe – Möglichkeit und Grenzen

M. Hilgarth und J. Mußmann

Einleitung

Die Bereitstellung neuer Technologien einerseits sowie die zunehmende Erkrankung junger und jüngster Frauen an behandlungsbedürftigen Veränderungen an Vulva, Vagina und Portio andererseits haben die bisherige Therapie entscheidend gewandelt. Standen bislang chirurgisch-operative Eingriffe (Konisation, Hysterektomie) im Vordergrund, so nehmen jetzt die konservativen organ- und funktionserhaltenden, therapeutischen Verfahren, wie beispielsweise die CO_2-Lasertherapie benigner und maligner Veränderungen im gynäkologischen Bereich, deutlich zu.

Bestimmte Punkte sind beachtenswert, um dabei dem Grundprinzip des ärztlichen Wirkens „Primum nil nocere" gerecht zu werden.

CO_2-Laserwirkung am Gewebe

Seit 1978 beschäftigen sich im deutschsprachigen Raum verschiedene Zentren mit der CO_2-Lasertherapie im gynäkologischen Bereich.

Der CO_2-Laser hat eine Wellenlänge von 10,6° und liegt damit weit im unsichtbaren Infrarot-Spektralbereich. Ein Helium-Neon-Pilotstrahl macht den Punkt, an dem der CO_2-Laser wirksam werden wird, sichtbar. Da Wasser das Licht der Wellenlänge ab 2,5° besonders gut absorbiert und lebendes Weichteilgewebe zu 80–90% aus Wasser besteht, ist bei der Anwendung des CO_2-Lasers die starke Absorption von Wasser entscheidend. Ein geringer oberflächlicher Teil des Gewebes, auf den der CO_2-Laserstrahl auftrifft, wird rasch verdampft. Es entsteht eine flache Koagulationsnekrose. Daraus resultiert je nach Zentrierung der Laserstrahlgröße bei scharfer Fokussierung eine gute, gewebsschonende, blutarme Schneidewirkung oder aber bei Defokussierung eine oberflächliche Verdampfung des Gewebes (Abb. 1).

Zum Arbeiten an Vulva, Vagina und Zervix sind die CO_2-Lasergeräte an ein Kolposkop adaptiert, das mit einem Mikromanipulator versehen ist.

Wir haben Erfahrung im wesentlichen mit dem Lasergerät Heracure sowie mit dem CO_2-Lasergerät Opmilas CO_2. Die Absorption des CO_2-Laserstrahls ist ganz unabhängig von den verschiedenen Geräten und der Farbe des Gewebes. Die Laserenergie verursacht in den Zellen keine Gen-Mutation. Ein kanzerogener Effekt wurde bisher ausgeschlossen. Der Streueffekt des CO_2-Lasers ist minimal. Der Lasereffekt ist durch Umsetzung der Strahlungsenergie in

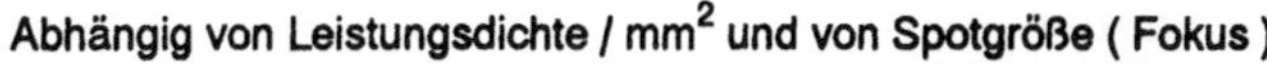

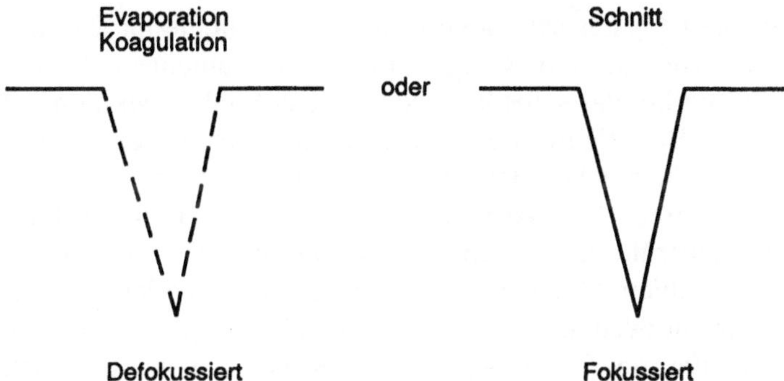

Abb. 1. CO_2-Laser-Wirkungsweise

Hitze zu erklären. Diese Energie erhitzt das intrazelluläre Wasser auf 100 °C und zerstört dadurch die Zellen vollständig. Durch spezielle optische Systeme kann der Laserstrahl bis auf 1 mm Dichte ohne Energieverlust fokussiert werden. Die Lasertherapie mittels CO_2-Laserstrahl ist somit ein neuartiges Verfahren, bei dem das Gewebe vom Operateur nicht berührt wird. Die Hauptaufgabe der Laserchirurgen besteht darin, den Laserstrahl optimal zu richten und seine Energie unter Kontrolle zu halten. Der Laser kann im Prinzip sowohl im offenen Bauch als auch durch das Kolposkop bzw. Laseroskop benutzt werden (Tabellen 1 und 2).

Tabelle 1. Indikationen zur Lasertherapie

Im Abdomen (Narkose) via Laparotomie oder Laparoskopie
Adhäsiolyse
Endometriose
Subseröse Myome
Tubargravidität
Infertilitätschirurgie
Polyzystische Ovarien

Tabelle 2. Indikationen zur Lasertherapie

Unterer Genitaltrakt und Genitoanalregion via Kolposkopie (vorwiegend keine Narkose, ambulant)
HPV-bedingte Läsionen
Prämaligne Veränderungen (CIN, VAIN, VIN)

Instrumentarium

Für die CO_2-Lasertherapie in der Gynäkologie im Bereich von Vulva, Vagina und Portio sind nur wenige einfache Instrumente notwendig. Im Vordergrund steht hierbei das selbsthaltende Entenschnabelspekulum aus Plastik.

Zur Beseitigung der Rauchentwicklung in der Scheide und insbesondere vor der Portio benutzen wir ein Absaugsystem mit einer einfachen Wasserstrahlpumpe. Für Arbeiten an der Vulva und im Genitoanalbereich sind Absauggeräte mit eingebauten die DNA-Viruspartikel absorbierenden Filtern zu empfehlen. Gelegentlich sind Kugelzangen oder kleine Portiohäckchen nach Emmet notwendig, um sich die Portio therapiegerecht einzustellen. Eine Pinzette oder ein Zervixspreizer nach Kogon hat sich bewährt, um die Plattenepithel-Zylinderepithelgrenze darzustellen. Knipsbiopsiezangen nach Eppendorf oder nach Seidl sind zur kolposkopisch dirigierten Entnahme histologischer Proben empfehlenswert, ebenso kleine scharfe Küretten zur Zervixkürettage.

Wir benutzen 3% bis 5% Essigsäure für die Kolposkopie zur Darstellung der zu behandelnden Veränderungen an der Portio sowie Schillersche Lösung (Jod-Jod-Kali-Lösung) sowie 1%ige Toluidinblaulösung zur Sichtbarmachung von verdächtigen Bezirken an der Vulva.

Sicherheitsbestimmungen

Zur Sicherheit von Patienten und Therapeuten sind Schutzbestimmungen erlassen worden, die notwendigerweise beachtet werden müssen. Ein Laserschutzbeauftragter muß schriftlich bestellt werden. An die zuständige Berufsgenossenschaft und das zuständige Gewerbeaufsichtsamt ist eine Meldung über das Lasergerät zu machen. Der Betrieb des Lasers muß durch eine rote Warnlampe im Außenbereich angezeigt werden. Der Laserraum ist durch gelbe Warndreiecke mit der Unterzeile „Laserstrahl" zu kennzeichnen. Alle Personen im Umkreis der Operation bis auf den Operateur, der durch das Mikroskop bzw. Kolposkop blickt, müssen Plastik oder Glasaugenschutz tragen, um einen möglichen Schaden für die Kornea zu vermeiden.

Der manuelle Sicherheitsschalter am Lasergerät muß stets geschlossen sein, wenn nicht mit dem System gearbeitet wird. Der Laser darf nur von den dazu berechtigten und eingearbeiteten Mitarbeitern eingeschaltet werden, unter Berücksichtigung der Einschalthinweise des jeweiligen Gerätes und des Herstellers. Da ein CO_2-Laser die meisten nichtmetallenen Materialien, explosive oder brennbare Gase und Flüssigkeiten entzünden kann, sollte der CO_2-Laser niemals in der Nähe von brennbaren Materialien verwendet werden. Das Operationsumfeld sollte mit feuchten Operationstüchern abgedeckt werden. Da metallene Gegenstände den CO_2-Laser reflektieren, sollten Instrumente, die schwach oder gar nicht reflektieren (Plastikspekula), verwendet werden.

Lokale Anästhesie

Die äußere Haut, insbesondere im Genitoanalbereich, die Vulva und das distale Vaginaldrittel sind sehr schmerzempfindlich. Eine CO_2-Lasertherapie setzt in jedem Falle eine mehr oder weniger ausgedehnte Schnitt-/Brandwunde. Eine solche Therapie kann daher nur in Vollnarkose oder in lokaler Anästhesie in den beschriebenen Bereichen erfolgen. Eine Allgemeinnarkose ist außerordentlich selten und nur bei ausgedehntestem Befall notwendig. Wir bevorzugen daher, dies ist der große Vorteil der ambulant durchzuführenden Lasertherapie, eine Lokalanästhesie in den oben beschriebenen Bereichen. Wir benutzen hierfür eine 1%ige Scandicain-Lösung, die mittels feinster Kanülen subkutan appliziert wird. Vor Verabreichung der Lokalanästhesie wird bei sehr empfindlichen Patientinnen 20%ige Benzocainsalbe eingerieben, oder aber es wird eine 0,5%ige Pantocain-Lösung vorher aufgetragen. Der Kanülenstich wird, wenn man 2–3 min wartet, dann nicht mehr bemerkt.

Die Portio ist, ebenso wie die oberen zwei Vaginaldrittel, schmerzunempfindlich bzw. außerordentlich wenig schmerzempfindlich, so daß dort eine Anästhesie in der Regel nicht notwendig wird. Bei sehr empfindlichen Patientinnen oder aber bei der sog. Laserkonisation, bei der wir Gewebszylinder bis zu 0,8 cm evaporieren, geben wir je nach Situation, 10–15 min vor der Lasertherapie eine intramuskuläre Injektion von Dormicum 5 bzw. Dormicum 15 (Midazolam). Dieses gut steuerbare Injektionshypnotikum hat sich außerordentlich gut bewährt, so daß wir keine zusätzliche Lokal- oder Regionalanästhesie an der Portio benutzen. Wir infiltrieren auch nicht mit POR 8. Bei sehr ausgedehntem gleichzeitigen Befall von Condylomata acuminata von Vulva, Vagina und Portio bleibt allerdings nur die Allgemeinnarkose.

Aufklärung der Patientin

Die Patientin wird durch den Arzt aufgeklärt, außerdem wird ihr ein Merkblatt mitgegeben, in dem die Lasertherapie erläutert wird und Empfehlungen für das Verhalten nach der Therapie gegeben werden. Die Patientin sollte nach erfolgter Aufklärung ihr Einverständnis zur Lasertherapie durch ihre Unterschrift dokumentieren. Bei uns erfolgt dieses auf einem eigenen Einverständnisformular.

Lasertherapie der Cervix uteri

Die Voraussetzungen für die Anwendung der Lasertherapie an der Portio gehen aus Tabelle 3 hervor. Die zervikale intraepitheliale Neoplasie (CIN) stellt nach neuerer Auffassung lediglich verschiedene Differenzierungsgrade ein und derselben Erkrankung dar und ist deshalb in allen Graden therapiebedürftig. Ebenso sind die von Meisels in die Diskussion gebrachten Condylomata acuminata als früheste Läsion in der Karzinogenese des Zervixkarzinoms aufzufassen, wahrscheinlich insbesondere dann, wenn die HPV-Typen 16–18 an der

Tabelle 3. Laser in der Gynäkologie

Verdachtsfall
Auffällige Makroskopie-Kolposkopie oder Zytologiebefunde

Fragestellung
Wo an der Ekto- bzw. Endozervix liegt welche Läsion in welcher Ausdehnung vor?

Methoden
Differentialzytologie (Abstrichkontrollen!)
Differentialkolposkopie!
Kolposkopisch gezielte Knipsbiopsien
Endozervikale Zytobürste/Kürettage

1. Ziel
Ausschluß eines invasiven Karzinoms
wenn kein *invasives Karzinom vorliegt*

2. Ziel
Welches differenzierte individuelle therapeutische Vorgehen soll im Einzelfall gewählt werden?
Welche Läsion liegt vor (CIN I°–III°)?
Ist die Läsion an der Ektozervix völlig überschaubar?
Ist die Plattenepithel-Zylinderepithelgrenze an der Ektozervix gut überschaubar?
Ist die Patientin für die Nachsorge zuverlässig?

Wenn Voraussetzungen gegeben:	Wenn nicht:
Lasertherapie möglich	Konisation oder Hysterektomie

Entstehung der Condylomata beteiligt sind. Hinzu kommt, daß diese Veränderungen zunehmend bei jüngeren Frauen, ja schon bei Teenagern, und dies immer häufiger, beobachtet werden. Die geschilderten prämalignen Veränderungen der Cervix uteri treten vor allem bei jungen geschlechtsreifen Frauen auf. Der Altersgipfel liegt zwischen 20 und 29 Jahren. Wegen des in dieser Altersstufe häufig noch bestehenden Kinderwunsches sind – wenn möglich – organ- und funktionserhaltende therapeutische Verfahren mit ausreichend hoher Sicherheit zu fordern.

Gerade um diese Sicherheit zu garantieren, ist das sog. „prätherapeutische Konsilium" unabdingbare Voraussetzung für die Anwendung der Lasertherapie. Dies beinhaltet neben der Differentialkolposkopie und Differentialzytologie auch die Histologie, entnommen mittels gezielter Knipsbiopsien aus den Stellen, die kolposkopisch den höchsten Malignitätsgrad vermuten lassen. Eine Zervixkürettage kann ebenfalls durchgeführt werden. Der zu behandelnde prämaligne Prozeß sollte nur an der Ektozervix, gut überschaubar und nicht zu ausgedehnt lokalisiert sein. Die Plattenepithel-Zylinderepithel-Grenze muß (u. U. erst mittels Tracheloskopie) ebenfalls gut überschaubar sein.

Weitere Voraussetzungen der Lasertherapie gehen aus Tabelle 4 hervor. Die hier aufgeführten Vorbedingungen einer exakten kolposkopisch zytologischen Vordiagnostik sind in der Regel nur an einem größeren Zentrum mit entsprechender Erfahrung gewährleistet.

Tabelle 4. Laser in der Gynäkologie (Vorbedingungen)

Vorbedingungen I
1. Kolposkopisch CIN I–II° (III°?)
2. Zytologisch III D–IV A
3. Histologisch CIN I–II° (III°?)
4. Zervikalkanal frei
5. Epithelgrenze an der Ektozervix voll überschaubar
6. Patientin zuverlässig für Nachsorge

Vorbedingungen II
1. Gute apparative Ausstattung
2. Gutes diagnostisches Können
3. Gute Erfahrung bei der Handhabung der Methode
4. Sorgfältige und kritische Analyse der Therapie über viele Jahre hinweg

Wird insbesondere das Protokoll des prätherapeutischen Konsiliums nicht hochnotpeinlich, geradezu stur, jedesmal eingehalten, kommt es, wie in der Literatur berichtet, zu Versagern, da die Diagnostik unvollkommen durchgeführt wird und bereits maligne bzw. invasive Prozesse vor Beginn der Therapie übersehen worden waren, und diese daher nur mit der Lasermethode unvollständig therapiert werden!

In allen beobachteten Mißerfolgsfällen aus dem Einzugsgebiet der Universitätsfrauenklinik Freiburg i. Brsg. in den Jahren 1979–1982 konnten Fehler in der Indikationsstellung sowie Mißachtung der Vorbedingungen immer nachgewiesen werden. Aus diesem Grunde ist dringend zu empfehlen, daß ein prätherapeutisches Konsilium nur von Experten an einem Zentrum mit ständiger Sammlung von Erfahrungen auf diesem Gebiet durchgeführt wird. Ein weiteres wichtiges Kriterium bleibt zusätzlich die sorgfältige und kritische Analyse der Therapie über viele Jahre hinweg, was eine langanhaltende Mitarbeit und Motivation der zu behandelnden Patientin voraussetzt.

Technisches Vorgehen bei der Lasertherapie

Die zu behandelnde Läsion an der Portio wird mittels Essigsäure und Schillerscher Jodprobe in ihrer Begrenzung zum gesunden Gewebe sichtbar gemacht. Diese wird dann zunächst in ihrer Ausdehnung mit Laser-„Einzelschuß" umrandet, so daß eine Abgrenzung zum gesunden Gewebe auftritt. Danach wird auf Dauerwirkung umgeschaltet und mit dem Laserstrahl strichförmig nach und nach die gesamte Läsion destruiert. Durch mehrfaches Hinübergleiten über die einzelnen Gewebsbezirke, bzw. durch längeres Einwirkenlassen des Laserstrahls, wird an der Cervix uteri eine Tiefenwirkung von 2,5–7 mm erzielt. Gelegentlich ist ein Vorziehen oder Seitwärtsdrehen der Portio notwendig, um dieses Ziel zu erreichen. Dabei muß ständig der Rauch abgesaugt werden. Bei der Anwendung des Lasers an der Portio ist meistens eine Anästhesie nicht notwendig. Kommt es zum Hitzestau und damit zu unangenehmen

Sensationen der Patientin, muß eine 20- bis 40sekündige Pause eingelegt werden, bis die angeflutete Hitze über die Kapillaren wieder abtransportiert wurde. Anschließend ist der Laservorgang problemlos fortzusetzen. Die wichtigste Indikation zur Lasertherapie an der Cervix uteri stellt die CIN dar. Weiterhin sind HPV-Infektionen in Form von spitzen oder flachen Kondylomen der Portio geradezu ideal für die Lasertherapie geeignet. Daneben bieten therapieresistente benigne Läsionen wie stark sezernierende Ektopien oder entzündliche Transformationszonen der Cervix uteri ein gutes Anwendungsgebiet für die Lasertherapie.

Diskussion

Die größte Erfahrung auf dem Gebiet der Lasertherapie besitzt wohl Bellina, der schon im Jahre 1977 über 200 Frauen mit dieser Methode behandelt hatte. Im ersten Jahr der Erprobung hatte er eine Versagerquote von 16 %, die er in einer ungenügenden Tiefe der Lasertherapie begründet sah. Bei zunehmender Erfahrung und tieferer Einwirkung der Lasertherapie sank die Versagerquote im 2. Jahr auf 5%, im 3. Jahr auf 1% und im 4. Jahr auf 0,2% ab. Analoge Beobachtungen wurden von zahlreichen weiteren Autoren wie Jordan, Carter und Baggish genannt. Die anfänglichen Versager bei der Therapie beruhten sowohl in erster Linie auf der zu geringen Tiefeneinwirkung als auch der zu geringen Ausdehnung der Laserbehandlungszone. In der Regel wird das Weiterwachstum der abnormen Befunde meistens in den ersten Wochen der Nachsorgeuntersuchung erkannt. Somit handelt es sich um Restzustände der ursprünglich vorhandenen Läsionen. Um diese Komplikationen rechtzeitig erkennen zu können, ist es dringend notwendig, daß Patientinnen nach einer Lasertherapie einer konsequenten Nachsorge unterzogen werden, deren Einzelheiten aus Tabelle 5 hervorgehen. Sorgfältige und kurzfristige regelmäßige Nachuntersuchungen sind außerordentlich wichtig. Ist eine Patientin nicht bereit sich den nötigen Nachkontrollen zu unterziehen, so sollte eine Konisation oder gar Hysterektomie angeraten werden!

Die Lasertherapie ist von allen konservativen Therapieverfahren die einzige, die mit Tiefe und Ausdehnung der Therapie am präzisesten dosiert und kontrolliert werden kann.

Göppinger, aus unserer Arbeitsgruppe, konnte anhand von Verlaufsbeobachtungen zeigen, daß die Heilung einer HPV-Infektion durch alleinige regionale bzw. lokale Lasertherapie möglich ist: Rund 87% der Patientinnen waren ein Jahr nach der Lasertherapie HPV-negativ.

Tabelle 5. Nachsorge nach Lasertherapie

Nach	
1 Woche	Kontrolle der Wundheilung
6 Wochen	Kolposkopie (HPV)
3 Monaten	Kolp. – Zytol. (HPV)
6 Monaten	Kolp. – Zytol. (HPV)
1 Jahr	Kolp. – Zytol. (HPV)

In letzter Zeit wurde über die Anwendung des CO_2-Lasers bei der Therapie der CIN im Sinne einer Laser-Zylinder-Dissektion der Cervix uteri berichtet. Hierbei wird keine Laser-Evaporation vorgenommen, sondern ein Laserzylinder mittels CO_2-Laserstrahl mit hoher mittlerer Energiedichte um 1400–1600 Watt/m^2 bei 1,5 mm Strahldurchmesser durchgeführt (Zavisic).

Der Vorteil zur herkömmlichen Laser-Evaporation sollte darin bestehen, daß der Vorgang rascher vonstatten geht und ein Präparat zur histologischen Untersuchung vorliegt! Weitere Untersuchungen müssen zeigen, ob sich diese Methode durchsetzen wird.

Vor- und Nachteile der Lasertherapie

Hervorzuheben ist die geringe Belastung der Patientin durch die Lasertherapie. Bei einer Laserapplikation im Bereich der Portio und des proximalen Drittels der Vagina treten i. allg. während und nach der Behandlung keine oder kaum Schmerzen auf. Infektionen nach Lasertherapie sind bei uns nicht beobachtet worden. Vergleicht man die Lasertherapie mit der Kryosation, so fällt auf, daß der massive, über Wochen anhaltende wäßrige übelriechende Fluor bei der Lasertherapie kaum auftritt. Die Ursache liegt darin, daß sich das nekrotische Gewebe bei Elektrokoagulation und bei Kryosation erst im Laufe der postoperativen Phase abstoßen muß, während es bei der Lasertherapie zum augenblicklichen Verdampfen des betroffenen Gewebes kommt und die Regeneration und Heilung somit unmittelbar nach der Therapie einsetzt, da ein Nekroseschorf fehlt. Dadurch ist auch, falls dies eintreten sollte, ein ungenügend entferntes atypisches Gewebe sehr rasch wieder sichtbar und kann vollständig durch Nachlasern entfernt werden.

Die Epithelisierung ist nach Lasertherapie in wesentlich kürzerer Zeit abgeschlossen als bei Elektrokoagulation, Kryosation oder Konisation. In den meisten Fällen wurde bereits nach 3–4 Wochen ein völliger Ersatz durch junges Plattenepithel beobachtet. Es bleiben keine Narben, Verwachsungen oder Stenosen zurück. Wichtig ist, daß die Plattenepithelgrenze an der Ektozervix erhalten bleibt. Sie ist späteren kolposkopisch-zytologischen Kontrollen sehr

Tabelle 6. Vor- und Nachteile der CO_2-Lasertherapie

Methode	CO_2-Lasertherapie
Portioveränderungen	HPV Inf. + CIN
„Fehlerquote“	5–25%
Komplikationen	Nicht bekannt
Fertilität	Keine Beeinflussung
Gravidität	Keine Beeinflussung
Narkose	Nein
Ambulant	vorwiegend ja
Arbeitsfähig	Ja
Histologische Dokumentation	Nur bedingt
Kosten	Anschaffung teuer

gut zugänglich. Die jährliche Vorsorgeuntersuchung kann optimal an der sichtbaren Plattenepithel-Zylinderepithelgrenze durchgeführt werden. Die wesentlichen Nachteile der Laserbehandlung sind

1. die meist fehlende histologische Dokumentation und
2. der hohe Anschaffungsgrundpreis sowie die hohen Wartungskosten des Gerätes (Tabelle 6).

CO_2-Lasertherapie an der Vulva

Eine wichtige Indikation für die CO_2-Lasertherapie an der Vulva stellen die in der gynäkologischen Praxis häufig zu beobachtenden virusbedingten Kondylome dar. Diese Genitalwarzen werden vorrangig durch HPV-Viren induziert. Die Papillomaviren werden durch Geschlechtsverkehr und durch körperlichen Kontakt übertragen. Die Latenzzeit beträgt 8–12 Wochen. Die Diagnostik erfolgt folgendermaßen:

1. durch Inspektion mit dem bloßen Auge, besser mit dem Kolposkop, dem sich auch kleine und kleinste Kondylome bei entsprechender Technik und entsprechendem Können nicht entziehen;
2. Abstrichzytologie von Vagina und Cervix uteri im Rahmen der Zervixzytologie.

Eine Beseitigung der virusbedingten Kondylome an der Vulva ist wegen ihrer Beziehung zum Zervixkarzinom bzw. dessen Vorstufen dringend angezeigt.

Die Therapie von Condylomata acuminata wurde bisher teils mit Elektroresektion, teils mit Kryochirurgie, aber auch mit Podophyllinätzung vorgenommen. Diese Methoden waren bei der Behandlung der Condylomata acuminata der Genitoanalregion nicht befriedigend. Einerseits war die Behandlung schmerzhaft, erforderte oft eine Allgemeinnarkose und hinterließ häufig störende Narben. Die Podophyllinätzung ist durch ein individuell unterschiedlich starkes Ansprechen gekennzeichnet, außerdem nicht selten außerordentlich schmerzhaft und zeigt z. T. überschießende Ätzreaktionen, die stellenweise zu tiefen Wunden führen.

In letzter Zeit wurde über einen Versuch der therapeutischen Beeinflussung von Condylomata acuminata durch Alpha- oder Beta-Interferon berichtet (Gross, Schonfield, Stafano, Vesterinen). Unterschiedliche Aussagen lassen eine endgültige Beurteilung noch nicht zu.

In der Universitätsfrauenklinik Freiburg i. Brsg. hat sich zur Behandlung der Condylomata acuminata der Genitoanalregion die Lasertherapie außerordentlich bewährt. In den Jahren 1980–1987 wurden 220 Fälle von Condylomata acuminata der Genitoanalregion behandelt. Es handelte sich vorwiegend um junge und jüngste Patientinnen.

Nach kolposkopisch zytologischer Diagnosestellung und Ausschluß von Malignität wurden die Condylomata mit Betaisodonalösung abgetupft und desinfiziert. Danach erfolgte eine lokale Unterspritzung mit 1%iger Scandicainlösung, die ausgiebig und wirklich flächendeckend vorgenommen wurde. Je sorgfältiger die Unterspritzung mit Scandicain erfolgte, desto schmerzfreier und unkomplizierter war das nachfolgende Arbeiten mit dem Laser. Ausgeglichenheit, Geduld und viel Zeit sind nötig um eine entspannte Atmosphäre zu schaffen, die für die so wichtige Kooperation mit der Patientin bei der Laserstrahltherapie erforderlich ist. Günstig hat sich auch erwiesen, wenn die Patientin vor der eigentlichen therapeutischen Sitzung bereits einmal oder mehrmals bei dem Therapeuten war, ihn selbst, die Hilfspersonen und die technische Ausrüstung des Raumes sowie den Laserapparat kennengelernt hat und ihr somit die Angst vor dem Unbekannten genommen worden war. Nach erfolgter Anästhesie werden die Kondylome gezielt mit dem Laserstrahl evaporiert. Hierbei macht man sich das millimetergenaue Arbeiten mit dem Laser zunutze, wobei wirklich nur befallenes Gewebe oberflächlich verdampft wird, unter Schonung des gesunden Nachbargewebes. Die Condylomata acuminata werden von der Oberfläche her bis zum Beginn des Unterhautzellgewebes abgetragen, wobei ein tieferes Eindringen des Laserstrahls in die Subkutis vermieden wird. Dies ist mit keiner anderen Methode so gut steuerbar. Danach werden die karbonisierten Gewebsreste sorgfältig mit NACL-Lösung weggetupft.

In 21% der Fälle mußten wir wegen teils sehr ausgedehnter Befunde, teils wegen unvollständigen Laserns, die Behandlung in 2 Fraktionen, in 2,8% in 3 Fraktionen, vornehmen. Komplikationen traten nicht auf. Die Erfolge nach Lasertherapie waren ausgezeichnet. Selbst massive Condylomata acuminata der Analregion bis hinein in den After waren nach Laserdestruktion ohne Narbenbildung spätestens nach 3 Wochen abgeheilt. 80% aller Frauen gaben an, daß die Behandlung im wesentlichen als nicht beeinträchtigend und störend empfunden wurde. Am unangenehmsten waren die Angst vor dem Unbekannten, außerdem die Einstiche der Lokalanästhesie, nur 2% fanden die Behandlung so unangenehm, daß sie sie nicht wiederholen lassen würden.

Als Nachbehandlung empfehlen wir Betaisodona-Vaginalsuppositorien bzw. Betaisodona-Vaginalcreme sowie täglich Sitzbäder mit Tannolact oder Kammilosan und anschließend Trockenföhnen der Vulva. Tagsüber empfehlen wir Abdecken der Läsionen mit Bepanthen-Salbe, was als sehr angenehm beim Wasserlassen empfunden wird, da es dann nicht zum Brennen bei der Miktion kommt. Für die Dauer eines Vierteljahres raten wir den Patientinnen zu kondomgeschütztem Verkehr, der eine gewisse Barriere gegen Neuinfektionen darstellt.

Zu Lasertherapieergebnissen der vulvären intraepithelialen Neoplasie (VIN) können derzeit noch keine ausreichenden Erfahrungen angegeben werden.

CO_2-Lasertherapie von Läsionen in der Vagina

Die hauptsächlichsten Veränderungen, die in der Vagina einer Lasertherapie zugänglich sind, bestehen in Condylomata acuminata sowie in multizentrisch wachsenden CIN-Herden. Die Therapie der Condylomata entspricht den Richtlinien bei den Vulvakondylomen. Bei der Lasertherapie der Vagina ist zu beachten, daß das proximale und z.T. auch das mittlere Drittel der Vagina schmerzfrei bis schmerzarm und daher oft ohne Lokalanästhesie oder Allgemeinnarkose einer Lasertherapie zugänglich sind. Das distale Drittel ist, je näher dem Hymenalsaum, um so schmerzempfindlicher und bedarf daher einer Lokalanästhesie oder bei ausgedehnten Herden einer Allgemeinanästhesie. Dies ist grundsätzlich bei der Anwendung von Lasertherapie in der Vagina zu beachten, wobei die Schmerzschwelle von Patientin zu Patientin außerordentlich unterschiedlich sein kann. Ein Problem stellen die multizentrischen Restherde von CIN dar. Die Anatomie der Vagina mit ihren Nischen und Faltenbildungen stellt hohe Anforderungen an die Geschicklichkeit und vor allem an die Geduld des Lasertherapeuten bei der Behandlung solcher Veränderungen, außerdem ist zu beachten, daß die Vaginalwände im Gegensatz zur Portio nur wenige Millimeter dick sind und eine Laserdestruktion sehr behutsam vorgenommen werden muß, um Perforationen an der vorderen Scheidenwand (Blase) bzw. an der hinteren Scheidenwand (Rectum) bei zu radikaler Destruktion von Karzinomvorstufen zu vermeiden. Dieses ist sicherlich ein limitierender Faktor bei der Behandlung prämaligner Veränderungen der Vagina. Die dauerhafte Therapie solcher Vaginalveränderungen ist sowohl für die Lasertherapie als auch für die Radiumtherapie außerordentlich problematisch, da es immer wieder, trotz höherer Strahlendosen, zu Rediziven kommt und als Ultima ratio nicht selten nur noch die Kolpektomie übrigbleibt.

Die Sanierung ausgedehnter vaginaler Conylomata acuminata während der Gravidität sollte zur Prophylaxe einer HPV-Infektion des Feten während des Geburtsaktes bereits in der Frühgravidität nach der 12. Woche durchgeführt werden. Bei ausgedehntem Kondylombefall der Vagina läßt sich eine Allgemeinnarkose nicht vermeiden.

Literatur

Baggish MS (1981) Complications associated with carson dioxide laser surgery in synecology. Am J Obstet Gynecol 139:568

Bellina JH, Seto YI (1980) Pathological and physical investigations into CO_2-Laser-tissue interactions with specific emphasis on cervical intraepithelial neoplasma. Lasers Surg Med 1:47

Carter R, Krantz KE, Hara GS, Lin F, Masterson BJ, Smith SJ (1978) Treatment of cervical intraepithelial neoplasia with the carbon dioxide laser beam – A preliminary report. Am J Obstet Gynec 131:831

Göppinger A, Ikenberg H, Bismelin G, Hilgarth M, Pfleiderer A, Hillemanns HG (1988) CO_2-Lasertherapie und HPV Typisierung bei CUV-Verlaufsbeobachtungen – Geburtshilfe und Frauenheilkunde 48:343–345

Hilgarth M (1989) CO_2-Lasertherapie in der Gynäkologie Teil I und II. Laser Med Surg 5:42–49 und 74–82

Jordan JA, Mylotte MJ (1980) Importance in Depth of Destruction. Ist Int Congr Gynecol Laser Surg New Orleans

Meisels A, Fortin R, Roy M (1977) Condylomatous lesions of the cervix. II. Cytologic, Colposcopic and Histopathologic Study. Acta Cytologica 21:379–390

Beckenmessung mit der Kernspintomographie

M. Kühnert

Einleitung

Die geburtshilfliche Beckendiagnostik hat traditionell die Aufgabe, Mißverhältnisse zwischen der Größe des Fetus und der des Geburtskanales abzuklären. Dabei muß zwischen der funktionellen Beckendiagnostik, die die individuellen Bedingungen des Geburtsmechanismus bei einer Frau beschreibt, und der anatomischen Beckendiagnostik, die die formalen und metrischen Malformationen des Beckens untersucht, unterschieden werden. Dies gilt sowohl für die manuellen als auch für die bildgebenden Verfahren. Durch technische Weiterentwicklungen konnte zwar die Strahlenbelastung bei radiologischen Beckenmessungen in graviditate und sub partu reduziert werden. Theoretisch kann jedoch trotz relativ geringer Strahlenexposition eine fetomaternale Schädigung nicht ausgeschlossen werden.

Diesen aktuellen Bemühungen um eine Senkung des iatrogen bedingten Anteiles an der genetisch signifikanten Strahlendosis wird die Kernspin- (KST) oder Magnetresonanztomographie völlig gerecht, da dieses Verfahren auf der physikalischen Grundlage der spezifischen Wechselwirkung zwischen elektromagnetischen Wellen und Materie basiert und grundsätzlich auf eine Röntgenstrahlenbelastung verzichtet. Bislang konnten weder bei In-vitro- noch bei In-vivo-Untersuchungen mit der Kernspintomographie materne, embryonale oder fetale Nebenwirkungen hinsichtlich somatischer oder genetischer Schädigungen nachgewiesen werden. Hierbei wurden insbesondere Einwirkungen an biologischen Membranen, an Enzymsystemen, an Vorgängen der Nervenleitung und an Mechanismen der DNA-Synthese mit der Frage der Induktion von Chromosomenaberrationen untersucht. Anders als beim Röntgen und als bei der Computertomographie entfallen bei der KST mechanische Bewegungen des Gerätes oder Lagewechsel des Patienten völlig, da Änderungen der Abbildungs- oder Schnittebene beliebig durch eine entsprechende elektronische Ansteuerung der Gradientenspulen realisiert werden können. Aus Gründen der Standardisierung wird dabei bevorzugt auf die axiale, sagittale und koronare Abbildungsebene zurückgegriffen.

Orientierend wurden seit 1983 insbesondere bei Zustand nach Sectio oder Forzeps im Wochenbett für weitere, geplante Schwangerschaften und Geburten Pelvimetrien mit der KST durchgeführt.

Seit 1988 wurde das Untersuchungsspektrum auf die antepartale Beckendiagnostik bei klinischem Verdacht auf zephalopelvines Mißverhältnis erweitert. Auch bei Zustand nach Sectio ohne vorausgegangene Beckendiagnostik kam die KST-Pelvimetrie routinemäßig antepartal zum Einsatz.

Fragestellung

Alle Patientinnen wurden unter der Fragestellung der diagnostischen Leistungsbreite und Aussagemöglichkeiten hinsichtlich der funktionellen und anatomischen Beckenmessung mittels der KST untersucht.

Material und Methode

Das Patientenkollektiv bestand aus 60 nichtschwangeren und 20 schwangeren Frauen. In allen Fällen wurden die Maße von knöcherner und Weichteilstruktur miteinander in den drei Ebenen: koronar, sagittal und axial verglichen. Die Untersuchungen erfolgten an einem supraleitenden 0,5 Tesla-Kernspintomographen der Firma Siemens (Magnetom) in T1- und T2-gewichteten Messungen. Die Repetitionszeiten (TR) bei T1-Gewichtung hatten eine TR von 0,3 s, bei T2-Gewichtung eine TR von 1,8 s. Beide Meßparamter wurden in den Spinechosequenzen (TE) von TE = 35 s und TE = 70 s angewendet. Die T2-Gewichtungen mit relativ langer Gesamtuntersuchungszeit (incl. Lagerung und Exposition) von 30 min und hoher diagnostischer Auflösung wurden prinzipiell bei Nichtschwangeren angewendet, während die T1-Gewichtungen mit der kürzeren Gesamtuntersuchungszeit von maximal 8 min bei Schwangeren benutzt wurden. Die durch T1-Gewichtung erhaltenen Bilder sind von der Auflösung her aus physikalisch-technischen Gründen etwas „verrauschter“. Sie haben aber den Vorteil, daß Meßstörungen durch fetale Bewegungen auf ein Minimum reduziert werden können – bei gleichzeitig optimaler diagnostischer Aussagefähigkeit.

Da die konventionelle KST-Technik bis vor einiger Zeit noch an Kernachsenflipwinkel von 90° gebunden war, war die Frage der weiteren Meßzeitverkürzung durch technisch-physikalische Grundlagen auf vorhandene Möglichkeiten begrenzt. Die sich schon in Realität befindende Zukunft der KST unter Anwendung von kleineren Flipwinkeln der Kernachsen und Gradientenechos hat automatisch eine ebenso wesentliche Verkürzung der Repetitionszeit (TR) zur Folge und damit den Vorteil der wesentlich kürzeren Untersuchungszeit.

Moderne physikalische Konzeptionen sind ebenso im Stande, ein erwünscht positives Signal-zu-Rausch-Verhältnis zu optimieren. Insgesamt ist damit die Pelvimetrie mittels der KST als Methode der Wahl anzusehen.

Ergebnisse und Diskussion

Die Pelvimetrie mittels der KST ergab, daß dieses Verfahren der Beckenmessung gegenüber allen derzeit verfügbaren konventionellen diagnostischen Me-

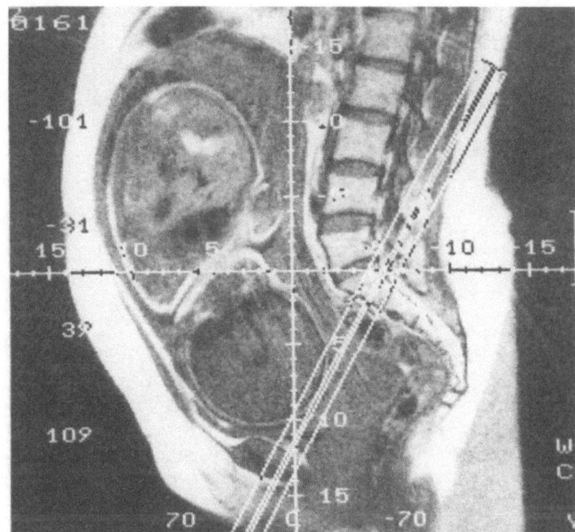

Abb. 1. Darstellung der paraaxialen Kippung des Meßwinkels in die echte axiale Ebene des Beckens aus der sagittalen Meßebene heraus; T1-Gewichtung; Fetus in Schädellage

thoden die höchste Auflösung insbesondere bezüglich der Weichteilstrukturen aufweist.

Die gleichzeitige exakte Messung von knöcherner und Weichteilstruktur in den drei Ebenen axial, koronar und sagittal ist erstmalig möglich und direkt miteinander vergleichbar, wobei im axialen Schnitt durch paraaxiale Kippung des Meßwinkels in der echten axialen Ebene des Beckens gemessen werden kann (Abb. 1).

Die sagittale Messung des Beckens mit der KST, die der seitlichen Aufnahme nach Guthmann-Dyroff nachempfunden ist, bildet exakt Form und Verlauf von Kreuz- und Steißbein sowie die Lage des Promontoriums und die Stellung und Neigung der Symphyse zur Beckeneingangs- und Beckenausgangsebene ab, wobei durch elektronische Messung umgehend sowohl die knöchernen als auch die Weichteilgrenzen der geburtshilflich relevanten Meßstrecken erhalten werden. Gleichzeitig ist der biparietale Durchmesser des kindlichen Kopfes ablesbar und kann zu den erhaltenen Beckenmaßen in Relation gesetzt werden – mit der Fragestellung nach einem absoluten oder relativen zephalopelvinen Mißverhältnis (Abb. 2 und 3).

Die koronare oder Übersichtsaufnahme, die der Aufnahme nach Martius entspricht, gibt einen Eindruck über die Beckenform und die Kindslage, wobei durch elektronische Messung umgehend sowohl die knöchernen als auch die Weichteilgrenzen der geburtshilflich relevanten Meßstrecken erhalten werden (Abb. 4).

In letzter Zeit wurde meistens auf diese Meßebene verzichtet, da durch die softwarebedingte Möglichkeit der paraaxialen Kippung des Meßwinkels während der Untersuchung ohne Umlagerung der Patientin eine präzise Einstellung der Originalebene des Beckens durchführbar ist und somit jeweils in der Originalachse des Geburtskanales die relevanten Parameter vermessen werden

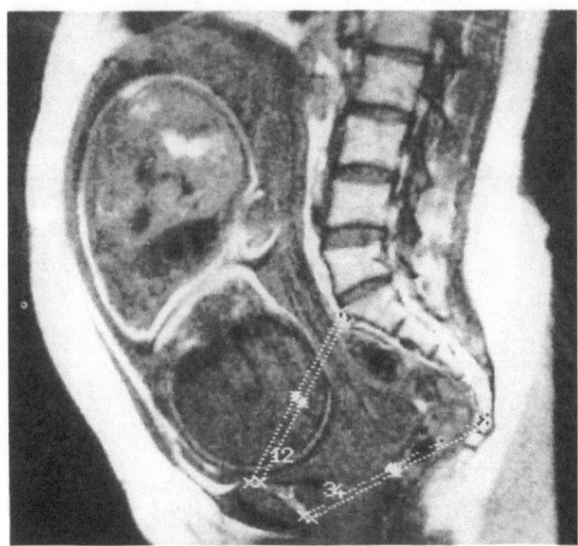

Abb. 2. Exakte gleichzeitige Messung von knöcherner und Weichteilstruktur in der Beckeneingangs- und Beckenausgangsebene im sagittalen Schnitt

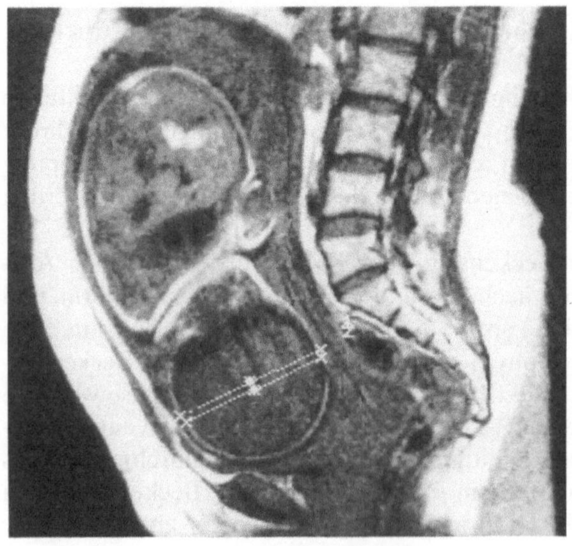

Abb. 3. Messung des biparietalen Durchmessers des kindlichen Kopfes als Nebenbefund der KST-Pelvimetrie

können. Auch dies gilt gleichermaßen für die Knochen- und Weichteilgrenzen (Abb. 5).

Zwischen den knöchernen und den Weichteilmassen ergab sich für die KST-Pelvimetrie mit der höchsten Auflösung von allen derzeitig verfügbaren bildgebenden Verfahren in den drei Meßebenen axial, koronar und sagittal eine Differenz von 7 mm ± 5, ausgenommen die exakten axialen schrägen Durchmesser, für die die Differenz 16 mm ± 5 betrug; letzteres wird u.a.

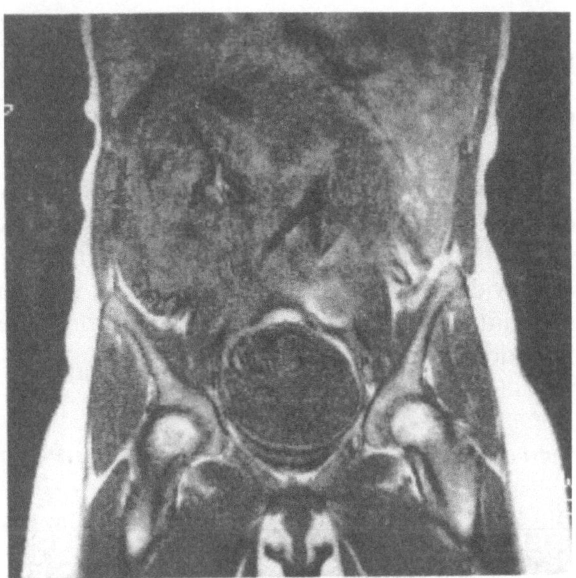

Abb. 4. Koronare oder Übersichtsaufnahme

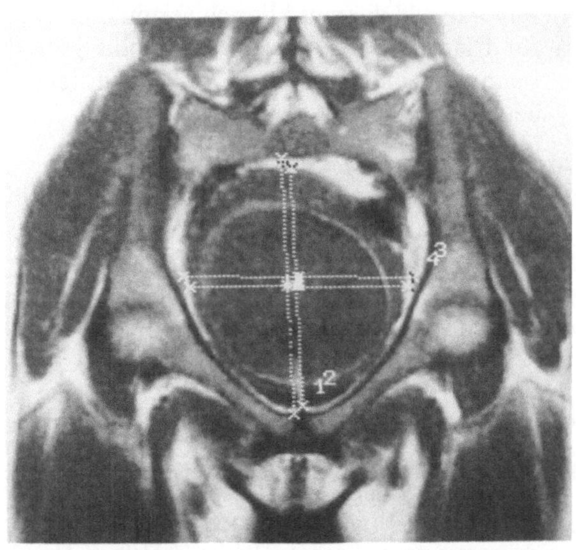

Abb. 5. Axiale Schnittebene der KST-Pelvimetrie (Originalachse des Geburtskanales); gleichzeitige Messung von Weichteil- und Knochengrenzen (maximaler Längsdurchmesser und maximaler Querdurchmesser in Höhe der Spinae)

durch den M. obturatorius bedingt. Alle geburtshilflich relevanten Beckenmaße in den drei Ebenen können unmittelbar nach beendeter Messung abgefragt werden. Somit sind formale und metrische Einflüsse und Malformationen von pelviner knöcherner und Weichteilstruktur gleichzeitig diagnostizierbar und eine anatomische und vielfach auch eine funktionelle Beckenendiagnostik bezüglich des Enbindungsmodus möglich.

Ebenso lassen sich die fetalen Kopfmaße in allen drei Ebenen problemlos darstellen und können zu den erhaltenen Beckenmaßen in Relation gesetzt werden – mit der Fragestellung nach einem absoluten oder relativen zephalopelvinen Mißverhältnis.

Auch der Verlauf der fetalen Schädelnähte sowie die Lage der Fontanellen lassen sich in der KST-Pelvimetrie diagnostizieren. Alle Messungen sind standardisiert und stets reproduzierbar.

Da bis dato keinerlei Nebenwirkungen durch die Anwendung der KST bei der Beckenmessung bekannt sind und speziell keinerlei Röntgenstrahlenexposition stattfindet, kann die KST-Pelvimetrie sowohl präkonzeptionell als auch in graviditate durchgeführt werden. Die Anwendung paramagnetischer Kontrastmittel erübrigt sich und schließt somit auch allergisch-anaphylaktische Reaktionen aus.

Indikationen für die Kernspintomographie-Pelvimetrie

Die Indikationen für die KST-Pelvimetrie lauten derzeit:

präpartal:

a) zum Ausschluß einer Beckenmalformation kongenitaler oder traumatischer Genese (bei klinischem Verdacht);
b) zum Ausschluß eines klinisch vermuteten zephalopelvinen Mißverhältnisses;
c) zur Klärung der Frage des Entbindungsmodus bei BEL und Multiparität, wenn das im Ultraschall geschätzte fetale Gewicht weniger als 3500 g beträgt;

postpartal:

a) nach Sectio caesarea und Forzepsentbindung, um die Frage des Entbindungsmodus für eine potentielle nächste Schwangerschaft zu klären;
b) nach protrahiertem Geburtsverlauf, um sog. „Borderline-Fälle“ von Beckenmalformationen zu diagnostizieren, die zu einem relativen zephalopelvinen Mißverhältnis führen können.

Literatur

Fishman MC, Lovecchio JL, Stein HL (1988) MRI – Bildgebungsstrategien bei Beckenuntersuchungen. Radiol Clin North Am 26:26–29

Kühnert M (1985) The use of MRI in Pelvimetry. In: Langnickel D (ed) Problems of the pelvic passageway. Springer, Berlin Heidelberg New York Tokyo

Kühnert M, Halberstadt E (1989) Risikolose Pelvimetrie mit der Kernspintomographie. Tagungsbericht der 108. Tagung der Oberrhein. Gesellschaft für Geburtshilfe und Gynäkologie. Springer, Berlin Heidelberg New York Tokyo

Langer M, Halberstadt E (1984) Erste Erfahrungen in der Pelvimetrie mit der Kernspintomographie. Arch Gynecol 238:1–4

Langer M, Halberstadt E, Kühnert A (1984) Preliminary experience with MRI in obstetrics and gynecology. Kongreßbericht des Nord. Radiol. Kongresses Malmö/Schweden

Leroy-Heinrichs W, Fong P, Flannery M (1988) Midgestational exposure of pregnant balb / C Mice to MRI. Mag Res Imag 6:6–9

Markisz JA (1986) Kernspintomographie fordert Rivalen bei Pelvisabbildungen. Diagn Imag 8:17

Mac Mahon B (1962) Prenatal X-ray exposure and childhood cancer. J Natl Cancer Inst 28:1173–1191

Dreidimensionale Ultraschalldiagnostik in Geburtshilfe und Gynäkologie

C. Sohn, W. Stolz und G. Bastert

Die Gewinnung einer koordinierten Schnittbildfolge ist die entscheidende Voraussetzung zur dreidimensionalen Darstellung von Organen oder Körperteilen mit Hilfe eines Schnittbildverfahrens, wie beispielsweise der Sonographie. Im Gegensatz zur Kernspintomographie und Computertomographie ist bei der Sonographie eine parallele Schnittbildfolge nur sehr schwer zu erreichen, da die unebene Körperoberfläche und flexible Schallkopfhandhabung dies nahezu unmöglich machen (Fuchs et al. 1977; Herman u. Webster 1980; Artzy et al. 1981; Erlach 1990). Die wichtige Idee zur Realisation der dreidimensionalen Ultraschalldiagnostik führte zur Gewinnung einer koordinierten Schnittbildfolge durch Drehung der Schallebene. Dabei läßt sich eine Drehung um eine horizontale Achse oder um eine vertikale Achse verwirklichen (Sohn et al. 1988a, b, 1989a, b, 1990; Sohn u. Rudofsky 1989).

Zwei Schallköpfe – einen zur Ausführung der Horizontaldrehung und einen zur Vertikaldrehung – wurden gebaut. Diese Schallköpfe unterscheiden sich nur unwesentlich in ihrem Äußeren von den üblichen konventionellen Schallköpfen, die Drehung des Kristalls wird im Gehäuse selbst ausgeführt (Sohn et al. 1988b, 1989a).

Der Schallkopf zur Vertikaldrehung nimmt im Abstand von 10 Winkelgrad die Ultraschallbilder des untersuchten Organs auf und speichert diese direkt in einen Computer ab. Beim Platzieren des Schallkopfes zentral über dem Organ reicht eine Drehung von 180° aus, um dieses vollständig zu erfassen. Es werden also 18 Bilder aufgenommen. Der Schallkopf zur Horizontaldrehung führt eine Pendelbewegung von ± 30° um die Senkrechte aus und nimmt dabei ca. 50 Bilder des untersuchten Organs auf (Sohn et al. 1990).

Die Nachteile der Schallkopfdrehung um die vertikale Achse liegen darin, daß sich im Kreismittelpunkt alle Ultraschallschnitte überschneiden und infolgedessen dort eine deutlich höhere Datendichte besteht als im peripheren Bereich.

Beide Schallköpfe benötigen ca. 10–15 s als Aufnahmedauer für alle Schnitte.

Nachdem das Schallkopfproblem gelöst war, galt es die Aufnahme und Bearbeitung der Ultraschalldaten im Computer zu lösen.

Voraussetzung ist, daß die Ultraschalldaten digitalisiert im Speicher des Computers vorliegen. Die Weiterverarbeitung kann nun auf verschiedene Weisen erfolgen: zum einen kann nach vorheriger Konturierung ein *Ringstrukturbild* errechnet werden, und zum anderen können die transparent gestalteten

Ultraschallschnitte zu einem *gläsernen Bild* des untersuchten Organs zusammengesetzt werden (Sohn et al. 1989a, b, 1990; Sohn u. Rudofsky 1989).

Ringstrukturdarstellung: Voraussetzung ist die Konturierung des Organs in jedem gewonnenen Ultraschallschnitt, d. h. die Kennzeichnung der Organoberfläche. Da dieser Schritt durch die geringen Unterschiede der Gewebe im Ultraschallbild nur sehr schwer automatisch erfolgen kann, muß dieser Schritt mit Hilfe eines Cursors am Computerbildschirm wenigstens korrigierend erfolgen.

Bei der Vielzahl der Schnitte ist dies zum einen zeitaufwendig und zum andern mit relativ großen Fehlermöglichkeiten behaftet (Sohn et al. 1990).

Die Vielzahl der Konturen werden anschließend in deren tatsächlichen topographischen Lagebeziehung zueinander zusammengestellt. Am Bildschirm kann die Darstellung des Ringstrukturbildes in allen denkbaren Farben erfolgen. Diese bunte Darstellung erleichtert vor allem das Erkennen mehrerer ineinanderliegender Körper.

Um die Nachteile der Konturierung zur Erstellung des Ringstrukturbildes zu umgehen, wurde versucht, die einzelnen Ultraschallschnitte *transparent* zu berechnen. Die Zusammensetzung dieser transparenten Schnitte zum dreidimensionalen Körper ergibt ein durchsichtiges Abbild des untersuchten Organs. Hier wird im Gegensatz zum Ringstrukturbild nicht nur die Organkontur, sondern die gesamte Ultraschallinformation jedes Schnittes weiterverarbeitet. Der Informationsgehalt ist dadurch ungleich höher, das dreidimensionale Bild bedeutend komplexer. Da die originalen Ultraschallschnitte ohne weitere Manipulation verarbeitet werden, gelingt diese Rekonstruktion in sehr kurzer

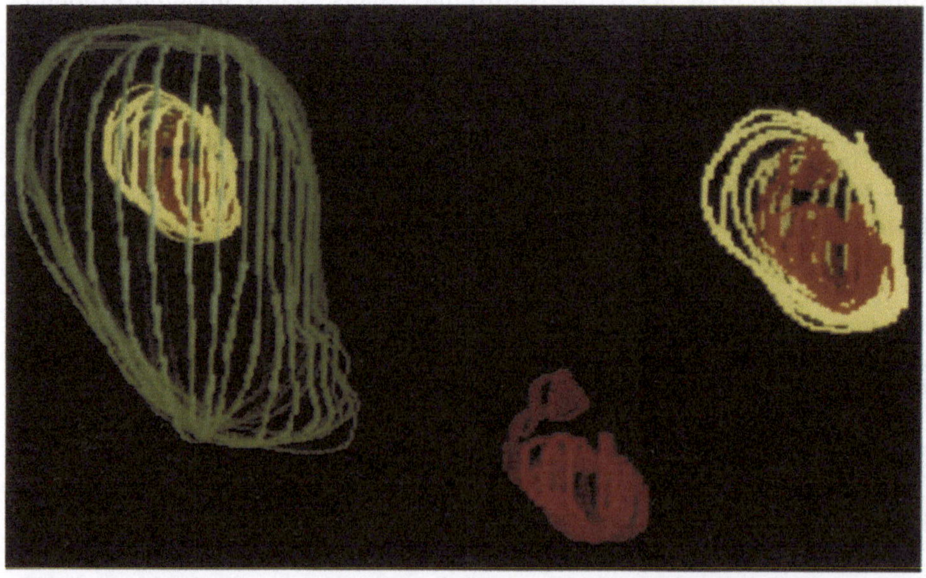

Abb. 1a. Ringstrukturdarstellung einer Schwangerschaft der 9. Woche (grün: Uterus, gelb: Fruchtblase, rot: Embryo)

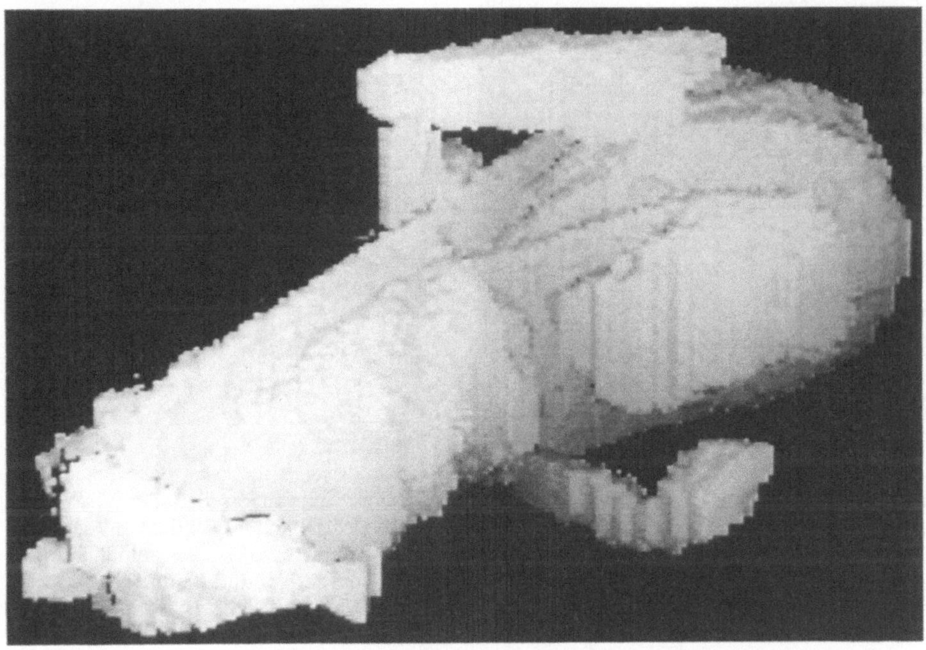

Abb. 1b. Embryo der 13. Schwangerschaftswoche mit geschlossener Oberfläche dargestellt

Zeit, das dreidimensionale Bild ist entsprechend dem originalen Ultraschallbild schwarz-weiß. Die Vorteile dieser Art der dreidimensionalen Rekonstruktion sind also offensichtlich; nachteilig ist, daß das sehr komplexe dreidimensionale Bild im statischen, nicht bewegten Zustand schwerer zu erkennen ist als die bunte Ringstrukturdarstellung. Die Drehung des dreidimensionalen Körpers am Bildschirm erlaubt aber problemlos das räumliche Erkennen (Sohn u. Rudofksy 1989; Sohn et al. 1989b, 1990).

Mit beiden Möglichkeiten der Rekonstruktion wurden experimentelle und erste klinische Untersuchungen durchgeführt. Dabei wurden die Ultraschallschnitte zur Ringstrukturdarstellung mit Hilfe des vertikal drehenden Schallkopfes gewonnen, die Ultraschallschnitte zur transparenten Darstellung dagegen mit Hilfe des horizontal drehenden.

Die Ringstrukturdarstellung von Frühschwangerschaften läßt die ineinanderliegenden Strukturen Uterus, Fruchtblase und Embryo deutlich erkennen (Abb. 1). Die unterschiedliche Farbgebung für jede anatomische Struktur erleichtert das räumliche Wahrnehmen. Die umliegenden Gewebe kommen bei dieser Darstellungsart nicht zur Geltung. Demgegenüber enthält die transparente dreidimensionale Darstellung ein Vielfaches an Information, da die gesamte Ultraschallinformation jedes einzelnen Schnittes in das räumliche Bild eingeht. Die Abb. 2 zeigt, daß durch diese enorme Informationsfülle der dreidimensionale Eindruck deutlich schwerer fällt als in Abb. 1. Erst die Bewegung des dreidimensionalen Bildes am Computerbildschirm ermöglicht das problemlose räumliche Erkennen.

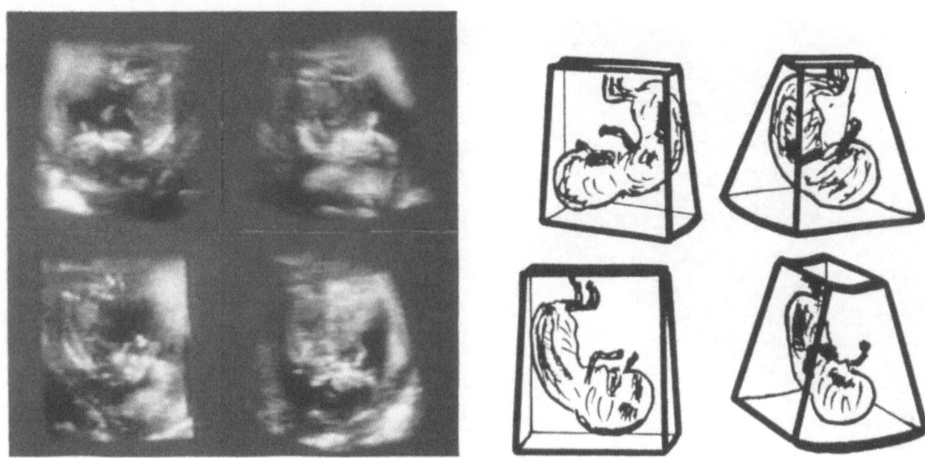

Abb. 2. Transparente dreidimensionale Darstellung einer Schwangerschaft der 14. Woche. Da bei dieser Darstellungsart nicht nur die Oberfläche des Objektes, sondern die gesamte Ultraschallinformation zur räumlichen Darstellung verarbeitet wird, ist das räumliche Bild wesentlich komplexer und im nichtbewegten Bild daher schwieriger zu erkennen

Der Vorteil des transparenten Darstellungsmodus liegt darin, daß nach der Aufnahme der Ultraschallbilder mit Hilfe des beschriebenen Schallkopfes die Verarbeitung der Daten zum dreidimensionalen Körper ohne weitere Interaktion seitens des Untersuchers erfolgt, im Gegensatz zur Ringstrukturdarstellungsweise, bei der wie beschrieben vor der räumlichen Rekonstruktion die Konturierung getätigt werden muß.

Erste klinische Erfahrungen mit Hilfe dieses neuen Verfahrens geben Anlaß zur Hoffnung, daß hiermit eine frühe Mißbildungsdiagnostik in der Frühschwangerschaft erleichtert wird.

Weitere Einsatzmöglichkeiten dieses neuen Verfahrens sind dort gegeben, wo Lagebeziehungen zwischen Organen oder Tumoren interessieren, aber auch in der Dignitätsdiagnostik von Tumoren, wie erste Ergebnisse ergaben. So zeigten erste Untersuchungen an gutartigen Mammatumoren deren glatte Oberfläche im räumlichen Bild, während maligne Tumoren Ausläufer in das umliegende Gewebe aufwiesen.

Die hier aufgezeigten Ergebnisse stellen erste Beobachtungen dar, denen klinische Studien folgen müssen. Doch sind diese ersten Ergebnisse so ermutigend, daß es lohnenswert erscheint, dieses neue Verfahren zu perfektionieren, um dessen routinemäßigen Einsatz zu ermöglichen.

Literatur

Artzy E, Frieder G, Herman GT (1981) The theory, design, impletation and evaluation of a three-dimensional surface detection algorithm. Comput Graph Image Proc 15:1–24

Erlach K (1990) Einführung in die Technologie des 3-D-Ultraschallverfahrens. Vortrag Drei-Ländertreffen Bregenz 3.–6. Oktober 1990

Fuchs H, Kedem ZM, Uselton SP (1977) Optimal surface reconstruction from planar contours. Commun ACM 20:693–702

Herman GT, Webster D (1980) Surfaces of organs in discrete three-dimensional space. Techn Report, no MIPG 46, Medical Image Processing Group. State University of New York, Buffalo 1980

Sohn C, Rudofsky G (1989) Die dreidimensionale Ultraschalldiagnostik – ein neues Verfahren für die klinische Routine? Ultraschall Klin Prax 4:219–224

Sohn C, Grotepaß J, Schneider W et al. (1988a) Dreidimensionale Darstellung in der Ultraschalldiagnostik. Erste Ergebnisse. Dtsch Med Wochenschr 113:1743–1747

Sohn C, Grotepaß J, Schneider W et al. (1988b) Erste Untersuchungen zur dreidimensionalen Darstellung mittels Ultraschall. Z Geburtshilfe Perinatol 192 (6):241–248

Sohn C, Grotepaß J, Menge KH, Ameling W (1989a) Klinische Anwendung der dreidimensionalen Ultraschalldarstellung. Dtsch Med Wochenschr 114:534–537

Sohn C, Grotepaß J, Swobodnik W (1989b) Möglichkeiten der 3dimensionalen Ultraschalldarstellung. Ultraschall 10:307–313

Sohn C, Nuber B, Hesse A (1990) Weiterentwicklung der 3dimensionalen Ultraschalldiagnostik. Vortrag Dreiländertreffen Bregenz 3.–6. Oktober 1990

Möglichkeiten des genetischen Screenings durch Fingerabdruck

G. Mull

Historische Aspekte und klinische Relevanz

Ursprünge der Abdruckauswertung

Fingerabdrücke sind allgemein durch ihre Anwendung in der Kriminalistik bekannt. Daß Finger- und Handabdrücke seit über 50 Jahren auch für die Genetik von Bedeutung sind, ist dagegen allgemein nur wenig geläufig – zumal entsprechende Beispiele in den meisten Handbüchern der Humangenetik nur am Rande erläutert sind.

Die Grundlagen für jede Auswertung von Fingerabdrücken wurde zum Ende des vergangenen Jahrhunderts insbesondere von dem englischen Genetiker Sir Francis Galton gelegt, indem er eine Klassifikation der Fingerabdruckmuster vorlegte, auf der auch heute noch alle Auswertungen basieren. Galton unterschied drei Grundmustertypen, die sich auf den Fingern, aber auch auf den verschiedenen Bereichen der Hand finden (Galton 1895): Bogen, Schleife und Wirbel (Abb. 1). In der Folgezeit beschäftigten sich insbesondere Kriminalisten mit Fingerabdrücken, da Abdrücke bzw. Hautleisten einerseits unveränderlich sind – und damit auch langfristig eine sichere Identifikation ermöglichen; andererseits haben sie die Besonderheit, daß sie oft bei Tatorten zurückgelassen werden. 1897 wurde der erste Täter in London durch Fingerabdrücke überführt, 1903 wurde dieses Identifikationsverfahren erstmals auch in Deutschland angewendet (Heindl 1927).

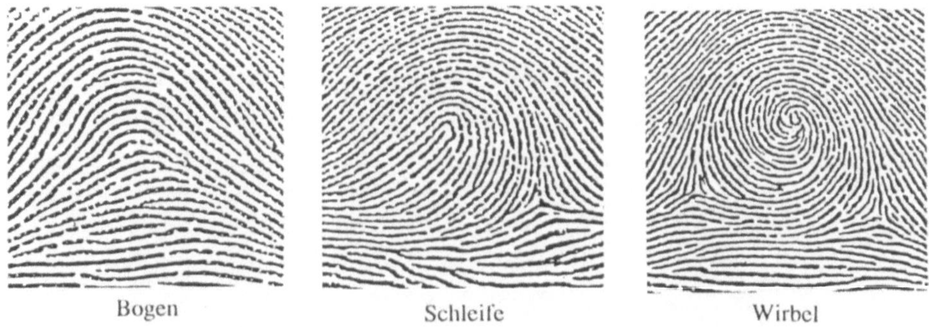

Abb. 1. Die drei Grundmustertypen nach Galton (1895)

Parallel beschäftigten sich aber auch einige Genetiker und Biologen mit Finger- und Handabdrücken, wobei man sich zunächst auf Fragen der Vererbung und der Varianz zwischen Bevölkerungen konzentrierte.

Entwicklung medizinischer Anwendungen

1939 entdeckte der amerikanische Arzt Harald Cummins, daß bei Kindern mit Down-Syndrom häufig eine Auffälligkeit der Handfurchung auftritt, die in der Normalbevölkerung nur relativ selten zu finden ist: die sog. „Vierfingerfurche" (Abb. 2). Bei der Vierfingerfurche verlaufen die beiden distalen Handfurchen nicht getrennt, sondern bilden eine durchgehende Furche. Schon etwas früher hatten englische Wissenschaftler (Penrose u. Camb 1931) erkannt, daß bei Kindern mit Down-Syndrom auf dem kleinen Finger statt der zwei distalen Beugefurchen gelegentlich nur eine Beugefurche auftritt, die sog. „single crease" (Abb. 3). Von diesen Ergebnissen ausgehend wurde in der Folgezeit versucht, weitere auffällige Merkmale beim Down-Syndrom und bei anderen Syndromen und genetisch bedingten Krankheiten zu finden, die als diagnostisches Hilfsmittel dienen können. Als ein wichtiges Beispiel dafür sei exemplarisch der sog. atd-Winkel (Abb. 4) genannt, der bei verschiedenen genetischen Syndromen auffällig erhöht ist (Schaumann u. Alter 1976).

Cummins (1939) bezeichnete die medizinisch-genetische und die biologische Auswertung von Finger- und Handabdrücken bzw. Hautleisten insgesamt als „Dermatoglyphics" – wofür im deutschen Sprachgebrauch der Begriff „Dermatoglyphik" steht (Abb. 5).

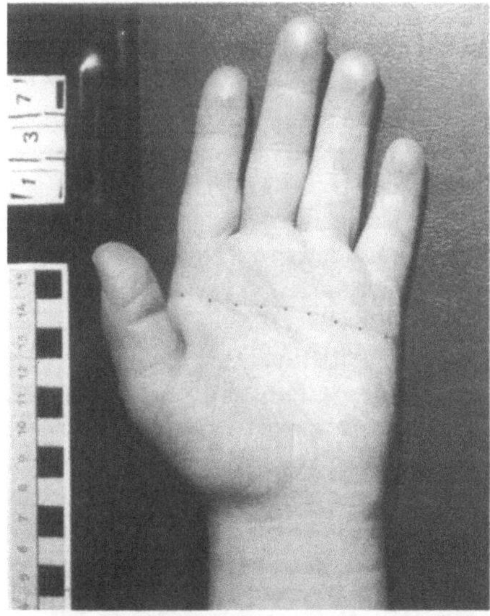

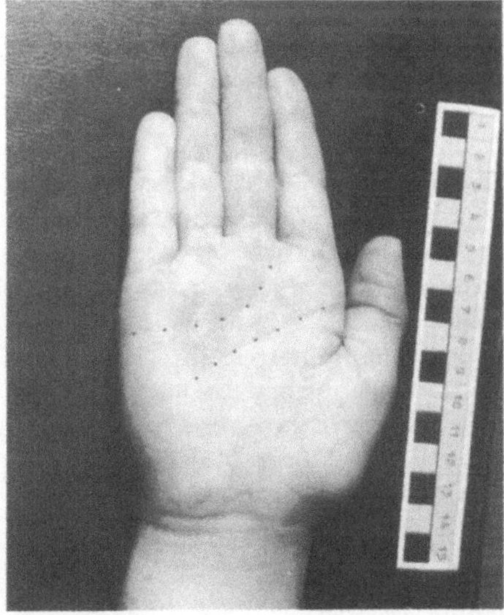

Abb. 2. Die Vierfingerfurche in der Hand eines Kindes mit Down-Syndrom *(links)*; getrennte Furchen in der Hand eines gesunden Kindes *(rechts)*

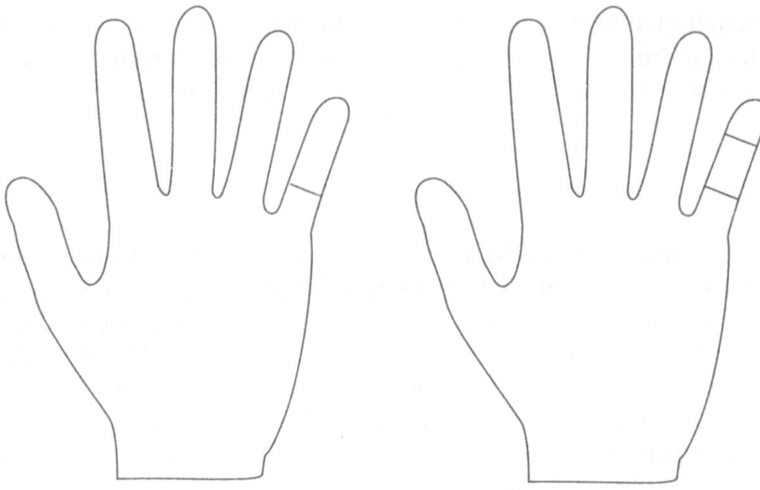

Abb. 3. Die „single crease" *(links)*; zwei normale Beugefurchen des Kleinfingers *(rechts)*

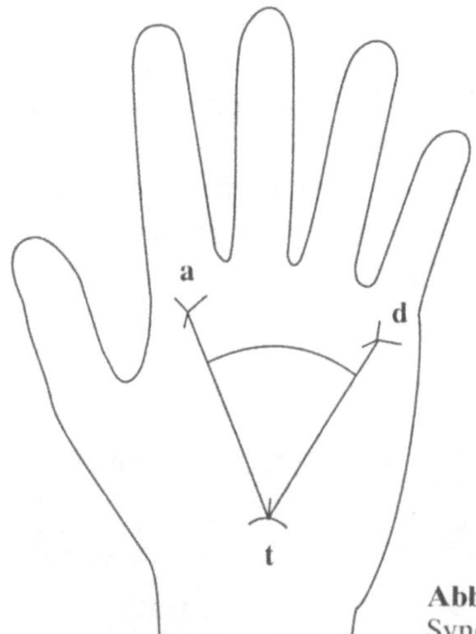

Abb. 4. Der atd-Winkel ist bei einigen genetischen Syndromen erhöht

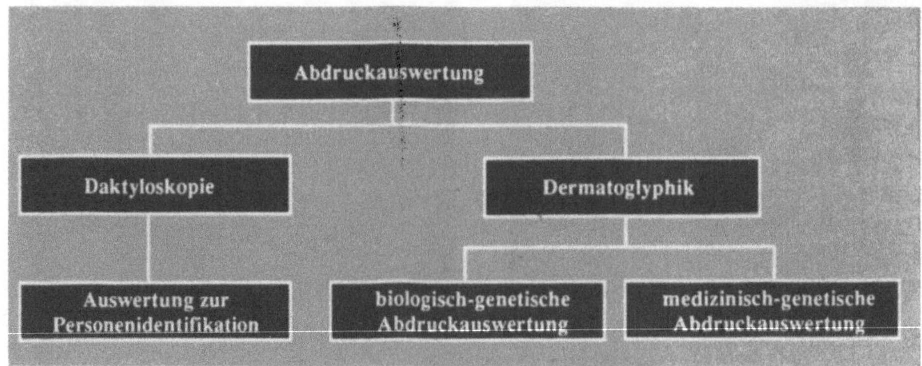

Abb. 5. Methodische Richtungen der Auswertung von Finger- und Handabdrücken

Heutige Relevanz der Dermatoglyphik

Die Zahl der Untersuchungen im Bereich der Dermatoglyphik stieg bis in die 70er Jahre hinein kontinuierlich an, so daß bis heute insgesamt über 3000 Publikationen zu diesem Themenkomplex vorliegen. Dermatoglyphische Studien wurden insbesondere in humangenetischen und anthropologischen Fachzeitschriften veröffentlicht. Durch die Einführung der Chromosomenanalyse in den 70er Jahren, die bekanntlich eine extrem hohe diagnostische Sicherheit für genetische Syndrome besitzt, verlor die Dermatoglyphik als diagnostisches Hilfsmittel jedoch erheblich an Bedeutung, da ihre Treffsicherheit geringer als die der Chromosomenuntersuchung ist. Die medizinische Relevanz der Dermatoglyphik beschränkte sich seitdem vorwiegend auf das Gebiet der nicht-chromosomal erkennbaren Syndrome.

Auffälligkeiten bei Eltern von Down-Syndrom-Kindern

Ergebnisse bisheriger Studien

Eine Reihe gezielter Untersuchungen, die seit etwa 1965 durchgeführt wurden, zeigt, daß sich Finger- und Handabdrücke bzw. „Dermatoglyphen" auch zum Screening auf das Risiko für ein Kind mit Down-Syndrom eignen. Eine der umfangreichsten Untersuchungen zu diesem Thema wurde 1973 von Priest et al. publiziert. Insgesamt liegen bis heute mehr als 10 Studien vor, die relativ übereinstimmend darlegen, daß ein Teil der Eltern von Kindern mit Down-Syndrom auffällige Dermatoglyphen bzw. Hautleisten besitzt (siehe z. B. auch Ayme et al. 1979; Loesch 1981; Schmidt et al. 1981). Bei diesen Merkmalen handelt es sich um Variablen, die auch für das Down-Syndrom selbst typisch sind. Jedoch scheinen nur einige der typischen „Down-Merkmale" auch für ein Screening bei den Eltern geeignet zu sein.

Die vorliegenden Ergebnisse beruhen einerseits auf bivariaten Korrelationsuntersuchungen und Signifikanztests zur Feststellung von Unterschieden zwischen den Gruppen von Eltern mit und ohne Down-Syndrom-Kind; andererseits wurden auch multivariate Log-Odd-Score-Berechnungen durchgeführt.

Generell ist in diesem Zusammenhang darauf hinzuweisen, daß ein einzelnes Merkmal weder beim Down-Syndrom noch bei den Eltern von Kindern mit Trisomie 21 als diagnostischer Hinweis zu werten ist. Beispielsweise tritt die Vierfingerfurche bei ca. 41 % aller Down-Syndrome auf, sie ist aber zu ca. 6 % auch in der Normalbevölkerung zu finden (Wertelecki et al. 1979). Ein Screening ist somit nur durch die kombinierte Betrachtung und Gewichtung mehrerer Merkmale sinnvoll und aussagekräftig.

Ergebnisse einer neuen Studie

Ziel einer neuen Studie, die am Institut für Dermatoglyphik in Hamburg durchgeführt wurde, war es, ein entsprechendes Verfahren zur Gewichtung

Tabelle 1. Analysierte Stichprobe

n	Funktionsstichprobe		Teststichprobe	
	DS-Eltern	Kontrolle	DS-Eltern	Kontrolle
Frauen	200	600	164	461
Männer	200	600	103	632

einzelner dermatoglyphischer Merkmale zu finden, um ein möglichst treffsicheres und schnell durchführbares Screening im Hinblick auf ein Down-Syndrom-Risiko zu ermöglichen. Hierzu wurde die bislang umfangreichste Stichprobe von Eltern mit Down-Syndrom-Kind zusammengetragen und analysiert (Tabelle 1). Das Projekt beinhaltete drei Analyse- und Entwicklungsschritte:

1. Zunächst wurden an einer „Funktionsstichprobe" Diskriminanzfunktionen und Log-Odd-Scores ermittelt, die eine kombinierte Gewichtung der Hautleistenmerkmale und damit ein Screening ermöglichen.
2. Diese Screening-Funktionen wurden anschließend an einer „Teststichprobe" überprüft, um daraus Aussagen über die Sensitivität und Spezifität der Verfahren abzuleiten.
3. Die ermittelten und getesteten Funktionen wurden schließlich in ein Computerprogramm für PC- bzw. DOS-Computer umgesetzt, um in der klinischen Praxis ein schnell und einfach durchführbares dermatoglyphisches Screening zu ermöglichen.

Im ersten Schritt, der Ermittlung der Screening-Funktionen ergab sich, daß sowohl bei beiden Geschlechtern als auch auf beiden Händen folgende sechs Merkmale in ihren Häufigkeiten die deutlichsten Abweichungen zwischen der Gruppe der Eltern mit Down-Syndrom-Kind und den Eltern ohne Down-Syndrom-Kind aufwiesen (Abb. 6):

- Leistenzahl a–b,
- Leistenzahl c–d,
- atd-Winkel,
- Anzahl der axialen Triradien,
- Typ der Vierfingerfurche,
- Mustertyp auf dem Hypothenar.

Weder die Hautleistenmerkmale der Finger noch die anderen untersuchten Variablen der Hände zeigten in der vorliegenden Untersuchung einen so signifikaten Unterschied zwischen den beiden Gruppen, wie die genannten sechs Hautleistenmerkmale. Entsprechend ihrer jeweiligen Trennsicherheit gehen sie in die ermittelten Screening-Funktionen ein.

Der im zweiten Schritt an der Teststichprobe durchgeführte Test dieser Funktionen ergab, daß sich bei einer Spezifität von 95 % im weiblichen Geschlecht eine Sensitivität von ca. 13 % ergibt, während sie in der männlichen Stichprobe bei 12 % liegt (Tabelle 2).

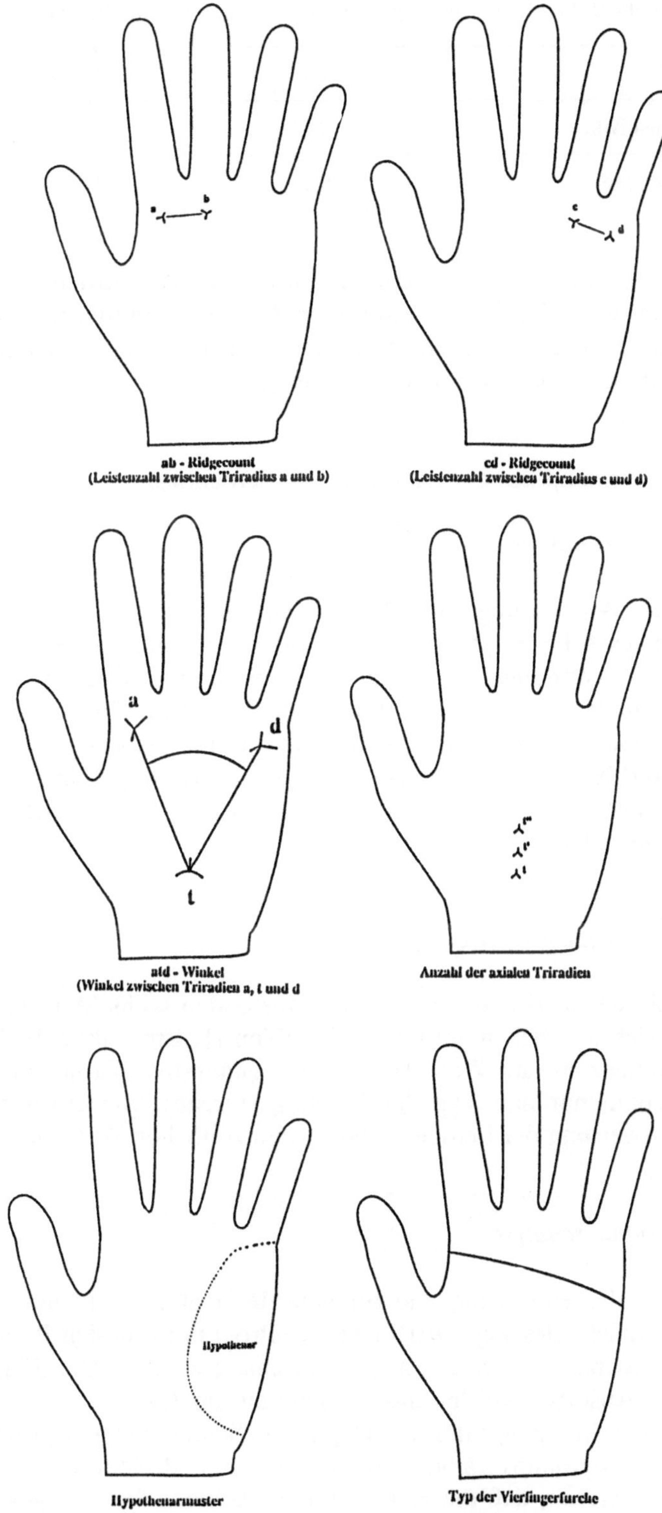

Abb. 6. Sechs wichtige Merkmale für das Screening auf ein Down-Syndrom-Risiko

Tabelle 2. Sensitivität und Spezifität des dermatoglyphischen Screenings

	weibl.	männl.
Sensitivität	13,5 %	12,5 %
Spezifität	98,1 %	98,1 %

In einem anschließenden dritten Schritt wurden die so ermittelten und getesteten Screening-Funktionen in ein Computerprogramm umgesetzt, mit dem in der klinischen Praxis ein relativ schnell und einfach durchführbares dermatoglyphisches Screening möglich ist.

Anwendung des dermatologischen Screenings

Abdrucknahme

Zur Anwendung des beschriebenen dermatoglyphischen Screenings ist zunächst die Herstellung von Handabdrücken erforderlich. Empfehlenswert ist die Verwendung von speziellem photosensibilisierten Papier, da bei dieser Methode die Hand nur mit einer farblosen Flüssigkeit benetzt, nicht aber eingefärbt zu werden braucht. Um optimale Abdrücke zu gewinnen, sollte die Hand bei der Abdrucknahme über eine Rolle geführt werden. Erfahrungsgemäß ist für die Abdruckgewinnung ein durchschnittlicher Zeitaufwand von ca. 1 min erforderlich.

Abdruckauswertung

Bei den für das Screening auszuwertenden sechs Merkmalen je Hand handelt es sich um vier quantitative Variablen (Leistenzahl a–b, Leistenzahl c–d, Tri-randienzahl, atd-Winkel) und zwei qualitative Variablen (Mustertyp auf dem Hypothenar und Typ der Vierfingerfurche). Bei etwas Übung erfordert die Auswertung der beiden Hände einen zeitlichen Aufwand von ca. 2–3 min.

Computeranalyse

Abschließend erfolgt die Eingabe der Daten über eine graphische Benutzeroberfläche des sog. DERMALOG-Programms in den Rechner (Abb. 7). Hierfür können weitere 1–2 min veranschlagt werden. Die Risikoberechnung inklusive Ausdruck erfolgt anschließend automatisch.

Das komplette dermatoglyphische Screening beansprucht in der beschriebenen Programmversion also ca. 5 min. In diesem Zusammenhang sei darauf hingewiesen, daß die Kosten für dieses neue Screening-Verfahren bereits von einigen Krankenkassen getragen werden.

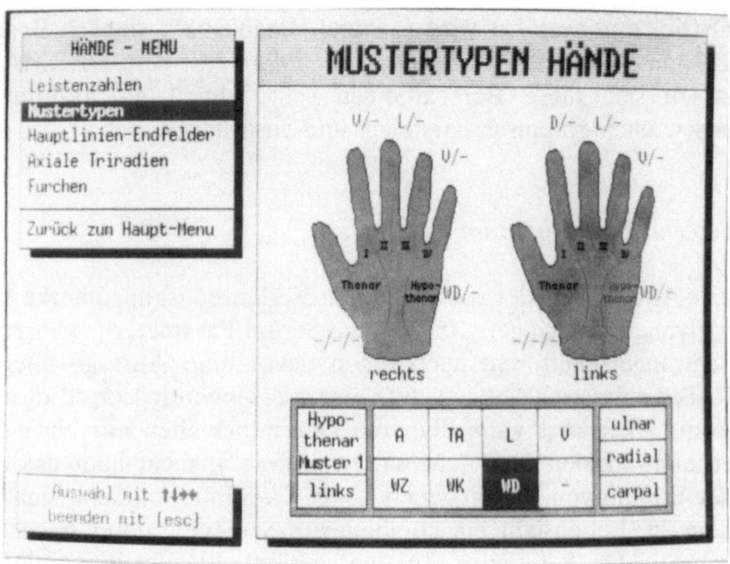

Abb. 7. Beispiel für die graphische Benutzeroberfläche des DERMALOG-Programms

Erweitertes computergestütztes Screening

Vorteile computergestützter Auswertung

Generell liegen die Vorteile eines computergestützten Screenings darin, daß die Durchführung von Berechnungen oder das Nachsehen in einer oder mehreren Tabellen vom Computerprogramm übernommen werden. Somit erhält der Anwender sehr genaue und umfangreiche Ergebnisse, ohne die komplexen Berechnungen selbst durchführen zu müssen oder in verschiedenen Tabellen nachschlagen zu müssen. Das beschriebene DERMALOG-Programm zum dermatoglyphischen Screening beinhaltet solche Formeln und führt die Berechnungen zur Diagnose-Unterstützung aus.

Serum-Screening (Tripel-Diagnostik)

Die DERMALOG-Programmversion von 1991 bietet im Sinne eines möglichst umfassenden Screenings neben dermatoglyphischen Berechnungen auch Tabellen und Formeln für ein Screening mittels AFP, HCG und Östriol (Tripel-Diagnostik). Der Hauptvorteil des kombinierten Serum-Screenings liegt dabei in der höheren Sensitivität bzw. Spezifität, die sich bei kombinierter Analyse der drei Parameter und des mütterlichen Alters ergeben.

So steigt die Sensitivität des AFP-Wertes bei 95%iger Spezifität von 21% auf über 60% wenn eine kombinierte Computeranalyse mit AFP, HCG und

Östriol durchgeführt wird („Tripel-Diagnostik", siehe z. B. auch Wald et al. 1990 und Nørgaard-Pedersen et al. 1990). Mit dem DERMALOG-Programm lassen sich diese Berechnungen sehr schnell durchführen und besonders anschaulich graphisch darstellen und ausdrucken.

Screening-Verfahren im Vergleich

Zur Anwendung der verschiedenen Verfahren ist anzumerken, daß die Dermatoglyphen im Gegensatz zu den Serum-Parametern während der *gesamten* Schwangerschaft und auch schon davor eine Aussage über ein eventuelles Risiko zulassen (Abb. 8), was einen besonderen Vorteil dieser Methode darstellt. Allerdings kann über die Dermatoglyphen nur ein *genetischer* Einfluß erkannt werden (z. B. „Mosaikhypothese"), nicht aber das Altersrisiko oder der Einfluß von Tetratogenen (Abb. 9). Somit empfiehlt sich bei Frauen unter dem 35. Lebensjahr ein kombiniertes Screening unter Berücksichtigung möglichst vieler Parameter. In den zukünftigen Versionen des DERMALOG-Screening-Programms werden daher auch Ultraschallparameter enthalten sein, um eine noch höhere Treffsicherheit zu erzielen.

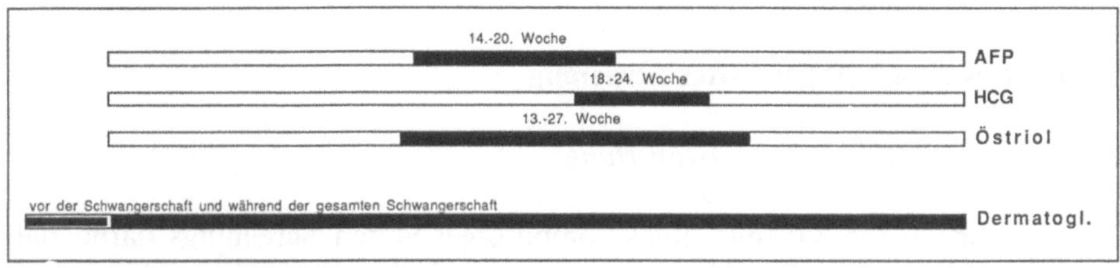

AFP: 14.-20. Woche (nach Cuckle et al. 1987)
HCG: 18.-24. Woche (nach White et al. 1989)
Östriol: 13.-27. Woche (nach Wald et al. 1988)

Abb. 8. Screening-Möglichkeiten während des Schwangerschaftsverlaufes

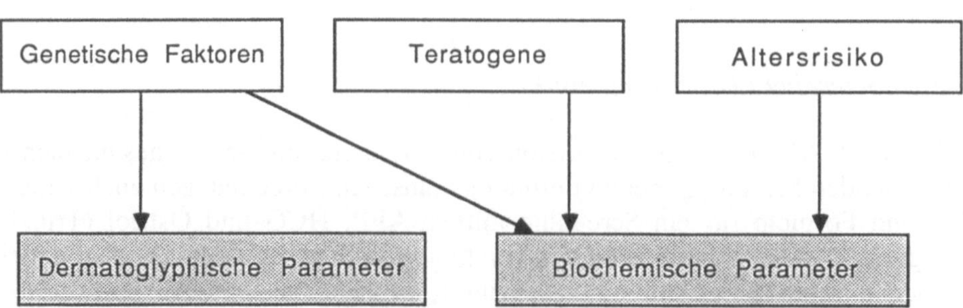

Abb. 9. Einflußfaktoren für die Entstehung des Down-Syndroms und ihre Wirkung auf nichtchromosomale pränatale Testparameter bei Schwangeren (zum Screening vor dem 35. Lebensjahr der Mutter)

Perspektiven

Zukunft des dermatoglyphischen Screenings

Im Hinblick auf die Hautleisten und ihre Aussagekraft für ein medizinisches Screening ist darauf hinzuweisen, daß kein anderer äußerlich sichtbarer Merkmalskomplex des Menschen so alterskonstant ist wie die Struktur der Dermatoglyphen. Ab dem vierten Fetalmonat bleiben die Leistenmuster das ganze Leben über unverändert. In medizinischer Hinsicht können die Dermatoglyphen daher allgemein nur Korrelationen zu genetisch determinierten Krankheiten aufweisen. Eine Übersicht hierzu findet sich z. B. bei Schaumann u. Alter (1976). Für eventuelle zukünftige dermatoglyphische Screening-Verfahren kommen daher nur genetisch determinierte Krankheiten oder Syndrome in Betracht.

Die Zukunft des dermatoglyphischen Screenings könnte zudem in einer Automatisierung der Abdruckauswertung liegen. Ein entsprechender Prototyp

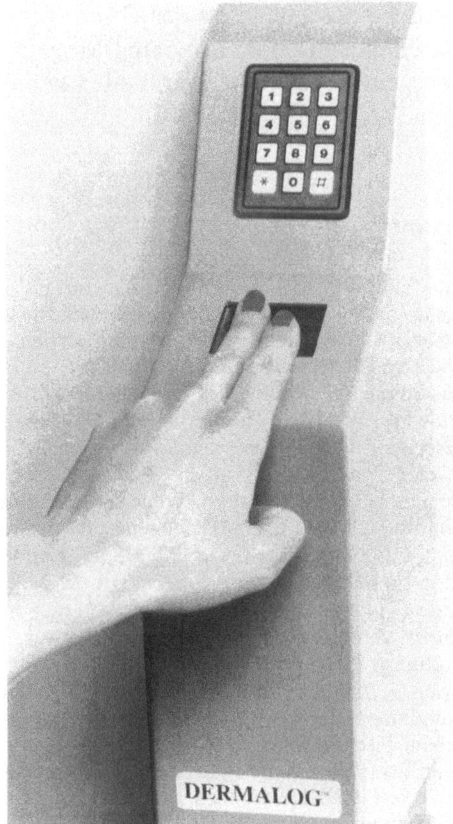

Abb. 10. Fingerabdruck-Zugangskontrollsystem DERMALOG

konnte vom Institut für Dermatoglyphik bereits vorgestellt werden. Die Kosten für den praktischen Einsatz eines solchen Systems sind allerdings momentan noch zu hoch. Jedoch ist absehbar, daß sich dies in den nächsten Jahren ändern könnte, so daß dann durch einfaches Auflegen der Handflächen auf ein opto-elektronisches Abdruckgerät mit nachgeschaltetem PC-Computer eine Risiko-Wahrscheinlichkeit ausgegeben werden kann.

Weitere Perspektiven

Das System konnte jedoch bereits für einen anderen Zweck angepaßt werden: die Identifikation von Fingerabdrücken für erkennungsdienstliche Anwendungen, wodurch die manuelle Auswertung von Fingerabdrücken erübrigt wird. Zum anderen haben wir ein System zur biometrischen Identifikation (Abb. 10) entwickelt, das dazu dient, den Finger quasi als Schlüssel zu verwenden. Der Einsatz dieses Systems reicht von der einfachen Türöffnung bis hin zur Absicherung von Computerdaten durch Fingerabdruck.

Insgesamt ist zu konstatieren, daß die moderne EDV-gestützte Auswertung von Finger- und Handabdrücken nicht nur für den „klassischen" Bereich der Identifikation, sondern auch für das medizinische Screening sehr wertvolle Impulse und neue Ansätze liefert. Ein erstes Beispiel dafür ist das pränataldiagnostische Screening auf das Risiko für ein Kind mit Down-Syndrom. Welche anderen genetischen Screening-Möglichkeiten sich noch in den Hautleisten verbergen, werden uns eventuell zukünftige Studien und Entwicklungen offenbaren.

Literatur

Ayme S, Mattei MG, Mattei JF, Aurran Y, Gire F (1979) Dermatoglyphics in parents of children with trisomy 21. Clin Genet 15:78–84

Bartsocas CS (ed) Progress in dermatoglyphic research. Progress in clinical and biological research 84. Alan R. Liss, New York

Claus-Silinger H, Mull G (1988) DERMALOG Anwenderhandbuch. Dermalog, Hamburg

Cuckle HS, Wald NJ, Thompson SG (1987) Estimating a woman's risk of having a pregnancy associated with Down's syndrome using her age and serum alphafetoprotein level. Br J Obstet Gynecol 94:387–402

Cummins H (1939) Dermatoglyphic stigmata in mongoloid imbeciles. Anat Rec 73:407–415

Cummins H, Midlo C (1961) Finger prints, palms and soles. Dover Publ., New York

Galton F (1892) Finger prints. McMillan, London

Galton F (1895) Fingerprint directories. McMillan, London

Hauser G (1988) Methoden zur Auswertung von Hautleisten und -furchen. In: Knußmann R (Hrsg) Anthropologie – Handbuch der vergleichenden Biologie des Menschen. Fischer, Stuttgart, S 508–550

Hauser G, Mull G (1988) Methoden zur Dokumentation von Hautleisten und -furchen. In: Knußmann R (Hrsg) Anthropologie – Handbuch der vergleichenden Biologie des Menschen. Fischer, Stuttgart, S 497–507

Heindl R (1927) System und Praxis der Daktyloskopie. De Gruyter, Berlin

Hirsch W (1969) Hautleisten und Krankheiten (I). Erstes Kolloquium der deutschen Forschungsgemeinschaft. Ernst-Reuter-Gesellschaft, Berlin

Hirsch W (1971) Hautleisten und Krankheiten (II). Zweites Kolloquium der deutschen Forschungsgemeinschaft. Ernst-Reuter-Gesellschaft, Berlin

Knußmann R (1980) Vergleichende Biologie des Menschen. Fischer, Stuttgart

Loesch DZ (1981) Dermatoglyphic studies in the parents of trisomy 21 children. Hum Hered 31:201–207

Loesch DZ (1983) Quantitative dermatoglyphics. Oxford University Press, Oxford

Masson D, Mull G (1989) Die Anwendung eines Computerprogrammes zur Bestimmung des individuellen Trisomie-Risikos. 103. Tagung der Nordwestdeutschen Gesellschft für Gynäkologie. Demeter, Gräfelfing

Mull G (1988a) DERMALOG: Neue Möglichkeiten der medizinisch-genetischen Abdruckdiagnostik. Universitas 506:876–884

Mull G (1988b) Neue Möglichkeiten der medizinisch-genetischen Abdruckdiagnostik – Diagnose-System DERMALOG. Praxis Computer 4/88:18–23

Mull G (1989) Genetisches Risiko? Test durch Finger- und Handabdrücke. TW Gynäkologie 1/2:11–12

Nørgaard-Pedersen B, Olsen Larsen S, Arends J, Svenstrup B, Tabor A (1990) Meternal serum markers in screening for Down syndrome. Clin Genet 37:35–43

Penrose LS (1966) The distal triradius t on the hands of parents and sibs of mongol imbeciles. Ann Hum Genet 19:10–38

Penrose LS, Camb MD (1931) The creases on the minimal digit in mongolism. Lancet 221:585–586

Priest JH, Verhulst C, Sirkin S (1973) Parental dermatoglyphics in Down's syndrome. A ten-year-study. J Medical Genet 10:328–332

Rodewald A, Zang KD, Zankl H, Zankl M (1981) Dermatoglyphic pecularities in Down's syndrome. Detection of mosaicism and balanced translocation carriers. In: Burgio et al. (ed) Trisomy 21. Springer, Berlin Heidelberg New York

Rodewald A, Zankl H (1981) Hautleistenfibel. Fischer, Stuttgart

Schaumann B, Alter M (1976) Dermatoglyphics in medical disorders. Springer, Berlin Heidelberg New York

Schmidt R, Dar H, Nitowsky HM (1981) Dermatoglyphic and cytogenetic studies in parents of children with trisomy 21. Clin Genet 20:203–210

Schwidetzky I, Mavalwala J (1982) Bibliostatical studies on dermatoglyphics. Homo 23:194–200

Wald NJ, Cuckle HS, Densem JW et al. (1988a) Maternal serum screening for Down's syndrome in early pregnancy. Br Med J 297:883–887

Wald NJ, Cuckle HS, Densem JW et al. (1988b) Maternal serum unconjugated oestriol as an antenatal screening test for Down's syndrome. Br J Obstet Gynecol 95:334–341

Wertelecki W, Plato CC, Paul NW (1979) Dermatoglyphics – fifty years later. Birth defects: Original article series, Vol 15/6. Alan R. Liss, New York

White I, Phahia SS, MacNay D (1989) Improving methods of screening for Down's syndrome. N Engl J Med 320/6:401–402

Seminare

Eingriffe zur Pränataldiagnostik im I. und II. Trimenon

R. Rauskolb und V. Jovanovic

Für die pränatale Diagnostik von genetisch bedingten Defekten stehen heute eine Reihe von invasiven Techniken zur Verfügung, die sich zunehmend vielfältiger entwickeln und demzufolge individuell besser abgestimmt einsetzbar sind. Derartige Fortschritte wiederum haben eine größere Unübersichtlichkeit zur Folge und erschweren in der Praxis die Weitergabe von entsprechenden Informationen an die Patientinnen.

Ein Teil der verfügbaren invasiven Methoden stehen zueinander in Konkurrenz, so daß sich im Einzelfall die Frage stellt, wann und weshalb dem einen Eingriff der Vorzug gegenüber dem anderen einzuräumen ist. In der Praxis bedeutet dies meist eine Abgrenzung der Diagnostik an Chorionzottengewebe zu der am Fruchtwasser und seinen Zellen. Bei einer vergleichenden Bewertung dieser im Rahmen einer Pränataldiagnostik häufig angewandten Methoden können die in Tabelle 1 mehr schlagwortartig aufgeführte Leitlinien hilfreich sein. Zwei Auswahlkriterien sind dabei in besonderer Weise von Bedeutung:
- die zur Diskussion stehende Indikation und
- der von der Patientin gewünschte Zeitpunkt des Eingriffs.

Die Anwendung der genannten Auswahlkriterien erfolgt auch unter Berücksichtigung und nach Abwägung der jeweiligen, die einzelnen Techniken kennzeichnenden Vor- und Nachteile.

Entnahme von Chorionzottengewebe

Der Schwerpunkt der Diagnostik an Chorionzottengewebe liegt eindeutig im I. Trimenon (8.-13. Schwangerschaftswoche). Bei der Entnahme von Chorionzottengewebe wiederum ist zu beachten, daß diese
- *früh* zwischen der 8. und 11. Schwangerschaftswoche und
- *spät* zwischen der 12. und 13. Schwangerschaftswoche

erfolgen kann und zwischen einer
- transzervikalen (TC) und
- transabdominalen (TA)

Vorgehensweise zu wählen ist.

Die pränatale Diagnostik hat durch die Einführung von molekulargenetischen Untersuchungsmethoden (DNA-Analyse) insbesondere an Chorionzottengewebe eine Erweiterung erfahren, so daß in einer Reihe von Fällen primär überhaupt nur eine Diagnostik an Chorionzottengewebe in Frage kommt. Die-

Tabelle 1. Leitlinien zur pränatalen Diagnostik durch Amniozentese und Chorionzottenbiopsie

Bevorzugte Methode	Indikation	Zeitpunkt SSW	Vorteil	Nachteil
CVS	– DNA-Analyse z. B. zystische Fibrose, MD-Duchenne	*früh:* TC, TA 8. bis 11. (7+/10+)	Diagnostik früh abgeschlossen	höhere Abortrate (mehr Spontanaborte)
	– Alter 38 J. u. mehr	*spät:* TA 12. bis 14. (11+/13+)	Abortrate niedriger 2–3 % (weniger Spontanaborte) Risiko geringer?	bei CVS generell: zytogenet. falsch-neg./pos. Ergebnisse möglich; Langzeitkultur (2–3 Wo.) notwendig
	– früheres Kind mit Chromosomenanomalie			
AC	– Risiko für NRD	*möglichst früh:* ab 14./15. (13+/14+) 0,7-mm-Kanüle	Abortrisiko gesichert niedrig (ca. 0,5 %) zytogenet. Ergebnis sehr zuverlässig	lange Wartezeit auf zytogenet. Ergebnis (3–4 Wochen)
	– Alter 35–37 J. oder weniger			
	– Schwangerschaft nach IVF			
AC + CVS (II. Trimenon)	– auffälliger US-Befund	*II. Trimenon*	rasche Karyotypisierung (24–48 h)	Bestätigung durch Langzeitkultur (FW)
	– Zeitpunkt für AC verpaßt	ab 20. (19+) 0,9-mm-Kanüle	kein höheres Abortrisiko	

CVS Entnahme von Chorionzottengewebe, I. Trimenon; *AC* Amniozentese; *NRD* Neuralrohrdefekt; *TC* transzervikal; *TA* transabdominal; *FW* Fruchtwasser; *SSW* Schwangerschaftswoche

ses gilt bei gegebenem Risiko für eine Muskeldystrophie Duchenne, eine zystische Fibrose oder auch eine Hämophilie A und B, nur um die bekanntesten Indikationen zu nennen. Die genannten Erkrankungen sind grundsätzlich mit einem hohen genetischen Wiederholungsrisiko behaftet (25 % oder 50 % bei männlichem Geschlecht).

Amniozentese

Der Schwerpunkt der Fruchtwasserdiagnostik liegt eindeutig am Beginn des II. Trimenons (14.–16. Schwangerschaftswoche). Der Vorteil einer Fruchtwasserdiagnostik nach Amniozentese liegt im gesichert niedrigen Abortrisiko und dem sehr zuverlässigen zytogenetischen Ergebnis. Dem steht allerdings als Nachteil eine sehr lange Wartezeit gegenüber. Diese lange Wartezeit kann durch das kombinierte Vorgehen von Amniozentese mit gleichzeitiger Aspiration von Fruchtwasser und Plazentagewebe über die gleiche Kanüle mit dem Ziel einer schnellen Karyotypisierung gemildert werden. Ein erkennbar höheres Abortrisiko ist bisher nicht zu verzeichnen.

Frühamniozentese

Eine Vorverlegung der Amniozentese auf einen Zeitpunkt im I. Trimenon (bis zur 12. Schwangerschaftswoche) bringt im Vergleich zur Diagnostik an Chorionzottengewebe z. Z. keinen erkennbaren Vorteil zum einen, weil das Abortrisiko offensichtlich deutlich höher und zum anderen die Neuralrohrdiagnostik zu diesem Zeitpunkt nach den bisherigen Erfahrungen sehr unsicher ist. Von einer Frühamniozentese wird heute auch fälschlicherweise gesprochen, wenn es sich um eine Amniozentese am Ende der 14. oder zu Beginn der 15. Schwangerschaftswoche handelt, ein inzwischen ohnehin allgemein anerkannter und empfohlener Zeitpunkt.

Aspiration von fetalem Blut

Durch ultraschallgeleitete Punktion von Nabelschnurgefäßen im späteren II. Trimenon (ab der 20. Schwangerschaftswoche) kann Fetalblut gewonnen und für biochemische und zytogenetische Untersuchungen genutzt werden. Eine rasche Karyotypisierung an fetalen Blutzellen kommt vor allem dann in Frage, wenn unklare Karyotypen nach Chorionzotten- oder Fruchtwasserdiagnostik überprüft werden müssen. Hinzu kommen Einzelfälle, bei denen eine Pränataldiagnostik von bestimmten Erkrankungen des Feten nur aus dem Fetalblut möglich ist, wie der Nachweis einer Infektion bei bestimmten Infektionskrankheiten der Mutter (Röteln, Toxoplasmose).

Zusammenfassende Bewertung (Tabelle 1)

Die eingangs gestellte Frage, wann und weshalb man der einen Technik den Vorzug vor der anderen geben sollte, kann in der gebotenen Kürze wie folgt beantwortet werden:

1. Erbkrankheiten mit einem hohen genetisch bedingten Wiederholungsrisiko können pränatal am besten durch eine DNA-Analyse an Chorionzottengewebe frühzeitig erkannt und ausgeschlossen werden. Die dann noch relativ

hohe Abortrate (mehr Spontanaborte) wird von den Betroffenen angesichts des hohen Wiederholungsrisikos in Kauf genommen.

2. Erfahrungsgemäß sind vor allem Schwangere mit einem höheren altersbedingten Risiko ebenso an einer frühzeitigen und möglichst schnellen Diagnostik interessiert, wie solche, die bereits ein Kind mit einer Chromosomenanomalie geboren haben.
3. Ein grundsätzliches Problem der Chorionzottendiagnostik stellen die falsch-negativen und -positiven Ergebnisse dar; falsch-negativ in dem Sinne, daß im Chorionzottengewebe ein normaler Karyotyp ermittelt, der Fet selbst aber von einer Chromosomenanomalie, z. B. Trisomie 21, betroffen sein kann. Ein falsch-positives Ergebnis wiederum bedeutet, daß Chromosomenanomalien im Chorionzottengewebe nachgewiesen werden, die der Fet selbst nicht hat (Häufigkeit ca. 1 %, falsch-negativ: 0,1 %). Dieses Dilemma bei der Kurzzeitkultivierung (über Nacht) kann durch zusätzliche Langzeitkulturen ausgeglichen werden, was aber wiederum zu einem Zeitverlust von 2–3 Wochen führt.
4. Bei gegebenem Risiko für einen Neuralrohrdefekt ist die Fruchtwasserdiagnostik die Methode der Wahl.
5. Bei jüngeren Frauen oder solchen, die aufgrund einer langjährigen Sterilitätsbehandlung in besonderer Weise um ihre Schwangerschaft besorgt sind, wird man eher bevorzugt auf die Amniozentese und die Fruchtwasserdiagnostik zurückgreifen.
6. Der Vorteil einer Entnahme von Chorionzottengewebe im I. Trimenon besteht darin, daß die Diagnostik insgesamt früher abgeschlossen werden kann, allerdings auf Kosten einer höheren Gesamtabortrate bei insgesamt noch häufigen Spontanaborten. Eine spätere, dann transabdominale Entnahme von Chorionzottengewebe führt zu einer geringeren Gesamtabortrate, weil zum einen die Spontanaborte bereits erfolgt sind, zum anderen das transabdominale Vorgehen überhaupt risikoärmer erscheint.
7. Das kombinierte Vorgehen aus Amniozentese und Aspiration von Plazentagewebe im II. Trimenon findet seine bevorzugten Indikationen in auffälligen Ultraschallbefunden oder dann, wenn eine Schwangerschaft schon weiter fortgeschritten ist, der Zeitpunkt für eine Amniozentese „verpaßt" wurde und eine Erstellung des Karyotpys vor Beendigung der 24. Schwangerschaftswoche nicht mehr gewährleistet werden kann. Dagegen kann dieser nach Kurzzeitkultivierung von Plazentagewebe innerhalb von 24 h vorliegen. Auf eine Bestätigung des zytogenetischen Ergebnisses durch eine Langzeitkultivierung von Fruchtwasserzellen vor einer Abruptio kann dann verzichtet werden, wenn die sonographisch nachgewiesenen Fehlbildungen zu einer bestimmten Chromosomenanomalie passen; ansonsten gilt auch hier grundsätzlich die Einschränkung, daß bei der Kurzzeitkultivierung von Plazentagewebe falsch-negative und falsch-positive Ergebnisse möglich sind.

Biochemisches Screening für Neuralrohrdefekte und Down-Syndrom

W. Fuhrmann

Die Bestimmung der Alpha-Fetoprotein-(AFP-)Konzentration im mütterlichen Serum in der 16.–18. Schwangerschaftswoche ist als allgemeiner Suchtest gut etabliert. Die Ergebnisse sind i. allg. zuverlässig, wenn das Schema beachtet, geeignete Kits verwandt und die dazugehörigen Normwerte zugrundegelegt werden (Abb. 1; Fuhrmann u. Weitzel 1985).

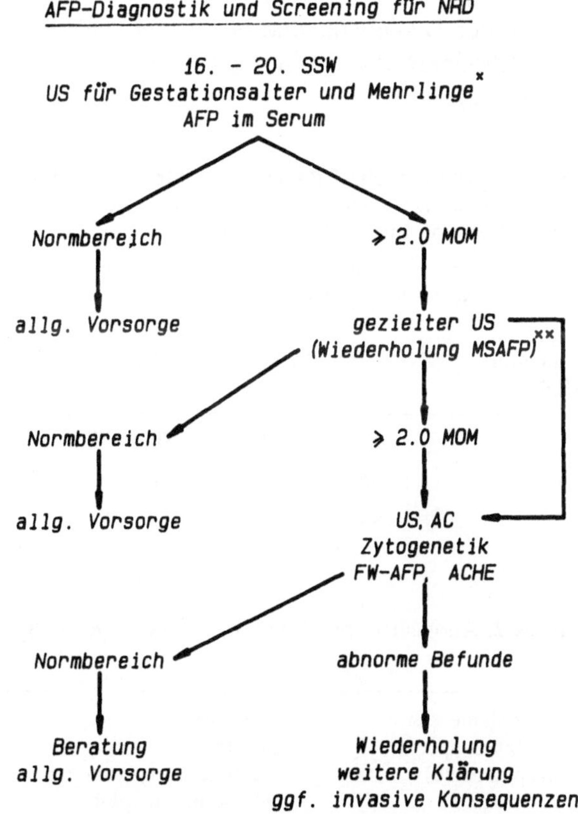

Abb. 1. Ablauf der Früherkennungsuntersuchung von Neuralrohrdefekten (*MOM* Vielfaches des Medianwertes für das jeweilige Labor und die Schwangerschaftswoche, *US* Ultraschalluntersuchung, *MSAFP* Alpha-Fetoprotein-Bestimmung im Serum der Schwangeren, *FWAFP* Alpha-Fetoprotein-Bestimmung im Fruchtwasser)

Unter Standardbedingungen kann bei Wahl des Grenzwerts von 2,5 MOM eine Erfassungswahrscheinlichkeit von 89% für Anenzephalie und 75% für Spina bifida aperta bei 3,3% „falsch-positiven", wohl richtiger „Fehlalarmen", erwartet werden. Wir haben zunächst den Grenzwert von 2,5 MOM benutzt, sind dann aber bald auf einen Grenzwert von 2,0 übergegangen.

Um unnötige Beunruhigung und Fehlreaktionen zu vermeiden ist eine *sorgfältige Beratung vor dem Test und auch danach notwendig,* wenn der Befund außerhalb der Normwerte liegt.

Besondere Schwierigkeiten der Interpretation bestehen bei *Zwillingsschwangerschaften.* Als Faustregel kann gelten, daß der Medianwert bei Zwillingsschwangerschaften dem 2,5fachen des Medianwerts bei Einlingen entspricht. Die Wahl der Grenzwerte für die Indikation zur weiteren Diagnostik hängt davon ab, welche Rate an zusätzlichen Amniozentesen man zu akzeptieren bereit ist (Tabelle 1). Ab etwa 4,0 MOM werden zunehmend Schwangerschaftskomplikationen beobachtet, z.B. IUFT, Totgeburt, Frühgeburt (Johnson et al. 1990).

Trotz der erheblichen Verbesserungen der Ultraschalldiagnostik ist diese nicht geeignet, die MS-AFP-Bestimmung in der Routine als *Suchtest* zu ersetzen. In der Diagnostik sind neben der AFP-Bestimmung im Fruchtwasser der Azetylcholinesterase-(ACHE)-Test und der Ultraschallbefund entscheidend (Tabelle 2).

Tabelle 1. Theoretische Erfassungsrate für Neuralrohrdefekte und von „falsch-positiven" in Zwillingsschwangerschaften bei Wahl von zwei unterschiedlichen Grenzwerten. (Beispiel nach Zahlen von Cuckle et al. 1990)

MS-AFP und Zwillingsgravidität

MS-AFP Grenzwert MOM	Erfassungsrate [%]		falsch-positiv [%]
	Anenzephalus	Spina bifida aperta	
3,5	96	69	12,0
5,0	83	39	3,3

Tabelle 2. Anomalien, bei denen häufig oder regelmäßig ein positiver ACHE-Test gefunden wird

Anenzephalie	Teratom
Spina bifida aperta	Aszites
(Enzephalozele)	Zystisches Hygrom
Omphalozele	Kloakenexstrophie
Gastroschisis	Epidermis bullosa
Intrauteriner FT	dystrophica
Ösophagusatresie	Aplasia cutis
abgestorbener Zwilling	congenita
	Fetale Blutbeimengung

Tabelle 3. Anamnestische Hinweise oder Befunde, die häufiger mit einem Neuralrohrdefekt des Feten verbunden sind

1. NRD oder Hydrozephalus bei nahen Verwandten
2. Gastroschisis oder Omphalozele bei vorangegangenem Kind
3. Behandlung mit ovulationsauslösenden Mitteln
4. Antikonvulsiva-Therapie, vor allem mit Valproinsäure
5. Multiple Fehlbildungen bei vorangegangenem Kind
6. Vorangegangene Aborte, Totgeburt
7. Diabetes der Schwangeren
8. Verdächtiger US-Befund (Oligohydramnion, Polyhydramnion, Small-for-date-Fetus)

In vor der 13. oder nach der 26. Schwangerschaftswoche entnommenen Fruchtwasserproben treten häufig unspezifisch schwach positive Reaktionen des ACHE-Tests auf, die schwer zu beurteilen sein können.

Die MS-AFP-Bestimmung ist nicht in die *Mutterschafts-Richtlinien* aufgenommen worden. Neben Kostenerwägungen war dafür wohl auch der Widerstand gegen eine evtl. Zentralisierung und externe Qualitätskontrolle maßgebend. Weitere Bedenken betrafen die nicht ausreichende Beratungskapazität. Die MS-AFP-Bestimmung ist aber dann Kassenleistung, wenn z. B. aufgrund der Anamnese ein erhöhtes Risiko für einen Neuralrohrdefekt besteht (Tabelle 3).

Als Konsequenz des in Großbritannien weitverbreiteten AFP-Screenings ist dort die Häufigkeit von Neuralrohrdefekten bei Neugeborenen sehr stark zurückgegangen. Ein weniger ausgeprägter Rückgang findet sich auch allgemein, vermutlich infolge besserer Ernährung und Lebensbedingungen. In Großbritannien wird für Frauen mit einem Kind mit Neuralrohrdefekt vor der nächsten geplanten Schwangerschaft eine präkonzeptionelle Substitution von Vitaminen, vor allem Folsäure empfohlen. Wieweit eine solche Maßnahme auch in unserer Bevölkerung unter anderen Ernährungs- und Umweltbedingungen wirksam wäre, kann noch nicht entschieden werden.

Heute stärker in der Diskussion: Down-Syndrom-Screening

Aus Beobachtungen beim AFP-Screening für Neuralrohrdefekte hat sich die Verwendung der AFP-Bestimmung zur Erfassung von Risikoschwangerschaften für das Down-Syndrom entwickelt (Abb. 2).

Bei Feten mit einem Down-Syndrom findet sich im Mittel eine erniedrigte AFP-Konzentration im Fruchtwasser und auch im mütterlichen Serum (Merkatz et al. 1984; Cuckle et al. 1984; Fuhrmann et al. 1984). Die AFP-Bestimmung kann daher neben dem mütterlichen Alter als Indikator für ein erhöhtes Risiko für ein Down-Syndrom eingesetzt werden. Zunächst wählte man hierfür einen starren Grenzwert von 0,5 oder 0,4 MOM oder niedriger, später setzte sich die Kombination von mütterlichem Alter und AFP-Konzentration in MOM mit altersspezifisch variablem Grenzwert durch. Der Grundgedanke war, auf diese Weise eine Gruppe jüngerer Frauen zu erkennen, die ein ebenso

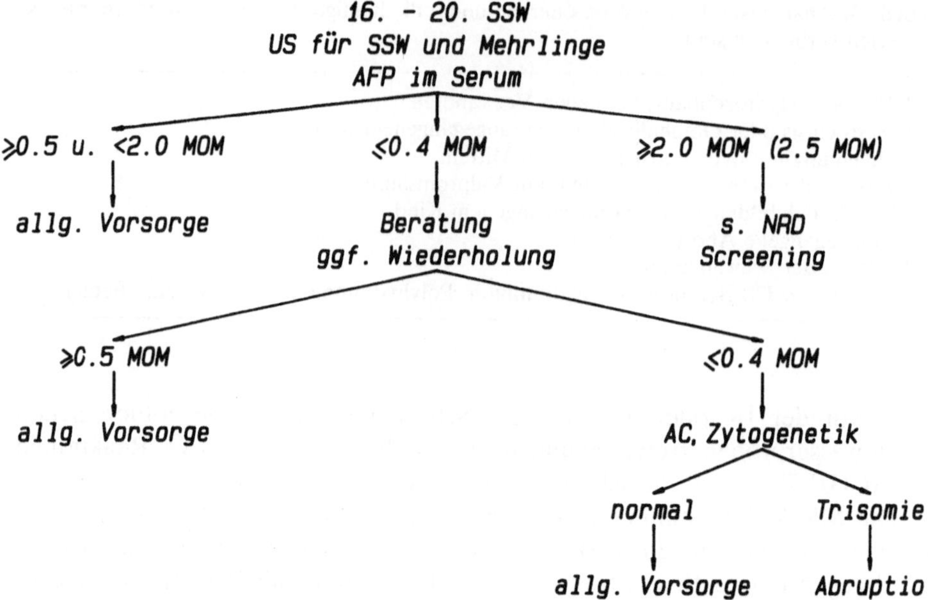

Abb. 2. Kombiniertes Screening für Neuralrohrdefekte oder Down-Syndrom des Feten

großes Risiko für ein Kind mit Down-Syndrom hat, wie sonst eine 35jährige Frau. Wir legen hier die von Lustig et al. (1988) erarbeiteten Werte zugrunde (Tabelle 4). Neben der Erfassung dieser zusätzlichen Risikogruppe wird diskutiert, ob man nun auch Frauen über 35 Jahren bei entsprechend höherem AFP-Wert von einer Amniozentese abraten könnte. Dies wird aber von den meisten Autoren abgelehnt oder zumindest stark eingeschränkt und ist bei geltender

Tabelle 4. Altersspezifische Grenzwerte der MS-AFP-Konzentration, die bei gegebenem Alter der Schwangeren ein Risiko für ein Down-Syndrom des Feten anzeigen, das dem Risiko einer 35jährigen Schwangeren entspricht. (Nach Lustig et al. 1988)

Alter der Mutter am Geburtstermin	MOM
<20	0.32
21	0.34
22	0.36
23	0.38
24	0.40
25	0.42
26	0.44
27	0.45
28	0.47
29	0.49
30	0.50
31	0.52
32	0.56
33	0.63
34	0.73

Rechtspraxis als allgemeines Kriterium gefährlich, zumal seine Berechtigung noch nicht ausreichend gesichert ist. Es kann aber eine gute Hilfe in der individuellen Entscheidung sein.

Generell ist das Down-Syndrom-Screening gut akzeptiert. 1,4% der Amniozentesen erfolgten bei uns 1988 aus dieser Indikation.

Theoretisch ist es möglich, statt einen variablen Grenzwert zu wählen, ein Gesamtrisiko aus Alter und AFP-Konzentration zu berechnen. Man spricht von einer Iso-Risiko-Kalkulation (Cuckle et al. 1987).

Es gibt zahlreiche Ansätze, weitere Meßgrößen in diese Berechnung einzubeziehen. Besonders bewährt hat sich bisher die Bestimmung des HCG. Die HCG-Konzentration ist im Fruchtwasser von Down-Syndrom-Feten im Mittel erhöht. Stärker umstritten ist der Wert des SP 1 oder des unkonjugierten Östrogens. Macri et al. (1990) halten das freie Beta-Protein für den besten Marker und glauben mit der Kombination von Alter, Serum-AFP und freiem Beta-Protein 80% der Down-Syndrom-Feten erfassen zu können.

Das Schema von Wald et al. (1988) (AFP, Alter, HCG mit oder ohne unkonjugiertes Östriol) wird inzwischen auch von einer Reihe anderer Gruppen eingesetzt. Man sollte dieses Verfahren vorläufig noch als klinische Erprobung betrachten. Als *Einschränkungen* für diese „Dreier- oder Viererkombination" ist zu vermerken, daß die Zahlenbasis noch klein ist und keine größere Serie mit prospektiver Erfassung vorliegt. Die Interpretation muß noch mit Vorbehalten erfolgen. Die errechneten Risikoziffern können leicht ein falsches Gefühl der Sicherheit vermitteln. Die Grundlagen der Berechnung sind für den Biochemiker und den Kliniker nicht leicht nachprüfbar.

Die Tabellen 5a und b fassen noch einmal die wichtigsten für den Einsender von Proben zum AFP-Screening zu beachtenden Punkte zusammen.

Tabelle 5a, b: Hinweise für Einsender von Blut oder Fruchtwasser zum AFP-Screening oder zur Diagnostik

a) Unerläßliche Angaben für MS-AFP-Screening
- Alter der Patientin
- Gestationsalter, möglichst nach US korrigiert
- Angabe spezieller Risikofaktoren, z. B. NTD in der Familie
- Zwillingsschwangerschaft
- Besonderheiten im Schwangerschaftsverlauf
- M.E. Diabetes?
- M.E. Gewicht für Korrektur?

b) Verwaltungstechnisch notwendig:
- Anschrift/Kasse/Überweisungsschein
  sonstiger Kostenträger
- evtl. in Zukunft: spezille Wünsche
  z. B. re. Dreierkombination oder nicht (Kosten?)
- Lange Postlaufzeit vermeiden
  (Wochenende, Feiertage)

Literatur

Cuckle HS, Wald NJ, Lindenbaum RH (1984) Maternal serum alpha-fetoprotein measurement: a screening test for Down syndrome. Lancet I:926–929

Cuckle HS, Wald NJ, Thompson S (1987) Estimating a woman's risk of having a pregnancy associated with Down's syndrome using her age and serum alpha-fetoprotein levels. Br J Obstet Gynecol 94:387–402

Cuckle H, Wald NJ, Stevenson JD et al. (1990) Maternal serum alpha-fetoprotein screening for open neural tube defects in twin pregnancies. Prenat Diagn 10:71–77

Fuhrmann W, Weitzel HK (1985) Maternal serum alpha-fetoprotein screening for neural tube defects. Report of a combined study in Germany and short overview on screening in populations with low birth prevalence of neural tube defects. Hum Genet 69:47–61

Fuhrmann W, Wendt P, Weitzel HK (1984) Maternal serum AFP as screening test for Down syndrome [letter]. Lancet II:413

Johnson JM, Harman CR, Evans JA, Macdonald K, Manning FA (1990) Maternal serum alpha-fetoprotein in twin pregnancy. Am J Obstet Gynecol 162:1020–1025

Lustig L, Clarke S, Cunningham G, Schonberg R, Tompkinson G (1988) California's experience with low MS-AFP results. AM J Med Genet 31:211–222

Macri JN, Kasturi RV, Krantz DA et al. (1990) Maternal serum Down syndrome screening – free beta-protein is a more effective marker than human chorionic gonadotropin. Am J Obstet Gynecol 163:1248–1253

Martin AO, Dempsey LM, Minogue J, Liu K, Keller J, Tamura R, Freinkel N (1990) Maternal serum alpha-fetoprotein levels in pregnancies complicated by diabetes – implications for screening programms. Am J Obstet Gynecol 163:1209–1216

Merkatz IR, Nitowsky HM, Macri JN, Johnson WE (1984) An association between low maternal serum alpha-fetoprotein and fetal chromosomal abnormalities. Am J Obstet Gynecol 148:886–894

Palomaki GE, Haddow JE (1987) Maternal serum alpha-fetoprotein, age, and Down syndrome risk. Am J Obstet Gynecol 156:460–463

Special Report (1985) Maternal serum alpha-fetoprotein screening for neural tube defects. Results of a consensus meeting. Prenat Diagn 5:77–83

Wald NJ, Cuckle HS, Densem JW et al. (1988) Maternal serum screening for Down's syndrome in early pregnancy. Br Med J 297:883–887

Pränatale Ultraschalldiagnostik

V. Jovanovic, E. G. Loch und R. Rauskolb

Die Einführung eines alle Schwangeren umfassenden Ultraschall-Screenings mit mindestens zwei obligaten Ultraschalluntersuchungen zwischen der 16. und 22. sowie zwischen der 32. und 36. Schwangerschaftswoche, entsprechend den Mutterschaftsrichtlinien vom 31. Oktober 1979, hat das Interesse an der pränatalen Fehlbildungsdiagnostik zwangsläufig intensiviert. Ein solches generelles Ultraschall-Screening hat den Vorteil, daß neben der Gewinnung von klinisch bedeutsamen Daten über das Gestationsalter, den Zustand des Feten und die Lokalisation der Plazenta, vor allem im Rahmen der ersten Basisuntersuchung, schon frühzeitig auch diagnostisch bedeutsame Hinweise für das Vorliegen einer Fehlbildung erkannt werden können. Im Falle, daß solche Hinweiszeichen vorliegen, sollten sich dann gezielte Ultraschalluntersuchungen in entsprechend ausgerüsteten Zentren anschließen. Die bisherige Praxis zeigt auch, daß eine zusätzliche frühe Ultraschalluntersuchung zwischen der 10. und 12. Schwangerschaftswoche diagnostisch sinnvoll und daher grundsätzlich zu empfehlen ist. Im Rahmen dieser ersten Ultraschalluntersuchung sollte folgendes überprüft werden:

- Intaktheit der Schwangerschaft (Herzaktion, Kindsbewegungen),
- Gestationsalter,
- Einlings- oder Mehrlingsschwangerschaft,
- Plazentastruktur, z. B. partielle Blasenmole?

Neben dem Nachweis der Herzaktion kommt der Bestimmung der Scheitel-Steiß-Länge für die Festlegung des Schwangerschaftsalters grundlegende Bedeutung zu. Genauge Kenntnisse über das Schwangerschaftsalter sind gerade auch für die spätere Fehlbildungsdiagnostik in besonderer Weise hilfreich, wenn man nur an die Differentialdiagnostik Chromosomenanomalie (Trisomie 18) oder Wachstumsretardierung denkt. Bei einer unklaren Zyklusanamnese oder Abweichungen der biometrischen Daten von dem errechneten Schwangerschaftsalter sollte eine weitere Kontrolle nach spätestens 2 Wochen unbedingt veranlaßt werden. Auffällige Ultraschallbefunde wie Hygroma colli oder doppelseitige Plexuszysten können als Hinweise für eine Chromosomenanomalie (Turner-Syndrom, Trisomie 21 und 18) gewertet werden, hier ist schon im I. Trimenon durch eine rasche Karyotypisierung an Chorionzottengewebe eine Klärung möglich.

Im Rahmen der zweiten Ultraschalluntersuchung zwischen der 16. und 20. Schwangerschaftswoche gilt das besondere Interesse

- dem Gestationsalter – erweiterte Biometrie: bestimmt werden der biparietale, der fronto-okzipitale Durchmesser sowie der Thoraxquer-, der Thoraxdurchmesser anterior/posterior sowei die Femurlänge,
- Fehlbildungen des Feten,
- den physiologischen Funktionen einzelner Organe mit Darstellung der fetalen Harnblase und des Magens.

Auffällige sonographische Befunde, die eigentlich fast immer auf bestimmte Fehlbildungen hinweisen, sind in Tabelle 1 aufgeführt. Bei Verdacht auf eine Chromosomenanomalie im II. Trimenon sollte das kombinierte Vorgehen aus Amniozentese mit gleichzeitiger Aspiration von Fruchtwasser und Plazentagewebe zur Anwendung kommen, wobei auch an Plazentagewebe eine schnelle Karyotypisierung innerhalb von 24–48 h möglich ist. Alternativ kommt noch

Tabelle 1. Leitlinien zur pränatalen Diagnostik von Entwicklungsstörungen und Fehlbildungen des Kindes bei auffälligen Ultraschallbefunden

Auffällige sonographische Befunde	Verdacht auf	Methode der pränatalen Diagnostik
Anomale fetale Körperform	Anenzephalus, Steißteratom Omphalozele, Hygroma colli (Chromosomenanomalie)	AC: AFP, ACHE-Test AC + PP: schnelles Karyogramm
Atypische Bewegungen des Kindes (Bewegungsarmut, -losigkeit	Chromosomenanomalie, Arthrogryporis	AC + PP: schnelles Karyogramm, wiederholte Ultraschalluntersuchungen (am gleichen Tag/folgenden Tagen)
Atypische Organstrukturen (intrathorakale, intraabdominale echofreie Bezirke)	Lungenzysten, Zwerchfellhernie, Kardiomegalie, Leber-, Milz-, Ovarialzysten, Hydronephrose, Prune-belly-Syndrom, Darmatresien	Wiederholte Ultraschalluntersuchungen AC + PP: schnelles Karyogramm
Fetaler Aszites, Hydrops, Hydrothorax	Rh-Inkombatibilität, NIHF (z. B. Ringel-Röteln)	Mutter: Irreguläre Antikörper, Serologie. AC: Δ_E-Bestimmung. NS-Punktion: Hb, Serologie (IGM), Blutgasanalyse, Karyogramm
Dysproportioniertes Wachstum	Chromosomenanomalie (Tetraploidie, Trisomie 18)	AC + PP: schnelles Karyogramm
Poli-, Oligo-Hydramnie	NRD, Obstruktion im Gastrointestinum, der ableitenden Harnwege, Nierenagenesie (Potter-Syndrom), Nierendysplasie (Potter I, Potter II)	AC + PP: schnelles Karyogramm, wiederholte Ultraschallkontrollen, Entlastungspunktion des Fruchtwassers, Auffüllen der Amnionhöhle mit Ringer-Lösung o. ä.

AC Amniozentese, *PP* Plazentapunktion, *NS* Nabelschnur, *NRD* Neuralrohrdefekt, *NIHF* nichtimmunologischer Hydrops fetalis eine Punktion von Nabelschnurgefäßen in Frage, vor allem dann, wenn zusätzlich Informationen, etwa über den Hb-Wert oder den Hämatokrit-Wert von klinischer Bedeutung sind, so bei Verdacht auf nichtimmunologischen Hydrops fetalis. Bei einer sonographisch nachweisbaren, auffallenden Bewegungsarmut oder auch Bewegungslosigkeit des Feten sind zum Ausschluß oder auch zum Nachweis einer Arthrogryposis Kontrolluntersuchungen am gleichen oder folgenden Tag notwendig. Das gleiche gilt beim Nachweis einer Oligohydramnie oder bei nicht auf Anhieb darstellbarer fetaler Harnblase (Potter-Syndrom?). Pränatal können aber auch Zystennieren erkannt oder ausgeschlossen werden, vor allem bei Vorliegen einer renalen Dysplasie vom Typ II nach Potter, wobei es sich um multizystische Veränderungen mit Zysten handelt, die größer als 1 cm im Durchmesser sind. In diesen Fällen besteht auch immer eine Oligohydramnie. Die kleinzystischen Veränderungen der Nieren im Sinne eines Typ I nach Potter sind einer sonographischen Diagnostik wegen der verspätet einsetzenden Entwicklungsstörung meist erst zu Beginn des II. Trimenons in Form von deutlich vergrößerten Nieren in Kombination mit einer Oligohydramnie zugänglich.

Mit zeitaufwendigen und häufig genug mehreren Ultraschalluntersuchungen ist insbesondere bei der Diagnostik von Neuralrohrdefekten wie Spina bifida und Myolomenigozelen zu rechnen. Hilfreich sind hier ergänzende Untersuchungen wie die Bestimmung der AFP-Konzentration im Fruchtwasser sowie die Durchführung des ACHE-Tests.

Die dritte Ultraschalluntersuchung mit dem Ziel, eine Wachstumsretardierung rechtzeitig zu erkennen, der Möglichkeit einer Gewichtsschätzung, der genauen Lokalisation der Plazenta sowie der Beurteilung der Fruchtwassermenge sollte um die 30. Schwangerschaftswoche erfolgen, somit deutlich früher als in den Mutterschaftsrichtlinien festgelegt. Auch zu diesem Zeitpunkt der Schwangerschaft können noch, vor allem im Hinblick auf das geburtshilfliche Vorgehen, klinisch bedeutsame Fehlbildungen nachgewiesen werden: Zu nennen sind hier obstruktive Uropathien und der sich spät entwickelnde Hydrozephalus. Bei Nachweis einer Wachstumsretardierung sollte sich eine aktuelle Diagnostik des fetalen Zustands in Form eines Belastungs-CTG und dopplersonographischer Untersuchung anschließen, ggf. kommt aber auch zum Ausschluß einer Chromosomenanomalie noch eine schnelle Karyotypisierung an Plazentagewebe in Frage.

Vaginosonographie

J. Kleinstein, R. Rauskolb, E. G. Loch und P. Baumann

Einleitung

Die Vaginosonographie findet zunehmend Anwendung in der gynäkologischen und geburtshilflichen Ultraschalldiagnostik. Die frontal abschallenden Vaginalsonden unterscheiden sich dabei im Bildaufbau, (mechanisch oder elektronisch), dem Bildwinkel (90–240°) und der Bildfrequenz (8–40 s). Die Schallfrequenz liegt im Bereich von 5–7,5 MHz.

Vorteile – Nachteile

Die wesentlichen Vor- und Nachteile sind in Tabelle 1 aufgelistet. Der entscheidende Vorteil der Vaginosonographie liegt in der Annäherung des Schallkopfes an die Beckenorgane, so daß diese im Fokusbereich zu liegen kommen. Damit ergibt sich allerdings auch ein Nachteil, denn kranial gelegene Befunde im Becken wie hochgelegene Ovarialtumore können nicht erfaßt werden. Ein weiterer Vorteil besteht darin, daß die Untersuchung nicht durch adipöse Bauchdecken und geblähte Darmschlingen beeinträchtigt wird. Durch den

Tabelle 1. Vor- und Nachteile der Vaginosonographie in der Frauenheilkunde

Vorteil	Nachteil
● Größere Nähe des Schallkopfes zum Untersuchungsgebiet → Verwendung von Sonden mit höherer Frequenz (5–7 MHz) möglich → bessere Auflösung	● Keine vollständige Untersuchung des Beckens möglich
● Keine Beeinträchtigung durch adipöse Bauchdecken und geblähte Darmschlingen	● Hohe Auflösung → Befundüberschätzung
● Bei Lageanomalie des Uterus (Retroflexio)	● Relativ kleines Sichtbild
● Keine gefüllte Harnblase, somit – keine Wartezeit – keine Begrenzung der Untersuchungsdauer – sofortiger Vergleich mit dem Palpationsbefund	● Orientierung schwieriger ● Anwendung bei enger Vagina nicht möglich

Verzicht auf die gefüllte Harnblase können die Wartezeiten und die Dauer der Untersuchung reduziert werden. Für den Untersucher ergibt sich der Vorteil, daß der Palpationsbefund unmittelbar mit der Sonographie verglichen werden kann. Desgleichen kann der Sitz eines IUP im Cavum uteri unmittelbar nach der Einlage kontrolliert werden. Diesen bedeutsamen Vorteilen stehen nur wenige Nachteile wie das Problem der Befundüberschätzung und der zunächst erschwerten Orientierung gegenüber. In Ausnahmefällen ist das Einführen des Schallkopfes bei zu enger Vagina erschwert oder nicht möglich.

Uterus – Adnexe

Uterine *Fehlbildungen* können zusätzlich zur Hysterosalpingographie, Laparoskopie und Hysteroskopie durch Vaginosonographie diagnostiziert werden. Dabei fallen die Verbreiterung des Fundus und eventuell zwei getrennte, endometriale Echos auf.

Bei *Myomen* können Lokalisation und Größe durch Vaginosonographie sehr gut erfaßt werden. Insbesondere grenzt die reflexreiche Kapsel das Myom vom Myometrium ab. Sekundäre Myomveränderungen wie Nekrosen, Zystenbildungen und Verkalkungen kommen durch echoleere oder echoreiche Binnenstrukturen zur Darstellung.

Die Wertigkeit der Beurteilung des *Endometriums* durch Vaginosonographie wird noch kontrovers diskutiert (s. Beitrag von E.G. Loch, S. 151).

Die Darstellung der *Ovarien* durch Vaginosonographie ist im geschlechtsreifen Alter unproblematisch, da Funktionszeichen wie Follikel und Corpora lutea hinweisend sind. Außerdem sind die Ovarien bei der geschlechtsreifen Frau deutlich größer als bei der Frau in der Postmenopause. Dennoch sind auch die relativ kleinen, homogenen Ovarien der Frau in der Postmenopause darstellbar, wenn der Untersucher zunächst die Vasa iliaca externa darstellt. In unmittelbarer Nähe dieser Gefäße sind fast immer die Ovarien zu finden. Neben den Funktionszeichen – Follikel und Corpus luteum – lassen sich zahlreiche gutartige und maligne Ovarialtumoren darstellen: Endometriosezysten grenzen sich relativ echodicht vom übrigen Ovarialgewebe ab und haben granulierte bis homogene Binnenstrukturen. Polyzystische Ovarien sind an den zahlreichen subkapsulären, kleinen Follikeln und dem zackenförmig ausgezogenen, echodichten Ovarialstroma erkennbar. Die Differenzierung von serösen und muzinösen Ovarialkystomen, Dermoidkystomen und Ovarialkarzinomen ist auch mit der Vaginosonographie schwierig. So können sowohl benigene als auch maligne Ovarialtumoren mehrkammrige zystische Befunde bzw. ein Nebeneinander von zystischen und soliden Strukturen aufweisen. Auch papilläre Innenstrukturen sind, ebensowenig wie der Nachweis von Aszites, beweisend für ein Ovarialkarzinom.

Die intakten *Tuben* sind auch vaginosonographisch nicht erkennbar. Nur wenn Flüssigkeit außerhalb (Aszites, Blut) oder innerhalb (Blut, Pus, Serom) der Tuben vorhanden ist, kommt es durch die Schallreflexion zur Darstellung der Tuben.

Zyklusmonitoring

Bei der assistierten Reproduktion ist die Vaginosonographie neben der Hormonanalyse (E_2, Progesteron und LH) wichtiger Bestandteil des Zyklusmonitorings. Vor einer ovariellen Stimulationstherapie sollten Myome und Ovarialzysten sonographisch ausgeschlossen werden, da sie unter der Therapie eine drastische Größenzunahme entwickeln können, die zum Abbruch des Behandlungszyklus führen kann. Im Rahmen des Zyklusmonitoring werden die Zunahme der Endometriumhöhe und das Follikelwachstum vaginosonographisch erfaßt. Die sonographischen Kontrollen beginnen zwischen dem 6. und 8. Zyklustag und werden zunächst zweitägig, präovulatorisch eventuell täglich durchgeführt. Das Endometrium nimmt in dieser Zeit täglich um 1,5 mm zu, um präovulatorisch eine Höhe von durchschnittlich 5 mm zu erreichen (Bereich 2,5–7,5 mm). Nach Bald u. Hackeloer (1983) können bei den Innenstrukturen des Endometriums während des Follikelwachstums sechs verschiedene Typen unterschieden werden, die eine enge Korrelation zur Follikelgröße aufweisen.

Die Follikelgröße wird durch zwei zueinander senkrecht stehende Durchmesser ermittelt. Die Leitfollikel nehmen täglich um 2 mm an Durchmesser zu. Präovulatorische Follikel erreichen eine Größe von 20–30 mm. Im IVF-Programm erfolgt die Follikelpunktion fast ausschließlich ultraschallkontrolliert auf vaginalem Wege. Durch die vaginale Follikelpunktion können selbst dann Eizellen gewonnen werden, wenn die Ovarien durch Adhäsionen laparoskopisch nicht einsehbar sind. Im Idealfall können sämtliche Follikel eines Ovars nacheinander durch einen einzigen Einstich in das Ovar punktiert werden. Die Follikelpunktion wird durch einen sonographischen Ausschluß einer Blutung im Beckenbereich (Jet-Phänomen) abgeschlossen.

Die Vaginosonographie wird zum Nachweis eines Überstimulationssyndroms eingesetzt. Das Ausmaß der Überstimulation wird u. a. an der Zahl und Größe der Ovarialzysten und dem Aszites erkennbar.

Frühschwangerschaft

Die Anwendung der Vaginosonographie ermöglicht eine Beurteilung der Frühschwangerschaft um etwa 1–2 Wochen früher im Vergleich zur Abdominalsonographie. In Tabelle 2 sind die Schwangerschaftsprodukte und deren frühestmögliche Nachweisbarkeit aufgelistet. Der frühzeitige Nachweis dieser Strukturen ermöglicht den Ausschluß einer Extrauteringravidität und von Fehlanlagen und sichert die Festlegung des Gestationsalters ab. So ist die Chorionhöhle (Fruchtsack) bereits ab dem 30. Zyklustag bei einem Durchmesser von 2–3 mm nachweisbar. Die Herzaktion, der Dottersack und die Scheitel-Steiß-Länge sind am Ende der 5. SSW (35.–42. Zyklustag) darstellbar. Die Darstellung von Mehrlingen durch den Nachweis getrennter Chorionhöhlen ist ab der 6. SSW möglich. Das Amnion grenzt sich in der Chorionhöhle als echodichte Membran ab. Diese Struktur ist ab der 7. SSW nachweisbar.

Tabelle 2. Vaginosonographie in der Geburtshilfe (I. Trimenon)

Nachweis	Zeitpunkt (SSW/Zyklustag)
Chorionhöhle	4.–5. SSW/ > 30. Tag
Herzaktion	5.–6. SSW/ 35.–42. Tag
Dottersack	5.–6. SSW/ 35.–42. Tag
Scheitel-Steiß-Länge	5.–6. SSW/ 38.–42. Tag
Mehrlinge	6. SSW/ > 42. Tag
Amnionhöhle	7. SSW/ > 49. Tag

Bezüglich der Abortdiagnostik ergeben sich Hinweise auf eine gestörte Gravidität bei einer Diskrepanz zwischen der Größe der Chorionhöhle und dem Gestationsalter sowie fehlendem Wachstum der Chorionhöhle. Bei einem Durchmesser der Chorionhöhle von 15 mm sollten embryonale Strukturen nachweisbar sein. Bei sicherem Gestationsalter weist die fehlende Herzaktion nach dem 42. Zyklustag auf einen Abort hin. Hinweise auf eine Tubargravidität ergeben sich neben der klinischen Symptomatik aus dem vaginosonographischen Nachweis eines hochaufgebauten Endometriums (Pseudogestationsring) ohne Nachweis eines intrauterinen Schwangerschaftsproduktes. Die direkte Darstellung der intakten oder gestörten Extrauteringravidität gelingt nur in 10–20 % der Fälle. Wichtige Hinweise ergeben sich aus der Vermehrung des Flüssigkeitsgehaltes im Douglas-Raum. In diesen Fällen besteht der Verdacht auf einen Tubarabort bzw: eine Tubarruptur.

Bezüglich des Nachweises von Fehlbildungen sind bereits zwischen der 8.–10. SSW Mißbildungen des Schädels (Anenzephalie) und der Extremitäten nachweisbar. Neuralrohrdefekte und Plexuszysten können bereits ab der 10. SSW zur Darstellung kommen.

Spätschwangerschaft

Indikationen für den Einsatz der Vaginosonographie im II. und III. Trimenon ergeben sich bei der Fehlbildungsdiagnostik des Hirns, der Plazentalokalisation und der Zervixinsuffizienz (Tabelle 3). Bei Vorliegen einer Schädellage kann die Vaginosonographie bei der Verdachtsdiagnostik Hydrozephalus und Balkenaplasie eingesetzt werden. Die verschiedenen Formen der Plazenta praevia können durch den vaginalen Ultraschall gegeneinander abgegrenzt werden.

Tabelle 3. Vaginosonographie in der Geburtshilfe (II. u. III. Trimenon)

Bereich	Pathologie
Fehlbildungsdiagnostik	Hydrozephalus, Balkenaplasie
Plazentalokalisation	Placenta praevia
Cervix uteri	Zervixinsuffizienz

Die Bestimmung der Zervixlänge durch Vaginosonographie stellt eine große Hilfe im Rahmen der Abklärung einer Zervixinsuffizienz dar. Die normale Zervixlänge sollte über 40 mm betragen. Dabei ist allerdings die Verlaufskontrolle während der Schwangerschaft der einmaligen Bestimmung überlegen, da eine Verkürzung der Zervix während der Schwangerschaft um 50% ihres Ausgangswertes in der Frühgravidität mit einer Zervixinsuffizienz korreliert.

Zusammenfassung

Der zunehmende Einsatz der Vaginosonographie begründet sich auf die Vorteile dieser Technik bei der Beurteilung der Beckenorgane im Rahmen der Vorsorgeuntersuchung, des Zyklusmonitorings und der Frühschwangerschaft gegenüber der Abdominalsonographie. Im II. und III. Trimenon existieren bislang Einschränkungen für die Anwendung der Vaginosonographie. So ergeben sich Indikationen in diesem Gestationsalter bei der Fehlbildungsdiagnostik des Hirns, der Plazentalokalisation und der Zervixinsuffizienz.

Literatur

Bald R, Hackelöer BJ (1983) Ultraschalldarstellung verschiedener Endometriumformen. In: Otto RC, Jann FX (Hrsg) Ultraschalldiagnostik 82. Thieme, Stuttgart, 187

Weiterführende Literatur

Merz E (1988) Sonographische Diagnostik in Gynäkologie und Geburtshilfe. Thieme, Stuttgart

Sautter T (1990) Transvaginalsonographie. Hippokrates, Stuttgart

Vaginalinfektionen

J. Martius

Differentialdiagnose

Bakterielle Vaginose, Candidose, Trichomoniasis, humane Papillomviren, Herpes genitalis, Zervizitis durch Chlamydia trachomatis und Neisseria gonorrhoeae, Colpitis senilis, Fremdkörper, allergische Reaktionen.

Diagnostik und Therapie

Bakterielle Vaginose

Vorhandensein von mindestens 3 der folgenden Befunde: homogen-wäßriger z. T. schaumiger Fluor, Amintest (10 % KOH Riechprobe) positiv, „clue cells" im Nativpräparat und pH-Wert des Scheidensekrets > 4,5. Therapie der Wahl ist die Gabe von Metronidazol in einer Dosierung von 2 × 400 mg pro Tag p. o. für 5–7 Tage. Bei Rezidiven ist eine Partnerbehandlung möglich.

Candidose

Mit einer Sensitivität von etwa 70 % erkennt man im Nativpräparat (NaCl und 10 % KOH) die Pseudomycelien bzw. Blastosporen und reichlich Leukozyten. Lactobacillus sp. sind oft in normaler Menge vorhanden, und der pH-Wert des Scheidensekretes liegt im Normbereich. In Zweifelsfällen muß die Diagnose über die Kultur (z. B. Sabouraud-Agar) gesichert werden. Die lokale Behandlung mit Imidazolen (1–7 Tage) hat sich sehr bewährt. Chronisch-rezidivierende Candidosen werfen therapeutisch immer wieder große Probleme auf. Versucht werden kann eine Verlängerung der lokalen Behandlung, eine intermittierende lokale Behandlung oder auch die systemische Behandlung z. B. mit Fluconazol p. o.

Trichomoniasis

Die Trichomonaden können mit hoher Spezifität und etwas geringerer Sensitivität im Nativpräparat erkannt werden. Zu bedenken ist, daß bis zu 50 % der Betroffenen keine Symptome haben. Außerdem sieht man im Nativpräparat vermehrt Leukozyten, eine verminderte Döderlein-Flora, vereinzelt „clue cells“ und der Amintest ist wie bei der bakteriellen Vaginose positiv. Der pH-Wert der Scheide liegt meist deutlich über 4,5. Die Therapie der Wahl ist das Metronidazol in Form einer einmaligen Gabe von 2 g p. o. einschließlich einer Partnerbehandlung.

Humane Papillomviren

Bei den durch Papillomviren verursachten Veränderungen im Bereich des Genitale muß man zwischen den makroskopisch sichtbaren Befunden (spitze Feigwarzen) und den z. T. nur kolposkopisch sichtbaren flachen Kondylomen unterscheiden. Mit Hilfe der Essigprobe (Betupfen mit 3 % Essigsäure) lassen sich die dann weißlich verfärbten flachen Kondylome erkennen. Der Nachweis von Virusgenom in den befallenen Arealen, z. B. über die DNA-Hybridisierung, bleibt bisher wissenschaftlichen Fragestellungen vorbehalten. Die Therapie gliedert sich in chirurgische, zytotoxische und immunstimulierende Maßnahmen. Die chirurgische Behandlung besteht aus dem Skalpell, der Elektrokauterisation, der Kryotherapie und dem Laser. Zytotoxische, lokal anwendbare Substanzen sind Podophyllin, Podophyllotoxin, Trichloressigsäure und 5 % 5-Fluorouracil-Creme. Die Nachteile der beschriebenen chirurgischen und zytotoxischen Behandlungsmethoden bestehen darin, daß häufig eine wiederholte Anwendung nötig wird, und mit einer hohen Rezidivrate von 50 %-70 % zu rechnen ist. Die alleinige oder additive Immunstimulation mit Hilfe von Interferonen (bisher nicht zugelassen) bringt eine deutliche Verbesserung der Behandlungsergebnisse. Bewährt hat sich z. B. das Interferon $Alpha_{2a}$ (Roferon-A) 1–3 Mio. I.E. s. c. in die Bauchhaut pro Tag für 7 Tage. Nach einer 4wöchigen Pause kann ein 2. oder 3. Zyklus folgen. Mit dem Auftreten grippeähnlicher Symptome muß gerechnet werden.

Herpes genitalis

Die Diagnose eines genitalen Herpes ergibt sich aus der Anamnese und den typischen Befunden bzw. Symptomen. In einzelnen Fällen kann es notwendig sein die Diagnose kulturell oder über Schnellteste (z. B. IFT) zu sichern. Insbesondere bei ausgeprägten Formen des primären genitalen Herpes hat sich das Aciclovir als Virustatikum z. B. in Form von 5 × 200 mg p. o. pro Tag für 1–2 Wochen bewährt. Bei sehr häufig rezidivierendem Herpes genitalis kann das Aciclovir z. B. in einer Dosierung von 2–5 × 200 mg p. o. pro Tag für 6 Monate versucht werden.

Chlamydia trachomatis

Die sexuell übertragenen Chlamydien können zu einer Zervizitis führen, ohne in allen Fällen Symptome zu verursachen. Die Zervizitis äußert sich in einer

Rötung, ödematösen Schwellung und einer vermehrten Vulnerabilität der Portio. Nicht selten fällt auch ein gelblich-eitriger zervikaler Fluor auf. Im Nativpräparat sieht man vermehrt Leukozyten. Die Sicherung der Diagnose erfolgt über Zellkulturverfahren oder Schnellteste auf immunologischer Basis. Außerhalb der Schwangerschaft gilt das Tetracyclin, z. B. Doxycyclin 200 mg pro Tag p. o. über 10–14 Tage, als Mittel der Wahl. Alternativ können Gyrasehemmer, z. B. Ciprofloxacin 0,5–1 g pro Tag für 10–14 Tage, verordnet werden. In der Gravidität hat sich das Erythromycin-Äthylsukzinat 4 × 400 mg pro Tag für 10–14 Tage bewährt. Immer ist der Therapieerfolg zu kontrollieren und eine Partnerbehandlung durchzuführen.

Neisseria gonorrhoeae

Bei Zeichen einer Zervizitis sollte immer auch an eine Gonorrhoe gedacht werden. Die Sicherung der Diagnose kann nur kulturell erfolgen. Das Penicillin G, z. B. in Form einer Einmaldosis von 4,8 Mio. Einheiten intramuskulär, ist nach wie vor das Mittel der Wahl. Alternativen sind die Zephalosporine oder die Gyrasehemmer. Die Kontrolle des Therapieerfolges und die Partnerbehandlung sind obligatorisch.

Colpitis senilis

Nach Ausschluß anderer Ursachen bereitet die Diagnose einer Colpitis senilis nur selten Probleme. Bewährt hat sich die lokale oder systemische Gabe von Östrogenen.

Fremdkörper

Vor allem vor der Pubertät, aber auch später müssen bei entzündlichen Veränderungen der Scheide Fremdkörper ausgeschlossen werden.

Allergische Reaktionen

Die lokale Anwendung von Medikamenten, Scheidenspülungen, Antikonzeptiva und Pessaren kann zu Allergien führen.

Praxisbezogene Diagnostik und Therapie der weiblichen Sterilität

H. Gips

Patientenehepaare, die den Gynäkologen mit Sterilitätsproblemen aufsuchen, sind meist in einem Alter mit bereits abnehmender Fertilität.

Wie aus den Untersuchungen von Schwartz u. Mayaux (1982) und Kovacs et al. (1988) (Abb. 1) zu ersehen ist, zeigt sich bei den Frauen eine abnehmende Fertilität ab der Altersgruppe über 26 Jahre, gravierend ist die Abnahme der Fertilität bei Frauen über 35 Jahren. Da bei den beiden zitierten Untersuchungen ovulationsterminierte heterologe Inseminationen mit normalen Spermiogrammen durchgeführt wurden, zeigt sich der Hinweis auf eine Abnahme der Fertilität aufgrund einer nachlassenden Ovarialfunktion, wohl bedingt durch zunehmende Follikelreifungsstörungen und abnehmende Qualität des Corpus luteum.

Eine weitere Untersuchung von MacLeod u. Gold (1953) (Tabelle 1) zeigt eine abnehmende Konzeption in Korrelation zum Alter des Mannes. Das

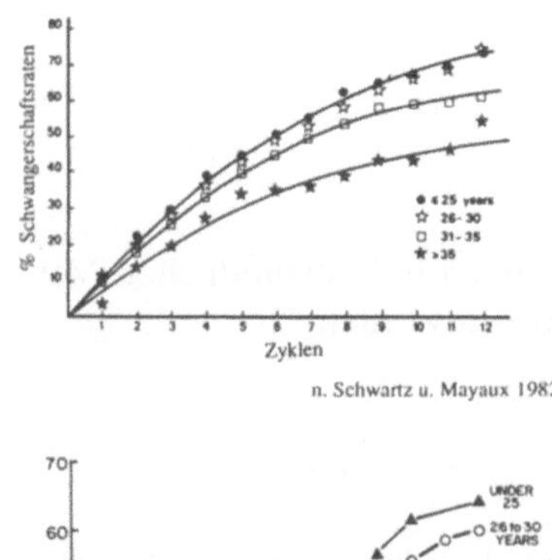

n. Schwartz u. Mayaux 1982

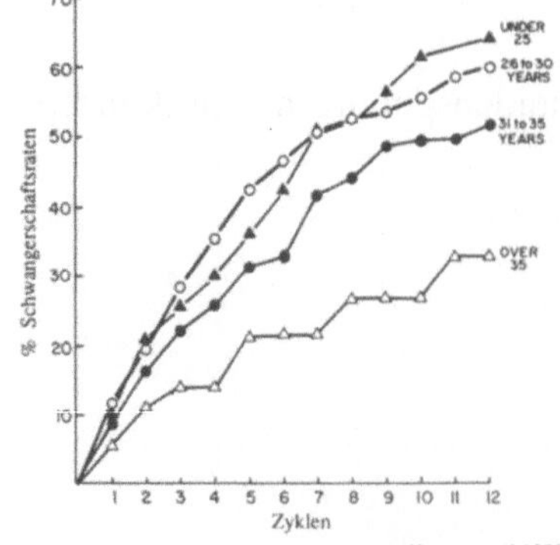

n. Kovacs et al 1988

Abb. 1. Fertilität in Korrelation zum Alter der Frau

Tabelle 1. Konzeptionsraten innerhalb von 6 Monaten in Korrelation zum Alter des Mannes. (Nach MacLeod u. Gold 1953)

Alter	n	% Konzeption
< 25	126	74,6
25–29	132	47,7
30–34	76	38,2
35–39	55	25,5
> 40	44	22,7

Ergebnis dieser Untersuchung ist mit Zurückhaltung zu interpretieren, da primär wohl auch mit steigendem Alter des Mannes bei Kinderwunsch ein steigendes Alter der Ehefrauen vorliegt, insbesondere jedoch auch Störungen durch weibliche Sterilität nicht berücksichtigt wurden.

Trotzdem kann aus den vorliegenden zitierten Untersuchungen der Schluß gezogen werden, daß die meisten Ehepaare, die den Arzt mit Sterilitätsproblemen aufsuchen, bereits in einem Alter sind mit abnehmender Fertilität aufgrund einer biologischen Alterung der Gonaden.

Die Abb. 2 zeigt Spermienanalysen im Zeitraum zwischen 1951–1977. Während in der Untersuchung von MacLeod u. Gold (1951) 57 % der Probanden eine Spermienzahl zwischen 80 – > 100 Mio./ml zeigen, wird diese Spermienzahl 1974 (Nelson u. Bunge) in 13 %, 1975 (Rehan et al.) in 27 % und 1978 (Smith u. Steinberger) in 31 % erreicht. Auffällig ist auch die Zunahme der Spermiogramme mit einer Zahl von < 20 Mio./ml.

In einer Analyse von 24 Publikationen mit insgesamt 10876 Spermiogrammen im Zeitraum von 1960–1979 (James 1980) wird ein ständiger Abfall der mittleren Spermienanzahl (Mio./ml) beschrieben.

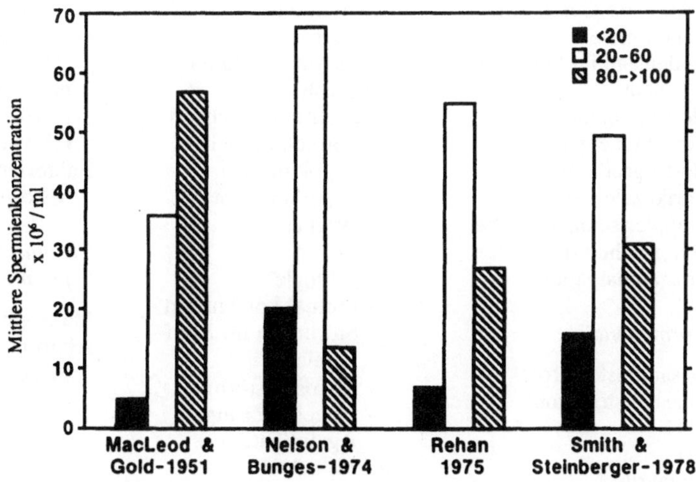

Abb. 2. Trend zu abfallenden Spermienkonzentrationen (1951–1978). (Nach Spark 1988)

Insgesamt läßt sich aus diesen Untersuchungen erkennen, daß eine nachlassende quantitative und qualitative Spermiogenese einen hohen Anteil der heutigen Sterilitätsproblematik darstellt.

Vor Beginn einer Sterilitätsbehandlung sollte neben einer gynäkologischen Basisuntersuchung die Erstellung eines aktuellen Spermiogramms gefordert werden. Das Spermiogramm sollte die in Tabelle 2 aufgeführten Anforderungen enthalten.

Wichtige gynäkologisch-anamnestische Daten sind zum einen die Zykluslänge und deren Reproduzierbarkeit oder Variabilität sowie die Dauer der Menstruation in Tagen, wobei insbesondere auf verlängerte Menstruationen im Sinne einer Menorrhagie zu achten ist (> 7 Tage), zusätzlich auch auf Zwischenblutungen, insbesondere mittzyklische Blutungen oder auch prämenstruelle Blutungen, die immer einen Hinweis geben auf mangelhafte Follikelreifungen mit verminderter Produktion des Östradiol-17β und folgender verzögerter Proliferation des Endometriums, häufig auch gefolgt von einer Corpus-luteum-Insuffizienz mit schneller Luteolyse und entsprechend prämenstruell auftretenden Blutungen. Auch die mittzyklische Blutung ist ein Zeichen der nicht ausreichenden Proliferation des Endometriums. Primärer Therapieansatz dieser Blutungsstörungen ist entsprechend eine Unterstützung der Follikelreifung durch Stimulation in der Selektionsphase des Follikels mit verbesserter Produktionsrate des Östradiol-17β und ausreichender Proliferation des Endometriums. Das dann zumeist folgende verbesserte Corpus luteum bewirkt eine gute Transformation, so daß insgesamt die Stimulationstherapie der erste Therapieansatz bei Blutungsstörungen ist, ebenso auch bei Variabilität der Ovulationstermine und instabilen Zyklen.

Tabelle 2. Diagnostik der Sterilität – Andrologische Untersuchungsparameter

Körperlicher Befund	*Ejakulatbefund*	*Akute Entzündungsparamter*
Sekundäre Geschlechtsmerkmale	Menge in ml	Leukozytenanzahl/ml
Hodenlage im Skrotum ja/nein	pH-Wert	evtl. Cytur-Test (Nachweis der Leukozytenperoxidase)
Hodenpalpation	Spermatozoenzahl/ml	evtl. Elastase (Hinweis auf Granulozyten)
Nebenhodenpalpation	Beweglichkeit %	Bakterien/Chlamydien/Mykoplasmen/Sproßpilze
Hodengröße in ml	Gesamtbeweglichkeit	
Varikozele ja/nein	– normokinetisch	*Chronische Entzündungsparameter (Nebenhoden)*
(dopplersonographische Untersuchung)	– hypokinetisch	Makrophagen im Ausstrich
Prostatapalpation	– hyperkinetisch	Abnorme Anfärbung der Flagella
	unbeweglich %	
Hormonanalyse	tot %	
Gesamttestosteron	Morphologie %	
freies Testosteron	– normal konfiguriert	
FSH	– Störungen im Kopfbereich	
LH	– Akrosomstörung	
Prolaktin	– Flagellastörung	
	– Agglutination	
	Akronsinaktivität	

Zur Basisdiagnostik gehört das Führen einer Basaltemperaturkurve mit Dokumentation der Blutungen. Diese Basaltermperaturkurve soll dazu führen, daß die Patientin möglichst wenig den Arzt aufsucht und nur zu Zeitpunkten, die dem Arzt weiterführende Informationen geben in der Diagnostik und Therapie. Bei stabilen Zyklen mit reproduzierbarem Anstieg der Basaltemperaturkurve ist der Beginn der Temperaturmessung erst in der späten Follikelreifungsphase notwendig, ca. 3–4 Tage vor geschätztem Temperaturanstieg. Die davor erhobenen Meßdaten geben keine Information. Die Temperatur muß nicht immer zum gleichen Tageszeitpunkt gemessen werden, sondern lediglich vor dem Aufstehen. Der geringe Einfluß einer zirkadianen Rhythmik auf die Basaltemperaturkurve mindert nicht deren Aussage. Die Information soll lediglich der ungefähre Ovulationszeitpunkt sein und die dann folgende Länge der Corpus-luteum-Phase. Da der Anstieg der Basaltemperaturkurve nach dem Alles-oder-Nichts-Gesetz durch das ansteigende Progesteron nach der Ovulation bewirkt wird (Anstieg, wenn Progesteron > 3 ng/ml), sollte diese nicht überinterpretiert werden (z. B. „Klettertyp", gibt keinen Hinweis auf eine Corpus-luteum-Insuffizienz).

Insbesondere bei instabilen Zyklen, Variabilität der Ovulationstermine, Blutungsstörungen und auch bei vorliegender Amenorrhoe sollte eine Basishormonanalyse durchgeführt werden, um hieraus evtl. einen Hinweis auf die Ursache der Zyklus- und Blutungsstörung zu erhalten. Ein pathologischer Ausfall der Hormonanalyse sollte dann therapeutisch berücksichtigt werden. Die Basishormonanalyse setzt sich zusammen aus der Messung des Prolaktins, FSH, TSH, Gesamttestosteron oder freies Testosteron, Androstendion und DHEAS im Serum. Diese sechs Parameter geben eine ausreichende Information über pathophysiologische Ursachen von Zyklusstörungen und sind vor allem therapeutisch korrigierbar. Die aufgeführte Basishormonanalyse ergibt sich aus der pathophysiologischen Interaktion endokriner Systeme, wie sie in Abb. 3 aufgeführt sind:

Ursachen einer Hyperprolaktinämie können hypophysäre Prolaktinome sein oder supraselläre Tumore. Leichte Hyperprolaktinämien kommen gehäuft vor bei einer Hypothyreose. Das erhöhte TRH stimuliert hierbei neben dem TSH auch das Prolaktin. Die Messung des TSH als Schilddrüsenscreening ist unbedingt zu fordern, da Schilddrüsendysfunktionen im Sinne einer Hypo- und Hyperthyreose Zyklus- und Blutungsstörungen induzieren, zusätzlich insbesondere die Hypothyreose sehr häufig die Ursache von rezidivierenden Frühaborten ist. Eine Hypothyreose führt zu einer verminderten SHBG-Biosynthese in der Leber, eine Hyperthyreose zu einer vermehrten SHBG-Biosynthese mit entsprechend veränderter Bindung von Androgenen und Östradiol-17β. Eine Hyperprolaktinämie führt zu einer verminderten FSH-Ausschüttung der Hypophyse mit entsprechender geringer Stimulation der Follikelreifung und je nach Intensität zu Oligo- bzw. Amenorrhoen.

Polyzystische Ovarien werden endokrinologisch am besten durch die Messung des Testosterons und des Androstendions erfaßt. Die Messung des DHEAS gibt zusätzlich eine Information über eine vermehrte adrenale Androgenproduktion. Diese ist häufig vergesellschaftet mit polyzystischen Ovarien, so daß neben der Erhöhung des Testosterons und/oder Androstendions auch

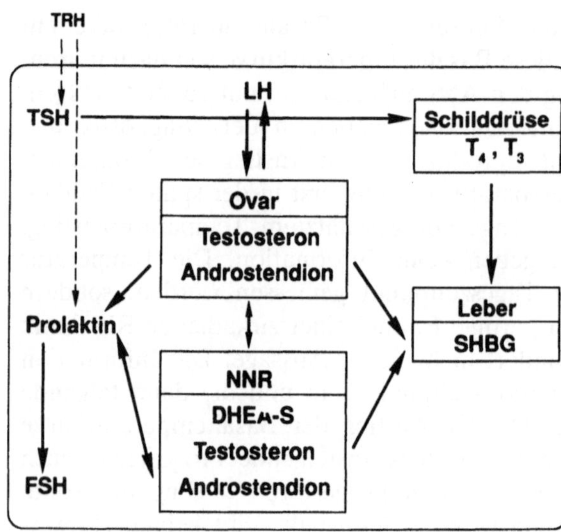

Abb. 3. Basishormonanalyse bei Sterilität – Pathophysiologische Interaktion endokriner Systeme

das DHEAS gehäuft erhöht gefunden wird. Die Erhöhung der Androgene führt zu einer verminderten Biosynthese des SHBG in der Leber. Polyzystische Ovarien zeigen in 20–30% der Fälle eine Begleithyperprolaktinämie. Ein hoher LH/FSH-Quotient wird gehäuft bei polyzystischen Ovarien gefunden. Da der LH/FSH-Quotient nicht immer erhöht ist, gibt dieser bei normalen Androgenen nicht unbedingt einen Hinweis auf polyzystische Ovarien, so daß das LH nicht primär mit in die Basisdiagnostik einbezogen werden muß.

Die Blutentnahme für die Basishormonanalyse sollte nicht periovulatorisch erfolgen, um eine Verfälschung durch das ansteigende LH zu vermeiden. Dieses führt präovulatorisch zu einem Anstieg der ovariellen Androgenproduktion, so daß fälschlicherweise neben einem grenzwertig oder leicht erhöhten Gesamttestosteron und/oder Androstendion auch ein erhöhter LH/FSH-Quotient vorliegen kann, woraus irrtümlicherweise polyzystische Ovarien abgeleitet werden können. Ebenfalls zeigt das Prolaktin häufig einen leichten Konzentrationsanstieg.

Bei vorliegender Basaltemperaturkurve sollte die Blutentnahme in der Follikelreifungsphase spätestens bis 4 Tage vor Anstieg der BTK erfolgen. Bei Oligomenorrhoen oder Amenorrhoe kann die Blutentnahme jederzeit erfolgen. Die Tageszeit sollte berücksichtigt werden aufgrund der zirkadianen Rhythmik der adrenalen Androgene. Sinnvoll ist eine Blutentnahme bis spätestens 15.00 Uhr, da zu einer späteren Tageszeit der Abfall der adrenal produzierten Androgene oft sehr ausgeprägt ist.

Therapieansätze (Abb. 4–11)

(Beschreibung s. Beitrag von H. Gips, in diesem Buch, S. 255 ff.)

Eine Clomiphentherapie kann je nach Rezeptorempfindlichkeit der Zervixdrüsen zu einer ausgeprägten Dysmucurrhoe führen und entsprechend die

- Stabile Zykluslänge von 27 - 30 Tagen
- Corpus luteum-Phase > 12 Tage (n. BTK)
- Ovulationstermine reproduzierbar (n. BTK)
- Keine Blutungsstörungen
- Normales Hormonprofil
- Normales oder leicht eingeschränktes Spermiogramm

↓

Ovulationsterminierung
Kohabitationsterminierung
(BTK, Follikulometrie)
Präovulatorische Mucuskontrolle
Postkoitaltest
Evtl. LH-terminierte Kohabitation / Insemination bei leicht eingeschränktem Spermiogramm

Keine Schwangerschaft nach 4 Zyklen

↓

Abklärung des Tubenfaktors

↓

Normaler Tubenfaktor

↓

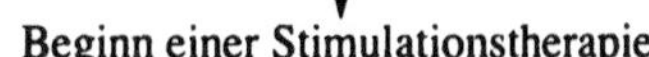
Beginn einer Stimulationstherapie

Abb. 4. Therapieansätze bei Sterilität

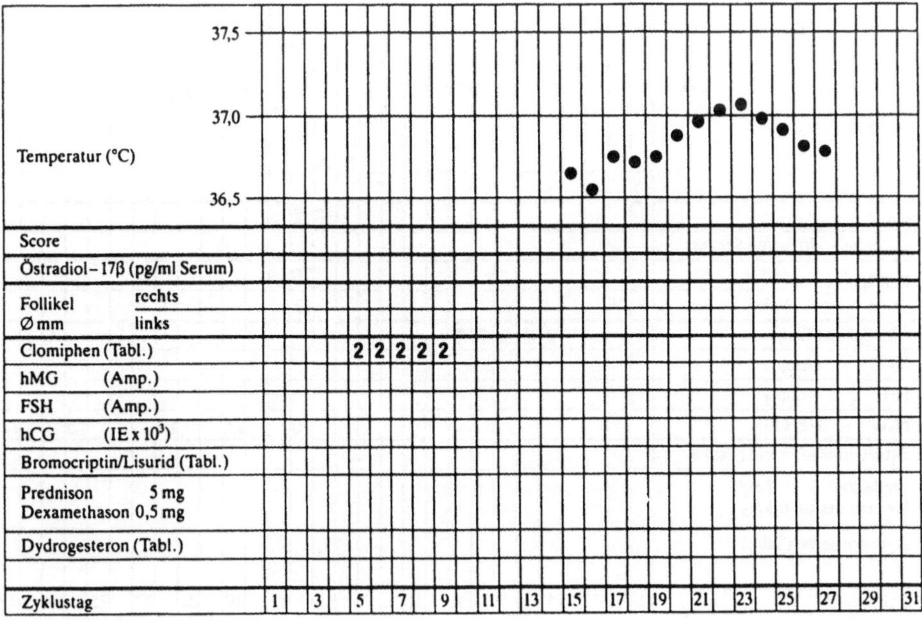

Abb. 5. Clomiphen-Therapie

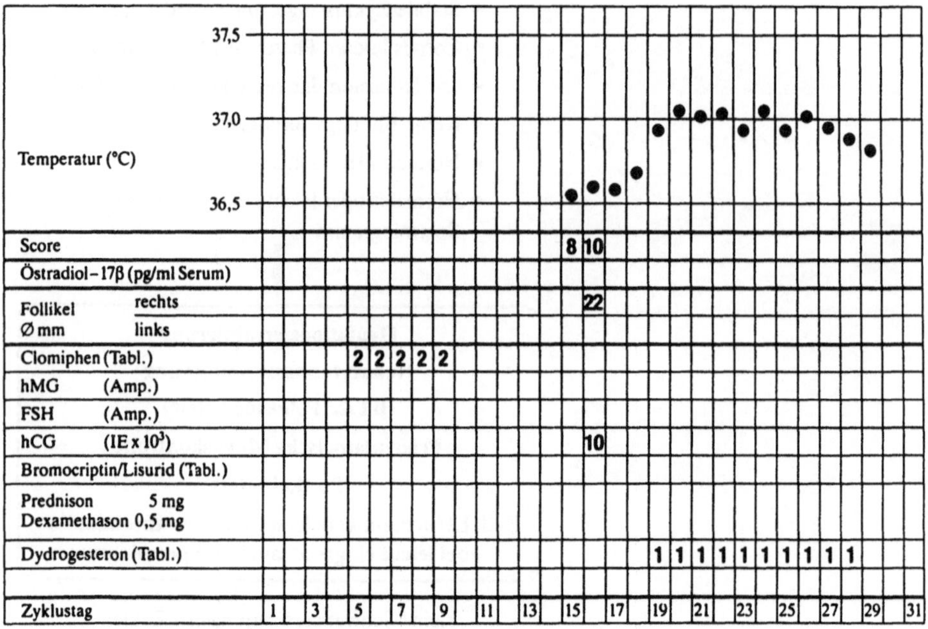

Abb. 6. Clomiphen-/hCG-Therapie. Substitution des CL mit Dydrogesteron

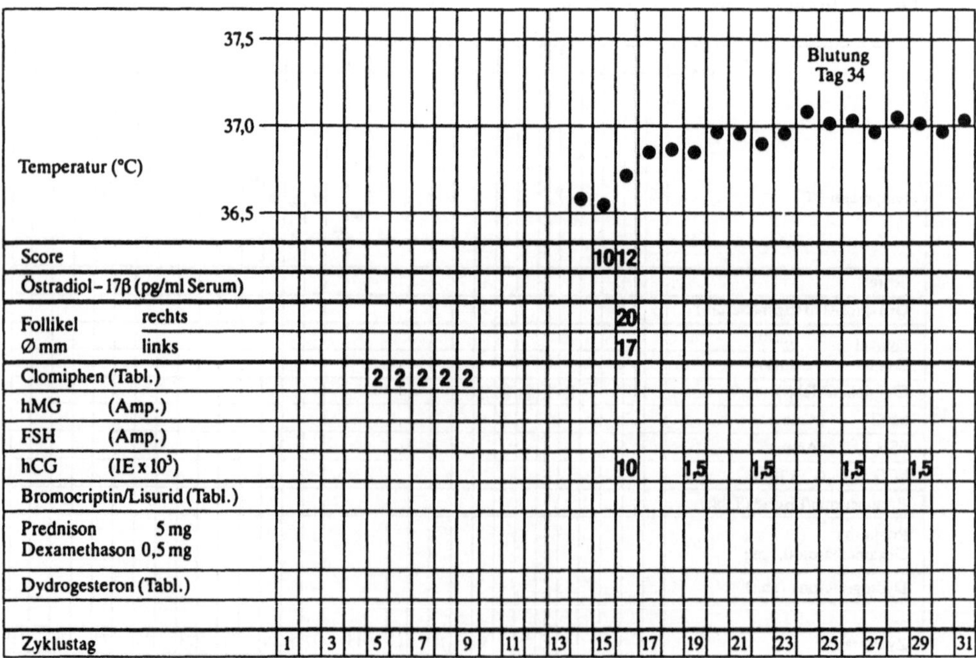

Abb. 7. Clomiphen-/hCG-Therapie. Stimulation des CL mit hCG

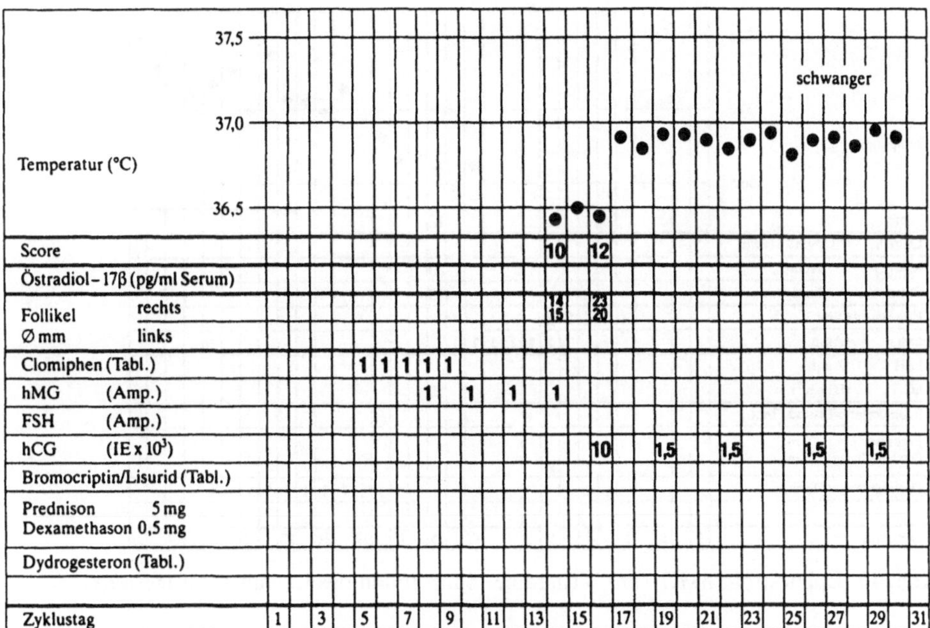

Abb. 8. Clomiphen-/hMG-/hCG-Therapie. Stimulation des Cl mit hCG

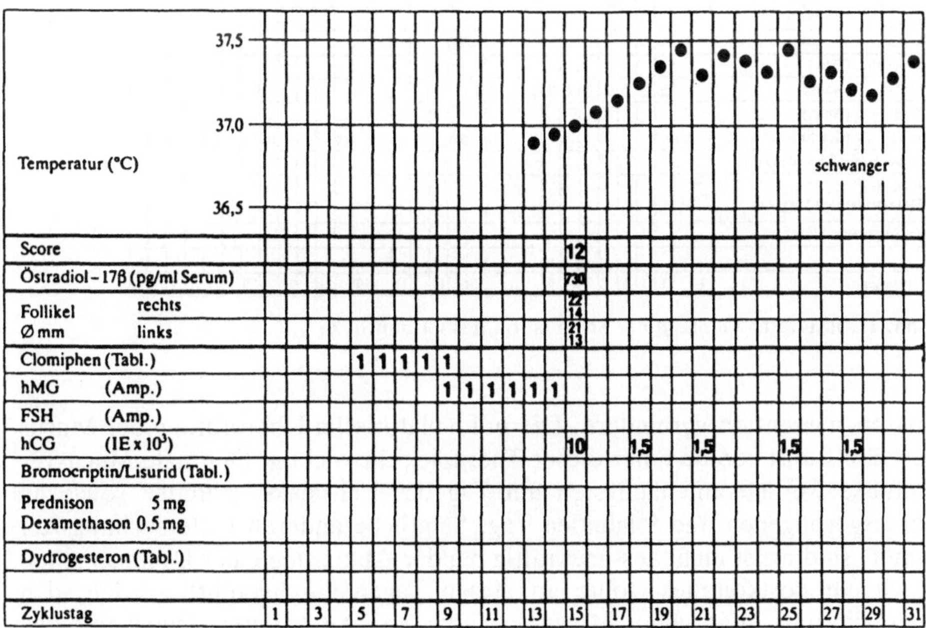

Abb. 9. Clomiphen-/hMG-/hCG-Therapie. Stimulation des CL mit hCG

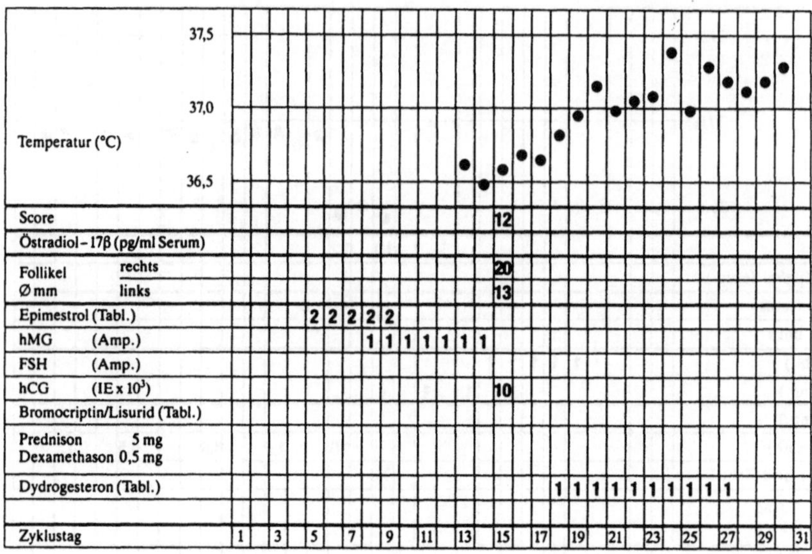

Abb. 10. Epimestrol-/hMG-/hCG-Therapie. Substitution des CL mit Dydrogesteron

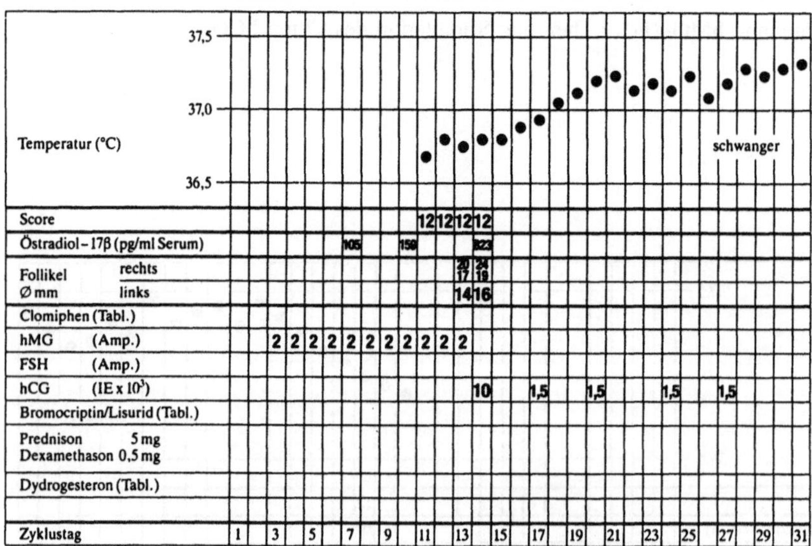

Abb. 11. hMG-/hCG-Therapie. Stimulation des CL mit hCG

Spermienaszension verhindern. Die präovulatorische Überprüfung der Mucusverhältnisse ist gerade unter dieser Therapie sehr wichtig. Optimale Mucusverhältnisse werden am häufigsten am Tag des LH-Peaks gefunden sowie am vorausgegangenen und folgenden Tag. Sämtliche anderen Untersuchungszeitpunkte sind meist nicht aussagekräftig bei der Abklärung einer Dysmucorrhoe. Auch ein Postkoitaltest sollte an diesen Tagen durchgeführt werden, d.h. ebenfalls nur unter guten Mucusverhältnissen. An anderen Tagen durchgeführte Postkoitaltests haben keinen Informationswert. Bei eingeschränktem

Spermiogramm sollte eine Karenzzeit von 4–5 Tagen empfohlen werden, bei normalem Spermiogramm ist eine Karenz von einem Tag völlig ausreichend.

Primär sollte ein Standardtest durchgeführt werden, wobei eine abendliche Kohabitation empfohlen wird mit dann folgendem Postkoitaltest am nächsten Morgen, d.h. einer zeitlichen Differenz von ca. 9–12 h. Werden beim Standardtest wiederholt keine Spermien gefunden, sollte eine morgendliche Kohabitation erfolgen und der Test 2–3 h als Kurzzeittest danach durchgeführt werden.

Praktische Durchführung (Abb. 12)

Insbesondere beim Standardtest ist das Absaugen des Mucus auf der Höhe des inneren Muttermundes wichtig, da sich hier das Spermiendepot befindet. Ein Absaugen vom äußeren Muttermund ohne Eingehen in den Zervikalkanal bringt meist falsch-negative Ergebnisse und führt zur Verunsicherung von Arzt und Patientin. Bewährt hat sich die Verwendung eines Silikonschlauchs mit einem äußeren Durchmesser von 4 mm und einem inneren Durchmesser von 2 mm. Dieser läßt sich auf eine 10-ml-Spritze aufstecken, über die dann der Mucus in den Silikonschlauch gesaugt werden kann. Dieser Schlauch ist als Meterware zu kaufen und sollte in einer Länge von ca. 15–18 cm verwendet werden. Es ist darauf zu achten, daß er transparent und weich ist, aber auch eine ausreichende Konsistenz aufweist, um ihn mit der Kornzange in den Zervikalkanal einführen zu können. Der Schlauch wird in den geöffneten Muttermund bis in die Höhe der Endozervix vorgeschoben, anschließend ein Unterdruck durch die aufgesetzte 10-ml-Spritze erzeugt. Man sieht nun die Mucussäule in dem transparenten Schlauch aufsteigen. Nach ausreichender Gewinnung des Mucus wird der Schlauch mit der Kornzange kurz vor dem Muttermund zugedrückt und aus der Zervix herausgezogen. Nach Ausstrei-

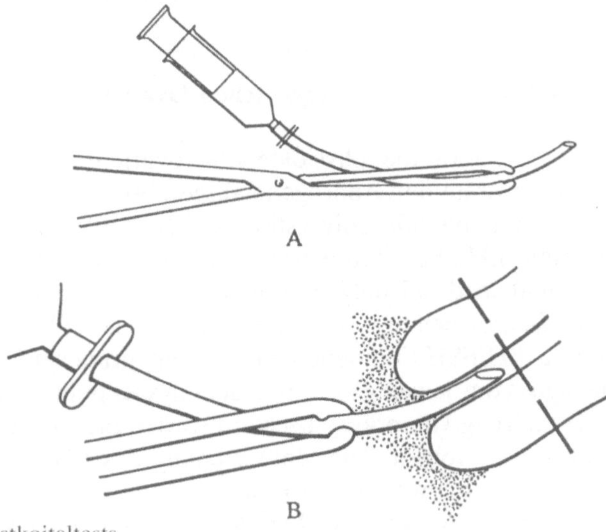

Abb. 12. Durchführung des Postkoitaltests

chen des Mucus auf einen Objektträger kann die Musterung bei 400facher Vergrößerung unter dem Mikroskop erfolgen (Okular 10 ×, Objektiv 40 ×). Wenn der Silikonschlauch bei verengtem äußeren Muttermund, sonst jedoch guten Mucusverhältnissen, nicht in den Zervikalkanal eingeführt werden kann, ist es sinnvoll, auf der Höhe des inneren Muttermundes mit dem Spekulum einen Druck auszuüben, so daß der Mucus aus dem äußeren Muttermund herausgepreßt wird und von dort abgesaugt werden kann. Bei gelblicher Verfärbung des zervikalen Mucus liegt der Verdacht einer bakteriellen Infektion vor, so daß dann auch bei sonst guter zervikaler Sekretion zunächst ein mikrobiologischer Abstrich und eine entsprechend spezifische Therapie durchgeführt werden sollte. Aufgrund der individuellen zeitlichen Variabilität des maximalen Zervix-Scores ist es verständlich, daß u. U. ein Postkoitaltest an 2 oder gar 3 Tagen hintereinander erfolgen muß, um eine objektive Beurteilung zu erreichen.

Liegt eine clomipheninduzierte Dysmucorrhoe vor, sollte die Clomiphendosis reduziert werden (z. B. 25 mg von Tag 5–9). Wenn auch die reduzierte Clomiphendosis eine Dysmucorrhoe induziert, dann ist der Übergang auf eine kombinierte Epimestrol/hMG/hCG-Therapie sinnvoll, wobei das Epimestrol aufgrund seiner nur schwachen antiöstrogenen Wirkung die Dysmucorrhoe nicht induziert. Ein alleiniger Einsatz von Epimestrol sollte insbesondere bei einer vorliegenden Zyklusinstabilität nicht durchgeführt werden. Hier ist immer eine kombinierte Epimestrol/hMG/hCG-Therapie zu empfehlen (s. Abb. 10).

Die Abb. 11 zeigt die Durchführung einer hMG/hCG-Therapie. Die Kriterien für diesen Therapieansatz sind im Beitrag von H. Gips, in diesem Buch (s. S. 263), unter Therapieansatz IV (Tabelle 5), eingehend erörtert. Eine Gonadotropintherapie kann bei nicht sachgemäßer und unkontrollierter Durchführung ein ausgeprägtes Überstimulationssyndrom induzieren, ebenfalls das Risiko von Mehrlingen. Aus diesem Grund sollten die aufgeführten Kriterien der Überwachung und Kontrolle beachtet werden.

Sterilitätstherapie bei polyzystischen Ovarien

In Tabelle 3 ist die physiologische ovarielle, adrenale und extraglanduläre Produktionsrate der Androgene aufgeführt.

Patientinnen mit polyzystischen Ovarien zeichnen sich aus durch einen erhöhten LH/FSH-Quotienten. Die normale LH/FSH-Ratio liegt zwischen 1–1,6 und wird bei polyzystischen Ovarien gehäuft > 2,0 gefunden. Wie die Verlaufsuntersuchung von Rebar et al. (1976) (Abb. 13) zeigt, wird der erhöhte LH/FSH-Quotient jedoch nicht grundsätzlich gefunden, sondern ist abhängig vom jeweiligen Untersuchungszeitpunkt. Aus diesem Grunde sollte die Abklärung von polyzystischen Ovarien primär durch die Untersuchung der Androgene erfolgen. Die Untersuchung des LH/FSH-Quotienten gibt zusätzlich häufig keine weitere Information.

Insbesondere adipöse Patientinnen mit polyzystischen Ovarien zeigen gehäuft eine Insulinresistenz (Burghen et al. 1980; Chang et al. 1983). Unter-

Tabelle 3. Die Produktion der Androgene bei der Frau (Angaben in %)

	Testosteron	Androstendion	DHEAS	DHEA
Ovarien	25	50	5	10
Nebennierenrinde	25	50	95	90
extraglandulär (Fettgewebe, Haut)	50	–	–	–

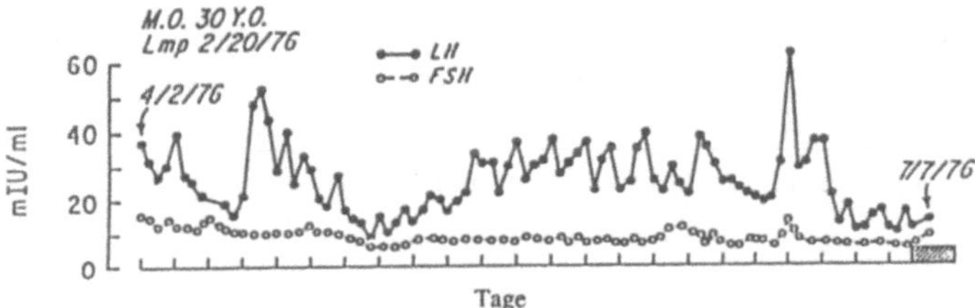

Abb. 13. Fluktuationen der Serumkonzentrationen von LH und FSH bei einer PCO-Patientin. (Nach Rebar et al. 1976)

suchungen von Barbieri et al. (1983) an Schweinethecazellen konnten nachweisen, daß die Produktionsrate von Androstendion nach Zugabe von LH und Insulin signifikant höher lag als von LH allein. Hieraus konnte geschlossen werden, daß die hohe Androgenproduktion der Thecazellen nicht nur durch die hohe LH-Stimulation bie polyzystischen Ovarien bewirkt wird, sondern zusätzlich noch moduliert wird durch die hohe Anflutung des Insulins (Abb. 15).

In Abb. 14 wird die Steroidhormonbiosynthese auf follikulärer Ebene dargestellt: Die Stimulation der Thecazellen erfolgt primär durch das LH mit folgender Produktion der Androgene, insbesondere Androstendion. Die Androgene werden dann durch die Granulosazellen aromatisiert, d. h. in Östrogene konvertiert, die dann die Follikel- und Eizellreifung fördern. Die Stimulation der Granulosazellen erfolgt primär durch das FSH.

Die Abb. 15 zeigt die Pathogenese der ovariellen Steroidhormonproduktion bei polyzystischen Ovarien: Das erhöhte LH führt zu einer vermehrten Stimulation der Thecazellen und mit folgender erhöhter Produktionsrate der Androgene, primär Androstendion. Die Granulosazellen zeigen keine ausreichende Proliferation, um die Androgene zu aromatisieren, d. h. in Östradiol-17β zu konvertieren. Durch diese Imbalance induzieren die erhöhten Androgene eine Atresie der Follikel.

Die erhöht produzierten Androgene werden vermehrt in die Peripherie sezerniert und induzieren dort z. B. den Hirsutismus, die Akne und die Seborrhoe. Insbesondere im Fettgewebe erfolgt eine Aromatisierung des Androstendions zum Östron. Diese extraglanduläre nichtzyklische hohe Produktionsrate

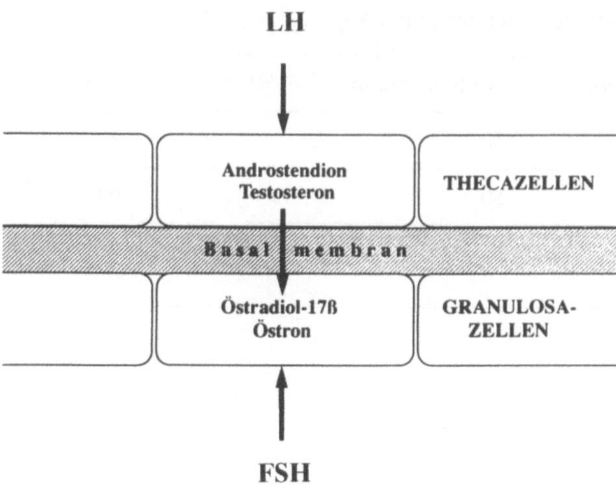

Abb. 14. Steroidhormonproduktion und Metabolismus in den Theca- und Granulosazellen

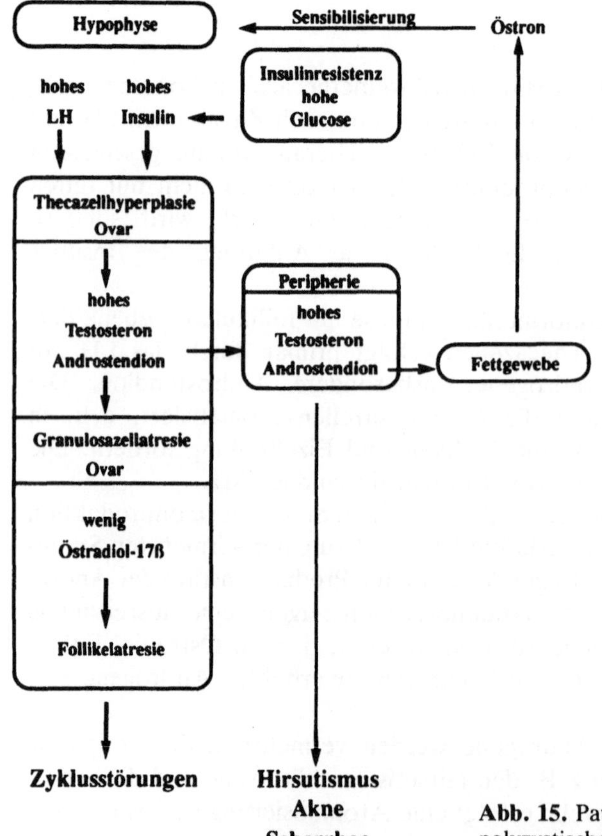

Abb. 15. Pathophysiologischer Regelkreis bei polyzystischen Ovarien

des Östrons führt wiederum zu einer Östrogensensibilisierung der Hypophyse mit erhöhter LH-Produktion auf GnRH, wobei dann die erhöhte Sekretion des LH wiederum zu einer erhöhten Stimulation der ovariellen Thecazellen führt mit entsprechendem Schluß des pathophysiologischen Regelkreises. Eine Insulinresistenz mag zusätzlich noch über eine erhöhte Insulinanflutung die Thecazellen stimulieren.

Polyzystische Ovarien und Hyperprolaktinämie

Patientinnen mit polyzystischen Ovarien zeigen gehäuft eine Hyperprolaktinämie, wobei diese erhöhten Prolaktinkonzentrationen zumeist nicht sehr ausgeprägt sind, jedoch auch Schwankungen bis in den Konzentrationsbereich um 1000 μIU/ml zeigen können. Zusätzlich reagieren Patientinnen mit polyzystischen Ovarien häufig mit einer erhöhten Ausschüttung des Prolaktins auf Metoclopramit und auf TRH (Corenblum u. Taylor 1982). Hier mag somit zum einen eine Hyperplasie der laktotrophen Hypophysenzellen vorliegen, induziert durch den permanent hohen Einfluß des extraglandulär produzierten Östrons, zum anderen mag ein hypothalamisches Dopamindefizit vorliegen mit entsprechender reduzierter Hemmung der Prolaktinsekretion (Dopamin hat prolaktin-inhibierende Wirkung). Dieses Dopamindefizit könnte wiederum zu einer vermehrten Stimulation des GnRH durch Norepinephrin führen mit entsprechend erhöhter GnRH-Stimulation der Hypophyse, die dann, wie zitiert, östrogensensibilisiert das typische Gonadotropinsekretionsmuster der polyzystischen Ovarien zeigt, d. h. primär eine hohe LH-Sekretion.

Sterilitätstherapie bei polyzystischen Ovarien (Abb. 16–21)

(Beschreibung im Beitrag von H. Gips, in diesem Buch, S. 265 ff.)

Sterilitätstherapie bei Hyperprolaktinämie

Bei nachgewiesener Hyperprolaktinämie sollte grundsätzlich versucht werden, das Prolaktin durch eine Bromocriptin- oder Lisurid-Therapie in den Normbereich zu supprimieren (< 450 μIU/ml). Wenn eine Suppression in den Normbereich gelingt, so mag sich bereits ein stabiler biphasischer Zyklus einstellen, so daß zunächst keine Stimulationstherapie notwendig ist. Wenn weiterhin eine Variabilität der Ovulationstermine vorliegt, eine zu kurze Corpus-luteum-Phase oder monophasische Zyklen bei Oligomenorrhoen oder Amenorrhoe, so ist eine zusätzliche Stimulationstherapie mit Clomiphen bei normalem Prolaktin meist erfolgreich.

Läßt sich das Prolaktin nicht in den Normbereich senken, dieses ist häufig der Fall bei ausgeprägter Hyperprolaktinämie, bei Mikroprolaktinomen oder bei ausgeprägter Unverträglichkeit von Bromocriptin oder Lisurid, so sollten diese Medikamente nur bis zur Verträglichkeitsgrenze gegeben werden (max.

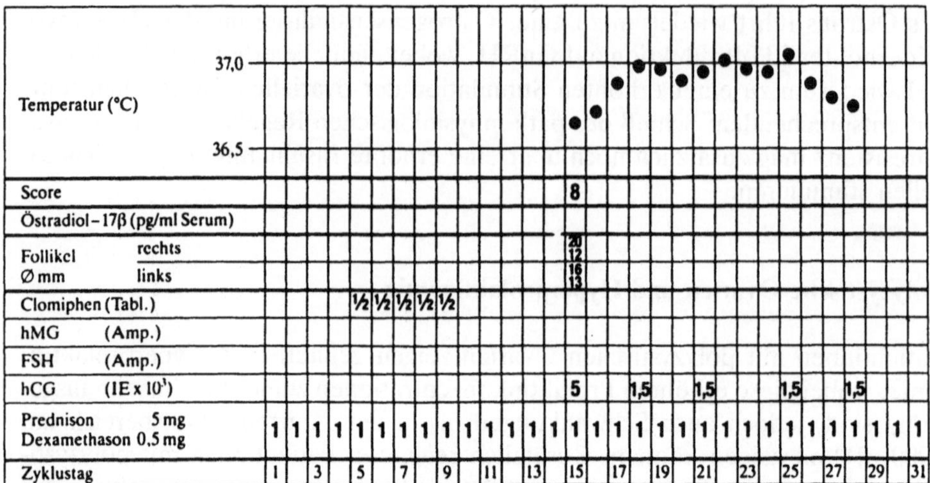

Abb. 16. Clomiphen-/hCG-Therapie. Basistherapie: Prednison/Dexamethason. Stimulation des CL mit hCG

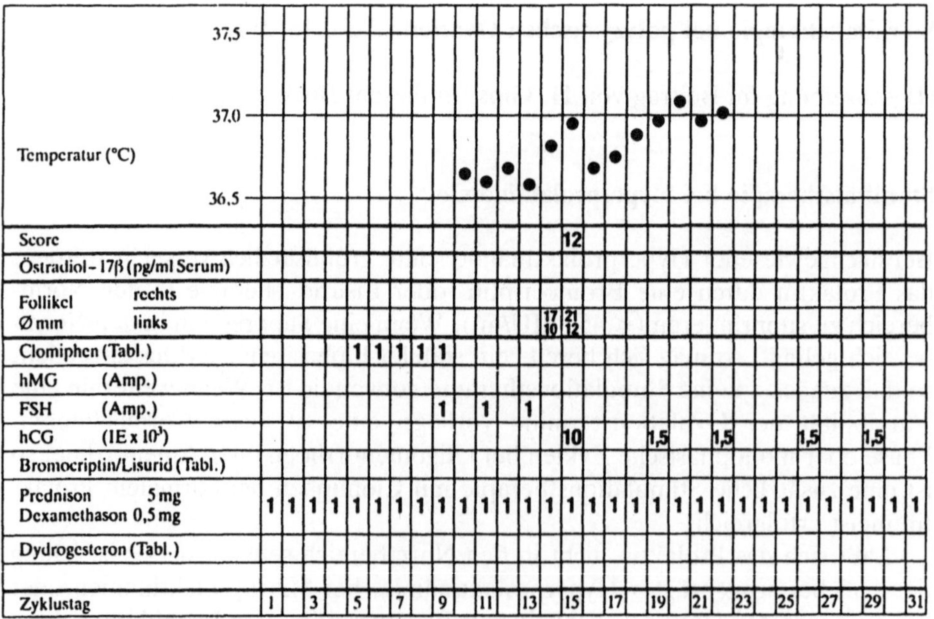

Abb. 17. Clomiphen-/FSH-/hCG-Therapie. Basistherapie: Prednison/Dexamethason

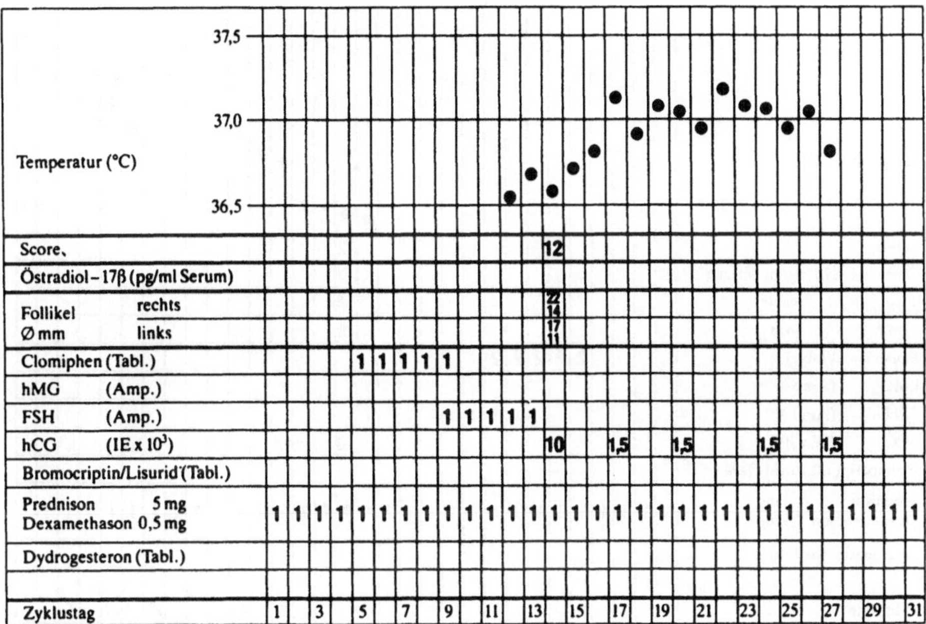

Abb. 18. Clomiphen-/FSH-/hCG-Therapie. Basistherapie: Prednison/Dexamethason. Stimulation des CL mit hCG

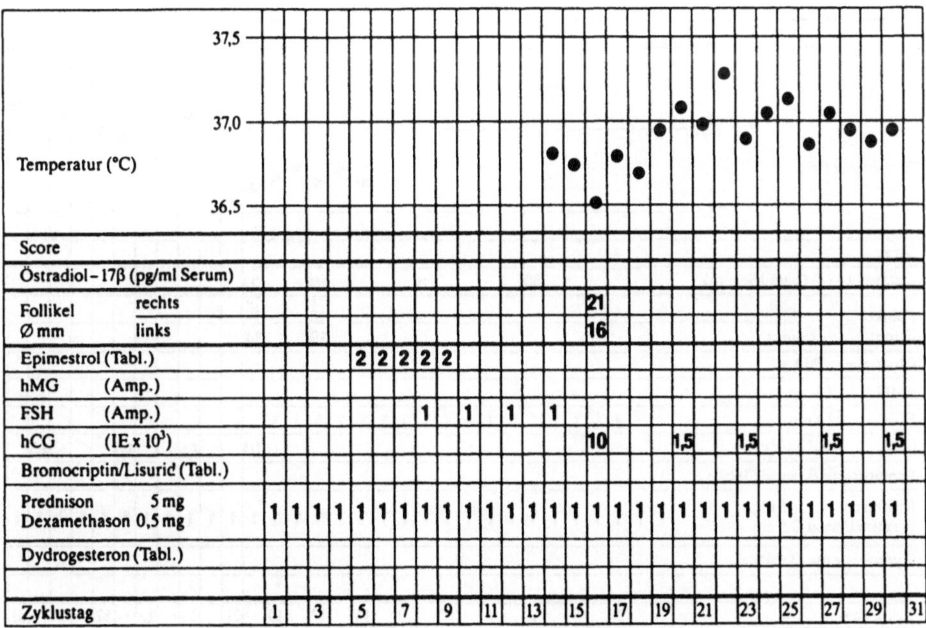

Abb. 19. Epimestrol-/FSH-/hCG-Therapie. Basistherapie: Prednison/Dexamethason. Stimulation des CL mit hCG

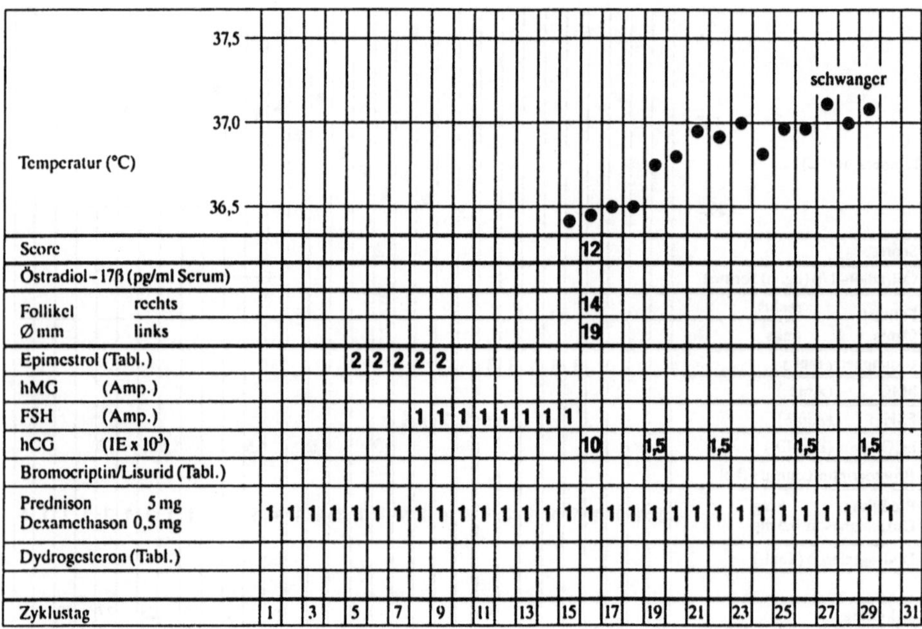

Abb. 20. Epimestrol-/FSH-/hCG-Therapie. Basistherapie: Prednison/Dexamethason. Stimulation des CL mit hCG

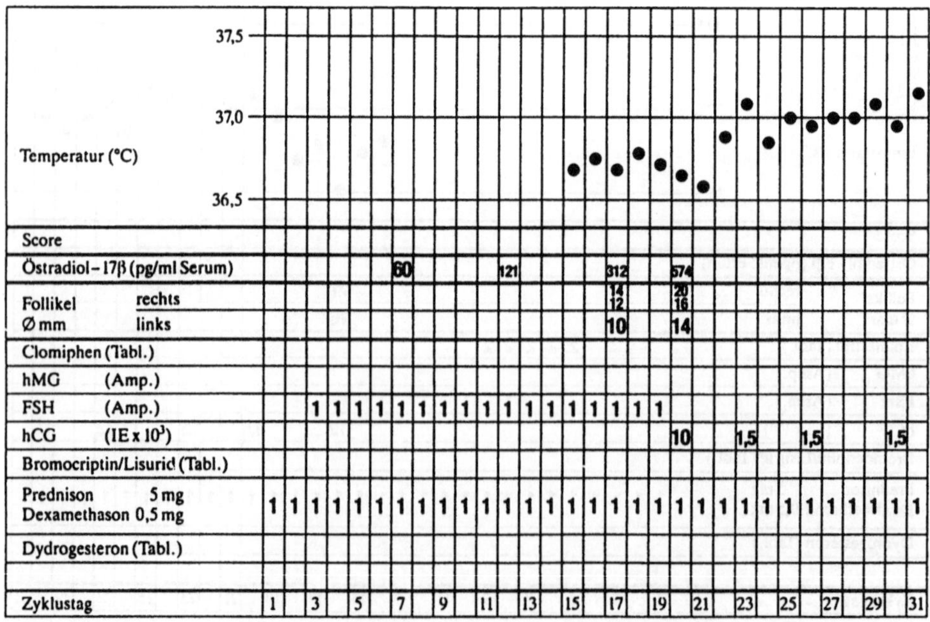

Abb. 21. FSH-/hCG-Therapie. Basistherapie: Prednison/Dexamethason. Stimulation des CL mit hCG

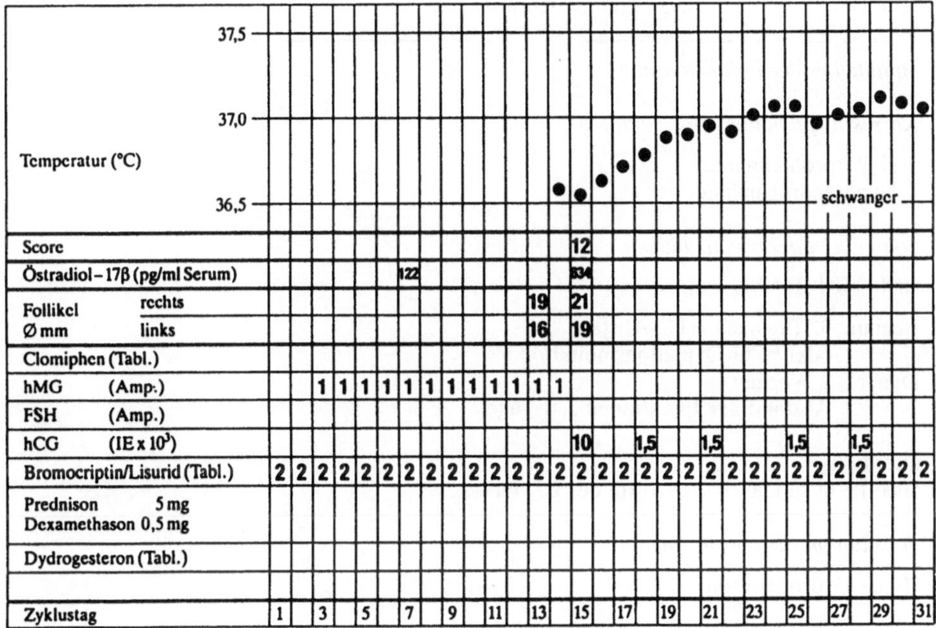

Abb. 22. hMG-/hCG-Therapie. Basistherapie: Bromocriptin/Lisurid. Stimulation des CL mit hCG

Tabelle 4. Diagnostik der Corpus-luteum-Insuffizienz

BASALTEMPERATUR

Aussage: Länge der CL-Phase

Keine Überinterpretation („Klettertyp" o. ä.)!

ENDOMETRIUMBIOPSIE

2–3 Tage vor erwarteter Menstruation

Beste Aussage, da Rezeptororgan

PROGESTERON IM SERUM

Einzelbestimmung nur geringe Aussage!

Besser

3 Blutentnahmen am 4. + 6. + 8. Tag nach BTK-Anstieg

Progesteronmessung im gepoolten Serum (1 Bestimmung)

Progesteron > 10 ng/ml

Ausreichende Produktionsrate des CL

Tabelle 5. Therapie der Corpus-luteum-Insuffizienz

1. Stimulation der Follikelreifung

2. Korrektur pathologischer Faktoren

- Hyperprolaktinämie
- Hyperandrogenämie

3. Stimulation des corpus luteum

1000–1500 IE hCG i. m.

Beginn: 3. Tag nach BTK-Anstieg
oder hCG-Ovulationsinduktion
Dauer: 2 Wochen
Abstand der Injektionen 3–4 Tage

alternativ
5000 IE hCG i. m. in der Mitte der CL-Phase

4. Substitution des corpus luteum

10 mg Dydrogesteron

oder

50 mg Progesteron – Supp. intravaginal

Beginn: 3. Tag nach BTK-Anstieg
oder hCG-Ovulationsinduktion
Dauer: 10–12 Tage

2 × 1 Tbl./Tag). Bei dann noch vorhandener Hyperprolaktinämie und Zyklusinstabilität ist eine direkte Stimulation der Ovarien durch hMG sinnvoll (Abb. 22) (s. auch den Beitrag von H. Gips, in diesem Buch, S. 265, Tabelle 6).

Die Corpus-luteum-Insuffizienz

- Typen der inadäquaten Lutealphase (s. Beitrag von H. Gips, in diesem Buch, S. 268, Abb. 2).
- Diagnostik der Corpus-luteum-Insuffizienz (Tabelle 4).
- Therapie der Corpus-luteum-Insuffizienz (Tabelle 5). (Vgl. auch Beitrag von H. Gips, in diesem Buch, S. 269, Abb. 3.)

Literatur

Barbieri RL, Makris A, Ryan KJ (1983) Effects of insulin on steroidogenesis in cultured porcine ovarian theca. Fertil Steril 40:237–241

Burghen GA, Givens JR, Kitabchi AE (1980) Correlation of hyperandrogenism with hyperinsulinism in polycystic ovarian disease. Fertil Steril 50:115–116

Chang RJ, Nakumara RM, Judd HL, Kaplan SA (1983) Insulin resistance in nonobese patients with polycystic ovarian disease. J Clin Endocrinol Metab 57:356–359

Corenblum B, Taylor PJ (1982) The hyperprolactinemic polycystic ovary syndrome may not be a distinct entity. Fertil Steril 38:549–552

James WH (1980) Secular trend in reported sperm counts. Andrologia 12:381–388

Kovacs G, Baker G, Burger H, de Kretser D, Lording D, Lee J (1988) Artificial insemination with cryopreserved donor semen: a decade of experience. Br J Obstet Gynecol 95:354–360

MacLeod J, Gold RZ (1951) The male factor in fertility and infertility. II. Spermatozoon counts in 1000 men of known fertility and in 1000 cases of infertile marriage. J Urol 66:436–449

MacLeod J, Gold RZ (1953) The male factor in fertility and infertility. VI. Semen quality and certain other factors in relation to ease of conception. Fertil Steril 4:10–33

Nelson CMK, Bunge RG (1974) Semen analysis: Evidence for changing parameters of male fertility potential. Fertil Steril 25:503–507

Rebar R, Judd HL, Yen SSC, Rakoff J, Vandenberg G, Naftolin F (1976) Characterization of the inappropriate gonadotropin secretion in polycystic ovary syndrome. J Clin Invest 57:1320–1329

Rehan NE, Sobrero AJ, Fertig JW (1975) The semen of fertile men: Statistical analysis of 1300 men. Fertil Steril 26:492–502

Schwartz D, Mayaux MJ (1982) Female fecundity as a function of age: Results of artificial insemination in 2193 nulliparous women with azoospermic husbands. N Engl J Med 306:404–406

Smith KD, Steinberger E (1977) What ist oligospermia? In: Troen P, Nankin HR (eds) The testis in normal and infertile men. New York, Raven Press, pp 489–503

Spark RF (1988) The infertile man. Plenum, New York, p 128

Urodynamische Untersuchungen

E. Petri

Einführung

Bei dem Ziel, ein diagnostisches Konzept zur Abklärung der weiblichen Harninkontinenz zu entwickeln, hat es in den letzten Jahren weltweit nicht an Extremen gefehlt. Mit Hilfe neuentwickelter spezieller Fragebögen, z. T. unter Zuhilfenahme von speziellen Scores, wurde eine Differentialdiagnostik ebenso versucht, wie mittels Verwendung schon lange bekannter einfacher klinischer Tests (Bonney-Marshal-Test) oder Erprobung neuer Methoden (z. B. Q-Tip-Test). Diese Methoden haben eine Fehlerquote von etwa 30 %, weil sie entweder nur Teilkomponenten des Kontinenzmechanismus erfassen, oder aber die hohe Zahl an kombinierten Inkontinenzformen, (z. B. Streß- und Urgeinkontinenz) verkennen. Eine subtile Anamnese und die klinische Untersuchung bleiben Basis eines jeden diagnostischen Abklärungsprogramms. Eine sichere Differenzierung der verschiedenen Inkontinenzformen, dabei gleichzeitig Hinweise zur Therapieplanung erlauben aber nur urodynamische und morphologische Untersuchungstechniken. Wenngleich grundsätzlich eine solche Abklärung für jede harninkontinente Frau gefordert werden muß, bei der eine operative Korrektur geplant ist, so scheint es, zumindest zum jetzigen Zeitpunkt, auch unter forensischen Aspekten gerechtfertigt, im Hinblick auf die in vielen Regionen geringe Meßplatzkapazität und das noch fehlende Know-how nach Kompromissen zu suchen. So erscheint mir gerechtfertigt, Patienten mit einer eindeutigen „Streßinkontinenzanamnese" und passendem klinischen Befund durchaus zunächst einer operativen Korrektur zu unterziehen.

Imperativer Harndrang, gelegentlich mit Urinverlust, Pollakisurie und Nykturie sind z. B. Warnsymptome, die auf jeden Fall einer meßtechnischen Objektivierung bedürfen. Gleiches gilt selbstverständlich für jede Form einer Rezidivinkontinenz, häufig besser eines Operationsversagers. Die z. T. hohe „Rezidivquote" nach operativer Korrektur ist nach meiner Erfahrung nur zu einem kleinen Teil durch eine fehlerhafte Diagnose bedingt, die weitaus größere Zahl findet in der fehlerhaften Auswahl des Operationsverfahrens oder operativer Fehler eine Erklärung. Somit stellen Rezidivkontinenzen und eine augenfällige Diskrepanz zwischen subjektiven Angaben der Patientin und dem klinischen Befund eine eindeutige Indikation zur urodynamischen Diagnostik (Petri 1988).

Größe des Meßplatzes

Eine meßtechnische Diagnostik hat sich an der personellen und instrumentellen Ausrüstung der jeweiligen Abteilung, bzw. Praxis, wesentlich aber an der Zusammensetzung des Patientengutes zu orientieren. Von der einfachen Blasendruckmessung als Basisuntersuchung und Ausschlußkriterium bis zu Kombinationsmeßplätzen mit simultaner Urethrozystometrie, Beckenbodenelektromyographie unter videographischer Kontrolle bietet sich ein weites Spektrum moderner Funktionsdiagnostik. Die in den letzten Jahren deutliche Verbesserung der Mikrotiptransducer und ihrer Zuverlässigkeit, geringeren Störanfälligkeit, hat ältere Untersuchungsmethoden unter Verwendung von Perfusionskathetersystemen oder Membrankathetern in den Hintergrund treten lassen.

Auch der Zeitaufwand, der früher für die Installation, Kalibrierung und Abgleichung der Druckaufnehmersysteme notwendig war, ist deutlich geringer geworden. Der Einsatz elektronischer Meßsysteme, gleichzeitig einer computergestützten Datenanalyse und Dokumentation hat aber zu einer deutlichen Steigerung der Anschaffungspreise geführt und erzwingt auch für kleine Meßeinheiten einen Anschaffungspreis von mindestens 30000,– bis 40000,– DM. Unter Berücksichtigung der Vergütung in den verschiedenen Gebührenordnungen ist unter diesem Aspekt eine gewisse Konzentrierung auf Untersuchungseinheiten mit hoher Untersuchungsfrequenz sinnvoll (Jonas et al. 1980).

Zystometrie

Die Druckmessung der Harnblase während der Füllung ist eine der einfachsten Basisuntersuchungen in der modernen Urodynamik und bestimmt die Abhängigkeit des Blasendrucks in cmH_2O vom Füllungsvolumen (ml). Neben der Messung der maximalen Blasenkapazität, der effektiven Blasenkapazität (maximale Kapazität minus Restharn) und dem ersten Harndrang lassen sich mit der Zystometrie ungehemmte Detrusorkontraktionen nachweisen.

Die Zystometrie kann im Stehen, Sitzen oder Liegen bei einer kontinuierlichen Blasenfüllung mit einer Füllungsgeschwindigkeit von 50–100 ml/min erfolgen. Die Messung sollte erst nach der Restharnbestimmung und bei negativer Harnkultur begonnen werden. Während der Blasenfüllung sollten Provokationstests wie Husten, Bauchpressen und Lagewechsel durchgeführt werden.

Infravesikale Druckwellen mit Amplituden von mehr als 15 cm H_2O werden als ungehemmte Detrusorkontraktionen bezeichnet. Bei Druckschwankungen kleinerer Amplituden sprechen wir von Instabilität des Detrusors. Intraabdominale Druckschwankungen sollten durch eine simultane intrarektale Druckmessung ausgeschlossen sein. Die simultane Registrierung des Blaseninnendruckes und des Intraabdominaldruckes über den Rektalkatheter erlaubt die saubere Trennung von intrinsischen Druckerhöhungen (Detrusor) von Druckerhöhungen im Intraabdominalraum (Bauchpressen, Körperbewegungen; Abb. 1).

Zystometrie: Standard-Kommando
Zeit: Sek.
Druck: cm H2O
B
100
Differenz-druckkurve
100
100
R
100
EMG
Husten
Bauchpresse
Beckenboden

Provokation bei ungehemmter Blase
Zeit: Sek.
Druck: cm H2O
B
100
Differenz-druckkurve
100
100
R
100
3 × Husten
EMG
Beckenboden-kontraktion
Flow: ml/Sek.
10
Vol.: ml
300

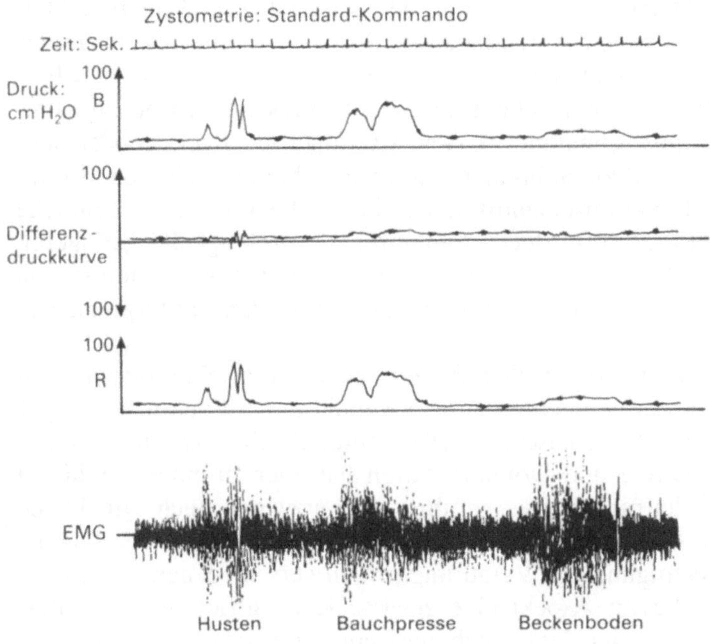

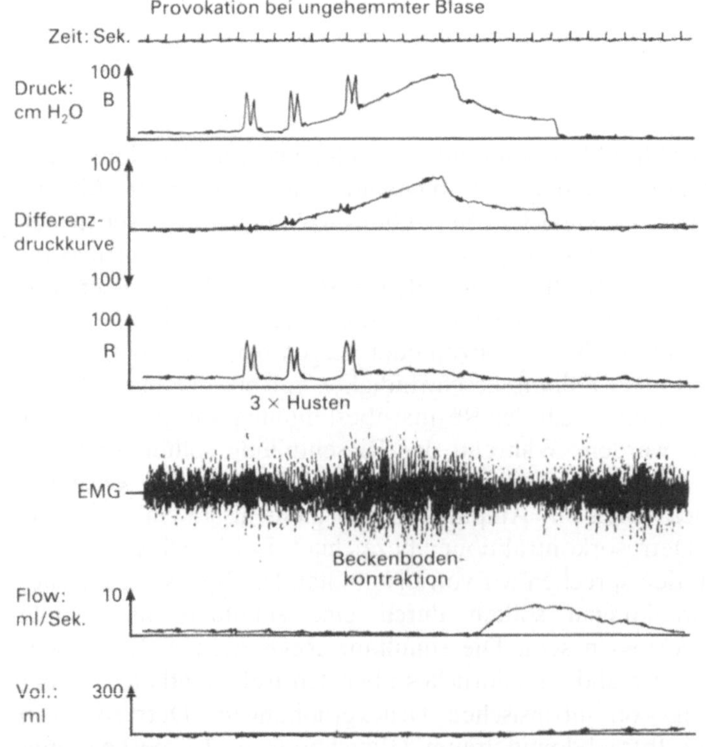

Abb. 1

Die isoliert durchgeführte Zystometrie erlaubt eine gewisse Ausschlußdiagnostik. Neurogene Blasenentleerungsstörungen, motorische Dranginkontinenz und Überlaufblase lassen sich objektivieren, bei einem ansonsten unauffälligen Füllungsverhalten ist eine Streßinkontinenz wahrscheinlich.

Uroflowmetrie

Die Uroflowmetrie mißt die in der Zeit (s) durch die Urethra entleerte Harnblase (ml) während der gesamten Dauer der Miktion. Die Harnflußrate wird in ml/s angegeben. Während die Uroflowmetrie bei Entleerungsstörungen des Mannes ein gutes Screening-Verfahren zur Verlaufskontrolle darstellt, kann sie bei der Frau lediglich Hinweise auf den infravesikalen Widerstand und die Detrusorleistung geben. In eigenen Untersuchungen bei 1113 Frauen ließen sich keine typischen Parameter in der Analyse von Flowkurven nachweisen, die eine Zuordnung zu bestimmten Formen der Harninkontinenz erlauben würden. Auch „Blasengesunde" zeigen in der Meßsituation entweder pathologische Flowmuster oder aber sie sind zu einer Spontanmiktion nicht fähig. Bei der Verlaufskontrolle postoperativer Blasenentleerungsstörungen (z. B. ausgedehnten vaginalen Plastiken oder Radikaloperationen) stellt sie ein einfaches, wenig belastendes Verfahren dar, welches wichtige therapeutische Hinweise geben kann.

Urethradruckprofil

Meßgröße ist der Intraurethraldruck auf die funktionelle Urethralänge; bei gleichzeitiger Registrierung des intravesikalen Druckes ist der Urethraverschlußdruck errechenbar. Isoliert ausgeführt ist sie ohne Aussagewert. Die Interpretation der Meßdaten und ihre therapeutische Konsequenz ist nur unter gleichzeitiger Kenntnis der klinischen und topographischen Verhältnisse möglich. Für die Durchführung der Urethradruckprofilmessung spricht die Notwendigkeit eines objektiven Beweises der Sphinkterinkompetenz, nachdem ein Harnabgang nur bei einer kleinen Gruppe von Patientinnen bei der Zystometrie objektiv nachweisbar ist. Die Urethradruckprofilmessung erlaubt neben einer Quantifizierung wertvolle Hinweise zur Therapieplanung (Eberhard 1990). So kann neben einer Instabilität der Urethra bei stabilem Detrusor eine narbig starre Urethra ebenso erkannt werden, wie eine sehr kurze hypotone Harnröhre (Abb. 2).

Morphologie des unteren Harntraktes

Die radiologische oder sonographische Darstellung der Harnblase und der Harnröhre in Ruhe und unter Belastungsbedingungen ergänzt den vaginalen Untersuchungsbefund und dient der Objektivierung der topographisch-anatomischen Verhältnisse. Der Wertigkeit von Winkeln und Hilfslinien im lateralen

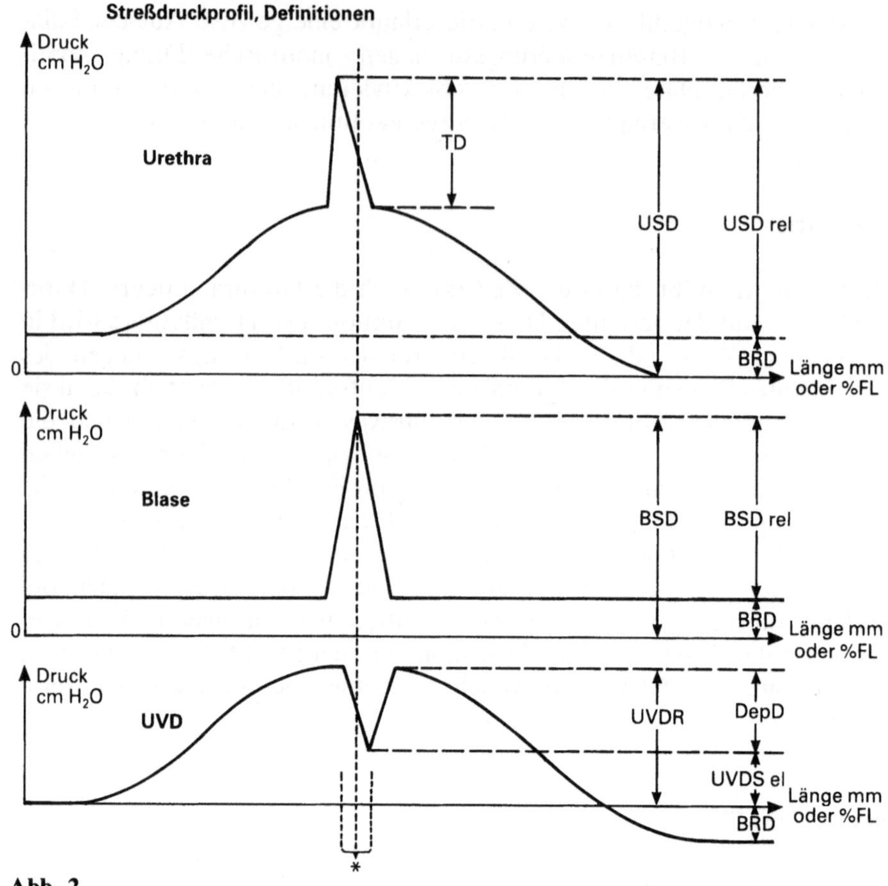

Abb. 2

Urethrozystogramm kommt hier eine nur untergeordnete Bedeutung zu, eine mehr dynamische Betrachtung von Funktion und Lagewechsel unter Belastungsbedingungen gibt aber wesentliche Hinweise zur Therapieplanung (Abb. 3).

Zusammenfassung

Die Verfeinerung der urodynamischen Meßmethoden und Techniken hat einerseits einen weiten Einblick in die normalen und gestörten Funktionsabläufe des unteren Harntraktes und neue therapeutische Möglichkeiten eröffnet, andererseits aber auch die Grenzen einer invasiven Diagnostik in Laboratoriumsatmosphäre aufgezeigt, die durch physiologische, interindividuelle und tageszeitliche Schwankungen sowie nicht zuletzt auch durch erhebliche emotionelle Einflüsse bestimmt sind. Die urodynamische Funktionsdiagnostik kann nicht als isolierter Parameter angesehen werden, sondern muß immer in Zusammenschau mit der Anamnese und dem klinischen Befund, Berücksichti-

Zystogramm
aufrecht
pressend lateral
operativer
Zugang
vertikaler
Deszensus
Zystozele
rotatorischer
Deszensus
instabiler
Blasenhals
(insuffiziente
Verankerung
periurethral)
hypotone
Urethra

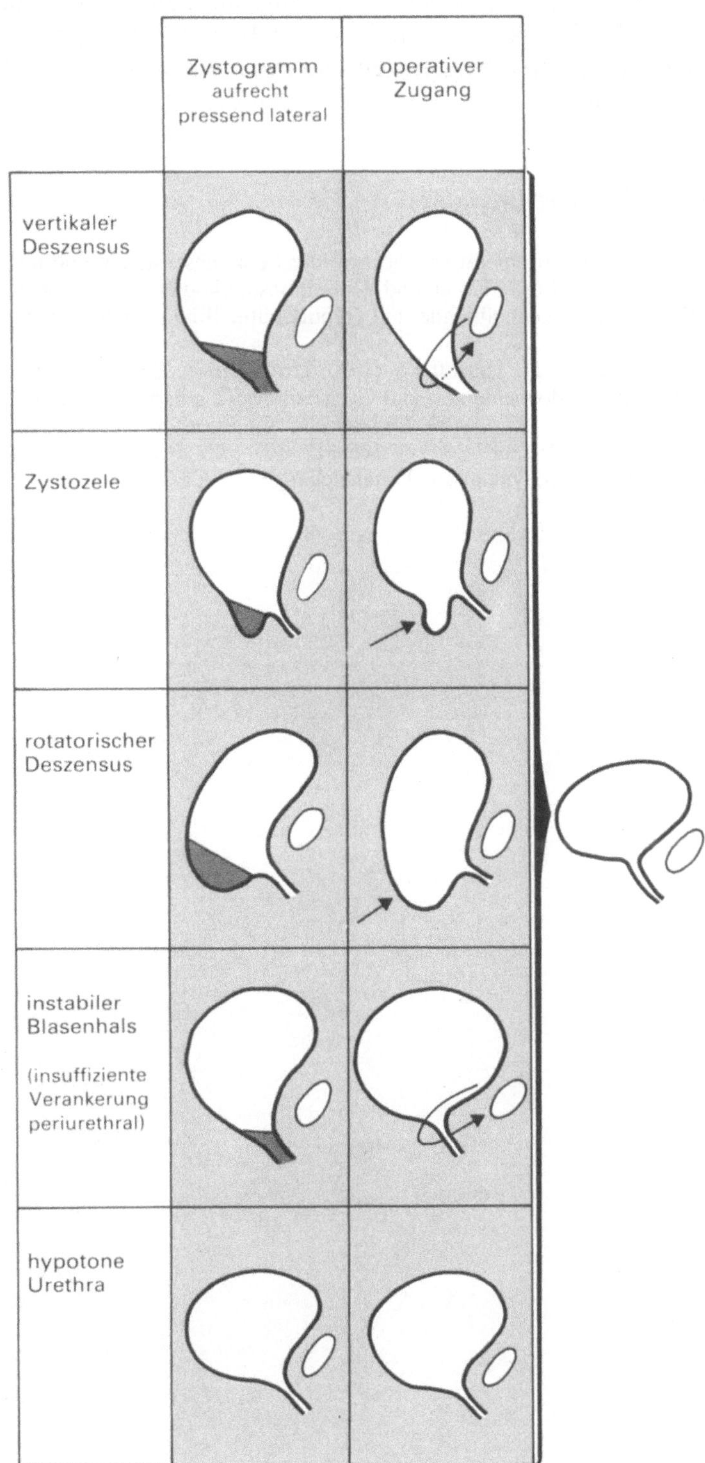

Abb. 3

gung des Alters der Patientin, der Parität und des Hormonstatus als *ein* Baustein in der Diagnosefindung gesehen werden. Erkenntnisse aus urodynamischen Untersuchungen haben allerdings auch zu einem verbesserten Verständnis der Funktionsweise verschiedener Inkontinenzeingriffe und konservativen Therapieverfahren beigetragen und somit einen gezielteren Einsatz der Therapie ermöglicht.

Weiterführende Literatur

Eberhard J (1990) Operative Therapie der Senkungszustände und der Harninkontinenzen – Individuelle Konstellation und Operationsmethoden. In.: Beck L, Bender HG (Hrsg) Klinik der Frauenheilkunde und Geburtshilfe, Bd 9. Urban & Schwarzenberg, München, pp 56–61

Jonas U, Heidler H, Thüroff JW (1980) Urodynamik. Enke, Stuttgart

Petri E (1985) Möglichkeiten und Grenzen urodynamischer Diagnostik. Thieme, Stuttgart

Petri E (1986, 1987, 1989) Urologische Funktionsdiagnostik. Gynäkol Prax 10:87–92, 305–311, 459–464, 687–694; 11:305–311, 507–522; 13:289–300

Petri E (1988) Urodynamische Untersuchungen in der Gynäkologie. Gynäkologe 21:185–187

Sachverzeichnis

Gesamtverzeichnis der Beitragstitel aus Gießener Gynäkologische Fortbildung 1981 bis 1989

Kontrazeption/Sterlisation

Sterilität – Diagnostik und Therapie

Urodynamik

Karzinome und präkanzeröse Erkrankungen

Operative Gynäkologie und Onkologie

Apparativ-diagnostische Verfahren

Praktische Gynäkologie

Die gutartigen Erkrankungen der Brust

Mammakarzinom

Diagnostische Verfahren in der Senologie

Ektope Schwangerschaft

Der Frühabort

Abortus artefizialis

Schwangerenberatung

Pränatale Diagnostik

Infektionen während der Gravidität

Frühgeburtlichkeit und vorzeitige Wehen

Störungen der plazentaren Perfusion

Geburt

Juristische Aspekte

Juristische Aspekte

Stichwortverzeichnis GGF 81–89

SW = Stichwort
NG = laufende Nr. des Gesamtverzeichnisses
SJ = Seitenzahl und Jahrgang der Bände der Gießener Gynäkologischen Fortbildung